老化生物学
老いと寿命のメカニズム

Biology of Aging

著
Roger B. McDonald
Professor of Nutrition at the University of
California at Davis

監訳
近藤祥司
京都大学医学部附属病院
高齢者医療ユニット 院内講師
糖尿病内分泌栄養内科 助教

メディカル・サイエンス・インターナショナル

Dedication

Christoffer and Jacob, the lights of my life, you make it all worthwhile.

Rodney and Jennifer, my best friends, you have always been there to put the neurons back in order.

Jack, you shall never know just how much you did. You made it all possible.

Authorised translation from English language edition,
"Biology of Aging", First Edition by Roger B. McDonald,
published by Garland Science, part of Taylor & Francis Group LLC.

Copyright © 2014 by Garland Science, part of Taylor & Francis Group LLC.
All rights reserved.

© First Japanese Edition 2015 by Medical Sciences International, Ltd., Tokyo

Printed and Bound in Japan

監訳者序文

『老化生物学』の監訳を担当し，その任から解放されつつある今，改めて監訳者の序文として，本書の特徴(あるいは類書との違い)を，私個人の知る範囲で述べたい。

老化研究を揶揄した言葉に，「6人の盲人と象」というインドの逸話があるのをご存じだろうか。「象とは，どのような生き物か」という問いに対し，6人の盲人が，それぞれ象に触れて説明しようと試みる。「鼻」に触れた人は，「象とは鼻が長い生き物です」とコメントする一方，その「耳」を触った人は，「耳が大きな動物です」と説明する。6人それぞれが断片的には正しい説明をするが，象の全体像に近づくことはできないというジレンマのことである。この「6人の盲人と象」の逸話こそ，老化研究で仮説が乱立し，老化の複雑さが強調される一方で，その包括的な理解が進まない現況を皮肉っている。

しかし，「6人の盲人と象」という言葉は，本書で度々強調される「ランダムな過程の生み出す，老化の多様性(ばらつき)」を的確に表現しているとも解釈できる。今後の老化研究の進展のためには，7人目の別の視点から，6人の意見をまとめ，「老化」という巨象の全体像を明らかにする学際的・多面的アプローチが重要である。本書はまさに，その7人目の視点をここに提供しており，著者 Roger McDonald のその先見性に，最大の敬意を払いたい。

そのような著者 Roger McDonald の努力により，初めて「老化の教科書」と呼ぶべきものが，ここに提示されたと私は思う。従来の老化関連書の多くは，最新の老化の情報や基礎研究の成果に焦点を当てるか，あるいは臨床の老年医学・高齢者医療に関するもののどちらかがほとんどであり，本書のように，基礎老化研究と臨床高齢者医療の両方を同時に扱ったものは大変珍しい。つぎに，老化研究の性質上，想定される幅広い読者層を踏まえて，生理学や細胞生物学の基本から簡潔に記述し，その破綻変容がいかに老化に結びつくのかを説明している点も，これを老化の教科書と呼ぶにふさわしい。さらに，類書にはみられない，進化学(第3章)や植物の老化(第6章)にも触れている鋭い学際的視点が，老化に対する洞察を深めている。よって，本書を読んで欲しいのは，老化現象の基礎研究を行う専門家のみならず，老化に関連する遺伝子や細胞，動物モデルを扱う研究者や大学院生，学生，さらには，高齢者医療・抗加齢医学(アンチエイジング)に携わる医師・研究者であり，ぜひ手にとっていただきたい。

本書の教科書的な意味合いを損なわず，かつ最新の情報も網羅するために，翻訳陣には，日本老年医学会，日本抗加齢医学会，日本基礎老化学会，日本分子生物学会など最先端で精力的に活躍する経験の深い先生方に，それぞれの専門分野と合致するよう，担当をお願いした。皆さん，多忙の時間をぬって，翻訳に尽力いただいたことに，本当に感謝申し上げたい。さらに，担当いただい

た編集の星山大介さんをはじめ，メディカル・サイエンス・インターナショナル書籍編集部の方々も，多大な努力と一貫した忍耐で，この難事業に接していただき，心から深謝する。関係者全員の老化研究に対する熱意が，この翻訳事業を完成させたと私は理解している。

　最後に，詩人であり，教育者でもあった宮沢賢治の詩「生徒諸君に寄せる」の一節を引用したい。

> 新らしい時代のダーウヰンよ
> 更に東洋風静観のキャレンチャーに載って
> 銀河系空間の外にも至って
> 更にも透明に深く正しい地史と
> 増訂された生物学をわれらに示せ

「老化生物学」という学問が今始まるならば，新時代のダーウィンは一体誰であろうか。歴史に判断を委ねるしかないが，著者 Roger McDonald を挙げる人もいるかもしれない。あるいは，本書を教科書として読んだ若い日本の世代にこそ，将来のダーウィンは眠っているかもしれない。もし本書がそんな測量船ビーグル号の役目を果たすならば，われわれ翻訳陣の努力も報われたと感じるし，そうなる希望を本書のタイトル「老化生物学」に託し，私の序文を終えたい。

2015年7月　水遊びする子供達の声が心地よい京都にて
京都大学医学部附属病院高齢者医療ユニット　近藤祥司

序文

　なぜ，われわれは年をとるのだろうか？　そして，われわれや他の種がどのくらい長く生きられるかを決めるのは何なのだろうか？　生物学者でノーベル賞受賞者のサー・ピーター・メダワーは1952年に，生物学的老化は当時の最も重大な未解明の謎の1つであると述べており，この途方もない謎を解き明かすにはあと40年はかかるだろうと示唆している。現在では，われわれは，老化の根底にある原因や種の寿命の長さの理由を知っている。簡単に言えば，老化はランダムな過程であり，進化により獲得した過程ではない。寿命は，繁殖成功をもたらす遺伝子の選択を通じて進化したものである。老化と寿命の違いについてさらなる理解をもたらしたのは，生物学的な老化への別のアプローチ，すなわち老化生物学(biogerontology)である。老化生物学により，老化や寿命の根底にある細胞・分子レベルのメカニズムについて大きな理解をもたらすような，注目すべき新たな研究が発展した。本書『老化生物学』は老化と寿命の原因が解明されて以来，生物学的な老化を主題とした初めての教科書である。

　われわれはなぜ年をとり，なぜこのような長さの寿命をもつのかを進化的に説明することに関して，この15〜20年で，科学者の間に全体的な共通認識が形成されてきた。その結果，老化と寿命の基礎となるメカニズムについての研究が激増した。これらの研究結果は老化生物学を，観察を主とした生物医科学から，より実験的で厳密な，一般生物科学の一分野へと急速に変貌させた。そして，老化生物学が斬新で注目すべき方向へ向かったことにより，老化の生物学を教育課程で教える必要が生じてきた。しかしながら，老化生物学を生物医学的にではなく生物学的な側面からとらえた教科書が存在しないことが，教育課程を設定する際の障害となっていた。『老化生物学』は，この空白を埋めるものである。

　本書は，老化の生物学的な過程を完全に理解するための鍵は，まず，全生物や全ライフステージにあてはまる生化学と生理学の基本的な概念を理解することである，という基本原則にしたがっている。各章は，基本的な生物学的原理の概略から始まっており，読者は分子や細胞の時間依存性の機能変化が老化をもたらす仕組みを理解するための準備を整えることができる。また，生物学の枠組みの中で学習することで，どのような治療介入が老化の速度を減速させ，寿命をのばすのかを考察するのに必要な背景知識を得ることもできる。

　章の順序は，標準的な生物学の教科書にしたがっており，各章ではそれ以降の章の理解に必要な考え方や原理を説明している。全10章は，大きく3つのグループに分けられる。第1章と第2章では，老化生物学の実験と臨床への応用の両方に共通する基礎的な概念を示している。第3〜6章では，われわれが老化する理由と仕組みについての現時点での理解をもたらした，老化生物学における進化的，細胞生物学的，遺伝学的発見について考察する。第7〜

10章では，それまでの章でみてきた基礎科学の知見が，ヒトの老化と寿命にどのように関わるのかについて焦点を当てる．また，老化と疾患の違いを明確にし，ヒトの老化の速度を抑えるために今できることについて議論する．

第1章の「老化の生物学の基本コンセプト」では，続くすべての章の基礎を固める．老化生物学で用いられる専門用語を紹介し，解説する．また，老化生物学が生物学の一部として発展したことを考察し，老化と寿命の研究で用いられるモデル生物系について述べる．第2章「生物学的老化を測定する」では，老化生物学で用いられる，個人や集団の老化速度を測るための基本的な手法について，詳細にみていく．死亡率測定の原理は，寿命の進化を理解する上で重要な考え方であり，生命表と照らし合わせながら十分に議論する．また，この章では人口統計学を紹介し，人口統計学が老化速度の変化や寿命を予測する上でどう役立つのか，そして，この予測が老化の仕組みと理由をさらに理解するためにどのように利用できるのかについて学ぶ．

第3章「寿命と老化に関する進化の理論」は本書の核心部である．われわれがなぜ年をとるのか，つまり老化の進化を理解しなければ，老化生物学者が老化の仕組みに対して詳細な仮説を立て，それを検証することはできない．第3章では，寿命と老化に関する進化理論の発達を，初期の観察による仮説から，現代の進化学者による数学的解析と実験室環境での実験までたどる．

第4章と第5章では，老化の仕組みを明らかにした基本的な細胞生物学的・遺伝学的発見を示す．第4章「細胞の老化」では，宇宙のすべての物質に対して作用する力が，老化の原理を説明することを明らかにする．この章では，熱力学の法則が細胞老化，そして損傷タンパク質の蓄積の基本原理となっていることをみていく．また，損傷タンパク質の蓄積と，有限の細胞寿命の背後にある生化学と生理学を説明する過程で，酸化的損傷とテロメア短縮についても述べる．

第5章「寿命の遺伝学」では，第3章で示した概念を発展させ，生物の寿命が繁殖成功のために選択された遺伝子に関連したものであることを示す．酵母や線虫で特定の遺伝子が寿命に影響を与えることを示した見事な実験結果をみていく．これらの遺伝子はマウスやラットのような高等動物でも同様の影響を及ぼすことがわかっているので，老化生物学では老化の速度や寿命を遺伝学的に操作することができるような大きな発見が目前に迫っていることを，読者も実感できるだろう．

第6章「植物の老化」では，本書に独特の内容を扱っている．本書は，植物の老化と，ヒトやその他の動物に対するその重要性を示した，初めての老化生物学の書籍である．植物科学は生物学の重要な分野の1つであり，植物の老化もまた，老化生物学にとって重要である．

ヒトの老化についての考察は，第7章「ヒトの寿命」から始まる．老化と寿命を研究する，老年学的生物人口統計学という刺激的な新分野についてみていく．生物人口統計学は，生物学と人口統計学を結び付けた計算科学である．この新興の学問から出てきた結果は，ヒトの老化と寿命の由来は，非ヒト霊長類を含む他の種とは明らかに異なることを示す証拠を提供している．章の後半では，ヒトの寿命が20世紀において，前例のないほどのびた理由について探っていく．

第8章「ヒト老化の生理学」と第9章「ヒトの加齢性疾患」では，主要な生理学的システムについての時間依存的な変化を詳細にみていく．一般的に，疾患や死亡のリスクを上昇させない加齢性の変化(第8章)と，疾患へと発展して死亡率を上昇させることの多い変化(第9章)について記述する．他の章と同じく，加齢性の変化を述べる前に，基礎的な生理を説明する．

本書を締めくくる第10章「不老長寿の実現」では，老化と寿命の調節に関する現時点での科学的知識を簡潔にまとめる．まず，生物学的老化を避けることはなぜ不可能であるかを述べ，つぎに，老化の速度を変えることができると科学的に立証されている2つの介入として(1)カロリー制限，(2)生涯にわたる身体活動量維持を考察する．本章の最後では，老化を止めることやヒトの寿命を延長させることについて考えられる予測を述べる．

本書は老化生物学の読みやすい入門書である．興味を持てるようなストーリー性のある記述をしながらも，生物科学の教科書として必要な正確性は損なわれていない．図とその説明はわかりやすく，単に情報を繰り返すのではなく，本文の理解を補うものとなっている．すべての章には重要語(太字で示している)が含まれており，巻末の用語解説で詳しく説明している．また，オンラインで辞書のように調べることもできる．BOXと呼ばれる囲み記事では，章のテーマについてのより詳細な解説や興味深い挿話を述べている．章末には「本章の要点」として，章の主要なポイントをまとめている．「考察のための設問」は学習を助けるもので，ウェブサイトgarlandscience.com/agingの"Student Resources"のページにて解答を提供している(英文のみ)．「参考文献」は原典や原著論文のリストで，章内の項ごとにグループ分けしている．付録では生命表の数学的な導出を説明しており，第2章と第7章の理解の助けになるだろう．付録は，E. Ariasの論文，United States life tables, 2006. Natl Vital Stat. Rep. 58:1-40, 2010の抜粋である．論文の全文は，米国疾病管理センター(CDC)のウェブサイト(www.cdc.gov)にて閲覧可能である．

老化生物学は比較的若い科学分野である．そして，われわれすべてにとって強い関心のある分野でもある．この関心は，生物学やその他の科学，医学，医療分野での研究や教育にたずさわる職業に就くことを考える場合だけでなく，年をとったときに老化がどのような過程でおこるのかをただ理解したいと思うときにもわき起こるものである．本書が学生や教員の役に立つことを望むとともに，読者からのご意見を楽しみにしている．

謝　辞

　まず，本書の完成を現実のものとしてくれた方々を代表して，不断の努力を続けてくれた3名に感謝を述べたい。Margy Kuntz，君は適切なときに適切な意見をくれ，曲がりくねった2車線の田舎道のような私の文章を，まるで4車線の高速道路のようにしてくれた。君は短い時間でとても多くのことを教えてくれた。Janet Foltin，君は本書の企画でリーダーシップを発揮し，私に自信を与えてくれた。君の出版に関する知識の広さには，ただただ驚くばかりだ。Allie Bochicchio，ああ，君はあたかもドラフト下位で指名された無名の選手が，途中出場にもかかわらず観客を魅了したかのような活躍だった。君と一緒に仕事ができたことを光栄に思う。

　毎日最前線にいたわけではないが，本書に大きな影響を与えたGarland Science社の他の多くの方々にも感謝したい。Denise Schanckは素晴らしいマネジメント力を発揮し，優れた専門家による傑出したチームをつくってくれた。Matthew McClementsは驚くほどの絵の才能の持ち主で，彼は私の手書きの絵を受け取り，レンブラントの絵のように変えてくれた。Linda Strangeは，いったいどうやったのかわからないのだが，私の文章を本物の英語へと変身させてくれた。Natasha Wolfeは，私に時間を守らせ，進路を保たせることができた数少ない一人だ。しかも，上品に優雅にそれをやってのけてくれた。Georgina Lucas，Sally Livitt，Sheri Gilbertにも，十分に名前がクレジットされることのない細かい作業まですべて行ってくれたことに感謝したい。Adam SendoffとLucy Brodieには，本書の存在を知るべき人に確実に周知してくれたことに対して，感謝したい。そして，Michael Moralesには，私の職場まで足を運んでくれたことに感謝したい。

　各章を査読する時間をお取りいただいた方々にも深く感謝したい：Steven Bloomer，Ashok Upadhyaya，Olav Rueppell，Deborah Roach，Kenneth M. Crawford，Susheng Gan，Carol Itatani，Claudio Franceschi，Joel Parker，Suresh Rattan。彼らの洞察と各テーマについての並外れた知識によって，本書は大きく改善した。完成した本書をみて，その貢献を感じてもらえれば幸いである。

　1頁も編集しておらず，1文も書く手助けをしていないにもかかわらず，本書の制作に関して極めて重要な役割を果たしてくれた人もいる。Jessica Coppolaは私の毎日を絶えずちょっと明るいものにしてくれた。どんな困難があっても，君の無条件の愛情に頼って笑顔を取り戻すことができた。Lisa Martinezは，100マイルを一緒にバイクに乗るときも，イヌの散歩をするときも，いつも適切なことをいってよい1日にしてくれた。

　私の学生であるKristin, Lisa, Maria, Annette, Cynthia, Mary, Michelle, Carol, Davidにも，素敵な時間をともに過ごしてくれたことにお礼を言いたい。

『老化生物学』の執筆という旅は，君たちなしにはできなかっただろう。

　最後に，私が行うこと全ての礎となってくれた人たちへ。Lois McDonald，あなたは障害があっても必ず乗り越えられるといつもいってくれた。あなたの小さな男の子は，やり遂げたよ。Mike Muirhead，あなたは私にチャンスを与えてくれ，すべての人が，それぞれ独特の魅力を備えていることを教えてくれた。これまでの，そして今現在の，数千の学生たち。君たちは，毎日のひらめきの源であり，未来への希望だ。さあ，始めようか。

監訳者・訳者一覧

監訳者

近藤祥司　　京都大学医学部附属病院 高齢者医療ユニット 院内講師 / 糖尿病内分泌栄養内科 助教

訳者

來生(道下)江利子　第一三共株式会社 研究開発本部 主任研究員(1章)

大田秀隆　　国立研究開発法人日本医療研究開発機構 臨床研究課 主幹(2章)

田中雅嗣　　東京都健康長寿医療センター研究所 部長(3章)

丸山光生　　国立研究開発法人国立長寿医療研究センター研究所 副所長 / 老化機構研究部 部長(4章)

杉本昌隆　　国立研究開発法人国立長寿医療研究センター研究所 老化細胞研究プロジェクトチーム プロジェクトリーダー(4章)

岩下雄二　　国立研究開発法人国立長寿医療研究センター研究所 老化機構研究部 流動研究員(4章)

齋藤成昭　　久留米大学 分子生命科学研究所細胞工学研究部門 教授(5章)

清水孝彦　　千葉大学 大学院医学研究院 准教授(5章)

荒木　崇　　京都大学 大学院生命科学研究科 統合生命科学専攻 教授(6章)

和田泰三　　京都大学 東南アジア研究所 連携准教授(7章)

稲葉隆明　　慶應義塾大学 医学部眼科学教室 研究員(8章)

山本浩一　　大阪大学 大学院医学系研究科 老年・腎臓内科学 講師(8章)

荒井啓行　　東北大学加齢医学研究所 脳科学研究部門 老年医学分野 教授(9章)
　　　　　　翻訳協力者：石木愛子，藤本博子，鎌田真希

伊奈孝一郎　名古屋大学 医学部老年内科 病院助教(9章)

廣瀬貴久　　名古屋大学 大学院医学系研究科 地域包括ケアシステム学 助教(9章，付録)

森野勝太郎　滋賀医科大学 糖尿病・腎臓・神経内科 助教(10章)
　　　　　　翻訳協力者：佐藤大介

目次

第1章 老化の生物学の基本コンセプト ……1

老化生物学：生物学的老化の研究 ……1
ヒトの寿命がのびたことで生物学者による老化の研究が始まった ……2
1940年代に老化生物学は独立した研究領域となった ……2
現在の老化研究ではトータルな体の健康を考えている ……3
ヒト以外の生物における生物学的老化でみられる多くの特徴は，ヒトの老化でも共通してみられる ……4
老化研究は複雑なプロセスである ……4

生物学的老化の定義 ……6
最初の生物学的老化の定義は死亡率にもとづくものであった ……6
機能にもとづく定義は特定の期間における生物学的老化を表すのに役立つ ……7
本書における老化の定義 ……8
発生，成熟，老化の各ライフステージは，老化の記述に用いられる ……8
生物学的老化は高齢者の疾患とは異なる ……10

老化生物学者による老化の研究方法：ヒトの老化研究における実験動物の使用 ……10
単離細胞系では老化と寿命の基礎生化学を研究することができる ……13
真菌は老化と寿命に影響する環境因子研究のよいモデルである ……14
原始的な無脊椎動物は細胞寿命の延長，細胞のシグナル伝達，個体の老化について手掛かりを与えるだろう ……14
昆虫を用いることで個体と細胞内のシグナル伝達が生活史に与える影響を調べることができる ……15
マウスとラットは栄養学や遺伝学，生理学において一般的な研究対象である ……16
非ヒト霊長類ではヒトと同じような時間依存性の変化が多くみられる ……16
ヒトの早老症は健常者の老化モデルとして使用することができる ……17

老化生物学者による老化の研究方法：比較老化生物学 ……18
体のサイズと最大寿命は関連している ……19
外因性の危険に対する脆弱性が減ることは寿命の延長を説明する ……21
野生では高度に組織化した社会構造によっても寿命は長くなる ……21
水生動物の中には著しく長い寿命をもつものがいる ……22

本章の要点 ……23
考察のための設問 ……23
参考文献 ……24

第2章 生物学的老化を測定する ……27

個々の生物学的老化を測定する ……27
老化に伴う表現型の相違が個体での老化の測定に影響を及ぼす ……29
生活習慣の嗜好性は表現型に影響する ……31
エピゲノムもまた老化の速度や寿命に影響する ……32
横断研究はある一時点での異なる年齢層の間の違いを比較する ……34
縦断研究では一個人における時間経過中の変化を観察する ……36
パーソナルゲノミクスはおそらく老化マーカーを決定し応用することの鍵となる ……38

集団における生物学的老化を測定する ……40
死亡率とは集団での死亡数の評価である ……41
生命表は死亡率，平均余命，死亡確率に関する情報を含む ……41
年齢別死亡率は指数関数的に上昇する ……43
年齢から独立した死亡率は，死亡率に影響を与える ……45
死亡率倍加時間は初期死亡率の違いを是正する ……46
生存曲線は死亡率に近似する ……48
一生の終わりでの死亡率の減少は長寿遺伝子が存在する可能性を示唆する ……51

本章の要点 ……52
考察のための設問 ……53
参考文献 ……54

第3章 寿命と老化に関する進化の理論 ……55

寿命と老化についての進化理論の基本的概念 ……55

ヴァイスマンは体細胞と生殖細胞との間の区別を確立した ……………………………………………………… 55
ヴァイスマンは老化が非適応形質であると提起した …… 57
集団生物学者は人口増加を計算するためにロジスティック方程式を開発した ………………………………………… 60
集団の年齢構造は複雑な真核生物におけるダーウィンの適応度を表現している …………………………………… 62
繁殖率は繁殖している集団における年齢特異的適応度を表現する ……………………………………………………… 62
フィッシャーは集団における繁殖能力とダーウィンの適応度との間の関係を記述した …………………………… 64

進化と寿命
外因による老化速度は自然選択の力を減少させる ……… 65
メダワーは老化が遺伝的浮動の結果として生じたと提唱した ……………………………………………………… 67
メダワーは老化と長寿は後生殖期の集団において別々に生じたと提唱した ………………………………………… 69
ハミルトンが提唱した死亡率に働く自然選択の力がメダワーの理論を精緻化した ………………………………… 70

長寿の進化モデルを検証する
繁殖が遅く始まる生物の内在的死亡率は低い ………… 71
遺伝的浮動が寿命を繁殖に関連づける ………………… 73
長寿の進化学的理論を検証した結果は老化生物学の研究を変えた ……………………………………………………… 74

進化と老化
拮抗的多面発現は一般的な多面発現の特別な場合である ……………………………………………………… 75
限られた資源の分配にもとづく使い捨て体細胞理論 …… 76

本章の要点 ……………………………………………… 78
考察のための設問 ……………………………………… 79
参考文献 ………………………………………………… 80

第4章　細胞の老化 …………………… 83

細胞周期と細胞分裂
細胞周期は4つの期間ともう1つの期間で構成される ……………………………………………………… 83
DNAの複製はS期に起こる ……………………………… 84
細胞分裂はM期に起こる ………………………………… 84

細胞周期の制御
DNA複製はSサイクリンとサイクリン依存性キナーゼにより開始される ……………………………………… 87
p53経路はG_1期からS期への移行時にDNAの複製を阻害する ……………………………………………………… 88
DNA複製には多くのタンパク質が関与している ……… 88
染色体分配の制御にはコヒーシンとコンデンシンが関与する ……………………………………………………… 89
最後の細胞周期チェックポイントは分裂中期から後期への移行時にある ……………………………………………… 90
正常な細胞は細胞周期を離脱しG_0期に入ることができる ……………………………………………………… 90

複製老化
ある失敗が細胞老化の発見を50年遅らせた …………… 91
ヘイフリックとムーアヘッドの研究結果が細胞老化学をつくった ……………………………………………………… 92
培養細胞には3つの増殖段階がある …………………… 93
老化細胞はさまざまな共通の特徴をもつ ……………… 96
複製老化は生物学的老化を説明する手段となる ……… 97

細胞老化の原因：損傷した生体分子の蓄積
生体分子は熱力学の法則に従う …………………………… 98
生命には秩序と自由エネルギーの維持が必要である …… 99
老化の基礎となる仕組みは分子のフィデリティ（厳密さ）の欠如である …………………………………………… 101
老化は細胞内の損傷した生体分子の蓄積を反映している ……………………………………………………… 101

酸化ストレスと細胞の老化
酸化的代謝は活性酸素種を生成する …………………… 103
スーパーオキシドラジカルの大部分はミトコンドリアのATP合成によって生成される …………………… 105
酵素の触媒によってスーパーオキシドラジカルが還元され水になる ……………………………………………………… 108
細胞質での還元反応もフリーラジカルを生成する …… 109
酸素ラジカルは損傷した生体分子の蓄積をもたらす … 109
細胞膜は活性酸素種による損傷を受けやすい ………… 111
活性酸素種は有益な効果も持ち合わせている ………… 113

テロメア短縮と複製老化
テロメアはラギング鎖から重要なDNA配列が取り除かれてしまうことを防ぐ ……………………………………… 115
テロメアの短縮は体細胞の老化を引き起こすことがある ……………………………………………………… 116

本章の要点 ……………………………………………… 118
考察のための設問 ……………………………………… 119
参考文献 ………………………………………………… 120

第5章　寿命の遺伝学 ………………… 123

真核生物における遺伝子発現
DNAの転写により相補的RNAが合成される ………… 124
真核細胞ではRNAは転写後にプロセシングを受ける … 127
翻訳はRNA上の遺伝情報に従ったタンパク質合成の過程で

ある……129
　　タンパク質は翻訳後に分子修飾を受けたり分解されたりする……130
遺伝子発現制御……131
　　遺伝子発現はヌクレオソーム構造の変化により調節される……133
　　遺伝子の転写はDNA結合タンパク質によって制御される……134
　　遺伝子の発現量は転写完了後にも制御される……137
老化生物学のための遺伝子発現解析……138
　　老化生物学における遺伝解析の最初のステップは変異体スクリーニングである……140
　　遺伝子機能を同定するためにはDNAをクローン化しなければならない……140
　　おおよその遺伝子機能は塩基配列から推定できる……142
　　*in situ*ハイブリダイゼーションで遺伝子機能を知ることができる……143
　　遺伝子改変生物を利用すれば，ある遺伝子がヒトの寿命に対して及ぼす影響を評価することができる……143
　　DNAマイクロアレイを用いて老化に伴う遺伝子発現パターンの変化を調べる……144
出芽酵母 *S. cerevisiae* における寿命の遺伝制御……146
　　S. cerevisiae は有性的にも無性的にも繁殖できる……147
　　細胞増殖と寿命には環境要因が影響する……148
　　DNAの構造的変化が寿命に影響する……149
　　SIR2経路は寿命と関連がある……150
　　栄養応答経路の機能喪失変異は寿命をのばすかもしれない……150
線虫における寿命の遺伝制御……152
　　耐性幼虫形成の調節は寿命を延長する……152
　　遺伝的経路が耐性幼虫形成を制御する……154
　　DAF-2の弱性変異が寿命を延長する……155
　　寿命延長は神経内分泌調節と関連する……156
　　ミトコンドリアタンパク質が寿命延長と代謝を結び付けるかもしれない……156
ショウジョウバエにおける寿命の遺伝制御……157
　　ショウジョウバエは遺伝学研究の長い歴史がある……158
　　長寿命関連遺伝子はストレス耐性と関連する……158
　　ショウジョウバエの成長を調節する遺伝子も寿命を延長する……160
マウスにおける寿命の遺伝制御……162
　　多くのマウス遺伝子が寿命に関連することが知られている……163
　　インスリンシグナルの低下は成長遅延と長寿命に関連する……164
　　成長ホルモンシグナルの欠乏はインスリン様シグナル経路と寿命延長に関連する……165
　　マウスで示された寿命の遺伝制御機構はヒト老化の理解に意味をもつ……166
本章の要点……168
考察のための設問……170
参考文献……171

第6章　植物の老化 …… 173

植物科学の基礎……174
　　植物細胞は細胞壁，中央を占める大きな液胞，色素体をもつ……174
　　光合成は葉緑体の中で行われる……176
　　植物ホルモンが成長と発生を調節する……179
植物の老化の生物学……180
　　細胞分裂による老化は頂端分裂組織の細胞で起こる……180
　　植物における細胞分裂終了後の老化はプログラムされた過程と確率論的な過程とを含む……183
　　シロイヌナズナの葉は植物における老化のモデルである……184
　　葉の老化は3段階からなる過程である……184
　　単糖類は葉の老化において重要な役割をもつ……185
　　葉緑体の崩壊は他の器官に窒素と無機塩類を供給する……187
　　異化の副産物が細胞小器官の解体に関わる遺伝子の発現を誘導するかもしれない……189
　　葉の老化の過程で膜が崩壊する……190
植物における老化の開始……191
　　光強度は植物の老化の開始に影響する……191
　　サイトカイニンは老化を遅らせる……192
　　他の植物ホルモンは老化を誘導する……195
本章の要点……196
考察のための設問……197
参考文献……197

第7章　ヒトの寿命 …… 199

ヒトの長寿の由来……200
　　ヒトの死亡率は条件的である……200
　　遺伝因子がヒト死亡率の著しい多様性を生み出す……201
　　長寿の人では死亡率は異なる……202
　　ヒトの知性が死亡率を変えてきた……203
　　ヒトの知性がヒト独特の寿命の軌跡を生み出した……204
　　遺伝はヒトの生存期間に小さな影響しか及ぼさない……206

20 世紀におけるヒトの生存期間延長の始まり …… 207
　ヒトの歴史の大部分において平均生存期間は 45 年未満であった ……………………………………………… 207
　感染症の制御が平均生存期間を延長した ………… 208
　乳児死亡の減少は余命を延長した ………………… 210
　余命の継続的な増加は医療の進歩によるものである …… 211
　女性の平均余命は男性より長い …………………… 213
本章の要点 ……………………………………………… 215
考察のための設問 ……………………………………… 216
参考文献 ………………………………………………… 217

第 8 章　ヒト老化の生理学 ………… 219

身体組成とエネルギー代謝の変化 ………………… 220
　エネルギーバランスは摂取と消費の差である …… 220
　成熟とともに脂肪が蓄積する ……………………… 222
　一生の終わり近くの体重の過剰な減少は死亡率を増大させる …………………………………………………… 226
　サルコペニアとは加齢に伴う骨格筋量減少である …… 226

皮膚の変化 …………………………………………… 228
　皮膚は 3 層で構成される …………………………… 229
　皺は皮膚の弾力性と皮下脂肪が失われることによって引き起こされる …………………………………………… 230
　紫外線は時間とともに皮膚に重大な損傷を引き起こす … 231

感覚の変化：聴覚，視覚，味覚，嗅覚 …………… 234
　聴覚は音の物理特性にもとづいている …………… 234
　ヒトの耳での音の伝達は 3 つのステップで起こる …… 235
　不動毛の消失は加齢性難聴の原因となる ………… 236
　視覚は光の物理特性にもとづく …………………… 237
　老視は水晶体の屈折力が加齢によって変化することによって説明できる ……………………………………… 238
　水晶体細胞の最終分化は白内障の形成をもたらす …… 239
　味覚と嗅覚は老化でわずかに変化する …………… 240

消化器系の変化 ……………………………………… 242
　口腔や食道の加齢性変化は消化機能を低下させない …… 242
　加齢性の胃機能低下の大半は萎縮性胃炎に関連する …… 244
　小腸機能の変化は消化や栄養吸収に影響する …… 245

尿路系の変化 ………………………………………… 248
　腎臓は血液から代謝老廃物を除去する …………… 248
　腎臓は血圧調節を担う ……………………………… 250
　老化に伴う腎血流と腎機能の低下 ………………… 250

免疫系の変化 ………………………………………… 251
　自然免疫は感染に対する第 1 段階の防御である …… 251
　獲得免疫は抗原に反応するリンパ球によって働く …… 252
　好中球やマクロファージの食作用能は老化により低下する
　…………………………………………………………… 254
　ナイーブ T 細胞産生，B 細胞数，抗体の効果は老化とともに低下する ……………………………………………… 255

生殖系の変化 ………………………………………… 256
　閉経は性腺からの性ホルモン分泌低下により生じる …… 256
　男性の生殖能は老化とともにわずかに低下する …… 258
　老化は性的活動の障壁ではない …………………… 259

本章の要点 ……………………………………………… 259
考察のための設問 ……………………………………… 261
参考文献 ………………………………………………… 261

第 9 章　ヒトの加齢性疾患 ………… 263

神経系と神経信号 …………………………………… 263
　神経系は神経細胞と支持細胞から構成されている …… 264
　膜電位が神経信号伝達の状態を規定する ………… 266
　神経伝達物質はニューロン同士をシナプスで化学的に結合している ………………………………………………… 268
　ヒトの脳は異なる領域と細胞種の集合体である …… 269

脳の加齢性疾患：アルツハイマー病およびパーキンソン病 ……………………………………………………… 271
　老化により脳に生じる構造と神経伝達の微小な変化 …… 271
　老化した脳に蓄積するアミロイド斑と神経原線維変化
　…………………………………………………………… 272
　アルツハイマー病は加齢性の不可逆的脳機能障害である
　…………………………………………………………… 275
　アルツハイマー病は嗅内皮質から始まり皮質へと進展する
　…………………………………………………………… 276
　アポリポタンパク質 E の ε4 アレルは晩期発症型アルツハイマー病のリスク因子である ……………………… 277
　神経伝達やアミロイド斑の形成予防・分解を標的としたアルツハイマー病治療戦略 …………………………… 277
　パーキンソン病の原因はドーパミン作動性ニューロンの減少である …………………………………………………… 278
　パーキンソン病のおもな治療目標は脳内のドーパミン濃度をあげることである …………………………………… 279
　パーキンソン病の病理学的特徴：レヴィ小体 …… 280
　早発性パーキンソン病には種々の遺伝子が関与する …… 280
　パーキンソン病の誘発因子 ………………………… 281

心血管系 ……………………………………………… 281
　心血管系の液体輸送システムは閉鎖系である …… 281
　心臓と動脈は興奮性組織である …………………… 283
　心臓は心拍出量を調節することで血流と血圧を制御する
　…………………………………………………………… 284
　すべての血流は流体力学に従う …………………… 285

心血管系の加齢性疾患：心血管疾患 ……………… 285
　老化に伴う心血管系の衰退に影響を与える環境因子 …… 286
　動脈プラークはアテローム性動脈硬化や虚血性疾患につながる ……………………………………………………… 287
　動脈硬化のリスク因子は遺伝的・環境的条件が混在している ………………………………………………………… 289
　スタチンは肝臓におけるコレステロール合成を減少させ血清コレステロールを低下させる …………………… 289
　高血圧は高齢者において最もありふれた慢性的状態である …………………………………………………………… 290
　心不全による心拍出量の低下 ……………………………… 291
　心血管疾患の指標には死亡率より有病率のほうが適している ………………………………………………………… 292

内分泌系と糖制御 ……………………………………………… 292
　血糖濃度は狭い範囲で維持されなければならない …… 293
　インスリンは肝臓や筋肉や脂肪細胞へのグルコース取り込みを促進する ……………………………………………… 295

内分泌系の加齢性疾患：2型糖尿病 ……………………… 297
　インスリン抵抗性は2型糖尿病の前兆である ………… 298
　2型糖尿病は微小血管の血流を障害する ……………… 299
　グルコース代謝の変化は2型糖尿病患者の細胞障害を増大させる ………………………………………………… 299
　糖尿病のリスク因子として加齢，肥満，遺伝的要因がある ……………………………………………………………… 300

骨格系と骨カルシウム代謝 …………………………………… 303
　副甲状腺ホルモンと甲状腺ホルモンは血中カルシウムの平衡を保つ ………………………………………………… 303
　ホルモンは骨塩沈着と吸収のバランスを制御する …… 304

加齢に伴う骨の疾患：骨粗鬆症 …………………………… 305
　閉経後の骨塩喪失の加速は骨粗鬆症を引き起こしうる … 307
　環境因子が骨粗鬆症の発症に影響する ………………… 307
　薬物治療は閉経後女性の骨密度減少を遅らせる ……… 308

本章の要点 ……………………………………………………… 310
考察のための設問 ……………………………………………… 311
参考文献 ………………………………………………………… 312

第 10 章　不老長寿の実現 ……… 315

生物学的老化現象を調節する ………………………………… 315
　老化は避けられない ………………………………………… 316
　分子のフィデリティを失わせるメカニズムは将来防止できるようになるかもしれない ……………………………… 317

寿命の調節：カロリー制限 ………………………………… 319
　カロリー制限は齧歯類において寿命を延長し老化速度を減速させる ……………………………………………………… 319
　単純な生物におけるカロリー制限は遺伝学的メカニズム・分子メカニズムの解明に使用できる ……………………… 321
　非ヒト霊長類におけるカロリー制限は加齢性疾患の発症を遅らせるかもしれない ……………………………………… 325
　ヒトにおけるカロリー制限の効果はいまだ解明されておらず議論の渦中にある ……………………………………… 325

老化の速度を調節する：身体活動 …………………………… 326
　運動は骨格筋の酸素需要を増加させる ………………… 327
　細胞内酸化的リン酸化経路の過負荷はATP産生能力を高める …………………………………………………………… 329
　定期的な運動は細胞の予備能の低下を防ぐ …………… 330

未来に向けて：老化の調節と長寿の意味 ………………… 332
　若さの延長と罹患期間の短縮は将来の老化を特徴づける ……………………………………………………………… 333
　長寿がもたらす個人の目標達成および進化した社会の認識の変化 ……………………………………………………… 333
　寿命の延長は種の存続への責任を変化させる ………… 334
　低出生率と寿命の延長は世代のライフサイクルを変える可能性がある ………………………………………………… 335

老化生物学の未来 ……………………………………………… 336
本章の要点 ……………………………………………………… 337
考察のための設問 ……………………………………………… 338
参考文献 ………………………………………………………… 338

付録：2006年米国生命表 ……… 341

用語解説 ………………………………………………………… 349

索引 ……………………………………………………………… 375

老化の生物学の基本コンセプト

1章

「自分が何歳か知らないとしたら，何歳になりたいか？」

サチェル・ペイジ，野球選手（1906〜1982）

本章の内容

- 老化生物学：生物学的老化の研究
- 生物学的老化の定義
- 老化生物学者による老化の研究方法：ヒトの老化研究における実験動物の使用
- 老化生物学者による老化の研究方法：比較老化生物学

　40億年前，2つのアミノ酸が出会い，結合し，のちに生命を作り出す最初の生体有機分子が生まれた。それと同時に分子と環境との相互作用が始まり，その作用の時間依存性の履歴が化学変化として記録されはじめた。このときから，生命の分子は生物学的な変化の過程と常につながっている。これが老化の始まりである。

　では，老化とは何だろうか？　どのように，そしてなぜ，われわれや他の生物種は年をとり老化するのだろうか？　どのように老化は測定されるのか？　老化の原因は生物種が違っても同じなのであろうか？　老化による影響はどのようなものか？　老化について何かわれわれができることはあるのだろうか？

　これらの疑問や，その他の多くの問いに対する答えが本書の主題である。どのように，そして，なぜ老化するのかということについて，生物学的メカニズムを科学的に研究する学問は**老化生物学**(biogerontology)と呼ばれる。第1章では，老化生物学の研究における一般原則と考え方に焦点をあてる。まずはじめに老化生物学の歴史をさかのぼり，その原点から一般生物学の中で独立した1つの領域になるまでの概略を述べる。つぎに，老化の原因と老化生物学者による老化の定義について掘り下げる。最後の2つの項では，老化生物学者が，ヒトの老化モデルとして実験動物を使用したり野生動物の観察を通じてどのように老化を研究しているのかを詳しくみていく。

老化生物学：生物学的老化の研究

　生物科学はそのすべてが，生命に関する「how（どのように）」と「why（なぜ）」という問いに対して答えを探す学問である。老化生物学は，この中で老化における「how」と「why」に着目した学問である。老化生物学は比較的新しい研究分野であり，老化に伴い生物の内側で起こる生物学的変化を解明し，生物物理学，物理化学，分子生物学，神経生物学，生化学，遺伝学，進化生物学，医学，薬学，**老年学**(gerontology，ヒトの老化や高齢者の問題を研究する学問)などのさまざまな学問分野を統合する。老化生物学の対象範囲は幅広く，最も小さいものでは細胞の中で生じるタンパク質の損傷から，完全に成長した成人にみら

れるアテローム性動脈硬化症まで取り扱う。

ヒトの寿命がのびたことで生物学者による老化の研究が始まった

本章の冒頭で，生命と老化は同時に生じたと述べた。しかしながら，生命科学の本格的な研究は約400年もの歴史があるのに対して，老化のメカニズムについて本格的に研究が行われはじめたのはこの50～60年ほどのことである。なぜ生命科学では，生物学的な加齢や**寿命**(longevity)，すなわち各生物種に固有の潜在的最高齢についてほとんど注目してこなかったのであろうか？

ヒトの**生存期間**(life span，一生の長さ)は20世紀初めまで比較的短く，生物学者にとって老化は重要な問題ではなかったのである。西暦1500年から1900年までの間，西欧および米国での平均寿命は35～45歳の間で，ほとんど変化しなかった(**図1.1**)。この頃は，出生時の子どもや，出産時の母親，そして多くの10歳未満の子どもたちが疾患によって亡くなった。また年齢層を問わず，インフルエンザや肺炎などの感染症にかかり多くの人々が亡くなった(**表1.1**)。人々にとってまれな現象であった老化の研究をする積極的な理由がなかったのである。それよりもむしろ，成人に達する前の多くの人々を死に至らしめる疾患を治す研究と治療に，生物学者は注目してきた。老いるということについて考えることは，哲学者や神学者にゆだねていたのである。

1940年代に老化生物学は独立した研究領域となった

1900年代の初頭に，科学と技術の進歩により寿命は著しくのびた。しかしながら，生物学的な老化と寿命の研究は，わずかな科学者によって行われているにすぎなかった。その結果，老化の生物学的基礎の蓄積や，加齢による機能不全に対する治療の対策は，寿命の延長に後れをとったのである。1900年から1930年代の中頃にかけて，老化研究がなかなか進まなかったことの理由の

図1.1 西暦1500年～2000年の西欧および米国における出生時平均余命

折れ線グラフの上にある数字は，各世紀ごとの出生時平均余命の伸び(%)を表している。図中の表は，1910年からの米国の出生時平均余命を示す。ここで留意すべきことは，1900年以前において平均余命は50歳を超えていなかったことである。(データはGy Acsádi and J. Nemeskéri, History of human life span and mortality. Translated by K. Balas. Budapest: Akadémiai Kiadó, 1970より。University of Chicago Pressの許諾を得て掲載；E. Arias, United States life tables, 2006. *Natl Vital Stat. Rep.* 58(21):1-40, 2010より。National Center for Health Statisticsの許諾を得て掲載)

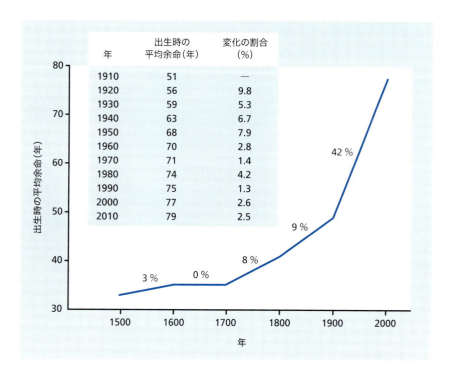

表 1.1 米国における 1900 年および 2005 年のおもな死亡原因

1900 年	割合(%)	2005 年	割合(%)
インフルエンザと肺炎	12	心疾患	31
結核	11	がん	26
下痢性疾患	8	脳卒中	8
心疾患	8	COPD[1]	6
脳卒中	6	インフルエンザと肺炎	3
腎疾患	5	アルツハイマー病	3
事故	4	糖尿病	3
がん	4	腎疾患	2
老衰[2]	3	事故	2
ジフテリア	2	敗血症	1

[1] COPD, 慢性閉塞性肺疾患
[2] すべての認知症は老衰とみなされていた。アルツハイマー病は当時はまだ明らかになっていなかった。

1つとして，老化研究を促進したり，科学者がアイデアや発見を交換する場を提供する国家的な組織が欠如していたことがあげられる。一方，生理学，生化学，解剖学のような他の生物学領域では強力な学会があり，各領域に所属する学会員の研究費獲得を助け，また年会の開催や学術雑誌の出版を行うといった活動を 150 年もの間続けてきたのである。

　1937 年になってようやく，科学者グループによる第 1 回目の会議となる"Club for Aging Research"がマサチューセッツ州のウッズホール(Woods Hole)にて開催された。これが後の米国老年学会(Gerontological Society of America)となる。そして 1946 年，この専門家組織から老化の研究だけに焦点を合わせたものとしては初の学術雑誌である *Journal of Gerontology* が出版された。ほぼ同じ頃に医師たちもまた，人々の寿命がのびるにつれ加齢による疾患が増えることに気づき，米国老年医学会(American Geriatrics Society)を 1942 年に立ちあげた(**老年医学**〔geriatrics〕とは，高齢者が抱える健康問題や疾患を対象とした医学分野である)。この 2 つの専門組織の設立は，組織的な老化研究が開始されたことを示していた。

　米国老年学会と米国老年医学会は，加齢に伴う生物学的・医学的な問題には，高度に組織化された研究プログラムが必要であるという意識を高めるのに貢献した。このような研究プログラムなしには，米国や他の経済的発展を遂げた国々では数十年以内に健康危機に直面すると考えられる。このため，米国において医学・生物学分野での研究費のおもな資金源となっている米国国立衛生研究所(National Institutes of Health：NIH)は，1957 年に Center for Aging Research を設立した。この機関はそれから数十年の間に大きな発展を遂げ，1974 年には NIH から独立した研究費を有する米国国立老化研究所(National Insitute on Aging：NIA)が設立された。現在では，NIA は 11 億ドルを超える年間予算をもち，生物学や医学，行動科学の領域における研究費の提供を行っている。

現在の老化研究ではトータルな体の健康を考えている

　Center for Aging Research とそれに続く NIA の研究プログラムでは，おもに生物学と生物医学に重点を置き，かつてなく増え続ける高齢者の健康を改善

するためのメカニズムを研究した．その後明らかになったように，高齢者の増加は研究の進捗に勝る勢いで進み，非常に多くの人々が治療手段もないまま加齢による機能不全を経験してきた．そして単に長く生きることよりもむしろ生活の質（quality of life：QOL）が高齢者の健康問題として重要になっていった．これに対して NIA は，心理学，社会学，看護学，ホスピスケア，そして高齢者のケアや福祉全般に関わるその他の分野について研究プログラムを開始した．

　老年学と老年医学の研究課題全体に行動科学と緩和ケアの科学を取り入れたことは，他の健康関連の研究に対して老化研究の独特な点としてあげられる．すなわち，老化や死は避けることができず，それゆえに老年学や老年医学では他の組織的な研究領域のどれにも増して，全人的なアプローチをとらざるをえないのである．健康の改善と寿命の延長につながる老化生物学の研究は，たとえどんなに特定の加齢に伴う機能不全の治療に成功したとしても，老化して死ぬということが各自にとって終点であるということを甘んじて受け入れなくてはならない．このように，老化生物学者は自身の専門性を高めるだけではなく，高齢者の健康の改善と福祉による心理的，社会的，経済的影響についても，積極的に議論に参加することが求められている．

ヒト以外の生物における生物学的老化でみられる多くの特徴は，ヒトの老化でも共通してみられる

　最近まで，ヒト以外の生物種における生物学的老化については，ヒトよりもさらに注目されてこなかった．そのおもな理由はほとんどの科学者が，野生では捕食されてしまうために高齢に達する動物はまれである，という大前提を受け入れていたからである．現在では，自然の状態，すなわち野生においても老化の例が数多く認められている．これに加えて，すべての**真核生物**（eukaryote）は細胞の核内に遺伝物質をもっており，最もシンプルな単細胞酵母から最も複雑なヒトまで，老化による変化の一部は共通していることが知られている．現在われわれは，線虫 *Caenorhabditis elegans* でみいだされた老化における変化や寿命に関する発見を，マウスや他の複雑な生物での研究へと直接展開することができる段階にきているのである．野生状態における老化がヒトの老化にとってどのような手掛かりを与えるのか，本章の後半で述べる．

老化研究は複雑なプロセスである

　組織的な老化研究が行われるようになったのはこの 50 〜 60 年にすぎず，生物学の研究の歴史の中で非常に短い期間であることを思い出して欲しい．老化生物学者はヒトの老化や寿命について多くのことを学んできたが，それと同時に老化研究は複雑で，コントロールが難しい要因によってしばしば影響されることもみいだしてきた．例えば，老化による変化の大部分は生涯にわたる環境との相互作用による結果である，ということがあげられる．2 人の人間がまったく同じ環境で過ごすことはない．そのため次章で述べるように，老化の速度は個々人で大きく異なっており，集団全体の平均値を比較するような解析では老化の速度を決めることは不可能である．ヒトの老化モデルとなる動物を用いることで環境要因をコントロールすることは可能ではあるが，それでも種内における老化の速度のばらつきは残る．各個体は固有のゲノムをもち，その多様

性が個体間における老化の速度に著しい違いをもたらすのである。遺伝的に同一な動物をつくることができる遺伝子工学技術がある現代においても、この多様性をコントロールするのは容易ではない。

　種によって老化の速度が異なることもまた老化と寿命の研究を難しくしており、老化を正確に定義づけることを困難にしている。例えば経済的発展を遂げた国では、ヒトの寿命は平均70〜80歳で、なかには120歳まで生きる人もいる（図1.2A）。カゲロウの一種である *Dolania americana* の雌成虫は、マスに夕食として食べられなければではあるが、成虫になってから産卵して死に至るまではほんの5分以内である（図1.2B）。植物界の老化の多様性の例も同様に目を見張らせるものがある。一般的なスイートコーン（*Zea saccharata*）は、発芽、成長し死ぬまでに4カ月ほどである（図1.2C）。カリフォルニア州東部のホワイト・マウンテンズへ赴けば、5,000年以上生存しているイガゴヨウマ

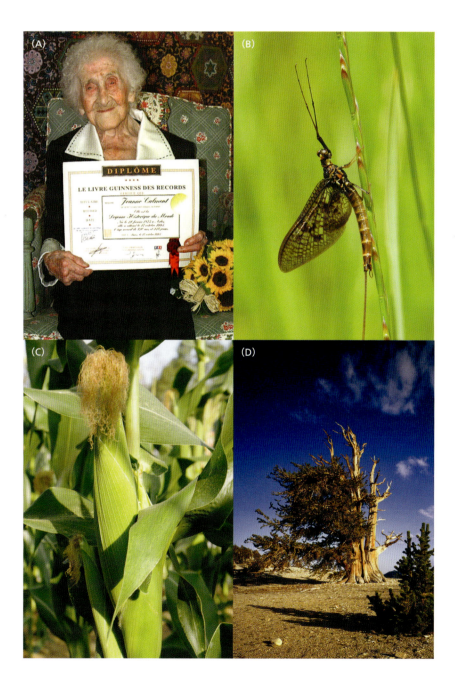

図1.2　動植物の寿命における多様性の例
(A)最高齢の記録をもつジャンヌ・カルマン(Jeanne Calment)。1997年8月4日に122歳で亡くなった。(B)ある種のカゲロウは成虫になってから死ぬまで5分以内である。(C)スイートコーンの一生は、たった4カ月である。(D)イガゴヨウマツは、5,000年以上生存すると考えられている。(A, G. Gobet/AFP/Getty Images の厚意による；B〜D, Thinkstock の厚意による)

ツ（*Pinus aristata*）に触れることが可能である（図 1.2D）。

生物学的老化の定義

　生物学的老化はどのように定義されるだろうか？　最近まで老化の原因は不明か，もしくは少なくとも論争の的になっているものであり，定義することが困難であった。その結果，長年にわたって数百もの定義が提案されてきたのである。老化の原因が明らかになった今，生物学的老化をより正確に定義することができるようになった。とはいえ，老化生物学はさまざまな分野の研究者が関わる多様性のある領域である。本書で用いる定義は生物学者を対象としたもので，幅広い老化生物学の領域の中には，この定義が妥当でない分野もあるかもしれない（老化のプロセスは同一ではあるが）。これは特にヒトの老化だけを扱う分野であてはまるかもしれない。

　この項では，はじめに老化の定義の歴史と発展をたどり，そしてなぜこれらの定義が一般的な老化生物学に含まれる特定の領域でも適切であるのかを考察する。この項の最後は，本書全体を通して使われる老化の定義でしめくくる。

最初の生物学的老化の定義は死亡率にもとづくものであった

　多くの科学者は，生物学的老化は**死亡率**（mortality），すなわち死のリスクが高まることであると定義した。例えば，「生物学的老化は，死亡率の増加を特徴とする」や，「生物学的老化は，実年齢を増すこと，あるいは生活環が経過することで，死にやすくなること，または活力が低下すること」といったものである。死亡率をもとにした定義は，老年学の人口統計学（人口の大きさと死亡率などの指標を解析する統計科学）において非常に有用である。老化を表すものとしての死亡率の有用性は，生物人口統計学（biodemography, 人口統計学の一分野で，古典的な人口統計学に，集団における老化パターンを研究するための進化論を組み合わせたもの）について記した第7章にて詳しく述べる。

　死亡率をもとにした生物学的老化の定義は，集団ではなく個体に生じる老化と生物学的事象を関連づけようとする研究者にとっては有用性は低い。例えば，ヒトでは80歳にみられる革のような皮膚と白髪は組織の生化学的変化と関連づけることができ，これらは10歳の人のものと比べて機能は低下しており，生物学的老化の明確な兆候である。しかしながら，このような皮膚や髪の毛の変化が死亡率を顕著に増加させるかというと，そうではない。すなわちこれらの組織の老化と死とは同等ではないのである。同様に，リンゴの木の実は，大きくなり，十分に熟し，そして枯れて死ぬが，木全体の死亡率には大きな影響は与えない。老化を測るために死亡率を用いると，寿命と老化を区別することもできない。第3章で述べるように，寿命は観察者が定めた物差しの中のある1時点についてのみ言及しているのに対して，老化は長年にわたって生じる変化を反映している。

　種の中には，死と老化が同一のものもあり，そのような種では死亡率をもとにした老化の定義は適している。前半で述べたカゲロウは，成虫に達した直後に死に至るため，老化の速度を測定するのは困難である。ベニザケ（*Oncorhynchus nerka*）も，死と老化が同等であるよい例である。このサケは一生のうち99%

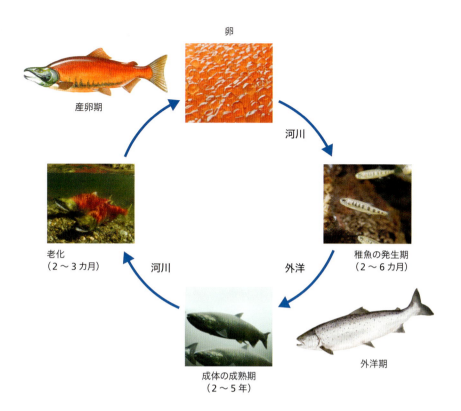

図 1.3 ベニザケ（*Oncorhynchus nerka*）の生活環と老化の関係

ベニザケは，淡水の河川で生まれ稚魚にまで成長した後に，外洋へと移動する。外洋で成魚まで成長するが，そこでは生殖はしない。孵化から2〜5年後，生まれた河川へと戻り産卵する。サケはこの時点から急速に老化しはじめ，背は丸くなり顎は鉤状へと変化する。通常は，産卵してから2週間以内に死に至る。（上から時計回りに，A. Nakazawa/Getty Images の厚意による；Thinkstock の厚意による；Visual Photos の厚意による；Thinkstock の厚意による；Ocean/Corbis の厚意による；Ocean/Corbis の厚意による）

を外洋で過ごすが，その間は測定可能な老化の兆候は認められない。しかし産卵のために淡水に戻るとすぐ，機能の低下と老化の兆候が現れる（図 1.3）。そして産卵期の直後に死に至る。しかしながら，他の種では死と生物学的老化は同一ではないのである。

機能にもとづく定義は特定の期間における生物学的老化を表すのに役立つ

ある生物学的事象と老化の速度を関連づけようとする研究者にとって，機能にもとづく老化の定義（いかによく機能するか）は，死亡率にもとづく定義よりも有用である。機能にもとづく定義で広く受け入れられているものはつぎの2つである。(1) 老化とは，成熟期後に起こる，時間の経過に伴う機能の低下で，外界からの脅威に対する脆弱性が増し，それゆえ生存能力の低下をもたらすことである（Masoro, 1995）。(2) 老化とは，年を取ることに伴う変化を表すもので，生物の生命と機能に悪影響を与え，しかし最も重要なのは時間に応じて死亡率を増加させることである。老衰とは，老化の最後の段階を表すもので，死亡のリスクが 100% に近づくときである（Finch, 1990）。

これらの定義の強みは高齢に伴う変化を同定しているところであり，「外界からの脅威に対する脆弱性の増加」と「生命と機能に悪影響をもたらす変化」は，測定が可能で時間の経過により生じるものである。例えば筋肉の機能は，動かしたり持ち上げたりするのに使われる筋肉の量を測定することで容易に評価することができる。実際に多くの研究で，筋力が他の多くの生理的機能と同様に成熟期後に低下することが示されている。また，これらの定義は老化をみる時期を**成熟期後**（postmaturation），すなわち生物が完全に成長した時点から後に限定している。

しかしながら、これらの2つの定義にも限界がある。いずれの定義も個体にもとづくもので、言い換えれば、個体の中で下位のレベルにある細胞のような構造の機能に関する老化というよりは、むしろ個体全体の老化について述べている。また成熟期後の生存に直接的な影響を与える可能性のあるような、発達や成長の過程で起こりうる事象についても言及していないのである。さらに、機能にもとづく定義では、老化が始まった時期を決定するのは難しい。生理的機能の中には、他の生理機能が成長過程にあるにもかかわらず機能低下が始まるものもある。例えば、ヒトの胸腺は骨の成長が最大になる14歳頃から萎縮が始まる。

本書における老化の定義

老化の定義に関わるいくつかの要素は、本書を読む際の指針となるだろう。第1の要素は、細胞老化の原因について明らかになったことである。細胞の老化は、環境との相互作用の結果、ランダムで**確率論的**(stochastic)に蓄積するタンパク質の損傷に影響される。これはわれわれの細胞では、機能が低下した、あるいはまったく機能していないタンパク質が蓄積するということを意味する。老化のランダム性は、老化は進化によって生じたものではなく、老化をコントロールする遺伝子も存在しないことも意味する。損傷がランダムで確率論的に蓄積する基礎的なメカニズムと、老化が進化できなかった理由については、第3, 4, 5章で説明する。

つぎの3つの要素も老化を定義するのに重要であり、本書で詳述する。(1)生物学的老化は、生体組織のさまざまなレベルで起こっており、これらは個体の老化には直接はあてはまらないかもしれないということ。(2)高齢者の機能低下を引き起こす、生化学的・生理学的衰退に影響する要因は、発生初期に生じることもあること。(3)寿命と老化は関連しているが、別個のものであるということ。これらの要素を考慮し、生物学的老化を以下のように定義する。

> 老化は、分子や細胞、組織の構造と機能においてランダムに生じる変化であり、これは時間の経過に伴い、環境との相互作用によって引き起こされるものである。老化は、死亡する確率を増加させるものである。

分子の構造と機能にランダムに生じる変化は、この定義の基礎である。本書で述べるように、ランダムに生じる分子の構造や機能上の変化は環境要因によるものであり、老化の過程に大きな影響をもつ。

この定義は老化の開始時期について言及しておらず、老化は時間の経過とともに起こるということだけを述べている。この定義を採用したのは、老化の速度に影響を与えうる環境の作用が、早ければ胎児発生期に始まっているという重要な証拠が報告されつつあるからである。

発生, 成熟, 老化の各ライフステージは, 老化の記述に用いられる

この老化の定義では、加齢が最も起こりやすい時期は規定していない。生物学的な老化は生まれてから死ぬまで連続的に起こっていることを意味してい

る。このような記述は理論的価値をもつかもしれないが，実際には，生涯における変化を比較することを困難にする。そのため，老化を記述できるようにするような，生涯をいくつかの段階に分ける特定の時期を規定する必要がある。本書では，発生，成熟，老化の観点から生物学的老化について述べる。

発生期（development）はライフステージの中で，概して好ましい機能的変化が起こっている時期を指す。このステージは，幼虫から蛹への移行や，性的特徴の現れ，またタンパク質合成の過程では mRNA の転写から四次構造形成へ進むことなどを含む。発生期は，成長が最大になり，多くの種では繁殖適応度が最適な状態に達するまでを指す。生理活性のある分子，細胞，組織という観点からは，発生期はこれらが機能的に最適になるときまでを指す。**成熟期**（maturity）は，機能が最高の状態を保っている期間，あるいはゆっくり減衰している期間を指す。成熟期は，個体あるいは分子の中で，**エントロピー**（entropy，宇宙にある物質やエネルギーが，不活性で均一な状態へと移行すること）の増大に抵抗する力が衰えはじめたときに終了する。老化における一要素としてのエントロピーの力に対する抵抗力については，第4章で詳細を述べる。**老化期**（senescence），すなわち生殖期後の老化の過程では，一般的に生命力と機能の低下が現れる。死は老化の最終ステージである。

図 1.4 に示すように，各ライフステージの期間や寿命の中での割合は，種によって大きく異なる。例えば，ヒトのライフステージの曲線（図 1.4A）では，発生と成熟の期間が一生の中で大部分を占める。一般的に，老化がこのパターンにあてはまる動植物は，ある一定の大きさまで成長して，そして一生のうちに複数回繁殖することが可能な**多回繁殖性**（iteroparous）である。このような生物の他の特徴としては，生殖期間が終わった後も長く生存することである。

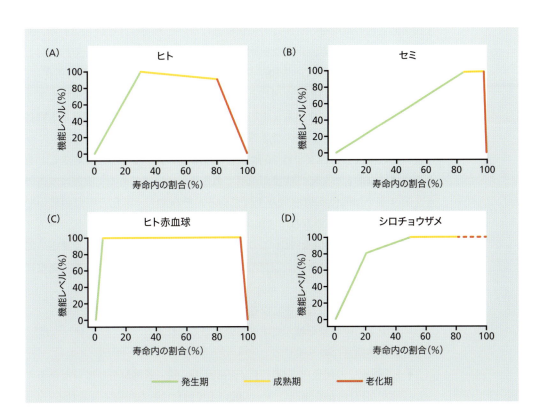

図 1.4 生物学的老化における3つのライフステージは種によって異なるパターンを示す

発生期を緑色，成熟期を黄色，老化期を赤色で示す。(A) ヒトの曲線は，発生の期間と成熟の期間が一生の中で多くを占める生物の典型である。(B) 17 年ゼミ（*Magicicada septendecim*）の曲線は，発生の期間が長い生物の代表である。(C) ヒトの赤血球の曲線は，有機分子の老化を表す。(D) シロチョウザメ（*Acipenser transmontanus*）の曲線は，老化がみられないと考えられている生物種の代表である。

このような生物は，徐々に老化する傾向がある。

図1.4Bで示すセミ（*Magicicada septendecim*）は，発生の期間が非常に長い生物の例としてあげられる（このセミは16.5年の間，幼虫として地下で生活する）。発生期に続き非常に短い成熟期があり，エネルギーのすべてが生殖活動へ注ぎ込まれる。成熟期に続いて急速な老化のステージがおとずれる。このようなライフステージの曲線を描く動植物は，成熟期後に続く後生殖期寿命がなく，たいてい一時期にのみ子孫を残す。

ヒト赤血球のライフステージの曲線（図1.4C）は，有機分子の老化の特徴を示している。短く急速な発生期間は，分子やタンパク質，細胞の合成が行われる期間と同じで，数秒〜数日である。成熟期はタンパク質が完全に機能している時期に相当し，この場合の機能は，細胞内のヘモグロビンによる酸素と二酸化炭素の運搬能である。老化は，**異化**（catabolism，複雑な物質を小さな構成成分へと分解する代謝）と呼ばれる。

最後に，図1.4Dは，シロチョウザメ（*Acipenser transmontanus*）のように，老化をまったくしない，あるいは無視できるほどでしかない生物種におけるライフステージの曲線を示す。このような曲線を示す種は正確な寿命の情報が少なく，4つの中で説明することが最も難しいパターンである。とはいえ，このパターンを示す種の共通の特徴として，老化を免れているようにみえること，継続的に成長すること，生殖活動は発生の後期であること，多回繁殖性であることがあげられる。

生物学的老化は高齢者の疾患とは異なる

生物学的老化の説明では，高齢者の疾患について何一つ言及していないことに気づくだろう。その理由は，水疱瘡の研究が発生生物学の理解に役に立たないと思われるのと同様に，老化のモデルとして高齢者の疾患を研究することは，生物学的老化の過程を理解するのに役に立たないと考えられるからである。疾患は，動植物に起こる，正常な機能が失われるような変化である。それに対して第4章で述べるように，生物学的老化における機能的変化や物理的劣化は，長期にわたる環境との相互作用によって，エントロピー増大への抵抗性を失うことにより起こる。すなわち，生物学的老化における変化は，物理学と生物学の一般的法則に従っているのである。

経済的に発展した国々では70歳以上の高齢者が著しく増加していることを考えれば，高齢者の加齢性疾患が重要であることは自明である。実際に本書でも，第9章で加齢性疾患を取り上げている。それでも，老化と疾患の違いを認識することは重要である。老化生物学の先駆者であるレオナルド・ヘイフリック（Leonard Hayflick）は，この違いについてつぎのように上手くまとめている：老化は疾患ではない。なぜならば疾患で起こる変化とは異なり，老化に関連した変化は

- 成人期に一定の大きさになるまで成長する，あらゆる動物に生じる
- 事実上，種の壁を越えてすべての種でみられる
- 性成熟期後にのみ生じる
- （これまでの何百年，何千年，何百万年の間，老化が生じていたか不明だが）自然から隔離され，人間の手で飼育された動物でみられる

- 老化した動物はすべて，死に対する脆弱性が増す
- 生物と無生物の両方に生じる

本書では，これらの老化に関連した変化の特徴について詳しく述べる。

老化生物学者による老化の研究方法：ヒトの老化研究における実験動物の使用

倫理的な，そして実施上の考慮から，ヒトで実施可能な研究には制限がある。そのため老化生物学者はヒトの老化の基本的性質を理解するために，ヒトの一部の遺伝性疾患に加えて，単細胞生物や昆虫類を含む無脊椎動物，魚類，鳥類，非ヒト霊長類などの多様な生物種を使用する。この項では，ヒトの老化と寿命のメカニズムを研究するために使用されている実験モデルの**真核細胞**(eukaryotic cell)と真核生物，すなわち膜で覆われた核をもつ細胞および生物について概略を述べる（核をもたない単細胞の**原核生物**〔prokaryote〕も，老化研究ではまだ一定の価値がある）。次項の「老化生物学者による老化の研究方法：比較老化生物学」では，ヒトの老化と寿命のモデルとしての野生動物の使用について述べる。

どの種を使用するかに関わらず，すべての真核生物は系統発生学的に関連していることから，その研究はヒトの老化と関連性があるであろう（**BOX 1.1**）。**系統学**(phylogenetics)では，遺伝子の類似性をもとに各生物間の関係性を記

BOX 1.1 生物の系統樹

20世紀以前には，生物の多様性と互いの関係性の分類においては，数世紀にわたり哲学と神学の教えが大きく影響していた。**分類学**(taxonomy)の創始者であるジョン・レイ(John Ray, 1627～1705)とカール・リンネ(Carolus Linnaeus, 1707～1778)は，「天地創造における神の秩序」を反映した生物の分類法を発展させた。この分類では，「秩序」がキーワードである。約200年もの間，リンネの**形態**(morphology)による分類法が使われ，最も単純で最も初期の生物形態をもつ細菌から，最も複雑で最も最近進化したヒトへと，生物はより複雑になる方向へと進化することが示唆された（図 1.5）。

メンデルの遺伝の法則の再発見と基

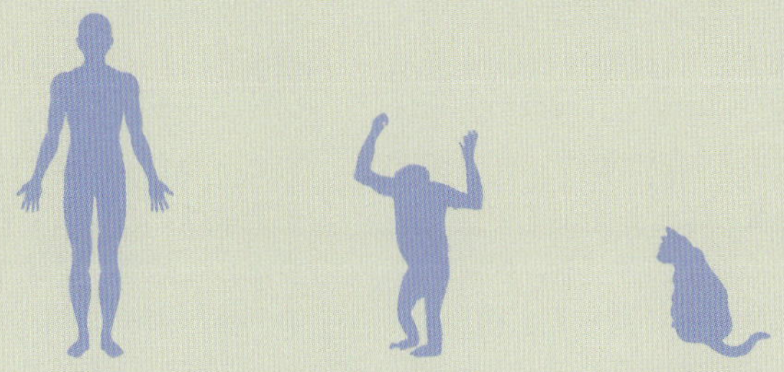

	ヒト	チンパンジー	イエネコ
ドメイン	真核生物ドメイン	真核生物ドメイン	真核生物ドメイン
界	動物界	動物界	動物界
門	脊索動物門	脊索動物門	脊索動物門
綱	哺乳綱	哺乳綱	哺乳綱
目	霊長目	霊長目	食肉目
科	ヒト科	オランウータン科	ネコ科
属	*Homo*属	*Pan*属	*Felis*属
種	*Homo sapiens*	*Pan troglodytes*	*Felis catus*

図 1.5 リンネの分類法
カール・リンネの分類法は，形態の類似性にもとづき，生物を階層的に配置する方法である。形態学的分類法は系統学的分類法に置き換わったが，リンネによって名づけられた分類名はいまだに広く使用されている。

本原理の理解により，生物学者は実際の生物の進化が，単純なものから複雑なものへという秩序だった進行を示しているのか疑いはじめた。さらにDNAの構造がすべての生物で同一であり，下等生物でみいだされる多くの遺伝子と同じものが高等動物にもみいだされることが発見されたことから，従来とは異なる分類法を取り入れるべきだという圧力が高まったのである。これらの発見は，すべての生物は1種類の，あるいは多くても2～3種類の共通の祖先から派生したものであることを示す確固たる証拠となった。さらに，進化論者は形態的な複雑さだけでは，生物の進化の歴史を記述するには不十分であることを感じていた。生物は自身のおかれた環境の中で生き残るために必要とされるだけ複雑であればよかったのである。すなわち生物の複雑さは，人間がその目的のために定義したものよりも，生物のおかれた環境における生存能力により密接に関連していたのである。

　20世紀半ばから後半にかけての生物科学の進展は，形態よりもむしろ系統にもとづく分類法の発展へとつながった。**系統発生**(phylogeny)は，生物種あるいは生物群の発生を進化的に配列したものである。現代の系統学では，進化上の生物種間の関連性をはっきりさせるために，形態学的特徴，DNA配列，生態学的特徴，もっともらしい遺伝子の関係を推定する数学的アルゴリズムなど，さまざまな特徴と技術を組み合わせて用いる。系統学では，ある種が他の種よりも進化しているとは考えない。ある種がその周辺環境に遺伝的適応を遂げることにより，もとの群から進化したとシンプルに考えるのである。

　系統学的関係は，**系統樹**(phylogenetic tree)，すなわちさまざまな生物種間で推定されている進化的関係を示す枝分かれした図を用いて視覚化することができる(図1.6)。系統樹の枝は単系統群の間の祖先と子孫の関係を示す。**単系統群**(monophyletic group)

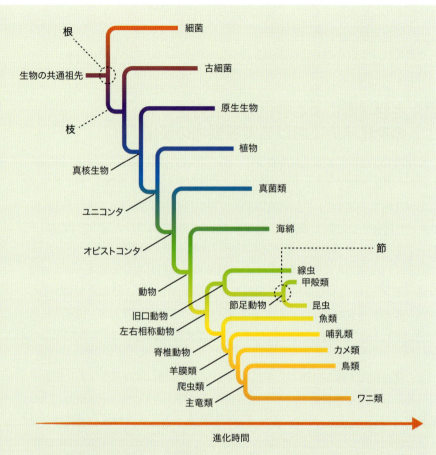

図1.6　根があり尺度がない系統樹
系統樹は分類単位(種，集団，個体)を表す節と，分類単位間の祖先−子孫の関係を表す枝から構成される。例えば，節足動物は単系統群で，昆虫と甲殻類を含む。系統樹の中では，節足動物は節で表され，昆虫と甲殻類はその節からのびる枝で表される。

とは共通の祖先からのすべての子孫を含む群のことである。系統樹の節は，個体，種，集団などの分類の単位を表しており，1つの枝でつながっている。系統樹の樹形，すなわち枝の分岐パターンには，尺度をつける場合とつけない場合がある。尺度がついた系統樹では，枝の長さは分類単位間で生じた進化的変化の数に比例する。尺度がついていない系統樹では，枝は系統関係のみを表している。また系統樹には，根があるものとないものがある。図1.6に示したように根があるものは，系統樹上のすべての種や群は共通の祖先をもつことを示す。根のない系統樹は系統関係のみを表し，共通の祖先には言及しない。

　また一方で，系統学は単なる分類法にとどまらない有用なツールである。例えば，分子系統学による遺伝子配列の比較により，ヒトと飼育ブタでは進化的関係が近いことがみいだされ，生理学的にも近いことが示唆された。実際に，ブタの心臓は，構造的・機能的にヒトの心臓に非常に似ている。医学研究者はこの情報をもとにブタから取り出した健康な心臓弁がヒトの心不全の患者へ移植可能かテストした。そして，ブタの心臓弁がほぼ完璧にヒトの心臓弁として適合することが判明したのである。系統学の助けもあり，今日では機能不全に陥った心臓弁をブタの心臓弁と置換することで多くの人々が生存し，元気に過ごしている。

述する。

ここでは老化生物学の科学実験において一般に使用される生物種について紹介する。これらのモデル動物を使った系の特定の用途については，後半の章で詳しく述べる。植物についてはここでは述べないが，第6章に植物の老化生物学について詳しく記述した。単一の動物や植物で，生物学的老化研究に適した完全なモデルはないことを覚えておくことは重要である。むしろ，どのような疑問や問題を解決したいのか，老化と寿命の速度，繁殖方法や生殖成功確率，生物の飼育と維持にかかる費用，などによって生物種が選択される。

単離細胞系では老化と寿命の基礎生化学を研究することができる

ヒトは地球上で最も複雑な生物であり，高度な神経系，血管系，内分泌系をもつことで，進化的に成功することができた。それでもなお，これらの高度な系を効率的に機能させるためには，細胞内の生化学を適切に機能させることが必要である。それゆえ，細胞の機能と時間の経過に伴う変化は，究極的にはヒトの老化を説明する。老化を細胞の観点から研究することは老年学の中で長い歴史があり，細胞培養が初めて成功した1912年にさかのぼる（第4章参照）。これらの初期の研究により，初代培養細胞，複製培養細胞，細胞株，幹細胞という，老化生物学の研究で使用される4つの基本的な細胞系が構築された。

初代培養細胞（primary cell culture）は**分化した細胞**（differentiated cell，高度に特殊化した細胞）で，直接生体から採取され，*in vitro*（体外）で維持される（図 1.7）。老化生物学の研究では，初代培養細胞は一般に分裂を終えた細胞，あるいは分裂能に制限がある細胞で，たいていは数日程度の非常に短い期間だけ生存が可能な細胞である。初代培養細胞を用いることで，特定の分化した細胞間の違いを比較研究することができる。例えば，平滑筋細胞の収縮能を測定する技術を用いることができる。これにより，若齢と高齢の動物から採取した平滑筋細胞を培養し，老化による変化を評価することができるのである。

複製培養細胞（replicating cell culture）は，老化生物学の中で最も多く使われている細胞系である。複製培養細胞は，線維芽細胞のような分化していない分裂細胞として組織から採取され，**コンフルエンス**（confluence，または集密状態と呼ばれる），すなわち培養皿の大きさの最大容量に達するまで分裂することが可能である。コンフルエンスの細胞を他のフラスコへ植え継ぐと再び細胞増殖が始まるが，これは細胞の**集団倍加**（population doubling）として知られる。哺乳類の細胞は，細胞が死ぬまでに約30〜50回倍加可能である。異なる時期に細胞を採取することで，老化生物学者は若い細胞と老化した細胞の細胞内因子を比較することができる。分裂細胞は *in vitro* で有限寿命をもつので，一般的にこの系は細胞老化や細胞死を誘導する因子の解析に使用される。

細胞株（cell line）は有限寿命をもたない分裂細胞である。これらの細胞集団は，悪性腫瘍由来か，あるいは正常な細胞が細胞内の生化学的変化により不死化したものである。細胞株は一般的に細胞生物学の研究でよく用いられているが，これらの細胞は老化せず，また老化に伴う機能不全がみられないことから，老化生物学の研究では多くは使われない。しかしながら，老化とがんに共通の経路を研究するために細胞株を用いている研究者もいる。

幹細胞（stem cell）は未分化の細胞で，無限の自己再生能を有する。また，分

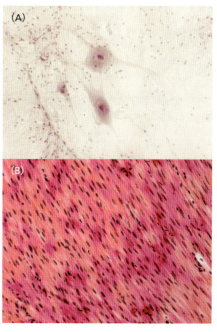

神経細胞

平滑筋細胞

図 1.7 初代培養細胞

（A）ヒトの神経細胞，（B）平滑筋細胞。（A, Thinkstock の厚意による；B, S. Gschmeissner/Getty Images の厚意による）

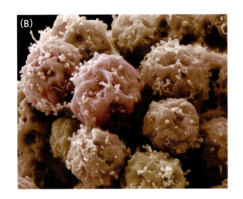

図1.8 胚性幹細胞は生体のさまざまな細胞をつくることができる
(A)胚性幹細胞(ES細胞)は，胚盤胞から内部細胞塊を取り出したものである。これらの細胞は，さまざまな特殊化した細胞種へと分化することができる。(B)培養中の胚性幹細胞のコロニー。胚性幹細胞は無限の自己再生能を有することから，老化や加齢性疾患で損傷した組織や臓器を再生するメカニズムとして示唆されている。(B, S. Gschmeissner/Science Photo Library/Gettyの厚意による)

裂して，分化した細胞をつくることができる。幹細胞には，胚性幹細胞(embryonic stem cell：ES細胞)と成体幹細胞の2種類がある。胚性幹細胞は，胎盤を含む生体のあらゆる細胞・組織を生み出す能力がある**全能性**(totipotent)か，内胚葉・外胚葉・中胚葉の3種の胚葉の細胞や組織を生み出す能力がある**多能性**(pluripotent)である(図1.8)。成体幹細胞は，**多分化能性**(multipotent)で，肝幹細胞からは肝細胞がつくられ，筋幹細胞からは筋細胞がつくられるなど，成体幹細胞が由来する組織の細胞を作り出すことができる。幹細胞は，老化した組織を若返らせたり，取り換えたりすることができるので，老化生物学の研究の中で有用である。例えば，化学療法を受けた高齢者の感染リスクを減らすために，血液細胞をつくることができる造血幹細胞が骨髄へ移植される。

真菌は老化と寿命に影響する環境因子研究のよいモデルである

真菌(酵母型と菌糸型)は，高度な血管系や神経系，内分泌系をもたないため，細胞間のシグナル伝達は難しい(細胞間コミュニケーションは，細胞壁の隙間や孔を介して行われる)。周囲の状況を感知するためには，細胞が直接環境に触れる必要がある。この特性により，真菌は老化に影響する環境因子を研究するのに優れている。これに加えて真菌を用いた老化の研究は，いくつかの実用上の利点がある。まず第1に，真菌は地球上のほとんどすべての環境下で生きることができる(図1.9)。真菌類は，研究者が老化に影響すると仮説をたてた環境状態に合うように選択圧をかけることができる。第2に，真菌の核とミトコンドリアのゲノムはコンパクトで調節配列に対するコード配列の比率が高く，比較的容易に配列を同定することができる。第5章で述べるように，調節配列に対するコード配列の比率が高いと，どの遺伝子がどのような機能をもっているかより正確に明らかにすることが可能である。第3に，真菌類は数日〜8,000年という幅広い寿命をもつ。そして第4には，わずかの費用で短期間に大量培養をすることができる。

原始的な無脊椎動物は細胞寿命の延長，細胞のシグナル伝達，個体の老化について手掛かりを与えるだろう

原始的な無脊椎動物には，海綿動物やクラゲ，イソギンチャク，サンゴ，線虫，ワムシ，軟体動物など多様な種類が含まれる(図1.10)。水中に生息する多くの無脊椎動物は極端な寿命をもち，最近になって老化研究で非常に注目されるようになってきた(次項「老化生物学者による老化の研究方法：比較老化生物学」を参照)。

線虫とワムシは実験室で飼育するのが容易であり，その多くは寿命が比較的短い。これらの生物の細胞や組織の機能は高等動物のものと比較すると原始的ではあるが，これらの種は細胞結合を介して高度な細胞間コミュニケーションをする。またこれらの生物はゲノムもコンパクトなことから，細胞で起こったことが個体の老化とどのように関連しているのかを調べるのに優れたモデルである。第5章では，環境と生殖の開始に関わる細胞のシグナル伝達経路の遺伝子を操作することで，どのように寿命を制御する遺伝子の発見につながったかについて詳細を述べる。さらに，これらの生物は体細胞数が**定数**(eutelic)である。これはすなわち，成熟したときに決まった数の細胞数をもつということ

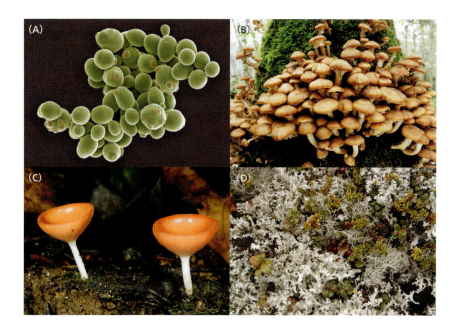

図1.9 真菌の多様性

真菌は多様な環境下で生存し，寿命の長さも多岐にわたる。(A) 出芽酵母 (*Saccharomyces cerevisiae*) は培養が容易である。(B) オニナラタケ (*Armillaria ostoyae*) は地球上で最も高齢な生物と考えられる。オレゴン州の北東に位置するマルール国有林 (Malheur National Forest) に生息する *A. ostoyae* は約8,000歳であると考えられている。(C) ウスベニコップタケ (*Cookeina sulcipes*) は，熱帯雨林で発見された。(D) ハナゴケは，ツンドラに生息する。過酷な条件で長期に生存可能な菌の例である。(A, S. Gschmeissner/Science Photo Library/Corbis の厚意による；B, M. Watson/moodboard/Corbis の厚意による；C, M. Read/123RF の厚意による；D, A. Romanov/123RF の厚意による)

を意味する。これらの生物は組織を再生することができないので，第3，4章に記す個体の老化の原理である，確率論的な老化の研究をするためのモデルとなりうる。

昆虫を用いることで個体と細胞内のシグナル伝達が生活史に与える影響を調べることができる

昆虫は，地球上で最も大きな分類の1つである。知られているものだけで300万種あり，そしてその何倍もの未発見の種があるとされている。多くの昆虫は，寿命は短く，生殖の頻度が極めて高いことから，何世代にもわたる遺伝子操作を短期間で実施することができる。これに加えて，昆虫の**生活史** (life history，個体の生涯を通じて起こるすべての生物学的事象の集合) は，他の多くのより複雑な生物に比べて容易に環境操作をすることが可能なものである。

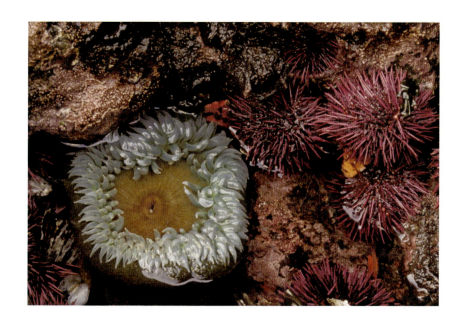

図1.10 長い寿命を有するイソギンチャク

この巨大な緑色のイソギンチャク (*Anthopleura sola*) は，非常に長い寿命をもち，際限なく成長することが報告されている。(altrendo nature/Thinkstock の厚意による)

例えば昆虫の生殖活動や寿命は，温度，餌，1日の中での光の量を調節することで変えることが可能である。この種の調節は，しばしば神経内分泌系からのシグナルの変化に関連している。このように，研究者は昆虫を使うことで，全身と細胞内のシグナル伝達が，どのように生物の寿命に影響するのか調べることができるのである。

　ヒトの老化モデルとして昆虫を使うことの利点は明らかではあるが，ほんの一握りの種だけがよく使用されている。キイロショウジョウバエ（*Drosophila melanogaster*）は老化研究で非常によく使用されており，寿命が正確に定められた初めての生物である。老化研究の中でショウジョウバエが得意としているところはおもに寿命の遺伝学的研究であり，次章で詳しく記す。

マウスとラットは栄養学や遺伝学，生理学において一般的な研究対象である

　老化生物学の多くの研究では，ラットやマウスがモデル動物として使用されている。齧歯類とヒトでは生理機能や細胞機能が類似していることから，齧歯類は研究で特に有用である。またラットとマウスは同程度の寿命を有する他の動物と比較して安価に維持できる。そしてヒトの被験者と異なり，齧歯類では餌と環境を厳格にコントロールすることが可能である。さらに，齧歯類は遺伝子操作が容易であることから，遺伝子産物の解析や，老化に関連した変化を調べることが可能である。最近の研究ではマウスやラットを用いることが非常に多いので，これらの動物を使った具体的な研究については後の章で詳しく述べる。

非ヒト霊長類ではヒトと同じような時間依存性の変化が多くみられる

　非ヒト霊長類は，遺伝的にヒトに最も近いことなどから，ヒトの老化の生物学的基礎を研究するための究極の動物モデルである。キツネザル，マーモセット，サル，類人猿のように非ヒト霊長類ではいくつかの種が老化の生物学的研究に使われているが，十分にコントロールされた研究で使用されているものの多くはアカゲザル（*Macaca mulatta*）である。老化したアカゲザルでは，ヒトと同様に時間の経過による生理的機能低下が観察されるが，それは他の生物種ではめったにみられないものである（図 1.11）。機能低下には，視覚障害，聴覚障害，運動機能障害，骨塩量の減少，雌の更年期障害，雄のテストステロン減少，筋肉量の低下，代謝機能の全般的な低下などである。

　またアカゲザルは，2型糖尿病や心血管疾患，あるいはアルツハイマー病やパーキンソン病によく似た症状など，ヒトにみられるさまざまな時間依存性の疾患にかかりやすい。2型糖尿病と心血管疾患の原因は，アカゲザルとヒトで同一とみられる。

　非ヒト霊長類とヒトの間では，時間依存性の機能低下や疾患が類似していることから，研究者は非常によくコントロールされた集団を用い，非侵襲性あるいはリスクが低い侵襲性の試験を反復したり，薬物や他の理学療法をテストすることが可能である。例えば，現在ヒトで使用されている骨粗鬆症や骨量低下を防ぐ多くの処方薬は，アカゲザルでテストされたものである。しかし，生理学的に類似していることは老化の動物モデルとして魅力的ではあるが，一方で

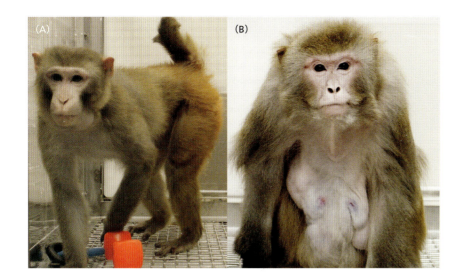

図 1.11　アカゲザル
アカゲザルのような非ヒト霊長類は遺伝学的にヒトに類似しているため，ヒトの老化研究において非常に貴重な動物モデルとなっている。ここに示すように，アカゲザルでは明らかな老化の兆候がみられる。(A)月齢18カ月のサル。(B) 25歳のサル。またアカゲザルは，ヒトでみられる多くの加齢性疾患や機能低下も起こりやすい。(A, J. Lenonの厚意による；B, J. Millerの厚意による)

大きな制限もある。遺伝学的にヒトと類似しているため，ヒトの近縁種に侵襲性の実験を行うことについての倫理的問題を引き起こす。実験動物に対して人道的な処置を行うよう指導する規制機関は，非ヒト霊長類で実施可能な研究に制限をかけることで対応している。非ヒト霊長類に対する安全性の基準はヒトより低いかもしれないが（例えばX線照射の線量の制限はヒトよりサルのほうが高い），一般的に探索的な医療行為はヒトで認可されているものに限定されている。

ヒトの老化モデルとして非ヒト霊長類を使用する場合，もう1つの大きな制約が費用である。高度にコントロールされた施設で動物を生涯にわたり維持する必要がある。認定された動物施設におけるアカゲザルの平均寿命は約35歳で，最大寿命は45歳に達する。アカゲザルの維持にかかる平均費用は研究施設によって異なるが，一般的に1日あたり9〜10ドルである。すなわち1匹のアカゲザルを35年飼育するのに，約121,000ドルを要する。必要な数のアカゲザルを維持し，十分にコントロールされた老化の研究を遂行するために必要な研究費を，個人の研究者が得ることができるとは考えにくい。例えば現在NIAでは，米国内の2箇所に限定してアカゲザルの研究をサポートしている。

ヒトの早老症は健常者の老化モデルとして使用することができる

ウェルナー症候群とハッチンソン-ギルフォード症候群は，成熟期前の老化が関連していると考えられている疾患である（図1.12）。**早老症**（progeria）は，身体の成長の遅れと，急速な老化を示すまれな遺伝性疾患である。ウェルナー症候群は通常，10〜20歳代で発症するのに対して，ハッチンソン-ギルフォード症候群は新生児期ないし幼年期に発症する。どちらの症候群も加齢性疾患の発症リスクが非常に高いが，ウェルナー症候群の患者はがんやアテローム性動脈硬化症で亡くなることが多く，一方，ハッチンソン-ギルフォード症候群の患者は心血管疾患や神経系疾患に罹患しやすい。

ウェルナー症候群の患者はハッチンソン-ギルフォード症候群の患者よりも長い寿命をもつ傾向があること（40〜50年対12〜15年）から，ウェルナー

図 1.12　ウェルナー症候群の女性

(A)は13歳のとき，(B)は56歳のとき。(A, F.M. Hisama, V.A. Bohr, and J. Oshima, *Sci. Aging Knowl. Environ.* 10:18, 2006 より。The American Association for the Advancement of Science の許諾を得て掲載。B, J. Oshima の厚意による)

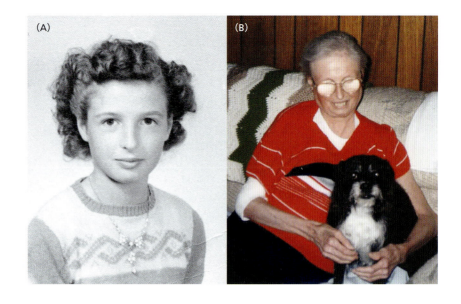

症候群は老化モデルとしてより適すると考えられている。すべてのウェルナー症候群の患者に共通する4つの特徴は，低身長，早期の白髪と毛髪の喪失，両眼の白内障，強皮症様の皮膚変化である。また多くは扁平足，変声，性腺機能の低下を伴う。ウェルナー症候群の患者は，2型糖尿病，アテローム性動脈硬化症，冠動脈性心疾患，高血圧，そして骨粗鬆症に罹患するリスクが高い。外見上の変化，そして加齢性疾患への罹患リスクの増加は，健常者の老化でみられるものと明らかに類似している。

ウェルナー症候群は，*WRN* 遺伝子の変異によって起こる。この遺伝子はDNAの維持や修復の役割をもつWRNタンパク質を産生する遺伝子である。このタンパク質は，DNAの複製も補助すると考えられている。第4章で述べるように，WRNタンパク質の機能欠損や機能低下は，老化の理論で予測される症状によく似た症状を引き起こす。

老化生物学者による老化の研究方法：比較老化生物学

実験動物を用いた研究により老化の基本的な生物学的メカニズムに対する重要な知見が得られるが，これらの生物種の寿命は短く，ヒトでみられるような例外的な長寿の根底にあるメカニズムを解析するためのモデルとしては有効性が低い。老化生物学者の中には長い寿命をもつ野生動物を観察することで長寿について研究する者もおり，このような老化生物学の一領域は**比較老化生物学**（comparative biogerontology）と呼ばれている。比較老化生物学では，野生動物の中から，通常であれば短命となるような環境下でも，老化に対して耐性を示して長寿となる種を同定する。その長寿の種を捕獲して繁殖させ，長寿のもととなる遺伝的メカニズムと生化学的メカニズムを解析するのである。早期の死に対する抵抗性の進化，その結果として長寿となるメカニズムを同定することは，ヒトではどのように長寿が進化したのかを知る手掛かりとなる。

ここでは，比較老化生物学の一般的な概観にとどめ，野生動物の寿命延長に関わるとされることについてはわずかに触れる。また，寿命がのびた特殊な動

物や，野生の中でこれらの動物に長寿をもたらした進化的適応についてもいくつか述べる。寿命延長の原因となる，進化的，遺伝的，生化学的メカニズムについては，第3〜5章で取り上げる。

体のサイズと最大寿命は関連している

マウスの最大寿命は，ウサギの最大寿命と比較して非常に短い。ウサギの最大寿命は，ゾウの最大寿命と比較して非常に短い。大きい哺乳類は小さい哺乳類よりも寿命が長いという因果関係について最初に報告されたのは100年以上も前の科学論文であり，最近の研究でも確かめられている（図1.13）。体のサイズ（ここでは全体の大きさを指しており，ふとっている・やせていることとは関係ない）と寿命の関連性は，恒温動物を霊長類，有蹄類，食肉類，齧歯類，鳥類などの分類群に分けても保たれる。興味深いことにヒトはこのパターンにはあてはまらない。ヒトは最も大きい哺乳類でないことは明らかだが，どの哺乳動物よりも長い寿命をもつ。非ヒト霊長類もまた，他の哺乳類による体サイズと寿命の相関曲線にはあてはまらない。体のサイズと寿命の関連性においてヒトを含む霊長類が独特であるのは，知能に関わる要素が影響している可能性が高い。これについては第7章で述べる。

大きな脳をもつヒトが，哺乳類の中で例外的に寿命が長いことから，より大きい動物はより複雑な脳をもつ傾向があり，脳のサイズが体の大きさと寿命の関係性を説明しうる要素であることが示唆された。大きな脳は高い知能をもたらし，**恒常性**（homeostasis，内部の安定性を維持する能力）の維持に関わる生理機能をよりよく制御できる傾向があると考えると，そのような仮説は合理的に思われる。知能は，捕食者から免れ餌をみつける確率を高めるであろう。優れた恒常性の制御があれば，より広範な温度条件の中で，そしてさまざまな種類の環境下で生存することが可能になる。このような動物は，より広範囲で餌

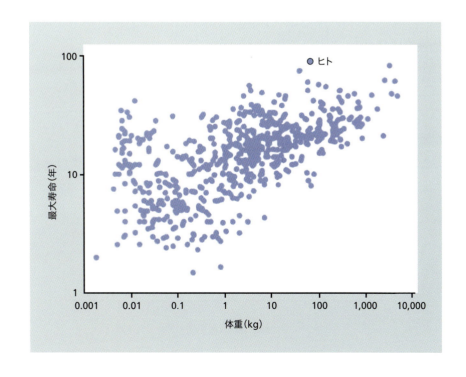

図1.13　605種の哺乳類における寿命と体重の関係

ヒトはいくつかの哺乳類に比べて体重が小さいにもかかわらず，哺乳類の中で最も長い寿命をもつことに注意。（S. Austad, The Comparative Biology of Aging [N.S. Wolf, ed.], New York: Springer Science, 2006 より）

をみつけることができ生存の可能性も高まるであろう。

しかしながら，この脳重量の仮説は魅力的でいくつかの研究により支持されているものの，ほとんどの研究では脳の重量が体のサイズと寿命の関連を説明するのに十分であるという結果は得られていない。実際，大部分の哺乳類では，肝臓，脾臓，心臓のような臓器の大きさのほうが，寿命予測の判断材料として優れている。脳以外の多くの内臓の大きさは，おもに体全体の大きさによって決まっているので，体の大きさと同様に，内臓の大きさが寿命予測のよい判断材料となることは驚きではない。

恒温動物（内温動物とも呼ばれる）は生理学的に複雑なことから，単なるサイズだけではなく他の要素が，寿命と体の大きさの関係をより厳密に反映していることが示唆されている。例えば，20世紀前半に体の大きさと寿命の関係について研究していた科学者たちは，全体重に対する1日あたりのエネルギー消費量を測定することにより，小さい哺乳動物は大きいものと比べて代謝速度が著しく速いことをみいだした。ここから，エネルギー消費の速度が速いほど寿命は短くなるという一般則が導かれた。これは科学的には「生存速度の理論（rate-of-living theory）」と呼ばれ，また通俗的には「生き急ぐと早く死ぬ（live fast, die young）」として知られる。

体のサイズと寿命の関係を一般に説明する説としての「生存速度の理論」は，詳細で厳密な科学的実験で支持されているわけではないが，一般向けの読みものではよく登場する。鳥類は同じ体重の哺乳類と比較すると2倍以上の代謝率をもつ（図1.14）。しかしながら，鳥類は同じ体重の哺乳類と比較すると2〜3倍長く生きる。一方で，胎盤をもたない哺乳類である**有袋類**（marsupials，カンガルーやオポッサムなど）は，同等な大きさの**真獣類**（eutherians，有胎盤

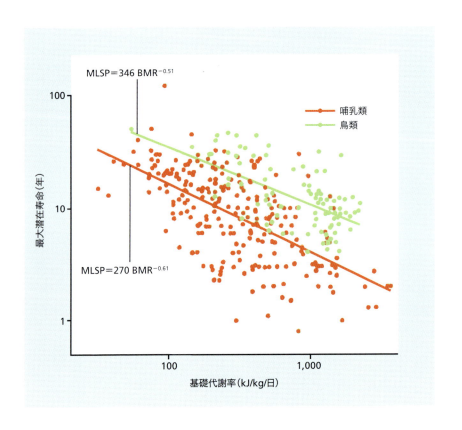

図1.14　鳥類と哺乳類における基礎代謝率（basal metabolic rate：BMR）と最大潜在寿命（maximum life span potential：MLSP）との関係

体重が同じ鳥類と哺乳類を比較すると，鳥類のほうが寿命は長く代謝速度も速い。(A.J. Hulbert, R. Pamplona, R. Buffenstein, and W.A. Buttemer, *Physiol. Rev.* 87:1175-1213, 2006より。The American Psychological Society の許諾を得て掲載)

類とも呼ばれる）と比較して寿命は短く，代謝速度は遅い。

外因性の危険に対する脆弱性が減ることは寿命の延長を説明する

これまでの知見と統計学的解析から，体のサイズは野生動物の寿命の長さに関連していることが示唆されるが，恒温動物でみられる十分すぎる数の例外は，この関連性が因果関係によるのではなく偶然であることを示唆している。野生動物の寿命の延長をもたらす要因はまだ完全には説明されていないが，環境への適応能力が反映されている可能性が最も高そうである。大きな動物の寿命が長いのは，単に大きさと強さが捕食者から身を守るのに優れていたからかもしれない。また，大きな動物は小さい動物より広い範囲で餌を探す傾向がある。これは集団密度を低下させ，餌をとるための競争を減らすだろう。進化の過程で，捕食者に対する防御力を獲得し，飢餓のリスクが低下したことで生存の可能性が高まり，寿命延長の進化につながったのであろう。第3章で詳しく述べるように，寿命延長の進化の基本メカニズムには，生殖の遅れが関与している。

野生動物で長寿命が進化するメカニズムとして，捕食から逃れる能力と広範囲で餌を探す能力が考えられる好例として，飛翔する動物があげられる。飛べない，もしくはほとんど飛べない鳥（例えば，ニワトリなど）は，飛べる鳥と比べて寿命は著しく短い。飛翔は足を使った移動と比べ，捕食者からの逃避に有効な手段であり，長距離を効率的に移動できるのでより広い範囲での摂餌活動を可能にする。また，コウモリは同じ大きさの哺乳類の中では最も長生きである。

飛翔しない哺乳類や変温動物の中で長寿命のものは，共通して捕食者から身を守る能力をもっている。ヤマアラシはそのトゲのために，同じ大きさの動物の中ではコウモリのつぎに長生きだと考えられている。また，一部のカメは150年以上の寿命をもつことが知られている。

野生では高度に組織化した社会構造によっても寿命は長くなる

別の角度から考えると，数による安全性も野生動物の寿命延長の進化に関わる。霊長類のように社会的で群れをなす動物は，体のサイズに対し，非社会的な動物と比べて長い寿命をもつ。社会性が寿命に影響する非常によい例は，赤道アフリカに生息するハダカデバネズミである（図 1.15）。ハダカデバネズミはマウスほどの大きさで，生涯を地下で過ごす。すなわち，ハダカデバネズミは地上の危険には決してさらされず，大きな集団の中で生活する。その結果，同じ大きさの動物と比較して2〜3倍の長さである20〜30年もの間生存する。

シロアリやアリ，ハチのような社会性昆虫もまた，長寿命となった生物である。これらの昆虫の社会性は，**真社会性**（eusociality）として知られる種類のもので，生殖機能の分業が含まれる。生殖機能もまた，昆虫の寿命を決める。例えばミツバチでは，1つの巣で生殖機能が活性化されているのは女王バチ1匹のみで，5〜7年生存可能である。数千匹もの雌の働きバチは幼虫と蛹の世話をするが生殖機能はなく，2〜3カ月しか生きることができない。働きバチの中には，花粉を採集し蜜をつくるように変化するものもいる。この働きバチは，30日以下しか生きられない。そして，女王バチと交尾をすることだけが仕事

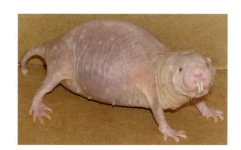

図 1.15 ハダカデバネズミ（Heterocephalus glaber）

ハダカデバネズミは生涯を地下で過ごすので，危険な環境にさらされることは少ない。これが，体のサイズに対して寿命が長いことの要因かもしれない。(R. Buffenstein J. Gerontol. A Biol. Sci. Med. Sci. 60:1369-1377, 2005 より。Oxford University Press の許諾を得て掲載)

図 1.16　ミツバチの形態

ミツバチの形態と寿命の長さは，幼虫期の栄養状態の差と関連しているようである。(A)女王バチ(中央の大きなハチ)と働きバチ(女王バチの周りの小さいハチ)。(B)雄バチ。(A, angelshot/Shutterstock の厚意による；B, alle/Shutterstock の厚意による)

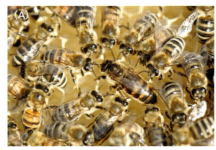
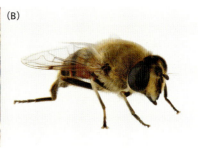

である生殖専門の雄バチは，繁殖期だけの命である。このように1つの集団の中にいる雌バチたちには，3つの異なる表現型と寿命があり，雄の寿命は生殖に直接関連している(図 1.16)。また，雌でみられるカースト制は，発生期における栄養状態によって制御されていると考えられている。最も栄養を与えられた幼虫は女王バチになる。この真社会性の独特の特徴をもつ昆虫は，寿命の操作が容易で，栄養と長寿の関係性を解析するのに有用である。

水生動物の中には著しく長い寿命をもつものがいる

本章の初めに述べたように，海綿動物，クラゲ，イソギンチャク，二枚貝，一部の魚類は，ほとんどが研究室で飼育されていないので正確な寿命を見積もることは難しいが，著しく長い寿命をもつと考えられている。北米の西海岸に生息する淡水魚であるシロチョウザメ(*Acipenser transmontanus*)は，推定で少なくとも200年以上生きるとされている。未発表報告ではあるが，水槽で150年以上生きているイソギンチャクについては，しばしば引き合いにだされる。最近になり，二枚貝の一種，アイスランドガイ(*Arctica islandica*)が著しく長い寿命をもつことが報告された。殻の放射性炭素年代測定から，解析したうちの1つは400歳で，他の多くについても100歳であることが明らかになったのである(図 1.17)。

これらの水中生物にみられる著しく長い寿命の生化学的・遺伝学的な基本メカニズムはいまだに明らかにされていない。しかし，これには継続的に成長し続けることが関連しているようである。第3章で述べるように，発生と成長というのは，生存率を高める多くの生物学的機能と関連している。長寿である二枚貝は，老化の基礎となるメカニズムである細胞障害に対して高い耐性を示す。海綿動物とクラゲでは，長寿の基礎として独自のメカニズムが進化した。海綿動物とクラゲの細胞は，**体細胞**(somatic cell, 有性生殖に関わらない細胞)と**生殖細胞**(germ cell, 多細胞生物において遺伝情報を伝える細胞で，生殖器官・組織でつくられる)の間を移行することができる。第4章でみるように，生殖細胞は細胞損傷から非常に効率よく保護されており，無限の命をもつと考えられている。

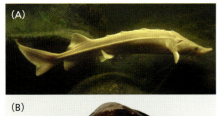
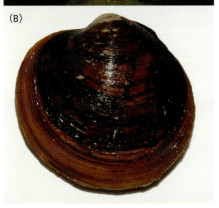

図 1.17　水生動物における著しい長寿命

(A)シロチョウザメ(*Acipenser transmontanus*)の寿命は明らかではないが，200歳近くであると推測されている。(B)この二枚貝はアイスランドガイ(*Arctica islandica*)で，殻の放射性炭素年代測定から400歳であるとされる。(A, Shutterstock の厚意による；B, Z. Ungvari, Z. Ungvari et al., *J. Gerontol. A Biol. Sci. Med. Sci.* 66:741-750, 2011 より。Oxford University Press の許諾を得て掲載)

本章の要点

- 老化生物学は，老化に伴い生物の内側で起こる生物学的プロセスを研究する学問で，他の多くの科学領域を統合させる学問でもある。
- 科学技術の発展によりヒトの平均寿命が著しくのびたことで，1940年代に老化生物学は独立した研究分野として誕生した。
- 老化と死には治療法がないという点で，老化研究は他の医学関連研究とは異なる。
- 老化には生涯における環境との相互作用の結果が反映されるが，まったく同じ環境で過ごす人はいない。
- 種内および種間でみられる老化の速度の違いが，老化と寿命の研究を難しくしており，老化を正確に定義することを妨げている。
- 老化には多くの異なる定義が存在するが，それぞれが老化研究の中で特定の意義をもつ。本書では老化を，時間の経過と環境との相互作用によって分子，細胞，組織内に起こる構造や機能のランダムな変化として定義した。老化とは，死の可能性を高めるものである。
- 発生期，成熟期，老化期は，一生の中の生物学的な老化が異なる特定の時点や段階のことである。生涯を通じて起こる変化を比較するのに使用することが可能である。
- 老化と疾患は別のものである。疾患とは，動物や植物において正常な機能を失う変化である。老化とは，生物学的に正常な範囲の中で起きるものである。
- 倫理的・実質的な観点から，ヒトで実施可能な研究の種類には制限がある。そのため老化生物学者は，ヒトの老化の基本的なメカニズムを明らかにするために，単細胞生物から昆虫を含む無脊椎動物，広範な哺乳類，魚類，鳥類，非ヒト霊長類に至るまで，さまざまな実験動物を使用する。しかしながら，単一の動物や植物で生物学的な老化を研究できるような「完璧な」モデル生物は存在しない。
- ヒトの長寿に応用できるかもしれない進化メカニズムの解析に，著しく長い寿命をもつ野生動物が使用される。野生動物における老化研究は，比較老化生物学と呼ばれる。

考察のための設問

Q1.1 1940年代まで，老化生物学の研究が組織的になされなかった理由を説明せよ。

Q1.2 米国老年学会と米国老年医学会が組織的な老化生物学の研究プログラムの立ち上げに果たした役割について，簡潔に述べよ。

Q1.3 「環境との相互作用が全く同じ人はいない」という言葉について考えよ。老化の研究において，老化生物学者がこの言葉を理解することが大切なのはなぜか？

Q1.4 「老化とは年をとることに伴う変化で，細胞と構造成分が変化するこ

とにより，正常な生物学的機能が徐々に低下することである」という定義について考えよ。この定義の長所と短所は何か？

Q1.5 なぜ一つの老化の定義を，老化生物学のすべての領域に適用することができないのか説明せよ。

Q1.6 図1.18のグラフ上の，発生期，成熟期，老化期の各ライフステージを同定せよ。このようなライフステージのパターンを示す生物の特徴について，簡潔に説明せよ。

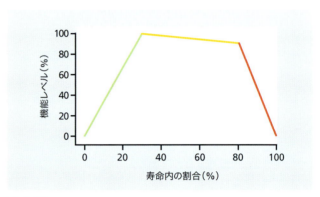

図 1.18

Q1.7 老化生物学者の多くは，老化は疾患ではないと考えている。この考えを支持する根拠をあげよ。

Q1.8 老化生物学者として，あなたは特定の遺伝子の寿命への関与と，環境変化がそれに与える影響の研究をしたいと考えている。しかし，マウスを長期飼育できるような研究費はない中でこの研究を実施しなくてはならない。この条件の中で，あなたの問いに答える研究をするために最適な生物は何か？　それはなぜか？

Q1.9 ヒトの加齢性疾患の原因を調べるのにアカゲザルが適したモデルであるのはなぜか？

Q1.10 鳥類が地上にすむ生物よりも長い寿命をもつと考えられるのはなぜか？

参考文献

老化生物学：生物学的老化の研究

American Aging Association. www.americanaging.org
American Federation for Aging Research(AFAR). www.afar.org
American Geriatrics Society. www.americangeriatrics.org
Gerontological Society of America. www.geron.org
National Institute on Aging. www.nia.nih.gov
Park HW (2008) Edmund Vincent Cowdry and the making of gerontology as a multidisciplinary scientific field in the United States. *J Hist Biol* 41:529-572.
Settersten RA, Flatt MA & Ponsaran RS (2008) From the lab to the front line: how individual biogerontologists navigate their contested field. *J Aging Stud* 22:304-312.

生物学的老化の定義

Finch CE (1990) Longevity, Senescence, and the Genome. Chicago: University of Chicago Press.

Hayflick L (2004) The not-so-close relationship between biological aging and age-associated pathologies in humans. *J Gerontol A Biol Sci Med Sci* 59:B547-550；discussion 551-553.

Hayflick L (2007) Entropy explains aging, genetic determinism explains longevity, and undefined terminology explains misunderstanding both. *PLoS Genet* 3:e220.

Masoro EJ (1995) Aging: current concepts. In Handbook of Physiology: Aging (EJ Masoro ed), pp 3-21. Oxford: Oxford University Press.

Masoro EJ (2006) Are age-associated diseases an integral part of aging？ In Handbook of the Biology of Aging, 6th ed (EJ Masoro, SN Austad eds), pp 43-62. New York: Elsevier.

老化生物学者による老化の研究方法：ヒトの老化研究における実験動物の使用

Conn PM (2006) Handbook of Models for Human Aging, p 1075. New York: Elsevier.

Cristofalo VJ, Beck J & Allen RG (2003) Cell senescence: an evaluation of replicative senescence in culture as a model for cell aging in situ. *J Gerontol A Biol Sci Med Sci* 58:B776-779；discussion 779-781.

Erwin JM & Hof PR (2002) Aging in Nonhuman Primates, vol 31, p 239. Basel: Karger.

Martin GM & Oshima J (2000) Lessons from human progeroid syndromes. *Nature* 408:263-266.

Nystrom T & Osiewacz HD (2004) Model Systems in Aging, p 301. New York: Springer.

老化生物学者による老化の研究方法：比較老化生物学

Austad SN (2009) Comparative biology of aging. *J Gerontol A Biol Sci Med Sci* 64:199-201.

Austad SN (2010) Methuselah's zoo: how nature provides us with clues for extending human health span. *J Comp Pathol* 142:S10-21.

Buffenstein R (2008) Negligible senescence in the longest living rodent, the naked mole-rat: insights from a successfully aging species. *J Comp Physiol B* 178:439-445.

Furness LJ & Speakman JR (2008) Energetics and longevity in birds. *Age (Dordr.)* 30:75-87.

Sacher GA (1959) Relation of lifespan to brain weight and body weight in mammals. In Life Span of Animals (GEO Wolstenholme & M O'Connor eds), pp 115-141. London: J. A. Churchill.

生物学的老化を測定する

2章

「もしあなたが100歳まで生きるのなら，気づくでしょう。その年をすぎると，ほとんどの人が死なないことに」

ジョージ・バーンズ，俳優（1896〜1996）

本章の内容

- 個々の生物学的老化を測定する
- 集団における生物学的老化を測定する

　自然界におけるどんな出来事を記述する場合でも，観察内容を表現する方法が必要となる。生物学者は，全ての過程において，その学術領域全体で理解できるような測定の標準単位を構築することに多大な労力を費やしている。よくも悪くも，老化生物学者は伝統的に，老化による変化を記述するときの標準的な方法として，時間経過を用いる。

個々の生物学的老化を測定する

　細胞や個体の変化を，秒や時間，日数，年数の経過に沿って記載することは容易である。単に何か（変数）を測定し，適切な時間待って，再び測定すればよい。どのような変数の変化も，時間経過による違いとして表現される。判断が難しいのは，そのような選択した期間内で観察された時間経過による変化が，生物学的老化において意味をもつかどうかである。例えば，マウスは生後約2，3カ月で性成熟し，その後12〜15カ月間は妊孕能を維持しているが，マウスが生殖期の終わりに近づくつぎの4〜6カ月の間，わずかな生理的機能の低下が観察される。その後，22〜28カ月齢の間に，大半のマウスは1〜2カ月間，老化を経験し，死んでしまう。老化生物学者たちにとって，これらの時間経過中のマーカーは，マウスの一般的な生活史や，研究における比較検討に便利な基準となる（図2.1）。

　これらの指標は重要だが，一方で，多くの疑問が未解決のままである。例えば，発生期・成熟期の長さや生存期間全体の長さから，マウスの半生が過ぎた頃の生理的機能が何かわかるだろうか？　すべてのマウスは22〜28カ月生きるのか，あるいは寿命の長さに個体差はあるのか？　もし，性成熟に3カ月ではなく4カ月かかった場合には，寿命はのびるのか？　本章では，このような疑問に取り組み，老化生物学者が1個体と集団の両者において，どのように生物学的老化を測定しているのかを述べる。

　例えば，80歳でマラソンを走る人がいる一方，70歳で長期療養施設にいる人もいるというケースを考えてみよう（図2.2）。この例は，生物学的老化のスピードは個人によって大きく異なり，単に暦上の年齢だけでは表現できないこ

図 2.1 マウスで体重は生理的機能予測に便利なマーカーとなる

50〜100日齢での急激な体重増加率は，細胞分裂による組織の成長や理想的な生理的機能の発育を反映する．200〜500日齢でのより緩やかな体重増加率は，脂肪沈着の増加の結果である．この時期では，生理的機能は安定するか，もしくはほんのわずかの減少を示す．約600日齢から生存期間の終わりまで動物の体重は減少し，それとともに生理的機能も衰える．しかしながら，発生期や成熟期の安定した体重増加と比べて，老化動物の体重喪失はいろいろなパターン，つまり大きな山や谷がある．このようなばらつきがある理由は，ある個体は老化期に入り，他の個体では依然として成熟期のままでいるからである．

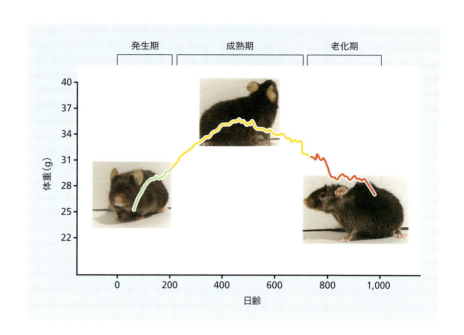

とを示している．ある人では年をとることで衰えていくものが，他の人ではそうではないのかもしれないのだ．このことが示唆するのは，ある集団での年齢に伴う変化の平均に関する記述は，全体像を俯瞰するためにはとても興味深いが，われわれ個人とは，ほとんど特異的な関連性をみいだせないという点である．われわれが皆，本当に知りたいことは，「平均的」な人に起こることよりも，自分自身が年をとったときに起こることだ．もしわれわれが，どのような生理機能が年をとるにつれて衰えていくのか知っていれば，そのような老化に伴う機能障害を予防したり治療することが可能になる．だから，それぞれの個体において老化の速度を正確に測定することこそ，老化生物学研究の究極の目的である．

各個体での老化速度を測定するためには，時間経過とともに既知の速さで変化する生物学的事象の同定が必要である．米国老化研究協会によると，便利で正確な老化に関連する生物学的マーカー，すなわち老化**バイオマーカー**（biomarker）は，以下の条件を満たすことが必要となる．

- 老化の速度を予想できなければならない．別の言葉でいうと，そのマー

図 2.2 同年代のこれらの人々のどちらがヒトの老化速度を表しているのであろうか？
（A, K. Chernus/Getty Images の厚意による；B, S. Hix/Somos Images/Corbis の厚意による）

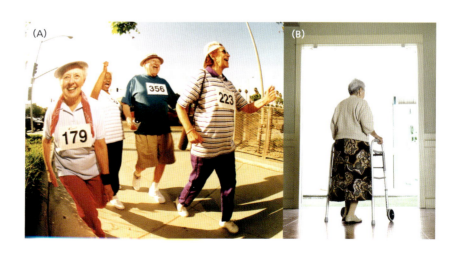

カーは，ある人がその全生存期間でどのあたりにさしかかっているのかを的確に示す必要がある。暦年齢よりもよい老化の指標とならなければならない。
- 疾患の影響ではなく，老化の過程を反映する基本的現象の推移をとらえなければならない。
- 人に害を及ぼさず，繰り返し測定できるものでなければならない。例えば，採血検査や画像検査などである。
- ヒトにもマウスのような実験動物にも通用する過程でなければならない。そうすれば，ヒトで評価する前に実験動物で検討が可能になる。

この項では，個々のレベルで老化を測定する問題と，老化バイオマーカーの同定についてみていく。まず最初に，われわれの環境との関わりや生活様式の選択が，いかに，個々のレベルで老化を測定することを難しくしているか，という点を検討する。つぎに，バイオマーカー同定のための過去の試みを検討し，なぜこれらの方法が信頼できる生物学的老化の指標とならなかったのかについて議論する。最後に，それぞれの個体の老化速度を測定できるような，信頼できるメカニズムへと発展する可能性のあるバイオマーカー研究の新しい方向性について議論する。

老化に伴う表現型の相違が個体での老化の測定に影響を及ぼす

われわれは，種に特異的な身体的特徴をもたらす遺伝パターンをもって生まれてくる。ヒトは手や指をもつ一方，鳥は翼やかぎつめをもっている。生物の遺伝学的組成は，**遺伝子型**(genotype)として知られている。本章で示すように，遺伝子型による老化速度は，**内因性老化速度**(intrinsic rate of aging)として知られており，かなりの正確さをもって測定可能である。胎児の発生期や全生存期間を通して，遺伝子型は環境と相互作用し**表現型**(phenotype)を形成する。老化生物学者らは，遺伝子型による加齢性表現型に対して環境が及ぼす影響を，**外因性老化速度**(extrinsic rate of aging)と表現する。2人の人(つまり遺伝子型)が，まったく同じ環境に同じ期間さらされることはなく，まったく同じ表現型をとることはない。つまり，加齢性表現型と外因性老化速度は，限りなく多様である。よって，外因性老化速度が個々の老化に及ぼす影響を測定することは非常に難しい。

遺伝子型による表現型形成に環境が与える影響は，年齢により異なる。胎児の成長から3歳頃まで，われわれの免疫機構や体温調整機構，脳はいまだ成長を続けている。この間，われわれは環境に対してむしろ無防備であり，生存するためには，自分の両親のような他者の判断と配慮が必要になる。この時期に，われわれの表現型形成は環境から最も大きな影響を受けることを，遺伝学者たちは昔から知っている。ヒトの胎生期の発生は2つの時期に分けられる。1つはおもに遺伝子型の影響を受ける時期であり，もう1つは表現型が形成されはじめる時期である。胎児の発生の最初の8週間は，もっぱら基本的な組織や器官，そしてわれわれの種として識別されるような人体測定学的特徴の形成に，つまり遺伝子型の発現に費やされる。この時期に子宮内の環境に変化が起こると，胎生致死や出生時の遺伝的異常となる可能性がある。妊娠9週目から出生に至るまでは，急速で持続的な細胞分裂による猛烈な成長の時期とな

図 2.3　出生時体重を変数とした成人発症の疾患に進展するリスク

出生時低体重は，成人期の 2 型糖尿病へと進展する耐糖能障害のリスク増加と関連する。相対リスク比とは，リスク因子（出生体重）と関心のある結果（耐糖能障害）の関連の強さの統計学的な評価である。数字が高ければ，疾患に進展するリスクが増す。（C.N. Hales et al., *BMJ* 303: 1019-1022, 1991 より。British Medical Journal の許諾を得て掲載）

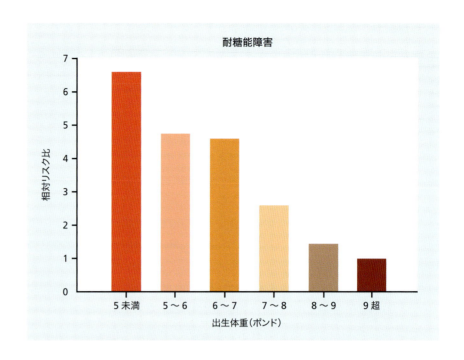

る。細胞分裂や成長の速度は，栄養・酸素供給や代謝老廃物の除去など多くの非遺伝的な要因に左右される。この時期に，それぞれ独自の人間が形作られる，つまり表現型を形成する。

　最近の研究では，胎生期や表現型形成の時期が，成人期の生理的機能や疾患の発症に重大な影響を及ぼすことがわかってきた。1990 年代に英国のデイビッド・バーカー（David Barker）が率いる研究者グループが，1910 〜 1930 年の間に生まれた 16,000 人の男女について，出生時体重と成人病発生率を比較した。彼らは，出産予定日に生まれても低体重のケースは，成人期における糖尿病の発症と強い相関があることをつき止めた（図 2.3）。この相関は，糖尿病への生活習慣の嗜好性による影響を統計学的に除去しても残った。動物実験によっても，胎生期や発生初期の段階での低栄養は，成人になったときの健康障害を導くことが現在わかってきている。これらの事実は，老化のバイオマーカー，つまり個々の老化速度を決定するためには，外因性老化速度に影響を与える胎生期に起こった因子をも探り出す必要があることを強く示唆する。

　個々が身体的・精神的に十分に発達して，自立して生存できるようになると，生殖年齢まで生き，つぎの世代へ生殖細胞を受け渡すための遺伝子型が優位となる。生物学的に表現すると，周りの環境から受ける危害を縮小化することが上手になる。がんや心臓病，糖尿病，環境要因が関与するその他の致死的になりうる疾患の発生は，思春期に至るまでは非常に低い。若い頃は，非致死性障害でさえも影響が少ない。10 歳のころ腕を折ってしまったのと，80 歳になって折ってしまったのでは，どちらが回復しやすいか考えてみて欲しい。

　成長・発達期間に環境による障害に対して，遺伝子型は抵抗力をもつため，個々の表現型のばらつきはとても小さい。よって，個々の子どもの生物学的な年齢を測るのはたやすく，正確である。小児科医は適切な成長や発達に関する正確なバイオマーカーとなるデータを豊富にもっている。2 〜 20 歳の間は，個々の身長や体重といった単純な測定でさえ，発達に関する優れたバイオマー

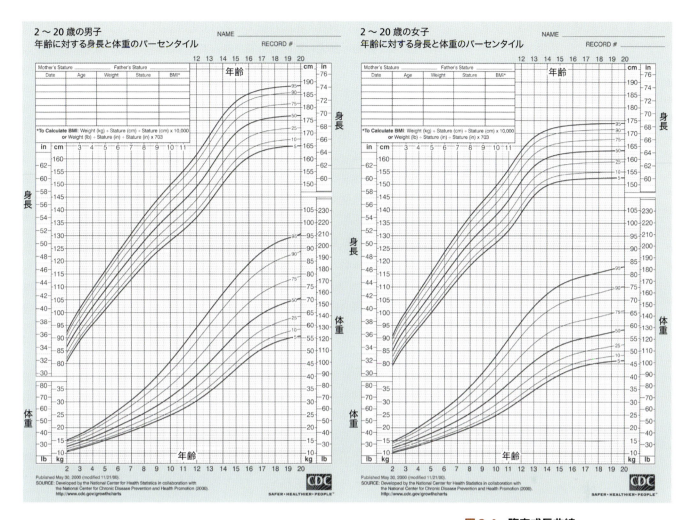

図 2.4　臨床成長曲線
これらの身長と体重の図は，加齢に伴う成長と発達を測定するための仕組みとなる。例えば，2歳の子どもが75パーセンタイル曲線付近の体重ならば，その子どもが20歳で75パーセンタイルのままである可能性は97.5％である。何らかの有意な乖離があった場合，医療専門職に成長と発達になにか問題があるかもしれないと警告することができる。(National Center for Health Statistics より，National Center for Chronic Disease Prevention and Health Promotion, 2000 の協力のもと)

カーとなる(図2.4)。数年間にわたりこれらの測定を個々の子どもたちに行うことで，子どもの成長や発達が標準的かどうかだけでなく，各年齢期の生物学的な経過を正確に記述することができる。

　初期の生殖期をすぎると，環境障害に対する抵抗力は弱まってくる。免疫機能は弱くなり，傷の治りも遅くなり，体のバランス機能のような危険回避に重要な中枢神経機能も衰弱してくる。ここで重要な点は，ある特定の細胞や組織，器官の加齢性変化は，予想可能な老化パターンに沿ったものではなく，老化生物学者がすでに同定したものと一致するものでもない。さらに，環境から受けるダメージに対する最低限の抵抗力のような生理的機能は，人によって異なっている。言い換えると，われわれは年をとるにつれて，その表現型はますます個々独特のものとなり，バイオマーカーをみつけることは困難になる。よって，環境の違いがどのように老化速度に影響を及ぼすのかを識別することは，バイオマーカー同定において，重要な課題である。

生活習慣の嗜好性は表現型に影響する

　人間は周りの環境をコントロールする特異な能力をもつがゆえに，老化に伴う表現型の進行に関しても調節できるかもしれない。この点に関する例として，皮膚の老化をあげてみよう。皮膚は，遺伝的に規定された，多くの加齢性変化

を受けるので，内因性老化に共通する部分として通常考えられている．最も顕著な点は，皮膚と筋肉の間の脂肪層である皮下脂肪が消失し，皮膚の弾性が失われることである．と同時に，皮下脂肪の減少や皮膚の弾性の低下は，皺の原因となる．環境もまた，皺の発達に影響を及ぼす．一般に，砂漠に住んでいる人は，同様の標高で雲に覆われがちなところに住んでいる人よりも，皮膚への日光照射をより強く受けている．砂漠の住人は，日差しが少ない場所の住人に比べて，より高いレベルの照射を受けるので，皮膚障害や皺になるリスクが高い．ここで提起される疑問は，皮膚の老化において内因性因子，つまり生物学的老化はどの程度で，環境や外因性の老化がどのくらい影響するのであろうか，ということである．

ヒトは老化速度や加齢性疾患の進展を遅らせる順応能力ももっている．例えば，年齢による筋力の低下に関する最初の研究は，座りがちな生活習慣の人を対象とし，30〜80歳にかけて筋力は平均して約30〜50％低下することがわかった．その後の研究でも，筋力の年齢による低下は内因性の要因によるものとわかった一方で，ウエイトリフティングの運動に参加すると改善することもわかった（図2.5）．このことは，筋力の低下は生活様式の嗜好性も反映することを示している．運動と適切な食事は，体重調節に影響を及ぼすのと同様，心臓血管系や神経系，骨格筋系の老化による機能低下も遅らせる．運動や食事を通して健康的な体重を維持することは，心臓病や糖尿病，骨粗鬆症，ある種のがんの進行を遅らせたり，予防することになる．ここで再び老化生物学者が直面する課題は，正常な老化のうち，内因性要因はどれくらいで，われわれ自身が行う事柄によるものはどれくらいかを決定するという点である．

エピゲノムもまた老化の速度や寿命に影響する

ここまで，われわれはゲノムDNA（塩基配列）のレベルでの遺伝子発現制御を考察することによって，遺伝子型や年齢に関連した表現型の基本原理を紹介してきた．次なる特性として知られている**エピゲノム**（epigenome，ギリシャ語でepiは「より上の」あるいは「追加の」を意味する）もまた表現型進展に影響し，老化速度や寿命に影響を及ぼす．その結果生じる表現型は，**エピジェネティックな特性**（epigenetic trait）と呼ばれ，DNA配列の変異を伴わない染色体の変化より生じる表現型のことである．細胞は，エピゲノムを介して遺伝子の発現を制御する，いくつかの方法を用いている．最も一般的な2つの方法は，DNA・ヒストンのメチル化と，ヒストンのアセチル化-脱アセチル化である．DNAとヒストンのメチル化は同じメカニズムによって働くので，ここでは両者をDNAメチル化と呼ぶことにする．ヒストンは，二本鎖DNAを核の中に詰め込むためにコンパクトにするのに役に立っているタンパク質である（図2.6）．つまり，DNAはときほぐすと大きすぎて核に入りきらない．ヒストンからときほぐされたDNAによる遺伝子発現制御に関しては，第5章で述べる．簡単にいえば，遺伝子発現が可能となるためには，あらかじめDNAはヒストンからときほどかれなければならない．

エピゲノムの約90％は，胎児の発生期に起こるDNAメチル化（CH_3基を付加）の遺伝的なパターンから構成されている．DNAメチル化は，ヒストンからDNAをときほぐすのを抑制することによって，そのDNA領域の遺伝子発

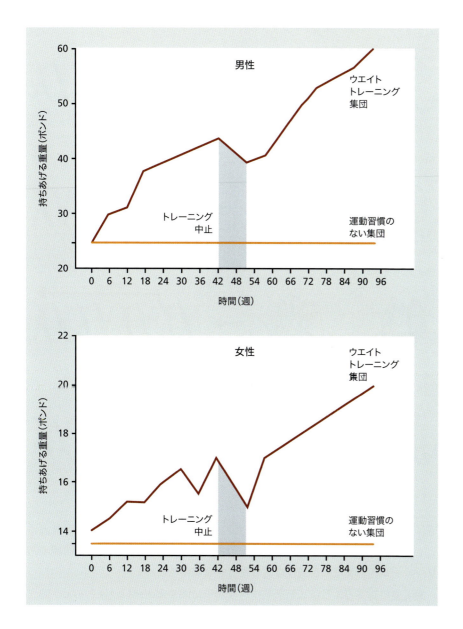

図 2.5 年齢による筋力低下に対するウエイトトレーニングの効果

2年間のウエイトトレーニングプログラム(茶色の線)に参加した60～80歳の人は,同年齢(オレンジ色の線)の運動習慣のない人と比較すると,かなりの筋力増強を示した。これらのデータにより,通常の老化による筋力の低下は外因性因子によるものだとはっきりわかる。トレーニングを中止した42～52週に注目。(N. McCartney et al., *J. Gerontol. Ser. A Biol. Sci. Med. Sci.* 51: B425-433, 1996 より。Oxford University Press の許諾を得て掲載)

現を永久に止めることにつながる。つまり,このメチル化は不可逆性である。DNAメチル化は,胎児の発生期に,細胞分化に重要であり,細胞分裂をしない細胞に主として起こる。例えば,筋細胞では,他の種類の細胞で使う遺伝子を永久に抑制し,筋肉の機能に重要な遺伝子のみを発現する(そのため,例えば,肝臓の酵素は筋肉で産生されない)ことが,DNAメチル化によって保証される。エピジェネティックな特性をもたらすメチル化のパターンがどのように遺伝するのか,そのメカニズムについてはいまだ十分にはわかっていない。

　エピゲノムのその他10％は,胎児の発生期も含めた生存期間中に,何らかのエピジェネティックな特徴として引き起こされる。すなわち,これらの特徴は遺伝しない。エピゲノムのこの部分は,環境条件によって大きく影響を受けるようである。ヒストンのアセチル化は,おそらくこの種のエピゲノムに重大な影響力をもつ。アセチル基(CH_3CO)をヒストンタンパク質に付加することによって,DNAをときほぐし,遺伝子の発現を上昇させる。ヒストンの脱アセチル化(アセチル基を取り除くこと)により,DNAはヒストンに巻き直され,

図 2.6　エピジェネティックな遺伝子発現調整メカニズム

(A)真核生物の核 DNA はヒストンタンパク質の周りに巻きつく。DNA がヒストンから遊離すると，遺伝子発現が起こる。(B)ヒストン上の DNA のメチル化(Me)は，DNA のヒストンからの遊離を抑制することで，特定の遺伝子の発現を永久に抑制する。(C)ヒストンのアセチル化-脱アセチル化は，ヒストン上に DNA を巻いたりほぐしたりするのを助けるエピジェネティックなメカニズムである。アセチル化(Ac)は，遺伝子発現を促進する。(D)脱アセチル化は，遺伝子発現を抑制する。

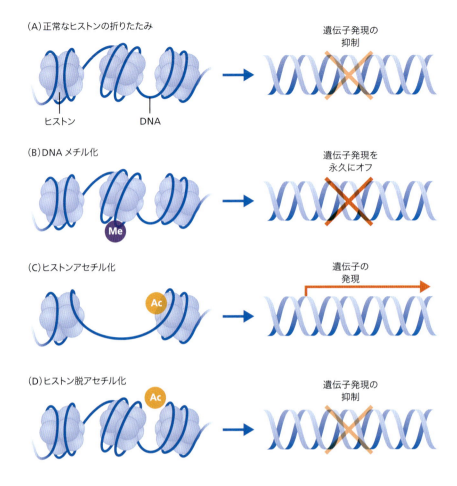

遺伝子発現は抑制される(図 2.6C，D)。この遺伝子発現制御のエピジェネティックなメカニズムでは，ヒストンのアセチル化と脱アセチル化が可能であり，メチル化と異なり可逆性であることを意味する。

　表現型に対するエピジェネティックな効果に関する研究は，ほとんどが胎児の発生期の DNA メチル化に関連するメカニズムに集中している。最近になってようやく，成人の表現型に影響するエピジェネティックな効果に注目した重要な研究がなされているが，ましてや老化による表現型についてはほとんど注意すら払われていない。エピゲノムが寿命に影響するといういくつかの証拠がある。第 5 章で述べるように，出芽酵母や線虫のような単純な生物種で，ヒストンのアセチル化・脱アセチル化による遺伝子発現抑制は寿命に影響する。さらに，これらのエピジェネティックな効果は，生育密度や食物摂取のしやすさによって直接影響を受けることがわかっており，このことは特定の環境条件が老化の表現型に重要であることを示唆する。

横断研究はある一時点での異なる年齢層の間の違いを比較する

　個々の生物学的年齢の信頼できるマーカーを同定するためには，しばしば横断研究が用いられる。**横断研究**(cross-sectional study)は，ある一時点での，2つ以上のグループ(**コホート**〔cohort〕と呼ばれる)における，ある特定の生理学的機構の平均を比較する。この実験様式は，老化生物学研究で広く使われている。横断研究には，デザインの単純さ，低コストなどいくつかの利点があり，

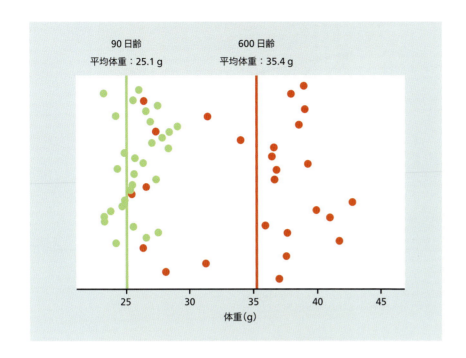

図 2.7 横断研究は平均の比較を反映し個体に特有ではない

生後 90 日の 30 匹のマウスの体重（緑色の丸）と，生後 600 日の同じマウスの体重（赤色の丸）の 2 種類のデータを示した。より若いマウスと比較し，年をとったマウスでは平均からばらつきが多いことに注意（3 匹のマウスは生後 600 日に至る前に死亡した）。

老化に関連する生物学的現象について，わかりやすい一般的な記述を行うことができる。

　横断研究により，どの生物学的要因が個人の老化速度に影響を及ぼすのかについて，重要な知見が得られた。しかしながら，横断研究の結果は，平均値の比較を反映したものであり，個人に特有のものではない（図 2.7）。ある人は平均に非常に近い値をとるかもしれない一方，平均からかなりはずれた数値をとる人もいる。さらに，平均についてのデータ範囲は，年齢とともにより大きくばらつく。環境による変動の大部分を除去した条件でデータ収集がなされても，かなりのばらつきが残る。この内因的なばらつきにより，横断研究によって老化のバイオマーカーを同定する場合，その精度は限定的である。

　定義上，1 つのコホートは，おおむね似た生活経験を有する個人の集団により構成される。つまり，コホートは，単なる同年齢の人々の集団以上の意味を持つ。これらの生活経験，特に老化速度に影響を及ぼすかもしれないものは，コホートによってかなり異なるかもしれない。そして，このことにより，容易に制御できないばらつきが研究に生じる。このばらつきは，**コホート効果**（cohort effect）として知られている。コホート効果の例として，図 2.8 で示すような横断調査研究から得られたデータを検討してみよう。このデータは，いくつかの生物学的マーカーにより，生理的機能が 30〜90 歳の間で衰えることを示唆している。ここでおのおののコホートの生活経験を考えてみよう。1959 年にこれらのデータが公表されたとき，最も高齢の 90 歳からなるグループは，彼らの人生の大半において現代医療の恩恵を受けずにすごしている。例えば，感染症は，感染を受けた組織を除去することによって治療され，また，伝染病は集団から個人を追い出すことによって治療された。一方では，30 歳のグループの人々は，医療の急速な進歩により疾患の蔓延がかなり減り，寿命がのびた時代に生まれた。医学的知識がこれらの 2 つのグループの，年齢に関連する表現型に与えた効果を単純に予測する，あるいは制御することは不可

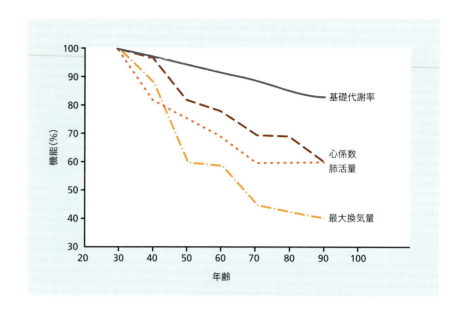

図2.8 異なる年齢層における生理的機能を記述した1959年の横断調査

30〜90歳のグループで，基礎代謝率，心係数(心機能の測定)，肺活量(深呼吸した際の最大呼出量)と最大換気量(できるだけ深く，速く呼吸したとき，数秒間で呼吸することができる空気量)が，測定された(30歳の機能と比較した場合の割合で示した)。30歳と90歳の間のいくつかの機能の違いは，コホート効果で説明できるかもしれない。(B.L. Strehler, *Q. Rev. Biol.* 34:117-142, 1959 より。University of Chicago Press の許諾を得て掲載)

能である。いわば，これらの結果は，老化に関連する表現型の違いというよりも，コホート群の生活経験の違いを密に反映しているのかもしれないのである。

最終的に，横断的分析にもとづく結論には，**選択的な死亡率**(selective mortality)の効果により誤りが生じるかもしれない。これは，遺伝子型が違うために，平均的集団とは異なる**死亡率**(mortality rate，ある特定の時間における，ある特定のグループや特定の原因による集団での死亡数)をもつかもしれない人を含んでいる影響による。図2.8で示される60〜90歳のグループに含まれる人は，生まれたときの平均余命は40〜45年であった。これらの人は，測定時に彼らの出生コホートの最低でも50％よりすでに長生きしている。90歳のグループでは，彼らの出生コホートの1％未満しか測定時に生き残っていない。このように，これらの年齢層は全年齢コホートの代表的なサンプルではなく，すでに死んでしまった人には存在しない何らかの要因により，同世代の人よりも長生きしたのかもしれない。この横断調査の結果は，高齢者の代表として「丈夫な」人だけを選んでしまったことによって，偏りが生じる可能性がある。

縦断研究では一個人における時間経過中の変化を観察する

数年にわたって同じ人からデータを集める手法は**縦断研究**(longitudinal study)で用いられ，一個人における老化速度をより正確に測定するための研究デザインである。しかし，老化のバイオマーカーを同定するという点においては，縦断研究は横断研究ほど有効ではない。この事実は，世界で老化に関する最も長期継続されたボルチモア老化縦断研究(Baltimore Longitudinal Study of Aging：BLSA)においてよく示された。BLSAは「通常」のヒトの老化に関して記述するという明確な目標のもと，1958年から始まった。BLSAを指揮した研究者らは，老化速度に対する環境の影響を最小にするために，均一な集団を選択した。1984年までに，通常の老化という概念が誤りであったことを，研究者らは理解した。最善の健康管理と健康管理情報を利用できる収入と教育を享受する個人において，老化の影響を受ける時期・生理機構の観点より，老

表 2.1　現在進行中の老化に関する縦断研究の例

研究名	開始年	登録者の年齢	登録者数	性別	集団の特徴
ボルチモア老化縦断研究	1958 年	20 〜 100 歳	3,000	1958 〜 1978 年：男性のみ 現在：男性および女性	当初のコホート：中流階級以上の白人 現在：非白人も含まれる
ホノルル-アジア老化研究	1991 年	71 〜 93 歳	3,734	男性	日系人。認知症とパーキンソン病を中心に
アフリカ老化縦断研究	2004 年	50 歳以上	3,500	男性および女性	サハラ砂漠周辺地域の老化。HIV/AIDS の老化に対する影響
ニューメキシコ老化過程研究	1978 年	65 〜 98 歳	780	男性および女性	現在はヒスパニックの老化
規範的老化研究	1963 年	21 〜 81 歳	2,280	男性	集団の 95％が退役軍人
修道女研究	1991 年	75 歳以上	678	女性	アルツハイマー病を中心。登録者はノートルダム修道女教育会に所属するメンバー

化速度は多彩であると判明した。「BLSA のデータは，老化とは非常に個人差の大きいプロセスであることを示している。多様性の中には，ある特定の 80 歳の人が，50 歳の平均値と同じくらい機能していることもある。老化は，個体差が大きいだけではなく，同一の個体の中でも臓器ごとに多様である」と研究者は述べている（Shock et al. 1984）。BLSA の結果は非常に明白であったため，BLSA を含む現在進行中の縦断研究は，通常のヒトの老化を記述することを第一の目的とはできなくなった。むしろ，現在進行中の縦断研究やそれに由来する横断研究は，ある特質（**表 2.1**）を共有する人の集団における老化を記述することに集中している。このように，個人の老化を定義するために始められた大規模縦断研究は，その当初の目的の代わりに，同じような背景をもつ人の集団の長期的変化を記述するのに非常に有効である。

　たとえ縦断研究が，もはや横断研究ほど老化のバイオマーカー同定に有効でないとしても，老化の研究に十分貢献し続けている。重要なことは，多くの縦断研究は，横断研究より正確に，ある集団の中の個々の老化のパターンを示す点である。例えば，図 2.8 で示される横断研究の結果では，30 歳以降の老化速度は，直線的下降をとることを示唆している。しかし，**図 2.9**A で示されるように，縦断研究からは，機能的な低下は非直線的で，時間経過よりむしろ生殖期間の終わりと密接に関係しているようにみえる。種の生殖スケジュールが，老化速度と寿命に大きく影響することは，第 3 章で触れる。

　老化研究全体の進展において縦断研究のもう 1 つの大きな貢献は，生活史を詳細に記載したヒトデータの創出と維持である。実際，変化が環境要因によって引き起こされる場合，例えば疾患や身体活動，ダイエットなどの，その対象に関する生活史を知ることによって，研究者が老化効果ありと間違って結論づけるような環境要因の同定に役立つ。そのような詳細な生活史の情報は，一時点のみをみる横断研究では，あまり収集できない。通常，このようなことが可能なのは，ヒトの老化モデルとして実験動物を使うときのみである（**BOX 2.1**）。研究対象についての詳細な情報が得られているので，縦断研究の登録者を用いて横断的な解析を行うことで，コホート効果と選択的な死亡率は除外することができる。つまり，横断研究が縦断研究の対象を使ってなされるとき，横断研究の結果の有効性と信頼性はより強化される（図 2.9B）。

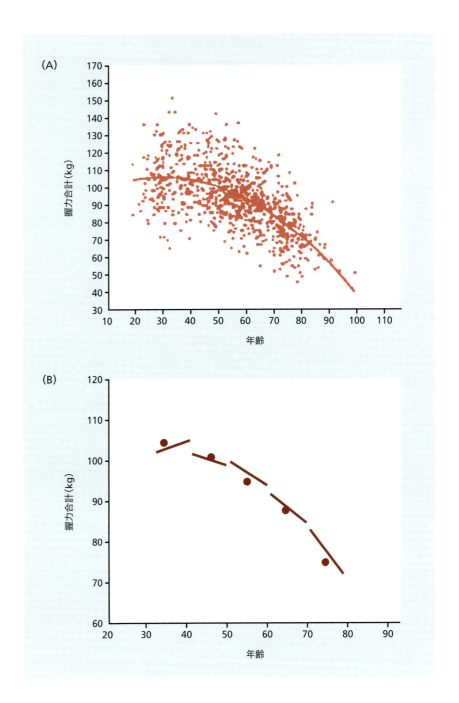

図 2.9　握力に関する縦断研究のデータを 2 つの方法で解析した結果
(A)老化速度が非線形であることを示している縦断研究のデータ。集団全体について，個々の広がりのあるデータは非線形方程式にフィットしている。さらに，握力の衰退開始がみられる時期とその程度に大きなばらつきがあることをグラフははっきりと示している。(B)おのおのの年齢コホートの人において，多数測定されたデータから計算された平均を用いた横断分析。平均値は線分の中央にある点で示されている。それぞれの線の傾き(左から右へ)は，その年齢コホートの約 10 年の測定における，握力の増加あるいは低下を示している。線の長さは縦断データが採取された期間の長さを示している。グラフは身体機能の減衰率が，時間に対して非線形であることも示し，(A)の縦断データと一致している。このことは，横断研究は縦断研究の様式の枠組みで行われれば，初期の横断研究に関連した問題の多くを除外できることを示している。(D.A. Kallman et al., *J. Gerontol.* 45:M82-88, 1990 より。Oxford University Press の許諾を得て掲載)

パーソナルゲノミクスはおそらく老化マーカーを決定し応用することの鍵となる

　この項では，老化速度は各個人に特有であり，この個人差が老化のバイオマーカー確立にとって，重大な障壁になっていることを強調してきた。最もよくデザインされた縦断研究でさえ，「通常」の老化マーカーを同定できなかった。老化速度は，生存期間の初期，すなわち胎児発生の間に決定されるかもしれないことに触れた。そして，成人期に起こっているエピジェネティック効果がどのように表現型に影響するか検討した。最近の知見からは，老化の表現型は，生存期間(胎児の発生を含む)を通して環境との相互作用に非常に順応性のある遺伝子あるいは遺伝子群を，非常に密接に反映するかもしれないという一般的な結論に至っている。第 5 章では老化生物学者が動物モデルを使用することで，

BOX 2.1　動物での老化生物学研究の評価

　生物科学では，老化生物学者はヒトのモデルとして動物を多用する。動物モデルは，制御された条件の下で老化を測定し，生物学的過程の基本的なメカニズムを確立するための手段となる。このような研究は，ヒトの老化研究のために仮説を立てたり，研究手段を構築するために重要である。したがって，許容された熟練した技術による，研究室での動物を使った実験は，老化生物学研究にとって必須である。老化生物学の動物研究で用いられるいくつかの優れた実験を知ることは，研究結果の妥当性を解釈するのにとても役立つ。ここでは，読者が，特にヒトの老化モデルとして使われる研究室の動物を用いた老化研究を読み取る際に，忘れてはならない4つの事柄をまとめた。

注意点1：研究者は使用された動物モデルの生活史を知らなければならない

　老化生物学者は，自らの動物モデルに生存期間を通して起こる通常の生物学的出来事（しばしば生活史と呼ばれる）を完璧に知っていなければならない。最低限，正確に知っておかなければならない重要な生活史上の出来事が3つある。(1)その種がその成長発達の終わりに達するおおよその年齢，(2)平均寿命，(3)最大寿命である。横断研究をしている研究者にとって，この情報によりあまりに若すぎるか，あまりに年をとりすぎている動物のグループが対象に含まれることを回避できる。あまりに若い動物を対象に含んでいると，実は観察された相違がその動物の発生段階に固有の要因の結果であるのに，老化の効果と結論してしまうこともある。あまりに年をとりすぎた動物を用いると，老化に関する結論は，大部分の集団ではみられない遺伝的な要因（つまり，選択的死亡率）のため長生きしたある特定の個体のみにあてはまる所見となってしまう。

注意点2：研究者はその動物モデルの生殖期間について知らなければならない

　特に第3章でみていくが，この教科書を通して強調することは，生殖年齢まで生存するよう選択された遺伝子は，老化速度とその種の最大寿命の両方に影響を与えることである。老化生物学研究で動物モデルを選択する際に，研究者は生殖年齢までの発生に影響を与える因子について十分考慮しなければならない。なぜなら，これらの因子は老化速度や寿命に重大な影響を及ぼすからである。逆にいえば，生殖期が終わりに近づきはじめる正確な年齢を知ることは，研究者が最大の老化効果を「みいだす」のに適切な年齢層を選ぶのに役立つ。

注意点3：研究者は動物の飼育環境を注意深く維持し，明確に報告しなければならない

　これまでみてきたように，環境は老化に関連した表現型や外因性老化速度に影響を及ぼす。老化生物学者がヒトの老化モデルとして動物を用いるおもな理由の1つは，動物がさらされる環境をかなり制御できるからである。このことは老化速度に対する外因性要因の影響を限定する。

　老化生物学研究では，実験動物が，外の環境に対して陽圧で，濾過された空気が供給されるバリア下に管理されるのがよい（図2.10）。このことにより，空気中の汚染物の動物環境への侵入を防ぐことができる。床敷と餌は滅菌し，水はわずかに酸性で塩素処理されることが望ましい。動物飼育室に入ってくるすべての物品は，定期的に汚染物の有無を検査されるべきである。最後に，感染症の病原性をモニターするための見張り役となる個体をそれぞれのコロニーに用意すべきである。見張り役の個体は，実験動物と一緒に飼育され，同じ環境状態にさらされ，定期的に感染因子の曝露の有無をチェックされる。結果を報告する際にはどんな汚染物にも注意すべきである。それにより，報告を受けた者が，これらの汚染物が結果に影響しているかどうかを判断できるからだ。

注意点4：研究者は実験動物の死因と病理を評価すべきである

　どんな生物も老化で死ぬことはない。むしろ，各生物は特定の原因または致死的な病理の組み合わせによって死ぬ。研究者は2つの理由から，それぞれの動物が死に至った生物学的な要因についてはっきりと理解しなければならない。まず第1に，死の原因あるいは加齢性の病理は，環境がどのようにモデル動物に影響を与えたのかに関する情報を研究者に提供してくれる。死の原因あるいは加齢性の病理は動物そのものに由来すべきであり，環境による汚染が原因であってはならない。第2に，全体の剖検（necropsy）や組織化学的な解析により，その種に特異的な通常の老化に関係する病理が判明し，それらの病理がヒトにも観察されるかどうか確定することができる。このような知識は，他の研究者が自らの実験に適切なモデル動物を選択することに役立つ。

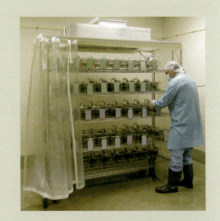

図2.10　研究室のバリアユニット
バリアユニットは空気中の汚染物が動物環境に入ってくるのを防ぐ。(Jennifer Ruhe, Department of Nutrition, University of California の厚意による)

胎児期あるいは生命発達の初期段階で，環境の変化に反応したり，寿命にも影響を及ぼす遺伝子やエピジェネティックな効果を同定しはじめていることを述べる。その**遺伝子ホモログ**(gene homolog，異なる種の遺伝子も含め，DNA配列が類似する遺伝子同士のこと)が同定され，ヒトでも検討されるのは，もはや時間の問題である。いったん，老化速度に影響を及ぼすかもしれない遺伝子が同定されれば，そこから，われわれは**パーソナルゲノミクス**(personal genomics)，つまり個人の遺伝子型やエピジェネティックの解析を用いて，「老化速度」決定遺伝子そのものや，それらの遺伝子の多型の存在の有無，それら遺伝子が発現しているか，阻害されているか同定できる。このような情報により，医療専門家が個人レベルで老化速度を遅くする方法をアドバイスすることが可能になる。

　パーソナルゲノミクスは現在，致死的な遺伝病を発症する可能性を決定するために用いられている。パーソナルゲノミクスの利用が限定的なものにとどまっているのは，1人のゲノム配列決定には10,000〜20,000ドルの費用がかかることによる。しかしながら，10〜15年以内に，パーソナルゲノミクスの広範囲にわたる使用が可能になるよう，その費用は下がるだろうと，専門家は考えている。われわれの，老化速度を決定する因子に関する知識は十分に進歩しており，パーソナルゲノミクスという現在の技術を用いれば，個々の老化を測定するための信頼できるマーカーの同定が可能になる時代にきているのだ。

集団における生物学的老化を測定する

　一個人の生物学的老化度を測定することは，非常に望ましい潜在的に正確な測定法ではあるが，実際は非常にばらつきがあり，実行が困難である。対照的に，ある集団で老化速度を推定することは，むしろ容易で，ばらつきもはるかに少ない。しかしながら，集団における老化は正確さに欠けている。なぜなら，通常，集団の老化速度は，その集団の年齢の増加に伴う死亡率の変化として記述されるからだ。特に後生殖期の寿命をもつ生物種では，老化と死亡のリスクは関連性はあるが，同一ではないことを忘れてはならない。さらに，生物は，生物学的老化の結果ではない，例えば，外傷や疾患の結果として死ぬことがあるが，その生物種の寿命の統計計算に使用する一連のデータの中には，そのような死亡も記録されている。

　集団における老化を測定するために死亡率を使うことには問題があるため，生物学的老化の研究で死亡率を使用することは研究を無効にしてしまうのだろうか？　いや，決してそうではない。集団死亡率は，個体レベルでの老化を記述する際に，200年以上もの間用いられてきた。実際，集団の最も古いコホートにおける死亡率分析により，老化生物学者による老化と寿命研究のアプローチの方法が変化してきた(この項の終わりの議論を参照)。多くの老化生物学者は，集団の死亡率分析結果を用いることで，個々の老化，あるいは分子レベルでの老化を予測しうる仮説を発展させ，検証してきた。したがって，集団内で老化を記述する際に，死亡率の導出手順や使用方法，その限界について，基本的な理解が必要である。

死亡率とは集団での死亡数の評価である

　粗死亡率(crude mortality，年齢に関係ない集団全体の死亡率)を決定することは，非常に単純であり，集団の大きさと死亡数を正確に数えれば得られる(式2.1)。

$$死亡率, M = \frac{D}{P} \tag{2.1}$$

D = ある集団における死亡数
P = 集団の大きさ

　この死亡率 M は，解釈や比較を容易にするために，通常は標準的な測定単位，例えば，年間1,000または100,000個体あたりの死亡数へと変換される。

　大部分の国において人口の死亡数を測定することは，ほとんど問題はない。なぜなら，法律により死亡の公式記録が義務づけられているからである。しかし，人口の大きさについては，どの時点においてもごく最近の国勢調査のデータから推定できるだけである。米国では，国勢調査は10年おきに行われている。人口の実際の大きさの推定による誤差を減らすため，実際の死亡数を例えば10万人のような仮定的な人口の大きさにあてはめ，統計学的確率として死亡率は計算されている。ヒトの死亡率は，推定ではあるが，大変正確であることが示されており，集団の死亡率の正確な記載とみなすべきである。

　死亡率は，ヒト以外の集団に対しても同様に測定することが可能である。実験室の環境下で観測された，寿命の短い生物種集団の大きさと死亡数の測定は非常に正確であり，死亡率も同様に正確である。しかしながら，長生きの野生の集団では，集団の大きさと死亡数を測定するのは困難である。コウモリは20歳まで生きることができるが，米国に生息するある特定の種類のコウモリの集団の大きさと死亡数を数えることを想像してみて欲しい。これは不可能な仕事だ。したがって，野生生物を調査する人口統計学者は，典型的には自らの仕事を高密度に集団を含む小さな地域に(2～3エーカーに)制限して，そのうえで，一般的な集団にその死亡率をあてはめる。

生命表は死亡率，平均余命，死亡確率に関する情報を含む

　生命表(life table)は，ある集団の特定の年齢または年齢間隔での死亡特性について記述する。生命表には2種類ある。1つは**世代生命表**(generation life table，コホート生命表とも呼ばれる)であり，これは1つの出生コホートの集団の生存期間を通して観察される死亡特性を追跡する。世代生命表は，短い寿命の生物種，あるいは，正確な出生・死亡記録をもつ歴史ある集団において有用である。しかし，全生存期間を通して出生コホートを追跡することは，ヒトを含む長生きの生物種においては現実的でない。これらの場合，現在の，または期限つきの生命表を用いる。これを**普通生命表**(current life table)といい，これは生存している住民の現在の死亡特性を，通常100,000と仮定した出生コホートに当てはめたものである(**表2.2**)。つまり，これらの数値は，ある1時点に集められるデータにもとづいて，実際の人口の寿命に対して，死亡率統計

表 2.2　2006 年の米国全人口の簡易生命表

1	2	3	4	5	6	7
年齢区分($x, x+n$)[1]	年齢区分の死亡確率(q_x)	年齢 x までの生存数(l_x)	年齢区分での死亡数(d_x)	定常人口(L_x)	x 歳以上の定常人口(T_x)	平均余命(e_x)
0〜1	0.006713	100,000	671	99,409	7,770,850	77.7
1〜4	0.001138	99,329	113	397,045	7,671,441	77.2
5〜9	0.000694	99,216	69	495,891	7,274,396	73.3
10〜14	0.000822	99,147	81	495,587	6,778,505	68.4
15〜19	0.003214	99,065	318	494,627	6,282,918	63.4
20〜24	0.004998	98,747	494	492,532	5,788,291	58.6
25〜29	0.005033	98,253	495	490,029	5,295,759	53.9
30〜34	0.005583	97,759	546	487,470	4,805,730	49.2
35〜39	0.007389	97,213	718	484,380	4,318,260	44.4
40〜44	0.011381	96,495	1,098	479,916	3,833,880	39.7
45〜49	0.017264	95,397	1,647	473,118	3,353,964	35.2
50〜54	0.025576	93,750	2,398	463,087	2,880,846	30.7
55〜59	0.036064	91,352	3,295	448,955	2,417,759	26.5
60〜64	0.054578	88,057	4,806	428,979	1,968,804	22.4
65〜69	0.079166	83,251	6,591	400,600	1,539,825	18.5
70〜74	0.121699	76,661	9,330	361,363	1,139,225	14.9
75〜79	0.195009	67,331	13,130	305,372	777,862	11.6
80〜84	0.302509	54,201	16,396	230,960	472,489	8.7
85〜89	0.447212	37,805	16,907	146,101	241,530	6.4
90〜94	0.617641	20,898	12,907	69,775	95,429	4.6
95〜99	0.782678	7,991	6,254	21,745	25,654	3.2
100 以上	1.000000	1,737	1,737	3,909	3,909	2.3

[1] $n = 1$ 年齢区分の期間

を予測するのに用いられる．世代生命表または普通生命表のどちらのケースでも，生命表に示される数値を構成する手順は同じである．これらの生命表は，完全なものと，簡略化されているものがある．**完全生命表**(complete life table)とは，年齢区分間隔が 1 年のものと定義される．表 2.2 で示す生命表のように，年齢区分が 1 年以外の場合は，簡易生命表と定められる．

　世代生命表または普通生命表は，7 つの列から成り立っている．生命表は，人口の死亡率を推定する基本的技法として世界中で使われているので，列名や変数名が，慣例により標準化されている．列 1 には，年齢(完全生命表の場合)，または年齢区分(簡易生命表の場合)が入る．ヒト生命表の最初の年齢区分(間隔 0〜1 年が使われなければならない)以外は，それを作成した統計学者の裁量により年齢か年齢区分かが選択される．ヒトのデータでは，慣習的に 5 年間隔で簡易生命表がつくられる．列 2 は，死亡確率(q_x)で，年齢別死亡率とも呼ばれる．列 3 は，仮想コホートの最初の 100,000 人のうち，年齢区分の初めに生きている人数(生存数，l_x)を示す．列 4 は，それぞれの区分ごとの死亡数(d_x)を示す．列 5 の定常人口(L_x)は，それぞれの年齢区分の初めに生きている人について，その区分内で生存した時間(年)を総和したものを示す．列 6 は，その年齢区分(x から $x+n$)を始まりとし，その後生存する定常人口総数(T_x)

である。最後に，列7は平均余命(e_x)を示す。**平均余命**(life expectancy)とは，その年齢まで生き残っている人々がさらにあと平均何年生きるかを表したものである。

生命表に含まれる情報は，人口統計学者の基本的なツールであり，また，訓練された専門家にとって多くの用途(本書の関心からは外れるが)がある。ここで，われわれの第1の関心は死亡率(おもにq_x)と死亡率の計算に由来する曲線の形が，どのように集団の老化の記述に役立つかということである。付録には，生命表がどのように作成されるか，そして，各変数を計算するためのより正確な定義と方法について詳しく記述している。

年齢別死亡率は指数関数的に上昇する

年齢別死亡率(age-specific mortality rate)q_xは，老化研究に有益な測定値である(式2.2)。これは以下のとおりに計算される。

$$\text{年齢別死亡率,} \quad q_x = \frac{d_x}{l_x} \tag{2.2}$$

d_x = ある特定の期間における集団の死亡数
l_x = 年齢xまで生存した人口の数
x = 年齢または年齢間隔

年齢別死亡率は単に，ある特定の年齢範囲内で死ぬ確率(可能性)を示す。例えば，表2.2では年齢40〜44の年齢間隔では，q_x値は0.011である。これは，この年齢間隔の間に死ぬ可能性が1.1%あることを意味する。年齢別死亡率をグラフで示すと，生涯の死亡率が見やすくなる。図2.11に示すように，1歳から70歳にかけて，死亡確率の増加は非常に緩やかである。70歳以降，年齢別死亡率は増加し，集団中のすべてが死ぬまで一定の率で増加し続けるようにみえる。

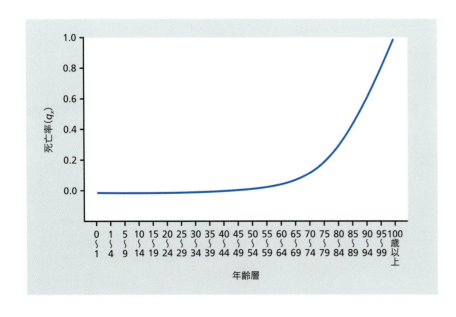

図2.11 2006年の米国全人口の年齢別死亡率

(データはE. Arias, United States life tables, 2006. *Natl Vital Stat. Rep.* 58(21):1-40, 2010より。National Center for Health Statisticsの許諾を得て掲載)

年齢別死亡率グラフの形は指数関数的である。ベンジャミン・ゴンペルツ (Benjamin Gompertz) は 1825 年にこのことに気づき，生殖年齢まで相当数の人が生き残る集団では，年齢別死亡率が加速度的に増えることを示唆した。このことから，人口の死亡率を記述する数式は，彼の名前を冠して**ゴンペルツ死亡率方程式** (Gompertz mortality function) と呼ばれる (式 2.3)。

ゴンペルツ死亡率方程式，$m(t) = q_x e^{G(t)}$ (2.3)

$m(t)$ = 時間 t における年齢の関数として表した死亡率
q_x = 年齢別死亡率
e = 自然対数の底
$G(t)$ = 時間 t におけるゴンペルツ死亡定数

この数式はつぎのように書き換えることができる。

$\ln m(t) = \ln q_x + G(t)$ (2.4)

図 2.12 で示すように，ゴンペルツ死亡率は，年齢とともに死亡率の一定した増加を表す。したがって，成人後の集団における生物学的老化のマーカーとみなされる。年齢間隔 0 ～ 1 歳の死亡率は，他の年齢層を特徴づけている指数関数的な増加には従わないことに注意しよう。ヒト集団において，出生から 1 歳までの個体の死亡率は**乳児死亡率** (infant mortality rate) と定義されるが，出生時や乳児期の遺伝的リスクがあるため，常に他の小児期の死亡率よりかなり高いものとなる。老化に関する乳児死亡率の影響はあとの章で論じる。また，10 ～ 15 歳と 15 ～ 20 歳のあたりに起こる死亡率のわずかな上昇にも注意しよう。老年医学者はこの上昇を「私は死なないと思う」効果と称しており，上昇の理由は，男性が死の原因となる危険な行動をとる傾向があるためと考えている。そのことは，「若気の至り」，もしくは「テストステロンバンプ」としても知

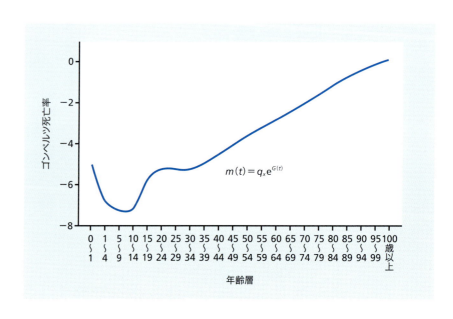

図 2.12　2006 年の米国全人口のゴンペルツ死亡率 $m(t)$
(データは E. Arias, United States life tables, 2006. *Natl Vital Stat. Rep.* 58(21):1-40, 2010 より。National Center for Health Statistics の許諾を得て掲載)

られている。

年齢から独立した死亡率は，死亡率に影響を与える

　ゴンペルツは，非常に若い人でさえ，集団のすべてのメンバーは**年齢依存的な死亡率**(age-dependent mortality)，つまり生物学的老化により自然死すると考えた。しかし，生物学的老化を反映しない，事故や感染症のような環境的に誘発された外傷の結果として，死は起こりえる。さらに，年齢依存的な死亡率に関する現在の理解は，ほとんどの場合，思春期前の死亡を含んでいない。生物学的老化の結果でない死は，**年齢から独立した死亡率**(age-independent mortality)として知られていて，ゴンペルツの死亡率方程式の変数として含めることができる。通常，戦争や伝染病など死亡率について異なる環境影響がある別々の集団の死亡率を比較するときだけ，年齢から独立した死亡率をゴンペルツの死亡率方程式に含める(図 2.13)。これに加えて，大部分の研究は，年齢から独立した死亡率が思春期以前ではかなりばらつきがあり，それに対して，過度の環境傷害にさらされない安定した集団では一定になることを示した(図 2.14)。したがって，ゴンペルツ死亡率方程式(式 2.3)の計算には通常，思春期以前の年齢別死亡率のデータを含めない。言い換えると，方程式の計算は，通

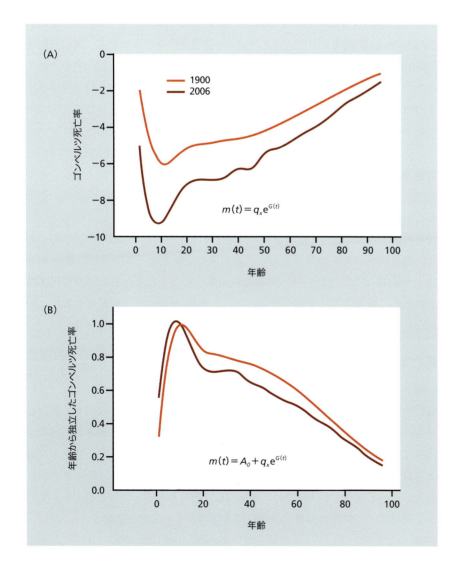

図 2.13　ゴンペルツ死亡率方程式と年齢から独立したゴンペルツ死亡方程式の比較

これらのグラフは 1900 年と 2006 年の米国における死亡率を示す。グラフ(A)は標準的なゴンペルツ死亡率方程式を，グラフ(B)は年齢から独立した死亡率を考慮して加えられた，定数 A_0 をもつ標準的ゴンペルツ死亡率方程式である(それぞれの集団において最も低い死亡率を年齢から独立した死亡率として使用した)。(A)の若年期の死亡率の差が，年齢から独立した死亡率の補正により部分的になくなってしまうことに注目。(データは F.C. Bell and M.L. Miller, Life Tables for the United States Social Security Area 1900-2010, Pub. No. 11-11536, Washington, DC: Social Security Administration, 2005 より；データは E. Arias, United States life tables, 2006. Natl Vital Stat. Rep. 58(21):1-40, 2010 より。National Center for Health Statistics の許諾を得て掲載)

図2.14 2006年米国の異なる集団におけるゴンペルツ死亡率プロット

すべてのグループで，10歳前後の死亡率が最も低い。4つの集団の死亡率は若年成人期には異なっているが，40歳をすぎたあたりから同じようになってくる。（データは E. Arias, United States life tables, 2006. *Natl Vital Stat. Rep.* 58(21):1-40, 2010 より。National Center for Health Statistics の許諾を得て掲載）

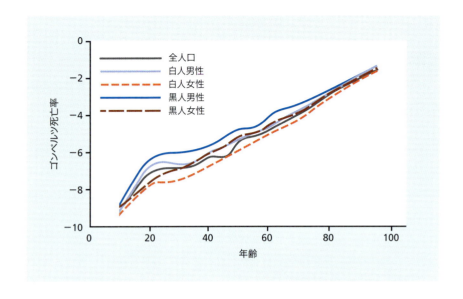

常，思春期のころの最も死亡率の低いデータから始まる。

　年齢依存的な死亡率および年齢から独立した死亡率を定義することで数学的に処理することができるので，ゴンペルツ死亡率方程式を用いて，異なる状況（社会経済状況，疾患の治療や処置，汚染など）の経験の有無による，同種の集団間あるいは集団内で老化速度を評価する方法を得たことになる。**人口統計学**（demography）の分野では，多くの統計技術が異なる集団間の死亡率を比較するために使われる。本書の主眼とする点は，ゴンペルツ死亡率方程式によって生み出された曲線を視覚的に検討すると，老化速度における可能な変化の決定が簡単にできるということだ。例えば，**図2.15** で示される仮想的なゴンペルツのプロットは，死亡率分析にもとづく3つの異なる老化速度を例示している。直線Aは，非常に速く年をとる集団を示す。直線Bは老化が徐々に起こる集団で，ゴンペルツ方程式に近いものである。平坦な直線C（傾き＝0）は，老化しないようにみえる集団を特徴づける。いま，直線Bで示すことが可能な集団を考えてみよう。例えば肺がんの治療を集団に導入し，適切な時間経過のあと，再びゴンペルツの解析を用いて老化速度を測定してみよう。直線Bが直線Cの方向に変わるならば，肺がんを治療することによって集団の老化速度が遅れたと結論することができる。もし，直線Aのほうへ変わるならば，肺がんを治療することが老化速度を上昇させたと結論することができる。

死亡率倍加時間は初期死亡率の違いを是正する

　単一種の集団で老化速度を測定するのにゴンペルツ分析を使用することは，老化生物学者にとって非常に役に立つことがわかった。しかしながら，異なる種間の老化速度を比較することは，ゴンペルツ解析で可能ではあるが，解釈が困難な可能性がある。なぜなら，集団のサイズ，年齢から独立した死亡率，最大寿命が種の間で大きくばらつくからだ（**図2.16**）。一部の人口統計学者がこれらの違いを説明する洗練された数学的仕組みを作成しているが，そのような手順はすべての種に簡単には適用できない多くの仮定や技術を含んでいる。1990年にキャレブ・フィンチ博士（Dr. Caleb Finch）は，種間の比較のために

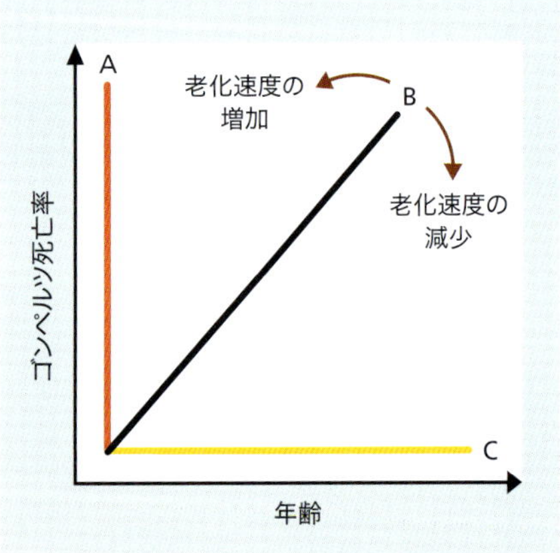

図2.15 ゴンペルツ死亡率の傾きの変化は，ある集団の老化速度の変化を測定する手助けとなる

直線Aの方向に傾きが向かうと老化速度が増す。直線Cの方向に傾きが向かうと老化速度が減少する。

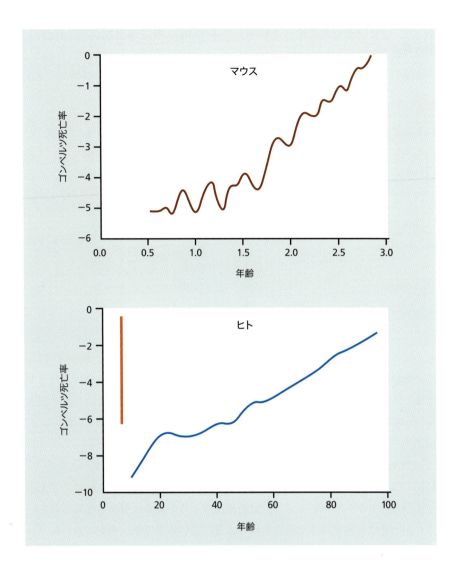

図 2.16　異なる 2 種間のゴンペルツ死亡率の比較

2 つのグラフは，マウスと 2006 年の米国の全人口のゴンペルツ死亡率のプロットを示す。マウスの集団は数が小さいので，データのばらつきがでてしまうが，ある年齢（マウスの 1.5 年齢，ヒトの 25 〜 30 歳齢）を過ぎた後の死亡率のパターンは似ており，徐々に老化していることに注目。しかしながら，年齢から独立した死亡率や最大寿命の違いは，異なる種間で比較するのは困難である。もしヒトのデータに同じ x 軸でマウスのデータをプロットしてみると，結果は赤色の線のようになってしまう。（下のデータは E. Arias, United States life tables, 2006. *Natl Vital Stat. Rep.* 58(21):1-40, 2010 より。National Center for Health Statistics の許諾を得て掲載）

ゴンペルツ分析を使う際の困難を，**死亡率倍加時間**（mortality-rate doubling time：MRDT），すなわち集団の死亡率が 2 倍になるのに要する時間を単純に計算することによって，部分的に軽減できることを示唆した。式 2.5 に示す。

死亡率倍加時間，$MRDT = \dfrac{\ln 2}{G} = \dfrac{0.693}{G}$ 　　　　(2.5)

$\ln 2 = 2$ の自然対数
$G = $ ゴンペルツ死亡率定数

　しばしば MRDT を含む老化速度の分析は，個々の老化速度についての仮説を検討するための基盤となる。例えば，**表 2.3** に示すヒト，イヌ，コウモリのデータを考えてみよう。初期死亡率（initial mortality rate：IMR）は，ヒトでは生涯の初期の死亡率が非常に巧妙に抑えられていることを示す。コウモリは野生動物なので，より高い IMR によって示されるように，彼らは若い個体を保護することについてヒトほど上手ではない。さらに，コウモリの最大の寿命は，ヒトのわずか 20％程度でしかない。もしわれわれが集団の老化速度に対するマーカーとしてこれらの 2 つの変数だけを用いるのならば，IMR は最大

表 2.3 さまざまな種における初期死亡率(IMR)，死亡率倍加時間(MRDT)，最大寿命

動物種	IMR	MRDT(年)	最大寿命(年)
ヒト	0.0002	8	120
イヌ	0.02	3	10〜20
実験用マウス	0.01	0.3	4〜5
実験用ラット	0.02	0.3	5〜6
コウモリ	0.36	3〜8	11〜25
セグロカモメ	0.2	6	49
シチメンチョウ	0.05	3.3	12.5
ウズラ	0.07	1.2	5
ショウジョウバエ	1	0.02	0.3
線虫	2	0.02	0.15
ワムシ	6	0.005	0.10

寿命にかなり影響を及ぼすという論理的な結論を得る。しかし，飼いイヌは，だいたいヒトとコウモリの中間のIMRをもつのに，その最大寿命はコウモリと等しい。したがって，IMRから寿命が決定されるとはいえない。なぜ最大寿命が種間で異なるのか，われわれは，別の答えをみつけなければならない。MRDTを分析へ加えると，何が起こっているのか，ある洞察が湧く。

　コウモリは高いIMRをもつが，コウモリの平均MRDTは5年であり，MRDTが3年である飼いイヌよりもコウモリの老化速度がより遅いことを示している。しかし，飼いイヌは，経済的にゆとりのある人間から与えられるいくらかの健康管理という恩恵をしばしば受けている事実を，考慮に入れなければならない。このことは，おそらく，年齢から独立した死亡率を減らすことによって，イヌの寿命を長くすることになる。コウモリは野生であるため，捕食や疾患により，生殖期以降の寿命がむしろ短い傾向がある。言い換えると，イヌと比較して，コウモリは年齢から独立した死亡率が高い。それにもかかわらず，5年というMRDTは，コウモリはイヌよりもヒトに近い老化速度をもつことを示唆する。コウモリのMRDTは，最も一般的に老化研究で使われる動物であるマウスとラットのMRDTよりもかなり大きい。年齢から独立した死亡率を減らすのに役立つ適切な環境状況があれば，個々の老化速度に影響する可能性がある因子を評価するために，コウモリはヒトのよいモデルとなりうるのである。実際，多くの研究所は，まさにこの目的のためにコウモリを捕獲・飼育している。

生存曲線は死亡率に近似する

　生命表作成と死亡率分析は時間がかかり，一般に複雑である。さらに，正確な死亡率を決定するには，大きな集団標本サイズが必要だが，そのような余裕は大部分の生物学者にはない。したがって，老化生物学者は，より単純な**生存曲線**(survival curve，時間経過に伴う生存率の変化をグラフとして表したもの)を用いて集団の老化速度を評価する(図2.17)。生命表に適用される老化速度に関する一般的な仮定が，生存曲線にも同様に活用される。実際に，生存曲線

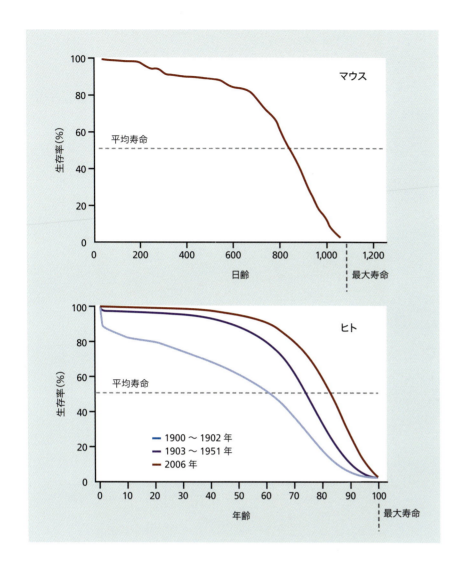

図 2.17　異なる 2 種間の生存曲線の比較

生存曲線は生命表から作成される（表 2.2 参照）。列 1（年齢），および列 3（生存数 l_x）を生存する割合に変換してプロットする。マウスの集団と 2006 年のヒト集団の生存パターンは似通っており，このことは小集団でも生存曲線は，真の死亡率のよい近似になるということを示唆している。（下のデータは E. Arias, United States life tables, 2006. *Natl Vital Stat. Rep.* 58(21):1-40, 2010 より。National Center for Health Statistics の許諾を得て掲載）

の形と死亡率の対数を比較してみると，両者とも死亡率変化の特性をはっきりと示す（図 2.18）。

　生存曲線を作成するのに用いられるデータから，老化生物学で広く使われる 2 つの重要な変数，すなわち平均寿命と最大寿命が得られる。**平均寿命**（mean life span）は，その集団での個体の生存期間の算術平均と一致する。**最大寿命**（maximum life span）は，その集団で最も長く生きた個体の死亡年齢である。老化生物学者は，最大寿命のマーカーとして，よく生存の上位 10％ を用いる。なぜなら生存曲線は通常，個体数の少ない集団で用いられ，非常に高齢まで達する個体はごくわずかだからである。平均寿命と最大寿命は，生存曲線の形に影響を及ぼす要因として，特別な意味をもっている。

　平均寿命は，集団の外因性老化の尺度である。老化生物学者は，外因性因子が集団の老化速度に影響を及ぼすか否かを決定するために，異なる環境や実験的な処置にさらされた単一種の平均寿命を比較する。図 2.17 に表した集団で，前半の 50％ の死亡は，長い期間にわたって起こる点に注意する必要がある。他方，その集団の後半 50％ の死亡は，寿命の中で短期間で起こる。このように，平均寿命とは，発生期と成熟期の間の相対的な生存率と，これらの 2 つのライフステージの老化に対する影響を測定しているのである。図 2.17 で示され

図 2.18　ゴンペルツの死亡率プロットと生存曲線を比較する

(A)ゴンペルツプロット。(B)生存曲線。線上の数字はそれぞれのグラフで同じ集団を示す。例えば，(A)の線1は徐々に老化する集団で予測される死亡率で，(B)の同じ集団の予測された生存曲線に対応している。ゴンペルツ死亡率のパターンが変化すると，生存曲線のパターンも変化する。つまり，生存曲線は死亡率のよい近似となりうることを示している。(G.A. Sacher, in Handbook of the Biology of Aging [C.E. Finch and L. Hayflick, eds.], New York: Van Nostrand Reinhold Company, 1977 より。John Wiley and Sons の許諾を得て掲載)

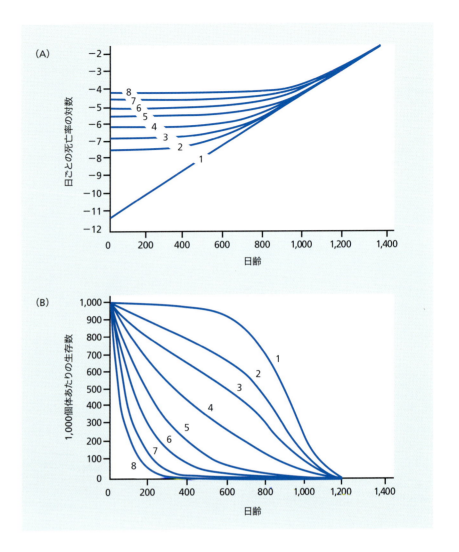

るヒト集団の若年期の生存率変化により，どのように平均寿命が変わるのか考えてみよう。平均寿命が正に変化することは，ある外部の介入により，外因性老化速度を遅くし，集団のより多くの割合が老化期に入ることを示す。逆に，平均寿命が負に変化することは，外因性老化速度が増し，老齢に達する人は少なくなることを示す。老齢になる人が少ないほど，最大寿命に関してなされるどんな結論も，選択的な死亡率によって影響を受ける可能性が大きくなる。

　最大寿命により，老化生物学者は遺伝的あるいは内因性老化速度に関する情報をいくつか獲得する。次章では，潜在的な寿命は，最適な生殖のために選ばれた遺伝子(しかし，それらの遺伝子はまだ特定されていない)から進化してきたことに触れる。したがって，ある処置や実験的手順による最大寿命のどんな変化も，内因性の，そのほとんどは遺伝的な老化のある基本的特性の変化を意味する。図2.17において，たとえ生存曲線の形が異なっていても，3つのヒト集団の最大寿命は同一である。つまり，最大寿命は，外因性老化速度によって影響を受けなかったのだ。

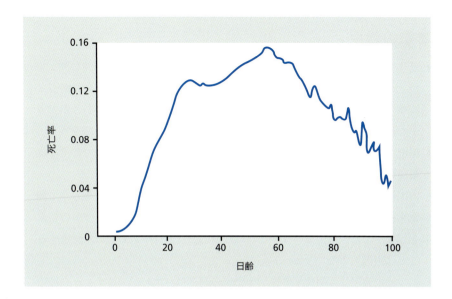

図 2.19　120 万のショウジョウバエの死亡率

日齢 0 日から 20 〜 30 日まで，ショウジョウバエの死亡率は，研究室の環境下で飼育された集団で期待される典型的な指数関数的増加を示す。つまり，年齢から独立した死亡率はほとんどない。しかしながら，このショウジョウバエの大集団解析では，生存後半になると死亡率は低下し減速していき，ゴンペルツによって予想された一定の死亡率はみられない。(J.R. Carey, P. Liedo and J.W. Vaupel, *Exp. Gerontol.* 30:605-629, 1995 より。Elsevier の許諾を得て掲載)

一生の終わりでの死亡率の減少は長寿遺伝子が存在する可能性を示唆する

図 2.17 の生存曲線を詳しく検討すると，これらの集団で生存期間の終わりになると生存率がわずかに増加している。生存曲線の終わりのこのような変化はよく観察され，一生の終わりの死亡率はゴンペルツが予測したような一定ではなく，むしろ低下することが示唆される。何人かの研究者はこの可能性について調査し，一生の終わりに正確な解析を可能とするに十分な個体数がいる集団研究では，人生終盤での死亡率の減少を確認した。この現象を最初に確認したのは，カリフォルニア大学デービス校のジェームズ・カレイ博士 (Dr. James Carey) である。彼は 120 万匹以上の地中海ショウジョウバエを用いて，死亡率が老化期のハエで減少することを証明した (**図 2.19**)。これらの知見の意味することは，ゴンペルツ死亡率方程式が正確に生命のすべての段階で死亡率の軌跡を説明するわけではないということであり，また正確にある集団の最大寿命を予測することは不可能ということである。

老化するとわかっているすべての種において不死は観察されないので，最大寿命は固定化されないという知見は実用的に応用できるだろうか？　おそらくできないだろう。しかし，老化進化学あるいは老化遺伝学を研究している老化生物学者にとって，一生の終わりにみられる死亡率の減速は，理論的に大変意義深い。次章に示すように，進化論では，長寿は最適な繁殖のために選ばれた遺伝子から生じたものと予測される。つまり，遺伝子が寿命を決定する。進化理論と一致して，ショウジョウバエのデータから，集団のある一部はその他と比べて異なる寿命の特質をもつことがわかる。寿命はゲノムで決定されるので，ある特定のショウジョウバエは異なる遺伝子をもち，それによってより長く生き，異なる速度で老化するのである。ショウジョウバエの研究は，分子生物学者や遺伝学者にとって，寿命を調節する可能性のある候補遺伝子について仮説を検証するための理論的な基盤となる。

本章の要点

- 老化生物学者は伝統的に，老化に関連する変化を表現する標準的な測定単位として，時間経過を用いていた。しかしながら，ある選択された時点で観察される時間依存性の変化は，生物学的老化にとって意味があるかどうかを決定することは困難であり，しばしば回答不能の多くの疑問を残す。
- 環境との相互作用の違いのために，生物学的老化速度は個体間で非常にばらつきがある。
- 内因性老化速度は，個人の遺伝子型を反映し，かなりの正確さをもって測定することができる。外因性老化速度は遺伝子型と環境の相互作用の結果として生じる表現型であり，これには無限の可能性があるため，測定することは困難である。
- 結果的に表現型に関係する遺伝子発現の制御は，エピジェネティックな効果の影響も受ける。
- 個体間の表現型の違いは，年齢とともに増加する。年をとるにつれて，表現型はますますそれぞれの個体に特有になる。
- 最近の研究では，老化速度の筋道は，胎生期や成長初期段階で確立されるかもしれないことが示された。
- 横断研究は，ある1時点における異なる年齢集団を比較する方法である。横断研究は，内因的なばらつき，コホート効果，選択的死亡率のような要因により，その精度は限定的である。
- 縦断研究により，老化に関連する生理的機能低下の速度とタイミングが非常にばらつくことが示された。縦断研究から，老化に関連する生理的機能低下は，時間に対して非線形であることも判明した。
- パーソナルゲノミクスは，「老化速度」遺伝子が存在するのかどうか，またそれらの遺伝子がどのように発現するのかを同定するために，将来利用されるかもしれない。
- 老化生物学者は，死亡率を計算することによって，ある特定の集団の老化速度を推測できる。
- 生命表のデータから，現在の死亡確率，年齢別死亡率 (q_x)，個人の余命 (e_x) を見積もることができる。
- ゴンペルツ死亡率方程式 $m(t) = q_x e^{G(t)}$ は，集団での死亡率を示す。
- 死亡率に影響を及ぼすような，異なる環境状況下の集団の死亡率の比較には，年齢から独立した死亡率の測定を考慮しなければならない。
- 集団の大きさや初期死亡率，最大寿命の相違による，種間の比較にゴンペルツ分析を使うことの困難は，死亡率倍加時間 $MRDT = \ln 2 / G$ を用いることにより部分的に軽減できる。
- 生存曲線とは時間経過に伴う生存を示したグラフ図であり，生命表の作成と死亡率の分析が実現困難な際には，集団の老化速度の推定に用いることが可能である。
- 最近のデータでは，多くの集団で一生の終わり頃に生存率がわずかに増加することから，生命の最終期は死亡率が減るのかもしれない。

考察のための設問

Q2.1 遺伝子型と表現型を定義しなさい。どちらが内因性老化速度に最も影響を与えるか？ あるいは外因性老化速度に最も影響を与えるか？

Q2.2 ヒトの老化バイオマーカーを同定することを困難にしているのはどのような要因か？

Q2.3 老化の聴力への影響に関する研究において，以下の実験計画を考えてみよう。20〜49歳，50〜69歳，70〜90歳という3つの年齢層の被験者が，異なるレベルの音を聴いて，音を聞く能力を比較する。これは，横断研究あるいは縦断研究のどちらの例か？ コホート効果と選択的死亡率が，どのように結果と結論に影響を及ぼすかについて説明せよ。

Q2.4 ヒトの老化に関する縦断解析は，横断解析よりもヒトの老化バイオマーカーを同定するためにより有効か？ それはなぜか？ なぜ，縦断研究に登録された対象を用いた横断研究では，選択的死亡率やコホート効果の影響は減弱するのか？

Q2.5 ヒト老化バイオマーカーは，なぜパーソナルゲノミクスの利用を必要とするのかについて説明せよ。パーソナルゲノミクスは，老齢人口の健康を増進するために，どのように用いられるか？

Q2.6 ヒトの老化モデルとして実験動物を使う老化生物学者は，なぜ，動物の生殖年齢に関心をもたなければいけないのか？

Q2.7 ゴンペルツモデルを使うとき，死亡率の違いを異種間で比較するのを難しくする3つの要因は何か？

Q2.8 図2.20のグラフは，マウスの2つのグループの生存曲線を示している。どちらのグループが老化速度のより遅いマウスであると考えられるか？ それはなぜか？ それぞれのグループの平均寿命と最大寿命はどのくらいか？

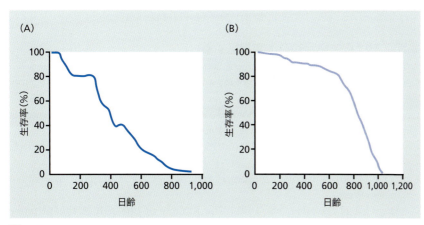

図2.20

Q2.9 平均寿命と最大寿命のどちらが，ヒトの外因性老化速度を測定するのに適していると考えられるか？ それはなぜか？

Q2.10 ある集団の死亡率が一生の終わりに減少するという観察は，どのよう

に選択的死亡率の概念を支持するか？

参考文献

個々の生物学的老化を測定する

American Federation of Aging Research. www.afar.org

Barker DJ, Godfrey KM, Fall C, et al. (1991) Relation of birth weight and childhood respiratory infection to adult lung function and death from chronic obstructive airways disease. *BMJ* 303:671-675.

Barker DJ, Winter PD, Osmond C, et al. (1989) Weight in infancy and death from ischaemic heart disease. *Lancet* 2:577-580.

Ferrucci L (2008) The Baltimore Longitudinal Study of Aging (BLSA): a 50-year-long journey and plans for the future. *J Gerontol A Biol Sci Med Sci* 63:1416-1419.

Johnson TE (2006) Recent results: biomarkers of aging. *Exp Gerontol* 41:1243-1246.

Khoury MJ, McBride CM, Schully SD, et al. (2009) The scientific foundation for personal genomics: recommendations from a National Institutes of Health-Centers for Disease Control and Prevention multidisciplinary workshop. *Genet Med* 11: 559-567.

McCartney N, Hicks AL, Martin J & Webber CE (1996) A longitudinal trial of weight training in the elderly: continued improvements in year 2. *J Gerontol A Biol Sci Med Sci* 51: B425-433.

Miller RA (2006) Principles of animal use for gerontological research. In Handbook of Models for Human Aging (Conn PM ed), pp 21-31. New York: Elsevier.

Newman AB (2010) An overview of the design, implementation, and analyses of longitudinal studies on aging. *J Am Geriatr Soc* 58:S287-289.

Ruggiero C, Metter EJ, Melenovsky V, et al. (2008) High basal metabolic rate is a risk factor for mortality: the Baltimore Longitudinal Study of Aging. *J Gerontol A Biol Sci Med Sci* 63: 698-706.

Shock NW, Greulich RC, Andres R, et al. (1984) Normal human aging: the Baltimore Longitudinal Study of Aging. www.grc.nia.nih.gov/blsahistory/blsa_1984/index.htm

Strehler BL (1959) Origin and comparison of the effects of time and high-energy radiations on living systems. *Q Rev Biol* 34: 117-142.

集団における生物学的老化を測定する

Arias E (2010) United States life tables, 2006. *Natl Vital Stat Rep* 58(21):1-40.

Carey JR (2003) Longevity: The Biology and Demography of Lifespan. Princeton: Princeton University Press.

Carey JR, Liedo P, Orozco D & Vaupel JW (1992) Slowing of mortality rates at older ages in large medfly cohorts. *Science* 25:457-461.

Chiang CL (1984) The Life Table and Its Applications. Malabar, FL: Robert E. Krieger Publishing Company.

Finch CE (1990) Longevity, Senescence, and the Genome. Chicago: University of Chicago Press.

Gavrilov LA & Gavrilov NS (1991) The Biology of Lifespan: A Quantitative Approach. Newark, NJ: Harwood Academic Publisher.

Gompertz B (1825) On the nature of the function expressive of the law of human mortality, and on the mode of determining the value of life contingencies. *Phil Trans R Soc* 115:513-585.

Motulsky HJ (2010) Comparing survival curves. In Intuitive Biostatistics. Oxford: Oxford University Press, pp 210-218.

寿命と老化に関する進化の理論

3章

「進化を考慮しない生物学は意味をもたない」

テオドシウス・ドブジャンスキー，生物学者（1900～1975）

　チャールズ・ダーウィン（Charles Darwin）は人類に新しい考え方をもたらした。そして，生命に対するわれわれの見方を永遠に変えてしまった。ダーウィンは地球上の生命にみられる形態の膨大な多様性は，自然のみに帰せられることを示唆した。1858年7月1日にイングランドのリンネ協会の会合においてこの説が最初に導入されてから150年後の今日においても，彼の自然選択による進化理論はおおむね変わらないままであり，この理論は生物科学のすべての発見の知的な中核として存在する。

　ダーウィンは自然選択による進化という彼の考えを『種の起源』において拡張した。この書物において，彼は種内の個体の間にみられる形質の違いが，どのようにして地球上における生命の膨大な多様性をもたらす源となっているかを記載した。このため，生殖を終えた後も長く生きることや老化，寿命の存在についての生物学的基礎を形成するために，老化生物学者が進化の諸理論に注目したことは当然のことである。

　本章では，われわれがなぜ，そしてどのように老化するのかを説明するために，進化論と進化生物学がどのように使用されているかをみていく。はじめに，寿命と老化に関する歴史的な進化の諸理論を概観した後に，最新の進化モデルのいくつかを詳細に探る。

寿命と老化についての進化理論の基本的概念

　長寿と老化の進化の理論は，進化生物学の基本的な概念にしっかりと根ざしている。この項では，寿命や老化に関連した進化モデルの創出に大きな影響を与えた，一般的な進化におけるいくつかのテーマについて手短にみていく。

ヴァイスマンは体細胞と生殖細胞との間の区別を確立した

　ダーウィンが亡くなった1882年の時点では，自然選択による進化はまだ完全には生物科学界で受け入れられていなかった。当時の多くの生物学者はダーウィンが異論なく正しいことを認めたが，彼の理論は完全には受け入れがたい多くの欠陥を含んでいた。その問題の1つは，形質が世代間で伝達される仕

本章の内容

- 寿命と老化についての進化理論の基本的概念
- 進化と寿命
- 長寿の進化モデルを検証する
- 進化と老化

組みであった。ダーウィンの時代のほとんどの科学者は，体細胞（身体の細胞）が生殖細胞（性細胞）または**配偶子**(gamete)に遺伝的性質を直接伝達していると信じていた。ドイツの偉大な理論家アウグスト・ヴァイスマン(August Weismann, 1834～1914)はそれに対する反証を行い，体細胞と生殖細胞を明確に区別する，今のわれわれがもつ概念を確立した。これが老化に関する理論の基礎をかためたのである。ある実験において，ヴァイスマンは，生殖年齢に達する前にあらかじめ尾を切断しておいたマウスを22世代にわたって交配した。それぞれの交配ペアは尾をもつマウスを産んだ（図3.1）。この実験は，体細胞は生殖細胞と情報を共有せず，配偶子だけが遺伝に関わる物質を次世代に伝達することを示した。

　体細胞と生殖細胞との間の分離は，ヴァイスマンにとって生物の中での分業を意味した，体細胞は，生殖細胞を支持し，生殖細胞が有する遺伝物質を次世代に受け渡す機能を助けるためだけに存在していた。この証拠にもとづいてヴァイスマンは，体細胞の任務はその個体が生殖するために十分な時間だけ生きることを確保することであると理論づけた。この任務がいったん達成されれば，体細胞に対する必要性はなくなり，その結果，老化と個体の死が訪れるであろう。この章の後半で詳述するが，ヴァイスマンの老化に関する考察は，後に**トレードオフ仮説**(trade-off hypothesis)と呼ばれる理論の基礎を形成した。この仮説は繁殖成功の代償が死であることを示唆している。

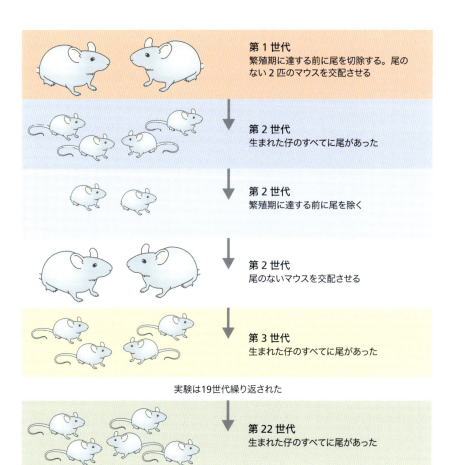

図3.1　生殖細胞（性細胞）と体細胞（身体の細胞）の間の分離を証明したヴァイスマンの実験

ヴァイスマンは，何世代にもわたって繁殖の開始前にマウスの尾を切断しても，子孫の尾の外観や長さに何ら影響を及ぼさないことを発見した。

ヴァイスマンは老化が非適応形質であると提起した

　進化と老化に関するヴァイスマンの最初の著作において，彼はつぎのように述べている．

> ……寿命の長さを調節する場合に，生物種にとっての利点のみが重要であり，個体にとっての利点は重要ではない．これは，自然選択の過程を一度でも徹底的に考えたことがある人ならば誰にとっても明白なことに違いない．個体が長く生きるか短く生きるかは，生物種にとっては重要ではない．しかし，種を維持するために，個体がその任務を遂行するための能力をもつことは重要である．この任務とは繁殖である．繁殖とは，死んでしまう個体を代償するために，十分な数の新しい個体を種の存続のために産み出すことである．個体がこの代償作業における役割を果たし終わると，個体は種にとって無価値となる．個体としての義務を全うし，個体は死んでもよくなる．(Weismann 1891)

　ヴァイスマンによるこの初期の著作は，老化が種のために有用に働き，正の適応として自然選択によって生じたことを示唆している．これは**群選択**(group selection)として知られている一般的な概念である．つまり，選択が個体のレベルではなく，集団のレベルで生じたとする考えである．ヴァイスマンは，もはや繁殖することができないにもかかわらず，食料や水などの限られた貴重な資源を消費し続ける，年老いて役に立たない個体群を取り除くために，老化が選択されたと元来信じていた．種の継続に寄与しない繁殖しない成体グループを排除することによって，集団の中で生殖的に活発な個体に資源を優先的に割りあてることを可能にすると，残った集団の**適応度**(fitness)が増大する．

　年老いた，繁殖しない，成長した個体メンバーを種から排除することによって集団としての利益を得るというヴァイスマンの論理は，明らかな魅力をもっているが，ありがちな誤解も含んでいる．分子進化研究による証拠は，個体，あるいはより正確には遺伝子が適応の中心であることを決定的に証明している．これは，ダーウィンが当初から信じていたことである．繁殖的に活発な個体のみがゲノム構成に影響を与えており，個体が生殖年齢に達し遺伝子を引き継ぐための必要性だけが影響を及ぼす．言い換えれば，遺伝子は後年になって，年老いた人々を集団中から取り除く必要があるとは「知らない」のである．実際には，今日，閉経(生殖老化)と後生殖期寿命の延長が適応度を増加させる可能性があることを示唆するいくつかの証拠が得られている(**BOX 3.1**)．

　やがてヴァイスマンは，彼の老化理論の基礎となっていた群選択についての見解が，自然選択が種内の個体間の多様性に対して働くというダーウィンの提案と相容れないことを意識するようになった．ヴァイスマンは，ダーウィンの自然選択説を却下するか，あるいは老化の進化的基礎に関する彼自身の見解を修正するかしか，選択の余地がなかった．彼は後者を選んだ．そして，個体にとってある形質が不要になったとき，自然選択は，その形質を除去するか，またはそれを維持するかにおいて，どちらにも作用しないという考えに立ち，新

BOX 3.1　おばあさん仮説と女性の長寿

　歴史を通じてヒトの祖母は，孫の世話をし，大家族の中で優しく愛情を注ぐ役割をはたしてきた。多くの文化人類学者は，祖母-孫関係が，ヒトと，霊長類を含む他の生物種との大きな相違をもたらしていると考えている。現代の人類学者の中には，孫と祖母間の関係は単なる感情的なつながりを超えており，長寿の進化的発展に役割をもっていたと示唆する学者も存在する。**おばあさん仮説**(grandmother hypothesis)によれば，初期の社会において祖母が孫を世話することにより，娘達がより多くの子どもをもつことを可能にし，その種の全体としての適応度を高めたと考えるのである。祖母が長生きであればあるほど，彼女の娘はより多くの子どもを産むことができ，適応度が高まる。すなわち，長寿，あるいは少なくともヒトで観察される長い後生殖期の寿命は，繁殖成功への利益のために選択されたのである。

　おばあさん仮説はG. C. ウィリアムズ(G. C. Williams)の理論を拡張したものである。彼の説によれば，閉経は種の全体的な適応度を増加させるための1つの適応である。ウィリアムズは，進化の歴史の中で，高齢の母親は出産時に死亡する大きなリスクがあり，生き残った子どもたちを養うことができないであろうと示唆した。このような子どもの死は，種にとって適応度の減少をもたらすであろう。しかし，高齢の女性が閉経のために生理的に生殖できない場合には，高齢の母親はすでに生まれた子どもに資源を提供することに注力できる。同様に，おばあさん仮説によれば，長い後生殖期寿命が進化したのは，祖母が，彼女らの娘が産んだ年長の孫の養育を手助けした結果である。これによって，娘は手のかかる年少の孫の養育に注力できる。祖母は彼女の孫の生存に不可欠であった。このように，長い後生殖期の寿命は，適応度を増加させた。

　18, 19世紀に収集された人口統計データを評価した研究は，概しておばあさん仮説を支持した。研究者は(1)子どもの数が多い母親，(2)出産開始年齢が早く，出産回数が多い母親，(3)出産間隔が短い母親など，いくつかの適応度の尺度を選択した。研究者らは，孫の数が祖母の寿命と直接的に関連していることをみいだした(図3.2)。祖母の年齢が高いほど，孫の数が多かった。また，研究者らは，祖母が別居している家族と比較して，祖母が彼女の娘と同居している家族において，適応度の指標がより強まることをみいだした。これらの観察結果にもとづいて研究者らは，「これらの結果は，女性における長い後生殖期の寿命は適応的であるという仮説を強く支持している。女性が生殖年齢を超えて生きることによって，適応的な利益が増大することが，われわれが知る限りはじめて明ら

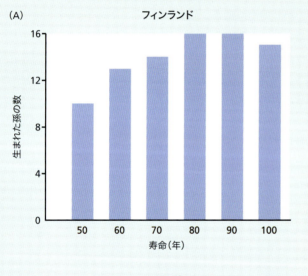

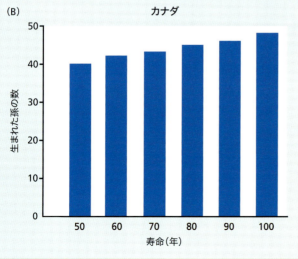

図3.2　女性の寿命と次世代に貢献した孫の総数との関係

ここに示したのは(A)フィンランド(1702〜1823)と(B)カナダ(1850〜1879)のデータである。各集団における傾きは，50歳以上の後生殖期の女性では，10年寿命が増えるごとに2人孫が増える割合を示す。(M. Lahdenpera et al., *Nature* 428:178-181, 2004より。Nature Publishing Groupの許諾を得て掲載)

かになった」と結論づけた。

他の研究では，種の適応度に対する「祖母の利益」を検出していないが，祖母が彼女の娘の子どもの世話をすることによって，出産間隔が短くなることを実証した。祖母が最近生まれた子どもの世話をすることができるならば，母親はすぐにつぎの子どもを産むことができる。結果として，祖母からの支援がない女性よりも多くの子どもを産むことができるだろう。子どもの数が多いことは適応度が高いことを意味し，短い出産間隔は，時間経過とともにその集団において支配的となる。

おばあさん仮説は非常に魅力的であり，科学的な信頼性をもっている。それにもかかわらず，この仮説を広く受け入れる前に，いくつかの疑問に答えておく必要がある。第1に，われわれの進化の歴史において，適応度が高まるほど十分な数の女性が長い後生殖期の人生を生きたのであろうか？ 第2章の内容を思い出してみよう。その歴史のほとんどの期間において，平均寿命は35〜40歳を中心に推移しており，60歳を超えて生きたのは全人口の2％未満であった。祖母のいない家族に生まれた子どもの数は，祖母のいる家族の子どもたちの数をはるかに上回っていただろう。**選択圧**(selection pressure)とは，遺伝子選択に影響を与える事象であると定義できる。ここで「孫の世話をする祖母」という個体の遺伝的構成に影響を与える選択圧について考えると，長い後生殖期の寿命をもたらす(寿命を延ばす)遺伝子を有利にする選択圧は強くなかった可能性がある。

第2に，年長の同胞(兄と姉)が弟や妹の世話をしていた可能性があるのだろうか。例えば，主として年長の同胞が幼い弟や妹の面倒をみていたならば，長寿遺伝子に対する選択圧は，弱いだけではなく，存在しなかったであろう。先史時代の集団において高齢者が少数しかいなかったことを考えると，幼い同胞の世話は祖母ではなく，年長の兄姉の役割であった可能性が高い。少なくとも，幼い子を誰が世話したかについては，かなりの多様性があったであろう。

最後に，家族の構成とその役割分担はどうだったのだろうか。原始社会において圧倒的多数をしめたのは家父長制であった。幼い子どもの面倒をみることの中で最も大切なことは食物を集めることである。それを行ったのは女性ではなく男性であった。祖母が幼い子どもたちのために，感情的・保育的ないたわりを提供した。これらは確かに重要な仕事ではあるが，食物の生物学的な必要性に比べて重要度は低い。家族のために食物を提供する男性がいなければ，仮説のもととなる祖母が存在しえなかった。

祖母が歴史を通して，孫の世話に重要な役割を果たしてきたことは疑いがない。進化の歴史の中で，祖母が子育てにより大きく貢献し，自分の娘たちがより多くの子どもをもてるようにした可能性もある。子どもがより多いことが種の適応度を増大させ，その結果として長い後生殖寿命という適応的な形質がもたらされたかどうかは，まだ未確定の課題である。おばあさん仮説を支持しているデータは大規模ではなく，説得力があるわけではない。原因分析ではなく相関解析にほぼ全面的に依存している。しかし，その仮説を支持する研究が少なくともいくつか存在するならば，いかなる仮説も即座に却下すべきではない。支援的な数学的モデルと高度に制御された実験室での研究を行えば，おばあさんは単にすばらしい夕食を準備することができることよりも，家族にとってもっと重要であったことをみいだすことができるかもしれない。

しい理論を構築した。ヴァイスマンが後生殖期は生物にとって無価値であるとみなしたことを思い出して欲しい。老化における身体的な問題のほとんどは生殖期後に発生するので，老化の種々の形質は適応度を上昇あるいは減少させることはない。したがって，老化は自然選択の力に対して中立である。ヴァイスマンはそのような形質を**非適応形質**(nonadaptive trait)と呼んだ。老化の中立性という概念は，多細胞生物において後生殖期は無用であるというヴァイスマンの意見を保持することを可能にしたと同時に，彼の厳格なダーウィン学派としての見解を維持することができた。

多様性，適応度，および適応に関するダーウィンの考え方に従うと，中立な形質，あるいは非適応形質という考え方は，みかけ上しばしば誤解を招く。この誤解は間違いなく，自然選択だけが唯一の進化の推進力であると考えるために生じる。しかし，ダーウィンでさえも，形質が自然選択の力なしに「固定」される可能性があることを認識していた。

(繁殖に関して)有用でもなく有害でもない多様性が自然選択によって影響を受けることはないだろう。そして，この多様性は，特定の種においてみられる多型性のような変動要素として残されるか，あるいは最終的に固定されるであろう。(Darwin, 1859)

このように，老化は，繁殖に影響することなく生じた可能性がある。これからみていくように，非適応形質としての老化というヴァイスマンの考えは，彼の理論の基礎をなした。この理論では，老化の中立的な形質は繁殖における利点のために固定された遺伝子の副産物であるか，あるいは高齢群における遺伝子のランダムな発現にもとづくものであると予測する。

集団生物学者は人口増加を計算するためにロジスティック方程式を開発した

　メンデルの遺伝の法則は 1900 年代はじめまで進化論に正式に組み入れられなかった。このため，ダーウィンもヴァイスマンも彼らの理論にメンデルの観察結果を組み込むことができなかった。メンデルは，ダーウィンの自然選択の基本法則の基礎となる，どのように多様性が種の中で生まれたかという問いへの答えを提供した。メンデルによると，多様性が発生したのは，それぞれの親が子孫に伝えた特定の遺伝子の**アレル**(allele，対立遺伝子)によって，わずかに異なる形態をもつことができるためである。つぎの問いは「どのような速度で，そしてどのような機構により，これらのアレルが集団内で支配的となったのか」となった。この問いに答えるための研究は，進化分析の新しい分野である**集団遺伝学**(population genetics)をもたらした。集団遺伝学とは，集団の中におけるアレル多様性の起源に焦点をあてる科学である。

　老化と寿命に関する進化理論は，集団遺伝学のいくつかの基本的な原則に依存している。これは集団遺伝学が，種のゲノム中の繁殖を高めるアレルの頻度が，どのように集団の寿命に影響を与えるのかを説明するためである。アレルがある集団において出現する速度を決定するためには，**繁殖能力**(reproductive potential)と集団の大きさの増大に関する基礎的理解が必要である。繁殖能力とは，最適条件下においてその種が有する自己を複製する能力のことである。

　出芽酵母のような単細胞の種，線虫(Caenorhabditis elegans)のような単純な多細胞生物，培地の中で培養されている多細胞種に由来する細胞，これらのすべてが老化と寿命の基礎となる基本的な仕組みを理解するために使用されている。出芽酵母，線虫，培養細胞は異なる仕組みによって増殖するが，これらは類似した増殖のパターンを示す。これらの増殖パターンは集団の寿命に大きな影響を与える。

　単純な生物の集団における増殖率は，出生率から死亡率を差し引いた値を反映しており，**内的自然増加率**(intrinsic rate of natural increase) r と呼ばれている。しかし，単純な種であれ複雑な種であれ，繁殖と成長は食物・空間・温度などの環境要因によって制約されており，集団の増大と繁殖能力に顕著に影響を与える。これらや他の制約はまとめて**集団の環境収容力**(carrying capacity of a population) K として知られている。環境収容力は環境要因によって集団サイズに課される制約である。これらの概念は，任意の集団についてその増殖

を記述するための**フェルフルスト-パール ロジスティック方程式**(Verhulst-Pearl logistic equation, **式3.1**)で使用される。特に, この方程式は, 運動性の欠如によって制約された集団や, 高度に制御された条件下で維持される集団におけるサイズの変化を記述するのに使われる。

フェルフルスト-パール ロジスティック方程式:

$$\frac{dN}{dt} = rN\frac{(K-N)}{K} \tag{3.1}$$

ここで,
N = 集団サイズ
r = 内的自然増加率
K = 集団の環境収容力

図3.3は, 単純な生物に対する制約が, どのように成長と繁殖に影響を与え, 遺伝子選択に影響を及ぼしているかを示している。培養の初期段階では, 細胞集団の増殖は遅い。これは「親細胞」の集団サイズが小さいためである。細胞集団が大きくなるに従って, 増殖率も大きくなる。これはより多くの「親細胞」が子孫を作り出すためである。この時期の集団の成長はほとんど内的自然増加率のみによって決まっている。なぜならば, 食物が豊富で, 空間もたっぷりあるからである。食糧供給と空間が縮小しはじめると, 繁殖率が低下し, 集団の成長も緩徐になる。最後に, 集団の大きさを維持するのに必要な空間と食物が尽きる。それ以上の食料と空間が提供されない場合は, 細胞集団は老化し死んでしまうであろう。第4章でわれわれが複製老化を議論する際に, 集団の増大に関するロジスティック方程式が重要となる。

この単純な例は集団遺伝学の基本原則を示している。その基本原則は, 老化

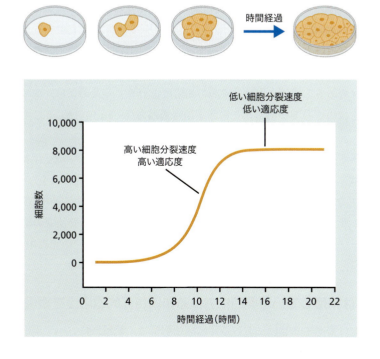

図3.3 フェルフルスト-パール ロジスティック方程式によって記述される仮想的な細胞集団における増殖

この細胞集団では, 集団増加に対する制約は, 空間(容器の大きさ)および食糧によって代表される。高い適応度の期間は, 培養寿命の初期で, この時期に細胞分裂速度が最大であることに注目せよ。低い適応度は, 集団の成長が減速しプラトーに達する, 培養寿命後期に現れる。

と寿命の進化に対してきわめて重要である。繁殖率が高くなる年齢において，ダーウィンの適応度が最大レベルとなる。これは，単純に繁殖している個体数が多いためである。繁殖が遅くなるにつれて，適応度も低下する。こうして，生存と繁殖に重要な形質をもたらしているアレルは，長寿をもたらすアレルに優先して選択される。この重要な概念は，生存のために選択された遺伝子が，どのようにして寿命の長さまでも決定するかについての理論を集団遺伝学者が作り出すにあたって助けとなった。

集団の年齢構造は複雑な真核生物におけるダーウィンの適応度を表現している

より発達した真核生物は，前項で説明した単純な例よりも，環境条件による制約を受けない。複雑な真核生物は移動能力をもち，動物が食料や水を探索し，暑い日に日陰をみつけ，寒い日には保温された場所に移動することを可能にした。したがって，複雑な真核生物にとって，移動能力とは環境的な制約，すなわち K 因子をみずから変えることができることを意味する。K が変化する複雑な真核生物においてアレルが固定される速度を決定するためには，単純な生物のために使用されるロジスティック方程式よりも複雑な方程式のセットが必要である。これらの式は，寿命中の任意の時点における将来の世代への繁殖的寄与あるいは種の適応度を表現し，**年齢構造解析**(age-structure analysis)として知られる方法を構成する。

年齢構造解析は，集団内の特定の年齢グループが，その集団における自然選択の作用に寄与するかどうかを決定するために用いることができる。また，「個体はどの年齢において，種の生存に役立つ形質を伝達する可能性が最も高いか」という問いに答えるために使用することができる。特定のアレルが選択される可能性が最も高い時期を知ることによって，老化や長寿が自然選択によって生じたものであるかどうかに関する情報を提供する。

第2章において，生命表の変数を使用して，生存率(l_x)の計算における年齢構造解析の概念を紹介した。適応度の一成分としての生存率は，ある年齢層においてどれだけ多くの個体が生殖のために利用できるかを予測するものである。生存率は，繁殖の開始後，連続する各年齢群で低下するので，その適応度も同様に低下すると思われる。しかし，生存率は潜在的な適応度の指標を提供するだけである。集団における実際の適応度を計算するためには，繁殖速度の測定値を含める必要がある。この測定値は**繁殖力**(fecundity) m_x として知られている。

年齢構造解析を行うために，集団は年齢グループに階層化される。年齢グループ化には，あらかじめ決められた標準的な過程があるわけではなく，むしろ，その集団の繁殖特性に依存する。季節ごとに一度だけ繁殖する動物(ほとんどの鳥類，爬虫類)のような定期的な繁殖集団は，典型的には繁殖期の数によってグループ化される。繁殖が連続的に発生する集団(ほとんどの哺乳類)は，一般的に日，月，年など都合のよい時間間隔でグループ化される。

繁殖率は繁殖している集団における年齢特異的適応度を表現する

定期的に繁殖する集団における年齢構造解析は，繁殖期において規則的な間

隔で子孫が生み出されているという事実によって単純化される。代数方程式は，総集団の大きさと繁殖期に固有な繁殖率の両方を計算するために使用することができる。これらの方程式の計算結果が，**純繁殖率**(net reproduction rate, 式3.2)と呼ばれる。集団の純繁殖率(R_0)はすべての繁殖期について，繁殖期固有の繁殖力(m_x)と生存率(l_x)をかけたものの合計である。

$$純繁殖率\ R_0 = \sum_{x=0}^{x=\infty} l_x m_x \tag{3.2}$$

ここで，
$R_0 =$ 新しく生まれた子が一生の間に生み出す子孫の推定数
$l_x =$ 生命表から計算される生存率
$m_x =$ 繁殖力

　純繁殖率は繁殖力，すなわち適応度の尺度を提供する。純繁殖率はほとんどの場合，定期的に繁殖する集団の分析に使用される。純繁殖率が繁殖期を有する動物に適用される場合には，**繁殖期固有の繁殖率**(breeding season-specific reproduction rate)と呼ばれ，どの群が集団の成長と適応度に最も影響を与えているかを示している。例えば，図3.4に示す仮想的な季節性繁殖集団を考える。捕食や環境的な困難さから，それぞれの連続する繁殖期における生存率は低下していく。しかし，集団の中の個体の性的発達速度が異なるために，繁殖力は最初の数回の繁殖期の間に増加する。集団の生活史の初期には繁殖力の増加は生存率の減少を上回る。最初の数回の繁殖期において生存と繁殖力の間に逆の関係があるために，繁殖期固有の繁殖率の増加がもたらされる。その後の繁殖期においては，生存率・繁殖力・繁殖率が低下していき，繁殖しない長寿命の個体からなる小さな群が最終的に集団に残る。ここでもまた，自然選択はその種の寿命を長くする特性よりも，生殖年齢に達するまでの生存を強化するアレルに有利に働く。

　連続的に生殖する種の集団を記述する方程式は，集団の成長速度を決定するために積分を必要とする。連続的に生殖する種の集団における成長を記述する方程式は，統計学者アルフレッド・ロトカ(Alfred Lotka)によって提案された。

生存率(l)	繁殖力(m)	繁殖期	繁殖期固有の繁殖率
16%	0	6	0
33%	30%	5	0.1
50%	40%	4	0.2
67%	75%	3	0.5
83%	24%	2	0.2
100%	0	1	0

$$R_0 = \sum_{x=0}^{x=\infty} l_x m_x = 1$$

図3.4　平衡状態($R_0 = 1$)にある季節的に繁殖する仮想的な集団における純繁殖率を用いた年齢−構造分析

青色の四角は集団の大きさを表す。最も高い繁殖率は第3繁殖期の0.5であり，これは繁殖力の増加を反映している。繁殖率が最も低いのは最も若い動物（第1繁殖期）と長く生きた動物（第6繁殖期）で，繁殖率は0である。すなわち，適応度は若い集団において最大であり，年老いた集団において最小である。

彼の提案は18世紀のスイスの数学者レオンハルト・オイラー（Leonhard Euler）の業績のうえに構築されたものである。このため，この式には2人の名前がつけられている（式3.3）。ここで注意すべきは，方程式3.3は単純に式3.2の積分であることである。したがって，生殖能力や適応度に関する同一の基本的情報を提供しているのである。

集団の成長に関するオイラー-ロトカの式の一般型：

$$1 = \int_0^\infty e^{-rx} l_x m_x dx \tag{3.3}$$

ここで，
e = 自然対数の底
r = 集団の内的増加率
l_x = 時刻 x における生存率
m_x = 時刻 x における繁殖力

フィッシャーは集団における繁殖能力とダーウィンの適応度との間の関係を記述した

オイラー-ロトカの式（Euler-Lotka equation）は，老化と長寿の進化に関する理論に適用できる数学モデルをフィッシャーが開発する基礎となった。フィッシャー（R. A. Fisher, 1890～1962）は，式3.3を内的自然増加率 r について解くと，ある集団における，ある個体の適応度の尺度を提供することをはじめて示した。フィッシャーのおもな関心は予測的な統計解析であったので，彼はどのようにして現在の集団の成長から，未来の個体の繁殖力と適応度を予測できるかという課題に対してより強く関心をもっていた。この目標に向かって，フィッシャーは**繁殖値**（reproductive value）v_x という指標を導入した。繁殖値とは，集団全体の繁殖的生産に対して，ある個体が将来的にどの程度貢献するかを予測するものである（式3.4）。

$$\text{繁殖値 } v_x / v_0 = \frac{e^{rx}}{l_x} \int_x^\infty e^{-rt} l_t m_t dt \tag{3.4}$$

ここで，
v_x = 時刻 x における個体の繁殖値
v_0 = 時刻 0 における個体の繁殖値
e = 自然対数の底
r = 集団の内的増加率
l_x = 生存率
l_t = 時刻 t における集団の全生存率の残存量
m_t = 時刻 t における集団の繁殖力の残存量

フィッシャーにとって v_x はつぎの問いに対する洞察を与えた。その問いとは，連続的に繁殖している集団中のある個体がどの年齢で最大の適応度を示すのか，ということである。図3.5に示したように，繁殖値は，特定の年齢群による将来の繁殖的貢献を評価することによって，潜在的な適応度を示す尺度を

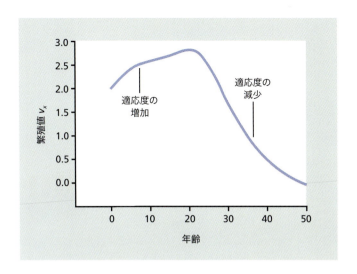

図 3.5　1911 年の英連邦オーストラリアにおける女性の繁殖値 v_x

このグラフは記録された出産率と死亡率を式 3.4 に代入してつくられた。予想通りに、繁殖値は若い年齢で最も高く、集団が老化するとともに減少し、繁殖寿命の終わりに近づく。繁殖値 v_x の増加は適応度の増加を示しており、v_x の減少は適応度の減少に対応している。(R.A. Fisher, The Genetical Theory of Natural Selection, Oxford: Clarendon Press, 1930 より)

提供している。

　フィッシャーは長寿と老化の進化モデルのための基礎を確立することに貢献したが、彼の繁殖値と老化の間の関係に関する唯一の示唆は、死亡率が増加しはじめるときに繁殖値 v_x が小さくなるという彼の観察に由来している(図 3.6)。フィッシャーは、長寿は生殖年齢に達するまで生存するために固定されたアレルの副産物かもしれないとはじめて提案した。フィッシャーの年齢構造解析をより正式に長寿の進化のために適用できるようになるには、この後の、サー・ピーター・メダワーの思考実験にもとづく仮説と W. D. ハミルトンによる数学的解析を待つ必要があった。これらについては、つぎに述べる。

進化と寿命

外因による老化速度は自然選択の力を減少させる

　ヴァイスマンの仮説とフィッシャーの仮説をはじめて本格的に寿命に対して適用したのは、サー・ピーター・メダワー (Sir Peter Medawar, 1915 ～

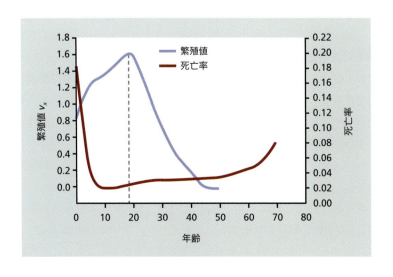

図 3.6　1906 年における台湾の女性の繁殖値と死亡率

繁殖値 v_x が減少しはじめる時点(破線で示す)と、ほぼ同時期に死亡率が増加しはじめることに注目せよ。(R.A. Fisher, The Genetical Theory of Natural Selection, Oxford: Clarendon Press, 1930)

図 3.7 メダワーの思考実験における試験管の「集団」の生活史

このグラフは，月あたり 10％の固定された死亡率を仮定した場合の，最初の 1,000 本の集団に由来する残存試験管の数（生存数，l_x）を示している。(P.B. Medawar, An Unsolved Problem of Biology, London: H.K. Lewis & Company, 1952 より)

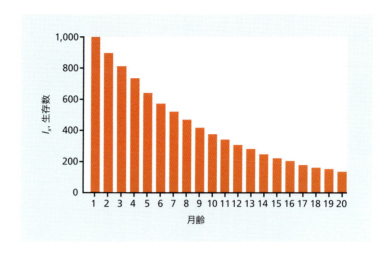

1987)であった。メダワーは，単純化された年齢構造解析を用いて，無機物および有機物を含む，すべての物質の寿命が外部要因に起因することを確立した。さらに，**外部要因によって規定された老化の速度**(extrinsic rate of aging，環境の危険要因にもとづいたある集団の老化速度)を明示した。これによって，**自然選択**(natural selection)の力が年齢とともに減少するということが寿命の進化学的な基礎となる基本原理であると広く信じられるようになった。

1951 年に，メダワーはこの原理を実証する思考実験を提案した。1,000 本の試験管の「集団」をもつ新設の研究室を想像してみよう。試験管は年をとらないが，毎月，試験管の正確に 10％が無作為な事故（外因性の環境要因）によって壊れる。研究室の担当者は月初めに，試験管の総数が 1,000 本となるように壊れた試験管を交換する。すなわち，試験管の総数は平衡状態にある。幸いなことに，われわれの実証実験のために研究室の管理者は，すべての試験管にこの集団に加えられた日付を書き込むようにした。かくしてわれわれは，1,000 本の試験管の最初の集団の生活史をたどることができる（図 3.7）。

図 3.7 の年齢構造分布をみると，どの年齢群の生存者の集団も，つぎの年齢群の生存者よりも数が多いことは明らかである。この集団において，他のグループと比較して，あるグループの試験管の生存率が低いことは，脆弱性が上昇したためではない。なぜならば，試験管は年をとらない，すなわち死の確率を高める内的要因は存在しないからである。年齢の増加に従って死が起こるのは，単純に，試験管がより長時間，環境による外因性のリスク因子に曝露されるためである。このため，試験管が壊れるリスクが高まるのである。老化しない，極端に長く生きる集団に関するこの記載を通して，メダワーは外部要因による老化速度を確立したのである。次章において，単純な時間経過による，個体の周囲に存在する外部リスク因子への曝露の増大が，老化に伴う物理的減退を説明するまさに基礎となっていることをみていく。

ここで，パラメーターを少し変えてみる。試験管を交換する研究員を設定する代わりに，図 3.7 に記載された集団中のどの年齢群も，奇跡的にも，繁殖能力を与えられていると仮定する。運良く，彼らは月あたり 10％の一定速度で繁殖する（図 3.8）。試験管は依然として老化せず，すべての個体は，たとえどんなに高齢であっても，等しい繁殖率を有する。しかし，これは，それぞれの

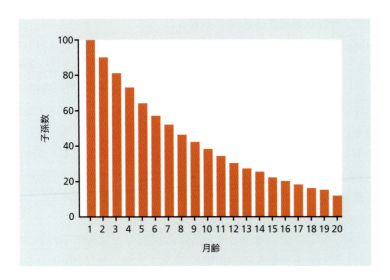

図 3.8　メダワーの試験管「集団」における年齢と子孫数の間の関係

試験管が月あたり 10％の一定割合で再生すると仮定すると，若い集団は高齢集団と比較してより多くの子孫を生み出すであろう。なぜならば，若い試験管のほうが古い試験管よりも多いからである。メダワーによるこの単純な観察は，自然選択の力が年齢とともに低下する理由を説明している。(P.B. Medawar, An Unsolved Problem of Biology, London: H.K. Lewis & Company, 1952 より)

年齢群が等しく集団全体の更新に貢献することを意味しない。明らかに，1〜2 カ月の年齢群の試験管からの再生数(900 本の 10％)は 13〜14 カ月の年齢群の試験管からの再生数(273 本の 10％)よりもはるかに多い。かくして，より若い集団は全集団の置換においてより大きな貢献をする。これは，若い集団がより繁殖的であるためではなく，単純に，若い集団が高齢集団ほどは環境のリスク因子に長期にわたって曝露されていないからである。

この思考実験のつぎの段階では，試験管は内因性の老化から守られていると，もはや仮定しない。ある年齢に達すると試験管は衰弱し繁殖能力を失う。どの年齢で繁殖能力が減衰するのかは，われわれの試験管集団の存続に影響を与えるであろうか？　これは，間違いなく影響するであろう。繁殖能力の喪失が寿命の早期に，例えば 2〜3 カ月齢において生じると想像してみよう。その帰結は種の永続に対して破滅的であり，試験管はわれわれの研究室からまもなく消滅してしまうであろう。しかし，もしも，老化と繁殖能力喪失が 15〜16 カ月齢において生じるならば，その結果は，子孫の全体数を確実に減少させるが，種の存続に対して顕著な影響を与えないであろう。言い換えると，高齢群が試験管の遺伝子プールに貢献するかどうかは重要でなくなる。自然選択の力は適応度がゼロに近づくと減少する。

メダワーは老化が遺伝的浮動の結果として生じたと提唱した

老化や寿命が生物の中で固定される進化の過程に対するメダワーの説明は，ヴァイスマンを悩ませた同じ逆説を含んでいた。すなわち，もし自然選択の力が老化とともに弱まったならば，そして老化が生殖の開始より遅れて始まるならば，老化に伴う生理的な機能低下がその生物の遺伝的構成の一部になりうるのかどうかという問題である。ヴァイスマンはこの逆説を解決するために，老化は生殖に対して中立である，と示唆したことはすでに述べた。ヴァイスマンの思考は，メンデルの遺伝の法則が知られるようになる前のものであるので，彼はその推論を古典的な遺伝学の言葉で説明することができなかった。一方，メダワーは遺伝の法則が強固に確立された時代に生きた人であり，多くの科学者は**遺伝的決定論**(genetic determinism)を信じていた。この遺伝的決定論と

は，遺伝子は自然選択によってのみ選択され，特定の生物学的プロセスに対してのみ選択されるというものである(現在では，遺伝子の選択には他の複数の機構が存在し，1つの遺伝子が複数のプロセスに働くこともあることが知られている)。したがって，メダワーは老化という生存や生殖とは反対の過程が生じ，かつそれが自然選択の非存在下で遺伝子によって制御されうることを説明できる理論を必要とした。彼は**遺伝的浮動**(genetic drift)の理論にもとづいて，老化の出現を説明した。遺伝的浮動は**減数分裂**(meiosis)におけるアレルのランダムな分配の結果として生じる。メダワーの老化の進化に関する理論は，**老化の変異蓄積理論**(mutation accumulation theory of senescence)として知られるようになった。

　1つの例をみてみよう。ある小さな高齢の集団が，ある遺伝子の2つのアレルを保有していたとしよう。その遺伝子は後生殖期の寿命を規定するものであったとする。優性のアレル SL は後生殖期の寿命を短縮し，劣性のアレル ll は後生殖期の寿命を延長すると仮定する。図3.9 に示すように，この小さな老化した集団は，遺伝的には古典的なメンデル型の分布に分かれる。すなわち，1/4の劣性と3/4の優性(1/4の長寿命・長寿命〔$llll$〕，1/2の短寿命・長寿命〔$SLll$〕，1/4の短寿命・短寿命〔$SLSL$〕)の分布である。外部要因による老化速度が高く，

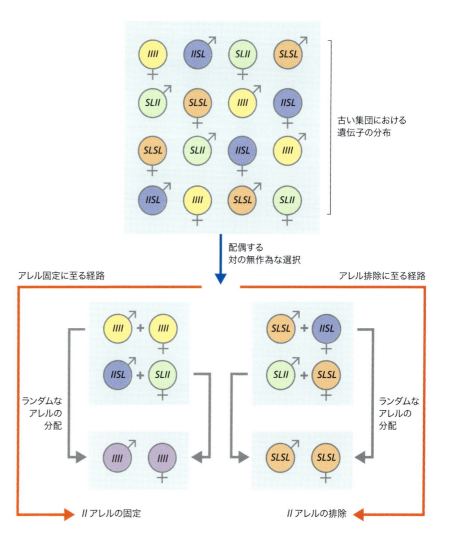

図3.9　遺伝的浮動と変異蓄積による遺伝子の固定

この集団において，SL が優性アレルであり，後生殖期の寿命を短くする。一方 ll は劣性のアレルであり，後生殖期の寿命を長くする。左側の経路は偶然の交配とアレルのランダムの分配の過程によって，劣性長寿命アレル(ll)の固定が起こりうることを示している。右側の経路は劣性長寿命アレル(ll)が集団から排除されうることを示している。

年齢の高い集団では適応度が低いために，4個体からなる2組の配偶者ペアだけが生殖可能である。これらの配偶者ペアは純粋に確率論的に決まる。劣性の長寿命(ll)アレルが固定化されるに至る経路(図3.9の左の経路)においては，一方の配偶者ペアの個体は両方とも劣性アレルを2コピー保有している。もう一方の配偶者ペアの個体は両方とも劣性長寿命(ll)と優性短寿命(SL)のアレルを1つずつ保有している。完全に劣性の配偶者ペア($llll$)においては，そこから生まれてくる子孫のすべてもまた完全に劣性である。両方のアレルを有するもの同士が配偶者ペアとなる場合にも，完全に劣性の子孫を作り出すことがありうる。これは減数分裂の際にアレルがランダムに分配されるためである。その結果，完全に偶然によって，しかしながらありうることとして，劣性長寿命(ll)アレルが固定されるのである。同様に，劣性長寿命(ll)アレルが完全に排除されることがあることも明示できる(図3.9の右の経路)。

メダワーは老化と長寿は
後生殖期の集団において別々に生じたと提唱した

　メダワーは遺伝的決定論が完全に受け入れられた時代に生きていたことを思い出そう。もしもある生物学的な事象が観察されたならば，そして老化を1つの生物学的事象とみなせば，その過程を制御している1つの遺伝子が存在するとみなせるわけである。そのためメダワーは，老化(後生殖期における緩徐な機能的下降)がどのように制御されているかを，遺伝学的に説明することが必要であった。彼はつぎのように推論した。単一の遺伝子だけでは老化を惹起できないであろう。なぜならば，強大な悪い影響を有する単一の遺伝子は，結局はゲノムから排除されてしまうからである。それよりはむしろ，老化は，致死的ではないが弱い有害な効果を有する，数千とはいわないまでも数百の遺伝子の固定化と密接に結び付いているだろう。メダワーの老化の進化的基礎に関する思考は，ハンチントン病の例から生まれたものである。ハンチントン病は神経疾患であり中年期(30歳代後半から40歳代半ば)に発症する。劣性変異に起因し，この疾患は常に致死性である。したがって，もし単一の遺伝子が老化に責任があるならば，遺伝的浮動によって遺伝子(変異)がゲノムの中に固定される前に，ハンチントン病変異を有する個体は集団の中から排除されてしまっただろう。一方で非致死性の弱有害遺伝子は固定される。その第1の理由は，これらの遺伝子に対する選択圧が低く遺伝子を伝達する集団が小さいことによる。第2の要因は遺伝的浮動である(訳注：実際には，ハンチントン病は *huntingtin* 遺伝子の変異による優性遺伝性疾患であり，遺伝的浮動による解釈は適当ではない)。

　メダワーの著作からは，分子構造の崩壊をもたらしている外的因子が生物の老化を惹起していることを理解していたかどうかはわからない。おそらく，彼の生きた時代の科学と合致して，メダワーは非生物体の物質を老朽化させる物理的な力が，生命体の物質にも同様に作用しているとは考えていなかったであろう。われわれは現在，熱力学的な力が，エントロピーを含めて生命物質にも加わっていることを知っている(第4章を参照)。しかしながら，メダワーは老化が熱力学的な力に起因する確率論的な過程として生じるが，一方で長寿は生殖年齢まで生存するために重要な遺伝子群の副産物の1つとして，自然選

択によって進化したのであるという理論の基盤を確立したのである。

ハミルトンが提唱した死亡率に働く自然選択の力がメダワーの理論を精緻化した

　変異蓄積理論の基礎は，繁殖力と死亡率の間にトレードオフの関係があるという観察に根ざしている。最も繁殖力の高い状態，すなわち適応度が高い状態は，最も死亡率の低い時期に生じる。変異蓄積理論の可能性を示唆したときに，メダワーはフィッシャー変数 r とその派生変数である繁殖値 v_x を適応度の尺度とした。しかしながら，メダワーは彼の理論を数学的に明快な形で説明したわけではない。この数学的記述は理論進化生物学において必須の段階である。長寿の進化に対する科学的説明におけるつぎの段階は，W. D. ハミルトン（W. D. Hamilton，1936～2000）によって行われた。

　ハミルトンは，生涯にわたる繁殖能力を積分することは，適応度を測るためには不正確な方法であると考えた。彼はどのような集団も，安定した集団にお

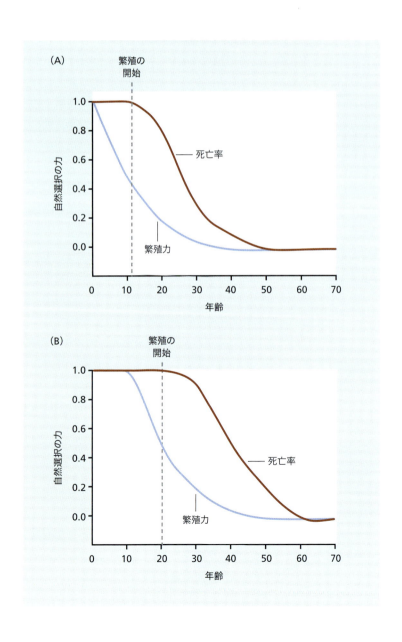

図 3.10　ハミルトンの提唱した死亡率・繁殖力に働く自然選択の力
(A) 死亡率に働く自然選択の力 s_x が仮想的なヒト集団に対して作用している。死亡率に働く自然選択の力は，繁殖の開始（破線で示した）前に最も高いことに注意。(B) この集団内の，生涯の後期においても繁殖可能とする遺伝子をもつ小集団。この小集団では集団全体よりも繁殖が遅く始まるので，死亡率に働く自然選択の力は後ろにずれる。(W.D. Hamilton, *J. Theoret. Biol.* 12:12-45, 1966 より。Elsevier の許諾を得て掲載)

いてさえも，死亡率が年齢に依存するため，年齢層のサイズは変動しうる，と仮定した．適応度はフィッシャーの繁殖値から示唆されるような生涯にわたる総積分値よりもむしろ，特定の年齢における繁殖能力を反映している可能性が高い．

自然選択の強さを定量化するために，ハミルトンは適応度が年齢別死亡率に従って変動することを表現する数式を導きだした．フィッシャーの繁殖値 v_x のように，ハミルトンの死亡率に対する自然選択の力 s_x は繁殖の開始後に減少する(図 3.10A)．しかし，v_x とは異なり，s_x は繁殖の前に最大値で一定である．外的な要因は繁殖前の死亡率に対して働く自然選択の力を最も強めるので，進化は繁殖年齢に達するまで生き延びるために必要な遺伝子を選択するだろう．老化と長寿を評価するためのハミルトンの方法による結果は，老化と長寿を制御する遺伝子群に対して働く選択圧はきわめて弱いことを示したそれまでの研究と一致したものであった．したがって，もし長寿や老化のために働く遺伝子群が存在するのであれば，それらの遺伝子群は繁殖年齢まで生き残るために選択された遺伝子群と関連があるに違いない．

ハミルトンの長寿に関する数学的理論は，老化ではなく寿命がどのように進化したかを理解するための，画期的な突破口であった．例えば，小集団の中のいくつかの個体が，生涯の後期においても繁殖が可能な遺伝子を有していたと想定してみよう(図 3.10B)．死亡率に対する自然選択の力は，一生の中において遅く働きはじめるであろう．理論的観点に立てば，もし繁殖が存在しないならば，繁殖力と死亡率の間のトレードオフは存在しえない．繁殖期のどの年齢においても，この小さな集団は高齢になってもより大きな繁殖力を有するであろう．進化の過程で，遺伝的浮動によって，長寿命を与える遺伝子群はゲノムの中に固定されうるだろう．ハミルトンは長寿が進化できることを示唆する数学的理論を提供したのである．

長寿の進化モデルを検証する

これまでの考察から，長寿が進化によって生じた可能性が，理論的な仮定と数学的に明示された計算によって支持されてきた．すべての理論は，どれだけ理にかなったように思えても，完全に容認する前に，実例において検証を受けなければならない．そのために，いくつかの実験的研究によって，寿命の進化に関する数学的モデルの検証が行われた．この項では，長寿の進化と，繁殖のために選択された遺伝子群を関連づけるようないくつかの研究結果について考察する．

繁殖が遅く始まる生物の内在的死亡率は低い

自然選択が適応を引き起こすために必要とする時間が長いことを考えると，進化の理論を検証することは容易ではない．実験室において自然選択をモデル化する方法の1つは，ある特定の形質を有する短寿命の繁殖が速い生物種から卵を収集することにより，その選択の過程を加速することである．対象の形質をもたない動物からの卵は廃棄される．集団の中でこの形質が優勢になるまで，この過程は数世代にわたって継続される．この検証過程は，**人為選択**

(artificial selection)と呼ばれるが，長寿の進化モデルを検証するためにキイロショウジョウバエにおいて広範囲に行われた。

人為選択はしばしば環境操作なしに行われるので，この手法は現在ゲノムの中に存在する遺伝子群によってもたらされている内在的死亡率を決定するために最適である。そのような実験の1つとして，(1)寿命の中で早期に繁殖を始めるハエからの卵と(2)寿命の中で遅い時期に繁殖を始めたハエの卵の2群に分けた（図 3.11）。そのような2群の集団が確立された後で，それぞれの群の寿命が測定された（図 3.12）。その結果は，フィッシャーとハミルトンが数学的に予測したとおりであった。すなわち，生涯において遅い時期に繁殖するハエは，通常のハエよりも統計学的に有意に長く生きたのである。通常のハエは蛹から成虫へ**羽化**(eclosion)した直後に産卵する率（繁殖力）が最大であった。

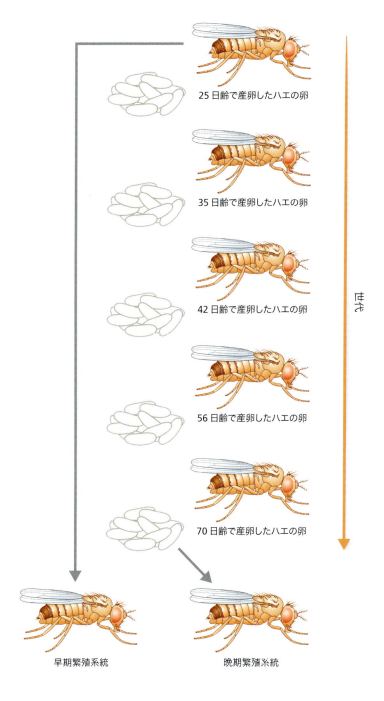

図 3.11　キイロショウジョウバエにおける人為選択による早期繁殖系統と晩期繁殖系統の作出

卵を収集し，寿命の中で早い時期に繁殖したハエから生まれたものと，遅い時期に繁殖したハエから生まれたものの2群に分ける。両群の卵を孵化させ，幼虫，蛹，成虫と発生を進めて繁殖させる。この過程を，2群がはっきりと異なる集団になるまで続ける。これにはほぼ3年かかる。

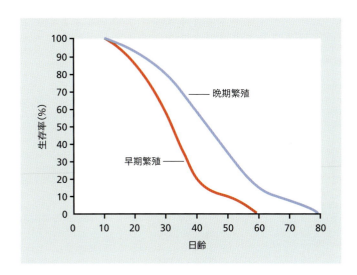

図3.12　早期繁殖と晩期繁殖を人為的に選択した雌のキイロショウジョウバエの生存曲線

早期繁殖系統（赤色）は，平均して4〜5日齢で繁殖力が最も高い。一方，晩期繁殖系統（青色）は平均8〜12日齢で繁殖力が最も高い。この結果は，繁殖開始時期によって選択された遺伝子が，寿命の長さにも影響を与えることを示している。（M.R. Rose, *Evolution* 35:1004-1010, 1984 より。Wiley-Blackwell の許諾を得て掲載）

実際に，繁殖力と寿命の間にトレードオフの関係が存在するように思われる。

遺伝的浮動が寿命を繁殖に関連づける

　上記のような人為選択実験は，長寿が進化によってもたらされたものであり，長寿が繁殖のために選択された遺伝子群に関連している可能性を説得力をもって示している。しかしながら，人為選択は，環境条件（自然選択の主要な駆動力）が寿命を延長する遺伝子を固定するために働いているどうかを検証するものではない。これを検証するために，われわれは，捕食と飢餓状態の差のような外部要因が導入された場合にも，繁殖と寿命の間に同様のトレードオフの関係があるのかどうかを知る必要がある。これは，実験室条件下で検証することができる。例えば，Sterns らは2群のハエの卵を孵化させ，幼虫から蛹を経て成虫になる過程を観察した。繁殖が開始される前に，1つの群の90%の成虫を殺した。これは高い確率で捕食されてしまう状況をシミュレートしている。もう一方の群では，飼育容器の中のハエの密度を低くし，すべてのハエが十分な食物を得られるようにし，繁殖期間全体において捕食されないようにした。この方法は安定した集団となるような環境条件をシミュレートするものである。進化の理論によると，高い捕食率にさらされたハエは早期に繁殖を開始し，捕食されない安定した集団において飼育されたハエと比較してより多くの子孫を産むと予測される。そして実際に，このような実験から得られたデータによって予測は支持された。言い換えれば，この実験の方法は自然選択を模倣したものである。その結果，高いあるいは低い被食率に曝露されたハエは，それぞれの環境に適応したのである。

　もちろん，われわれはある特定の繁殖戦略のために選択された遺伝子群が寿命の長さを決定することができるかどうかに興味をもっている。長寿に関する進化モデルによると，早期に繁殖を始めるハエ（高い被食率）は，遅く繁殖を始めるハエ（低い被食率で安定した群）と比較して，死亡率が急激に上昇すると予測される。この場合もやはり，予測はデータによって裏づけられた（図3.13）。このようにして，内因性と外因性の死亡率の両方が繁殖のタイミングに関連しており，この繁殖のタイミングが寿命の長さを決定しているのである。フィッ

図 3.13 外因性死亡率と寿命の関連性

本文で述べたように，ハエは管理された環境下に置かれる。高い被食率をシミュレートすることによって早期の繁殖がもたらされ，逆に低い被食率，あるいは被食されない環境下では繁殖が遅くなる。このような実験から得られたデータは，遅く繁殖を始めるハエでは平均寿命および最大寿命がわずかに長いことを示している。

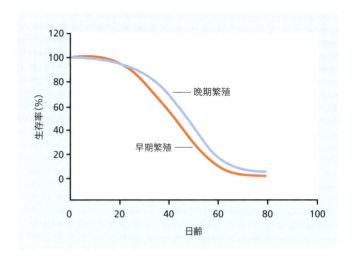

シャー，メダワー，ハミルトンによる数学的な予測と思考実験にもとづく予測が支持されたのである。

実験室内だけではなく，野生の集団において繁殖と寿命の間のトレードオフを実証することは重要である。野生の集団における研究では，2つの異なる環境に生息する1生物種の繁殖スケジュールと寿命を比較する。例えば，低い被食率の島に住んでいるカメと高い被食率の本土に住んでいる同種を比較することができる。たいていの場合，高い被食率(高い外因性死亡率)を有する集団は，低い被食率(低い外因性死亡率)の地域に生息している同種の集団と比較して，寿命が有意に短い。この観察結果は，鳥類と哺乳類，爬虫類を含む数種類の異なる陸生の系統において得られている。しかしながら，魚類における同様の研究はこのトレードオフ理論を支持していない。陸生動物と魚類で異なった結果が得られたことは，実験室内の試験によって支持された理論とはいえ，必ずしもその予測が，野生状態であてはまるわけではないことを示している。とはいえ，長寿の進化的基礎を一般的に支持する十分な根拠が，野生集団に関する研究から得られている。

長寿の進化学的理論を検証した結果は老化生物学の研究を変えた

長寿の進化学的理論が実験室内で検証される前には，老化生物学は老化と長寿についての明確で正確な定義を欠く観測的科学であった(第1章での考察を参照)。これらの重要な定義がなければ，老化と長寿の背景にある生物学的メカニズムを同定することは困難であった。その原因の一部は，研究者が自分自身の仮説に適合するように，老化および長寿を定義してしまうためである。本来，研究者はむしろその逆をすべきである。それに加えて，老化生物学は研究の方向に関して合意が形成されていなかった。ここに記した，長寿の進化に関する研究室内での実験の結果は，老化と長寿の生物学的プロセスを区別した。このため，現在はより正確な定義が可能になった。これに加えて，長寿が繁殖成功のために選択された遺伝子群を通じて進化したと理解すること，そして，老化は制御されない，ランダムな，確率論的メカニズムを反映していると理解することによって，老化生物学研究の方向性が明確になった。

老化と長寿の進化的起源の分離は老化生物学の研究に革命を起こした。老化

生物学者は現在，ある生物種の長寿がどのようにその生活史全般の一部となったかを正確に記載することによって，仮説を定式化することが可能になった。このために，長寿に影響を及ぼしている遺伝子群を探している遺伝学者は，その種において長寿を繁殖スケジュールに結び付ける遺伝子群に研究対象を絞り込むことができる。第5章においては，多くの遺伝子群が繁殖成功のために選択されたが，それらは長寿にも影響を与えるというように，二重の効果を有していることをみていく。第7章では，長寿の進化的理論を実験室内で検討した結果から，**老年学的生物人口統計学**(gerontological biodemography)の研究に対する強固な基礎が確立されたことを学ぶ。老年学的生物人口統計学は，生物学的知識をヒトの長寿と生存に関する人口統計学と統合する科学である。

進化と老化

生物種の長寿が生殖(繁殖)年齢まで生き残るために選択された遺伝子群と密接に連関していることをみてきた。長寿は進化したのである。逆に，生理的機能の緩徐な下降，すなわち老化が自然選択によって起こらないことをメダワー，フィッシャー，ハミルトンの業績は示している。老化は進化しなかったのである。これは遺伝子群が老化のプロセスにおいて何の役割も果たさなかったということを意味するものではなく，単純に細胞や組織，臓器，生物の老化に関係する遺伝子群が，老化という特別な目的のために進化する力を受けなかったことを意味する。

メダワーの変異蓄積の理論では，老化を進化学的な言葉で説明するために，自然選択よりもむしろ遺伝的浮動による進化に依存していたことを思い出そう。彼の理論は，ある遺伝子群が老化の特別な目的のために存在することを予想している。われわれは今日，老化が遺伝的決定論に基礎をおいておらず，むしろ，ランダムで確率論的なメカニズムを反映したものであることを知っている(第4章参照)。この項では，老化に関する2つの理論，すなわち拮抗的多面発現理論と使い捨て体細胞理論を詳しくみていく。これらは，加齢による生理学的ならびに生物学的機能の低下を進化的に説明するものである。

拮抗的多面発現は一般的な多面発現の特別な場合である

多面発現(pleiotropy)とは，1つの遺伝子が2つ以上の形質をもたらす遺伝的メカニズムである。例えば，野生型のショウジョウバエは胸部になめらかにカーブした毛をもっているが，*singed*変異という1つの点変異によって短いねじれた毛をもつハエが生まれる。それに加えて，この*singed*変異を有する雌は不妊となり，野生型と比べて異常な形の卵を産む(この卵は孵化しない)。したがって，ショウジョウバエでは，1つの遺伝子が発現しないことによって2つの表現型が生じる。

G. C. ウィリアムズ(G. C. Williams)は，多面発現の一般概念とメダワーの自然選択力減弱の概念を結合させ，繁殖成功のために選択された遺伝子群を有する集団において老化が起こりうるという仕組みを示唆した。この**拮抗的多面発現**(antagonistic pleiotropy)の理論は，一生の早い時期に適応度によい影響を与える遺伝子群が，後の生活において不利益であるにもかかわらず選択され

ることを予測している。ウィリアムズは拮抗的多面発現について，つぎのように要約している。

> １つの遺伝子の選択的価値は，その遺伝子が全繁殖確率（寿命全体にわたる繁殖確率）にどのように影響を与えるかに依存している。ある年齢において有利となり，別の年齢において不利となる遺伝子が選択される過程は，効果自体の大きさに依存するだけでなく，効果の時期にも依存する。繁殖確率が最大となる時期の利益は，その後に同じ割合で不利益をもたらしたとしても，全繁殖確率を増加させるであろう。ゆえに自然選択は，老化後の活力を犠牲にして，若い時期における活力を最大にすることがしばしば起こる。(Williams 1957)

ウィリアムズは，自然選択力が減少することが老化の基礎として重要であることを再確認し，効果の時期が最も重要であると考えた。これまでみてきたように，生殖寿命の初期に生じる効果は強く選択される。これは，繁殖する個体数が多いためである。もし同一の遺伝子が寿命の後半に不利な形質をもたらすならば，選択圧の欠如により遺伝子が発現されることを可能にし，実際上，すべての点で選択的に中立となる（これは寿命の後半においては，その種において生き残って繁殖している個体が限られた数しかないためである）。遺伝子が選択されるのは，適応度が高い時期において利益があるためである。これは，ある個体の寿命初期に提供される有利性と比較して，寿命後半にその遺伝子によってもたらされる不利益が著しく高い場合においても成立する。つまり，多面発現遺伝子の利益と不利益との間のトレードオフにおいて，利益が生殖寿命の適切な時期に生じる場合には，常に利益が優先されるのである。

少なくともつぎの２つの例は，自然界における拮抗的多面発現の可能性を示唆している。まず，胎児期と幼児期発達中の骨の石灰化は（内臓を保護し，身体を安定化する点で）繁殖における有利性を与え，高い適応度をもたらす。数百の遺伝子を含む複数の遺伝的機構は，適切な骨石灰化を保証するために選択されている。しかし，これらの同じ遺伝子群は後年においては有害である。後生殖期において動脈の石灰化をもたらし，冠動脈疾患や心筋梗塞を惹起することがある。第２に，本章前半で述べたショウジョウバエの実験はまた，拮抗的多面発現の証拠を提供している。いずれの実験においても，短寿命のハエと比較して，長寿命のハエは少数の卵しか産まず，その卵は変形していた。このように，短寿命ハエにおいて正常な卵の産生と発達を制御している遺伝的機構が，長寿命のハエにおける変形卵に関する問題を生じさせたに違いない。

限られた資源の分配にもとづく使い捨て体細胞理論

ここで，不死の生殖細胞系列を支えるために進化の過程の中で体細胞は死すべき存在となった，というアウグスト・ヴァイスマンの理論を思い出そう。1980年代の初頭になってはじめて，科学者たちはヴァイスマンの理論を取り上げ，体細胞と生殖細胞の間のトレードオフの仕組みを説明するために仮説を立てた。最初にトーマス・カークウッド（Thomas Kirkwood）によってつくられたこの仮説は，**使い捨て体細胞理論**（disposable soma theory）として知られ

ている。

　使い捨て体細胞理論は，すべての環境は有限の資源しかなく，生物はそれらの資源を求めて競争しているという進化原理にもとづいている。得られる資源の利用において最も効率的な生物が生き残る一方で，非効率な生物は死滅する。例えば，**原生動物**(protozoa，単細胞生物)が**後生動物**(metazoa，多細胞生物)へと進化しはじめた頃を想像してみよう。これは，後生動物の種類において大きな多様性が生じた時期であった。食糧などの限られた資源が使いつくされたときには，選択圧がより強烈になる。最も効率的に資源を利用した後生動物の種が生き残り，その遺伝物質をつぎの世代に伝えたのであろう。

　であるならば，資源を最も効率的に使用するとは何を意味するのであろうか？　使い捨て体細胞理論が示唆することは，種の存続に関与する細胞，すなわち生殖細胞系列に，資源の利用において最も高い優先度を与えることである。これを支持する体細胞は，繁殖時に生殖細胞系列の生存を支えるという，そのおもな任務を遂行するための資源だけを必要とする。つまり，体細胞は生殖が達成された後に廃棄される可能性がある。

　しかし，どこで，どのようにそれらの資源が費やされているのだろうか？　明らかに，エネルギーの観点からいえば，配偶子の産生コストは，肝細胞などの産生コストよりも高くない。むしろ，使い捨て体細胞理論は，初期の後生動物が生殖細胞系列におけるDNAの修復機構を維持するために，利用可能な資源を優先的に使用していたことを予測している。この可能性は，DNA配列が正しいことを保証するために多くのエネルギーを必要とするという最近の観察結果から示唆されている。それゆえに，生殖細胞のDNAの正確性と体細胞のある機能のどちらかを選ぶか，生物はそのような「進化的な選択」をしなければならなかったと仮定すると，生殖細胞のDNAを維持することこそが，種の存続のための最良の選択だったのだろう。

　拮抗的多面発現とは異なり，使い捨て体細胞理論は実験的に検証されていない。むしろ，使い捨て体細胞理論は，すでに確立された一般的な進化論によく適合すると報告されているので，理論的に可能であるとされている。特に，この理論は，ジョン・メイナード-スミス(John Maynard Smith)の最適性理論の特殊な場合とみなすことができる。**最適性理論**(optimality theory)は，個体は局所的な環境に応じて行動に関連するコストを最小化するように，その行動を最適化すると予測している。

　最適性理論は，捕食にさらされる卵を産む動物種において示すことができる。これらの種にとっての問題は，環境が許容するよりも過剰なエネルギーを生殖過程のために投資することなく，生き残り孵化する卵の数をいかに最大化するかにある。卵の数が少なすぎる場合には，卵がすべて捕食者によって失われることもありうる。逆に卵の数が多すぎる場合には，卵の産生を支えるための栄養が不十分となり，結果として卵の質が悪くなることがありうる。個体は，その子孫の生存を最適化するために，妥協しなければならない。

　老化に関しては，生物は進化のある時点で，どれだけのエネルギーを繁殖に費やすべきか，あるいはどれだけのエネルギーを体細胞の維持に費やすべきかについて「決断を下す」必要があった。つぎの世代へゲノムを正確に伝達するためにあまりに多くのエネルギーを振り向けすぎると，体細胞を維持するために

十分なエネルギーを確保することができない。生物は，十分に長く生きなければ，繁殖に成功しない。あまりにも多くのエネルギーが体細胞の維持に注入され，個体が永遠の生命をもつならば，ゲノムの正確性が犠牲となり，最終的には種の絶滅を引き起こすであろう。使い捨て体細胞理論によれば，生物は配偶子のDNAに高い正確性を確保しつつ，一方で残りの資源を体細胞の維持に振り向けるというように，資源を最適化するだろうと予測される。後生殖期のある時点で，外因性の老化によって体細胞の損傷が発生することになる。体細胞は機能を修復するために必要な資源を保持していないので，その結果として老化が生じる。

本章の要点

- アウグスト・ヴァイスマンは，体細胞が長く生きるのは，生殖年齢に達するまで生存し続けることを確実にする必要性のためだけであると示唆した。その使命が達成されれば，体細胞はそれ以上は必要とされない。そして，その結果として老化が生じる。
- ヴァイスマンは老化の有害な影響は繁殖の開始後に発生するので，老化は選択圧に関して中立的であると信じていた。つまり彼は，老化が適応度を増大させたり，減少させたりすることはないと考えた。
- 集団遺伝学は，集団の増大に影響を与える2つの基本原理を定義している。(1)内的自然増加率 r，(2)集団の環境収容力 K。
- r および K の値は，集団の増加を説明するためにフェルフルスト-パール ロジスティック方程式 $\frac{dN}{dt} = rN\frac{K-N}{K}$ に使用されている。
- 多くの種において K 因子は変化しうる。K の値が変わりうる集団において，年齢構造解析は集団の増大とその適応度への影響を決定するために使用される。
- ロジスティック方程式と年齢構造解析によって，その種の適応度は集団の成長(繁殖)の速度が最大となる時期に最大となることが示されている。これは生殖年齢に達するまで生き残るために重要な形質を伝えるアレルが，長寿あるいは老化に影響を与えるアレルよりも，優先的に選択されることを意味する。
- サー・ピーター・メダワーは，自然選択の力は年齢とともに低下することを示した。
- 遺伝的浮動によって，自然選択の力に対して中立な遺伝子が集団の中に固定される。これは減数分裂におけるアレルのランダムな分配の結果である。メダワーは，遺伝的浮動が働くことによって老化遺伝子が選択されうることを示唆した。
- W. D. ハミルトンは，死亡率に対する自然選択の力 s_x と彼が呼んだ値を用いて，長寿の進化理論のための数学的基礎を確立した。彼は，個体に全体的な長寿をもたらした遺伝子は，生殖年齢まで生き残るために選択された遺伝子に関連しているはずだと示唆した。
- 研究室での実験の結果は，フィッシャー，メダワー，ハミルトンの数学的

予測ならびに思考実験にもとづく予測を支持し，内因性および外因性の老化速度がともに生殖の時期に関連しており，翻ってこれが寿命の長さを決定しているという結論を導いた。

- G. C. ウィリアムズの拮抗的多面発現の理論によると，若年期の適応度において有利となる遺伝子は，それが老化期に不利となるとしても，選択されると予測される。
- T. B. カークウッドの使い捨て体細胞理論は，すべての環境には有限の資源しかなく，生物はそれらの資源を求めて競争しているという進化の原理にもとづいている。最も効率的に資源を利用できる生物が生き残るのである。

考察のための設問

Q3.1 アウグスト・ヴァイスマンは，体細胞および生殖細胞との間の分離の原理を提案した。彼はまた，老化が非適応的な形質であることを示唆した。これら2つの原理が，老化と長寿の進化に関する現在の思考の理論的基礎を確立する理由について論じよ。

Q3.2 図3.14に示す集団分布の2つのグラフを検討せよ。図3.14Aは細胞のロジスティック成長を示しており，図3.14Bは繁殖期3において産卵が開始されるアヒル集団における集団分布を示している。適応度の観点から，これらのデータが示している長寿と老化の進化における重要な基本的な原理を議論せよ。

Q3.3 フィッシャーによって提案された繁殖値について，メダワーとハミル

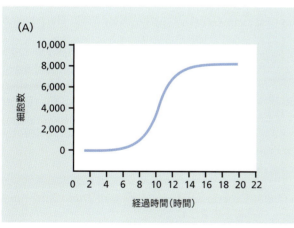
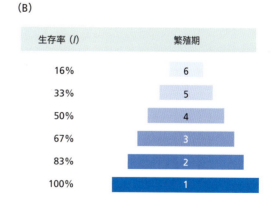

図 3.14

トンによる，進化に関する予測における重要性を議論せよ。

Q3.4 なぜメダワーは試験管の例によって，自然選択の力が年齢とともに低下するという重要な原則を確立できたのか，その理由を説明せよ。

Q3.5 遺伝的浮動の基礎的な過程と，どのように遺伝的浮動が老化と寿命に影響を与えるかを論じよ。

Q3.6 死亡率に対する自然選択の力が繁殖開始前に，常に最大となる理由を

説明せよ。生殖年齢までの生存のために選択された遺伝子と，長寿の遺伝的基礎との間の関係を示すために，死亡率に対する自然選択の力を利用することができる理由を説明せよ。

Q3.7 老化の本質的な速度が繁殖の時期に関連しているかどうかを実験的に検証するために使用された，人為選択の方法について論じよ。

Q3.8 G. C. ウィリアムズは「自然選択がしばしば若年における活力を最大化し，老化後の活力を犠牲にする。それによって活力の減退が起こる」と洞察した。ウィリアムズが推測している，老化の進化論を説明せよ。

Q3.9 老化の使い捨て体細胞理論の観点から，つぎの記述について説明せよ。「生殖細胞系列が不死となる代償は，体細胞が死すべき存在となることである」

Q3.10 長寿と老化に関連する進化についてのわれわれの最新の知識をみていくと，生物学的現象に関する真理を模索したときに，科学者がどのように先駆者に信頼をよせたかがわかる。チャールズ・ダーウィンから始まる，長寿や老化の進化に関する，われわれの最新の理解につながった重要な概念に関連する，主要な出来事と人々に関する時系列を簡潔に記述せよ。

参考文献

寿命と老化についての進化理論の基本的概念

Darwin C (1958 [1859]) On the Origin of Species, p 495. New York: Signet Classic.

Dawkins R (1989) The Selfish Gene, p 352. Oxford: Oxford University Press.

Fisher RA (1930) The Genetical Theory of Natural Selection, p 272. Oxford: Clarendon Press.

Haldane JBS (1942) New Paths in Genetics, p 206. New York: Harper and Brothers.

Hawkes K (2004) Human longevity: the grandmother effect. *Nature* 428:128-129.

Lahdenpera M, Lummaa V, Helle S, et al. (2004) Fitness benefits of prolonged post-reproductive lifespan in women. *Nature* 428:178-181.

Lotka AJ (1956) Elements of Mathematical Biology, p 465. Mineola, NY : Dover Publications.

Weismann A (1891) Essays upon Heredity and Kindred Biological Problems, p 471. Oxford: Clarendon Press.

進化と寿命

Burke MK & Rose MR (2009) Experimental evolution with *Drosophila*. *Am J Physiol Regul Integr Comp Physiol* 296: R1847-1854.

Charlesworth B (1970) Selection in populations with overlapping generations: I. The use of Malthusian parameters in population genetics. *Theor Popul Biol* 1:352-370.

Hamilton WD (1966) The moulding of senescence by natural selection. *J Theor Biol* 12:12-45.

Medawar PB (1952) An Unsolved Problem of Biology, p 24. London: H.K. Lewis and Company.

Reznick DN, Bryant MJ, Roff D, et al. (2004) Effect of extrinsic mortality on the evolution of senescence in guppies. *Nature* 413:1095-1099.

長寿の進化モデルを検証する

Stearns SC, Ackermann M, Doebeli M & Kaiser M (2000) Experimental evolution of aging, growth, and reproduction in fruitflies. *Proc Natl Acad Sci USA* 97:3309-3313.

進化と老化

Kirkwood TB (1977) Evolution of ageing. *Nature* 270: 301-304.

Kirkwood TB (2002) Evolution of ageing. *Mech Ageing Dev* 123:737-745.

Kirkwood TB & Holliday R (1979) The evolution of ageing and longevity. *Proc R Soc Lond B Biol Sci* 205:531-546.

Partridge L & Barton NH (1993) Optimality, mutation and the evolution of ageing. *Nature* 362:305-311.

Rose MR (1984) Laboratory evolution of postponed senescence in *Drosophila melanogaster. Evolution* 38:1004-1010.

Rose MR (1991) Evolutionary Biology of Aging. Oxford: Oxford University Press.

Rose MR, Burke MK, Shahrestani P & Mueller LD (2008) Evolution of ageing since Darwin. *J Genet* 87: 363-371.

Rose M & Charlesworth B (1980) A test of evolutionary theories of senescence. *Nature* 287:141-142.

Williams GC (1957) Pleiotropy, natural selection and the evolution of senescence. *Evolution* 11:398-411.

細胞の老化

「すべての老人の内側には，何が起こったのかわからず首を傾げる若かりし自分がいる」

ジェニファー・ヤーネ，芸術家（1854～1900）

細胞は生命の基本構成単位である．あらゆる生物はたった1つの細胞に由来している．この惑星で最も複雑な生命の1つであるあなた自身も，母親からつくられた卵子が精子と受精した後に，ただ1つの細胞として生を受けた．そして体をつくるすべての細胞も，このたった1つの受精卵から生じたものなのである．細胞機能の研究，すなわち細胞生物学からは，生命の起源や生命活動を維持する仕組みについての基本的概念を得ることができる．細胞を調べることにより，われわれがどのように，そしてなぜ老いてしまうのかという疑問に対する答えをみつけられるであろう．

本章では，細胞レベルでの老化現象について考察を行う．特に，生体機能の低下を引き起こし，個体の寿命を決定する細胞の老化が，どのように起こると考えられるのかをみていく．最初に，細胞の老化に関連する，一般的な細胞生物学の概念について簡単に説明する．

4章

本章の内容

- 細胞周期と細胞分裂
- 細胞周期の制御
- 複製老化
- 細胞老化の原因：損傷した生体分子の蓄積
- 酸化ストレスと細胞の老化
- テロメア短縮と複製老化

細胞周期と細胞分裂

真核細胞は，細胞周期と呼ばれる秩序をもった一連の反応を通じて複製と分裂を行う．本項では細胞周期の基本について概説し，次項においては細胞周期の調節を行うさまざまなメカニズムについて解説する．

細胞周期は4つの期間ともう1つの期間で構成される

図4.1に示されるように，真核生物の細胞周期は，**G_1期**（G_1 phase，ギャップ1期），**S期**（synthesis phase，合成期），**G_2期**（G_2 phase，ギャップ2期），**M期**（M phase）の4つの明確な期間によって構成される．さらにこれらに加え，**G_0期**（G_0 phase）と呼ばれる細胞周期から離脱した状態が存在する．G_1，G_2期はまとめて**間期**（interphase）とも呼ばれる．

G_1期の間に細胞は，染色体の複製に必要な酵素やその他のタンパク質を蓄え，DNA合成の準備を行う．またG_1期は細胞がDNA複製に適した状況にあるかを判断するチェックポイントとしても機能する．S期は，DNA合成が行われる期間を指す．G_2期はG_1期と同様に，つぎの期間に移行するためのタ

図 4.1 細胞周期

細胞周期は G_1 期, G_2 期(これらはまとめて間期と呼ばれる), S 期および M 期の 4 つの期間からなる。G_0 期では, 細胞が細胞周期から離脱した状態にある。

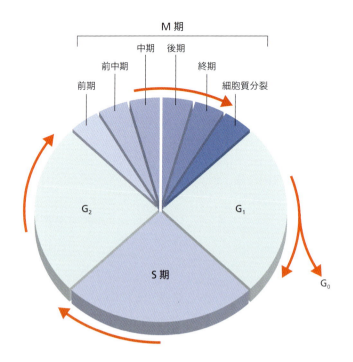

ンパク質を準備する時期である。この場合, つぎの期間とは**細胞分裂**(mitosis)を指し, G_2 期ではこの期に移行すべきかどうかが決定される。M 期は細胞が 2 つに分裂する, 細胞周期の最後の期間である。G_0 期にある細胞は, 代謝は活発であるが細胞分裂周期からは離脱している。

DNA の複製は S 期に起こる

DNA は, 細胞が分裂する前に複製されなければならない。複製反応は, 細胞が S 期にある間に起こる。真核生物の DNA 塩基対は, 染色体中で長い直鎖状の二重らせん構造をとっている。二重らせん構造は, 単独では弱いがまとまると強い力をもつ水素結合によって保持されている。したがって, DNA 複製時に二重らせん構造をほどくには, 大量のエネルギーが必要となる。そのエネルギー量は, 1 回の酵素反応では賄いきれない。そのため真核細胞は, 二重らせんをほどく過程を, **複製起点**(replication origin; 図 4.2)と呼ばれる何千にも及ぶ場所から個別に反応を開始することにより, このエネルギー問題を回避している。複製起点は, A-T 塩基対を多く含む領域である場合が多い(A-T 対の結合は G-C 対の結合よりも弱い)。

二本鎖 DNA 上の複製起点には, **複製起点認識複合体**(origin recognition complex: ORC)と呼ばれる専門のタンパク質複合体がリクルートされる。ORC の二本鎖 DNA への結合は, G_1 期が終了し S 期が始まる合図となる。ORC 中に含まれるタンパク質がリン酸化されると複合体が分離し, 複製起点から DNA 鎖が解離しはじめ, DNA 複製の準備が整う。

細胞分裂は M 期に起こる

G_2 期に細胞分裂を制御するタンパク質が適切なシグナルを受けると, 細胞は M 期に移行して 2 つの新しい細胞を生み出すための準備が整う。M 期は 6 つの段階に分類することができる(図 4.3)。最初の 5 段階は, 古くから**有糸分**

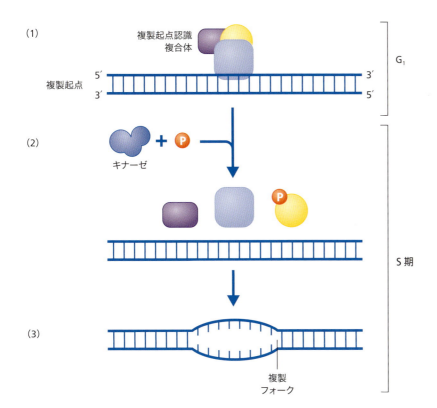

図 4.2　S 期における DNA 複製への準備
(1) G_1 期に複製起点認識複合体（ORC）が二本鎖 DNA 上にある複製起点に結合する。(2) ORC タンパク質がキナーゼによってリン酸化され，その結果複合体が分離し，DNA 鎖が解離しはじめる。(3) DNA 鎖の解離により，複製起点で複製フォークが形成される。

裂（mitosis）として知られている。最終段階である**細胞質分裂**（cytokinesis）は，1 つの細胞が 2 つになる期間である。有糸分裂の最初の段階である**前期**（prophase）では，**中心体**（centrosome）が分裂して**紡錘極**（spindle pole）を形成し，それぞれが核膜の反対側へと分離する。2 つの中心体の分離とともに，さまざまな方向に対して**紡錘体**（mitotic spindle）が形成される。この間に，**コンデンシン**（condensin）と呼ばれるタンパク質複合体が染色体の凝集を開始させる。有糸分裂のつぎの段階である**前中期**（prometaphase）においては，核膜が崩壊し，紡錘体が**姉妹染色分体**（sister chromatid）に結合する。

　前期と前中期において，染色体を分配するために姉妹染色分体がつくられる。**中期**（metaphase）において，染色分体が 2 つの紡錘極の中間地点である赤道面に整列することにより，最終的に染色体分配の準備が完了する。このとき同時に，紡錘極は綱引きをするように姉妹染色分体を自分に向けて引っ張り合う。染色体の分配は**後期**（anaphase）において，**後期促進複合体**（anaphase-promoting complex：APC）が，姉妹染色分体をつなぎとめているタンパク質コヒーシンを分解する酵素を解放することにより始まる。コヒーシンによる連結が壊れて染色分体が分離し，新たな 2 組の染色体が紡錘極に向けて移動しはじめる。つぎの段階の**終期**（telophase）では，新たな染色体の周囲に核膜が形成され，それが拡張する。染色体が脱凝縮し，核および細胞質タンパク質の遺伝子の転写が始まる。

　最終段階である細胞質分裂は，分裂する細胞の中心に**アクチン**（actin）と**ミオシン**（myosin，それぞれ骨格筋にも存在する収縮を起こすタンパク質）からなる収縮環が形成されることにより始まる。収縮環は紡錘体に対し垂直に溝を形成する。アクチンとミオシンは強い力を発生させ，これが溝をつまむように

図 4.3　M 期における 6 つの段階

(1)前期：2 つの中心体が分離し，紡錘体が形成されはじめる。(2)前中期：核膜が崩壊しはじめ，紡錘体が動原体に結合する。(3)中期：姉妹染色分体が紡錘体の赤道面に整列し，紡錘体の収縮が始まる。(4)後期：姉妹染色分体が分離することにより新たに 2 組の娘染色体がつくられ，分裂極が離れる。(5)終期：細胞の中心に収縮環が形成される。新たにつくられた 2 組の娘染色体の周囲に核膜ができる。(6)細胞質分裂：収縮環がくびり切るように働き，2 つの新たな娘細胞が生まれる。

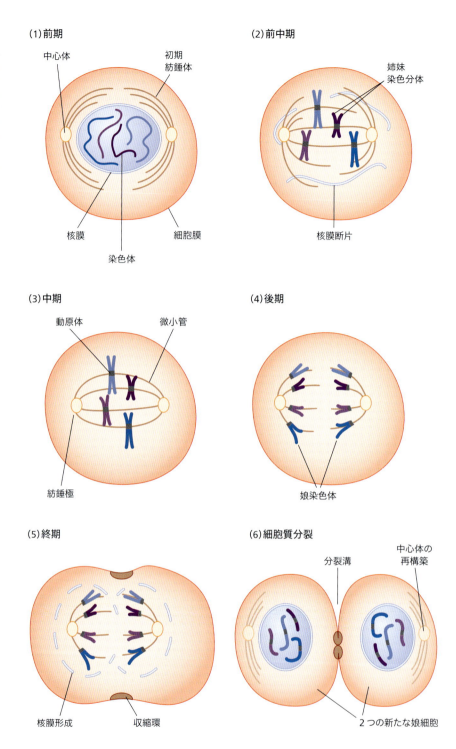

作用し，細胞を 2 つに分離させる。新たに生み出された細胞は，それぞれが完全な染色体と細胞小器官を保持している。

細胞周期の制御

　生物にとって，DNA の複製と適切な細胞分裂は最も重要である。どちらか一方でも不正確に行われると，細胞の機能が変化し，場合によってはがんなどの疾患を引き起こすこともある。真核生物の細胞は，正確な DNA の複製を担

保するために，複雑な制御システムを発達させた。これらの中には，つぎの段階へと移行すべきかどうかを判断するさまざまな「チェックポイント」と呼ばれるものが含まれる。制御機構が正確に作用し，DNA 中に何らかのエラーを検出すると，染色体の形成や細胞分裂は DNA 中のエラーを修復するまで停止する。このようなチェックポイントの作用により生じる DNA 複製の一時停止は，**分子ブレーキ**(molecular brake)と呼ばれることもある。

本項では，細胞周期制御機構の分子メカニズムについて概説する。この制御機構について，細胞周期を開始させる細胞外シグナルから，細胞質分裂により娘細胞に分かれるまで，順を追って解説を行う。

DNA 複製は S サイクリンとサイクリン依存性キナーゼにより開始される

DNA 複製は，**サイクリン**(cyclin)と呼ばれる核タンパク質が発現することにより始まる。成長ホルモンのような細胞外からの細胞分裂シグナルは，核内の細胞分裂シグナルタンパク質の発現を誘導することにより細胞周期を開始させる。核内の細胞分裂シグナルタンパク質の種類はさまざまであり，細胞外からの細胞分裂シグナルの種類に依存する。すなわち，シグナルに依存してさまざまなタイプの S サイクリンが発現することになる。核内の細胞分裂シグナルタンパク質は，遺伝子のスイッチをオンにする DNA 領域である**プロモーター領域**(promoter region)に結合し，S サイクリンの発現を誘導する(図 4.4)。S

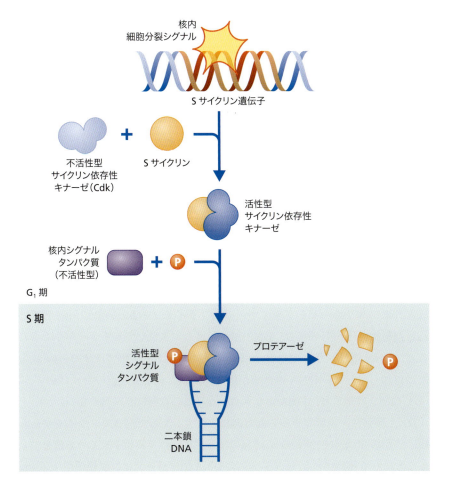

図 4.4 サイクリンにより DNA 複製が開始される

細胞外の細胞分裂シグナルは，細胞に伝達されると，S サイクリンの発現を誘導する核内細胞分裂シグナルを活性化する。S サイクリンがサイクリン依存性キナーゼ(Cdk)に結合することで，このキナーゼが活性化し，他のタンパク質をリン酸化して，S 期への移行と DNA 複製が開始される。いったん DNA 複製が始まると，S サイクリンは分解され，Cdk タンパク質は不活性化する。

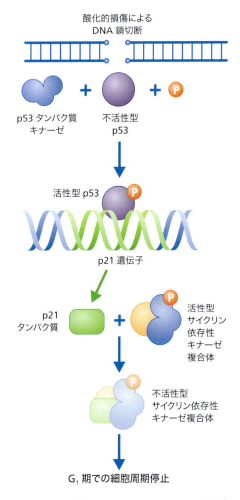

図 4.5　G₁ 期における p53 チェックポイント

スーパーオキシドラジカル（・O_2^-）などにより受けた DNA の損傷が感知されると，修復機構が p53 をリン酸化するキナーゼを活性化する。リン酸化された p53 タンパク質は p21 遺伝子の発現制御領域に結合し，p21 タンパク質の発現を誘導する。そして，p21 タンパク質はサイクリン-Cdk 複合体に結合して酵素活性を阻害し，細胞周期を一時的に G₁ 期で停止させる。DNA が修復されると，プロテアーゼが p21 タンパク質を分解し，細胞は S 期へと移行する。

サイクリンは，**サイクリン依存性キナーゼ**(cyclin-dependent kinase：Cdk)と呼ばれる，常に核内にあるリン酸化酵素に結合する。サイクリン-Cdk 複合体は，核を S 期に移行させて DNA 複製を開始させるシグナルをだす別のタンパク質をリン酸化する。タンパク質のリン酸化は，真核生物の細胞内シグナル伝達において，よく用いられる手段である。次章で解説するが，このようなシグナル伝達は，線虫において生殖と個体の寿命を関連づける最初の生化学的機構として発見された。

　細胞がいったん S 期に入って DNA 複製が行われると，ユビキチンリガーゼと呼ばれる細胞内酵素の発現が誘導される。ユビキチン化により，Cdk に結合したサイクリンは解離・分解される。この最後の過程により，細胞周期あたり 1 回しか DNA が複製されないことが保証される。

p53 経路は G₁ 期から S 期への移行時に DNA の複製を阻害する

　細胞周期の他の時期と同様に，S 期にも DNA が正確にコピーされるためのチェックポイントが存在する。このようなチェックポイントの 1 つに，損傷を受けた DNA がコピーされるのを防ぐ **p53 経路**(p53 pathway)がある。例えば，DNA の一部がフリーラジカル（フリーラジカルについては本章で後述する）の攻撃により損傷を受けたとする。すると，DNA 修復機構が損傷を感知してその部分の修復を開始し，p53 タンパク質をリン酸化するタンパク質キナーゼを活性化する。p53 は活性化すると，p21 と呼ばれる別の遺伝子のプロモーター領域に結合する。p21 タンパク質はサイクリン-Cdk 複合体を不活性化し，一時的に細胞周期を停止させる（図 4.5）。修復が完了すると，サイクリン-Cdk 複合体から p21 を解離させる働きをもつプロテアーゼが活性化され，細胞周期が S 期へと移行する。p53 経路は，テロメア短縮に作用して細胞老化を起こす働きがあると考えられている（後述）。

DNA 複製には多くのタンパク質が関与している

　DNA に異常がないことが確認されてサイクリン-Cdk 複合体が活性化されると，DNA の複製が始まる。DNA 複製装置には，染色体を複製するために特定の順序で機能する多種のタンパク質が含まれている（図 4.6A）。そのようなタンパク質の 1 つである**ヘリカーゼ**(helicase)は，ATP の加水分解により生じたエネルギーを使用して DNA を一本鎖へと解離させ，合成の際に鋳型として利用できるようにする。解離した DNA 鎖は，再び結合しないように一本鎖 DNA 結合タンパク質によって保持される。DNA 合成を開始するのに必要な短い RNA 配列は，別のタンパク質である**プライマーゼ**(primase)によって合成される。ヘリカーゼとプライマーゼは**プライモソーム**(primosome)と呼ばれる複製複合体を形成する。DNA 鎖が解離して RNA プライマーがつくられると，DNA **ポリメラーゼ**(polymerase)がヌクレオチドをプライマーの 3′ 末端に付加し，新しい DNA の合成が始まる。新しい DNA 鎖の合成は必ず 5′→3′ の向きに起こり，DNA ポリメラーゼはこの方向にしか動かない。

　DNA 複製は，複製起点から両方向に進行する。したがってプライモソームは，5′ から 3′ 方向と 3′ から 5′ 方向の両方向に向けて鋳型 DNA 一本鎖をつくることになる（図4.6）。5′ から 3′ 方向の DNA 鎖は**リーディング鎖鋳型**(leading

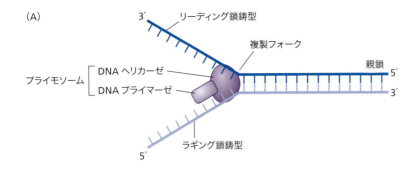
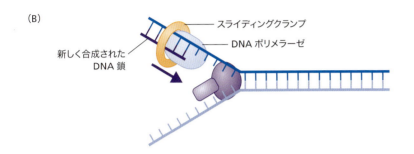
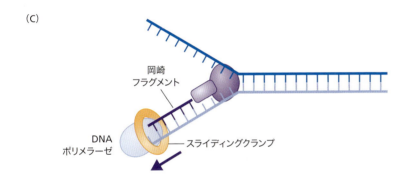

図 4.6　DNA 複製

(A)ヘリカーゼが DNA の二重らせんをほどき，一本鎖にする。DNA プライマーゼが複製を開始するのに必要な RNA プライマーをつくる。(B) リーディング鎖鋳型上では，DNA ポリメラーゼは 5′ から 3′ 方向に新しい DNA 鎖を合成するため，合成を開始するためのプライマーは 1 度しか必要とされない。(C) ラギング鎖では，DNA ポリメラーゼは後退し，岡崎フラグメントと呼ばれる短い DNA 断片を合成する。岡崎フラグメントを「返し縫い」することにより，新しい DNA 鎖の合成が完了する。DNA ポリメラーゼはスライディングクランプ(sliding clamp)によって親鎖上につなぎとめられるので，鋳型に沿って動くことができる。

strand template)，3′ から 5′ 方向は**ラギング鎖鋳型**(lagging strand template)と呼ばれる。DNA ポリメラーゼは伸長中の DNA の 3′ 末端にのみヌクレオチドを付加することができるため（鋳型上を 5′ から 3′ 方向に動いているため），リーディング鎖鋳型から新しい**リーディング鎖**(leading strand)を合成するのは比較的単純である。では DNA ポリメラーゼは，鋳型上で 3′ から 5′ 方向に向けてどのように新しい DNA 鎖をつくるのだろうか？　この問題は複製装置がラギング鎖鋳型の上を逆走し，5′ → 3′ 方向に**ラギング鎖**(lagging strand)を合成することにより解決されている。DNA ポリメラーゼが後ろ向きに動くごとに，**岡崎フラグメント**(Okazaki fragment)と呼ばれる短い DNA 断片ができる（図 4.6C）。ラギング鎖の合成では，RNA によるプライマー合成が何度も必要となる。岡崎フラグメントは最終的に **DNA リガーゼ**(DNA ligase)によって連結され，1 本の連続した DNA 鎖になる。

染色体分配の制御にはコヒーシンとコンデンシンが関与する

　S 期の終わりには，2 つの新しい染色体が**コヒーシン**(cohesin)と呼ばれるタンパク質によって強く結合し，姉妹染色分体と呼ばれる構造をつくる（**図 4.7**）。しかし姉妹染色分体は巨大であまり組織化されていないため，効率よく

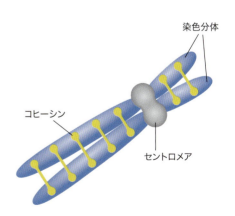

図 4.7　S 期の終わりにみられる姉妹染色分体

セントロメアにより 2 つの姉妹染色分体がつなぎとめられている。コヒーシンも染色分体をつなぎとめる役目をもつ。

染色体を分配することができない状態である。**コンデンシン**と呼ばれるタンパク質複合体が G_2 期の間に形成され，M 期において染色分体サイズを縮小するのに使われ，染色体の分配を手助けする。セントロメアは，染色体の適切な分配に重要な役割をもつ別の複合体である。セントロメアは 2 つの染色分体を保持するとともに，動原体と呼ばれる構造がつくられて紡錘体とつながる場所でもある。

最後の細胞周期チェックポイントは分裂中期から後期への移行時にある

G_2 期から M 期への移行は，サイクリン-Cdk 複合体により制御される。この過程は図 4.4 に示したものと同様であるが，S サイクリンではなく M サイクリンが代わりに発現する。この細胞周期制御ポイントを通過すると M 期が始まり，分裂中期・後期移行時に細胞周期における最後の制御ステップに入る。サイクリン-Cdk 複合体がリン酸化・脱リン酸化による調節を行うのに対し，分裂中期・後期移行は**タンパク質分解**(proteolytic process)による調節が行われる。この過程で主として働くのが，**ユビキチンリガーゼ**(ubiquitin ligase)ファミリーの酵素である**後期促進複合体**(anaphase-promoting complex：APC)である。ユビキチンリガーゼファミリーの酵素の多くは，正確にフォールディングされなかったタンパク質を分解する反応に関与している。第 9 章で述べるように，ユビキチンリガーゼはアルツハイマー病やパーキンソン病の進行にきわめて重要な役割をもつ可能性がある。

APC は，**セキュリン**(securin)と呼ばれるタンパク質を分解へと導く。セキュリンは，姉妹染色分体分配を制御するセパレースに結合して，中期でのプロテアーゼによる姉妹染色分体の分離を防いでいる。セキュリンをセパレースから取り除くことにより，細胞内のプロテアーゼが働き，姉妹染色分体の分離が起こる。つぎに紡錘体が中心体に向かって収縮しはじめ，分離したそれぞれの染色分体が逆方向に移動しはじめる。また，APC はこの時期においても，残っているサイクリンを分解へと導くことにより，1 細胞周期あたり 1 度しか DNA 複製が起こらないようにしている。細胞周期はその後は妨げられることなく進行し，終期と細胞質分裂を経てまったく同じ細胞が 2 つ新しく生まれる。

正常な細胞は細胞周期を離脱し G_0 期に入ることができる

多細胞生物においては，細胞が**マイトジェン**(mitogen)と総称される物質を介して細胞外シグナルを受けることにより，細胞周期がスタートする。マイトジェンは，ホルモンや神経ペプチド，ステロイドなどさまざまな形で存在し，解剖学的に標的から離れた部位で生じたり，近接した細胞から分泌されたりする。細胞が適切な時期に細胞分裂シグナルを受けなかった場合，細胞周期の制御機構が取り壊され，細胞は G_0 期と呼ばれる G_1 期が変化した状態に入る。G_0 期に入ることにより，細胞はエネルギーを細胞分裂に割くことなく生理機能を発揮することができる。ヒト腸管細胞(3～4 日で入れ替わる)で観察されるように，G_0 期・G_1 期間は迅速かつ断続的に移行可能であるのに対し，他の細胞種ではほとんどが G_0 期にあり，まれにしか分裂しない(肝細胞は 1 年に 1 回程度しか分裂しない)。常に分裂中の細胞(fully mitotic cell)の種類は分裂終

表 4.1 分裂細胞，準分裂細胞，分裂終了細胞の例

分裂細胞(fully mitotic cell)	準分裂細胞(semi-mitotic cell)	分裂終了細胞(post-mitotic cell)
線維芽細胞	肝細胞	心筋細胞
グリア細胞	視細胞	骨格筋細胞
角化細胞(ケラチノサイト)	毛包細胞	脳細胞
血管平滑筋細胞		
レンズ(水晶体)細胞		
内皮細胞		
リンパ球		
腸管細胞		
生殖細胞		
幹細胞		

了細胞(post-mitotic cell)の種類よりも多いが，絶対数に関しては恒久的に G_0 期に入っている細胞(つまり分裂終了細胞)のほうが多細胞生物では圧倒的に多い。

表 4.1 に，さまざまな長さの G_0 期をもつ細胞種について例を示す。常に分裂中の細胞は個体の一生を通じて分裂が可能である。準分裂細胞(semi-mitotic cell)はまれに分裂する。分裂終了細胞は成体では分裂をしない。G_1 期と G_0 期の間の移行を行うメカニズムはよく理解されていないが，細胞老化において重要な役目を担うと考えられている。

複製老化

細胞老化の理論では，変質した細胞機能が個体の老化を制御あるいは「推進」することが予測されている。個体老化は，生殖期間の後の段階的な機能低下を反映しているので，細胞分裂の減少そして最終的な喪失は，**複製老化**(replicative senescence)として知られる細胞の老化の特徴だと，一般的にみなされている。この項では，細胞は有限の寿命をもつのか，もしそうなら，個体全体の老化や寿命にどのような影響を与えるのかを考える。

ある失敗が細胞老化の発見を 50 年遅らせた

1912 年，アレクシス・カレル(Alexis Carrel)はニワトリの心臓の一部を取り出して容器に移し，ニワトリの血漿と，液状化されたニワトリ胚組織の混合物のうえにおいた。血漿は細胞が増えるのに必要なマトリックスを形成するタンパク質を含んでいた。液状化された胚組織は増殖に必要な栄養を供給したが，その液体に含まれる成分の詳細な性質はわかっていなかった。数日後，新しい細胞がそのニワトリ心臓片のうえに現れた。モントローズ・バローズ(Montrose Burrows)の助けのもと，カレルは動物の体外で正常細胞を増殖させるのに初めて成功した人となった。

さらに数日たつと，その培養細胞の増殖は遅くなり，そして止まった。液状化したニワトリ胚組織は使いつくされ，細胞が増えるための空間が不足していた。カレルは細胞を取り出し，新しい容器に入れ，新鮮なニワトリの胚組織と

血漿を追加した。前回と同じように，細胞は新しい培地の中で分裂し，その容器の容量の限界まで達した。1912年に開始されたこの細胞培養は1946年にカレルが死ぬまで続けられ，細胞は不死であるというドグマ(定説)につながった。しかしその後，カレルがニワトリ胚組織を液状化した方法では，完全には血清から生細胞を除けていないことがわかった。つまり，カレルの培養細胞は不死ではなく，単に栄養供給のたびに新しい細胞が追加されていたのである。それにもかかわらず，この体外で増殖される細胞は不死であるというドグマは広く受け入れられ，およそ50年もの間ほとんど疑われなかった。実際，培養細胞は不死であるという信念が強すぎて，他のことを示唆する証拠は技術的誤りの結果とみなされたり，例外なく人為的失敗だと考えられたりした。それゆえ，1961年にレオナルド・ヘイフリック(Leonard Hayflick)とポール・ムーアヘッド(Paul Moorhead)がフィラデルフィアのWistar研究所で行った，体外培養のヒト胚性線維芽細胞が数回の集団倍加の後に死ぬ，という発見を報告するのに慎重だったのも理解できるのである。

ヘイフリックとムーアヘッドの研究結果が細胞老化学をつくった

　ヘイフリックとムーアヘッドは，正常細胞が悪性のがん性腫瘍に形質転換する生化学的仕組みに興味をもっていた。彼らがヒト胚性線維芽細胞を使うこと(1961年には合法だった)を選択したのは，これらの細胞が，がんの進行の原因となるような，内在的な生物学的仕組みを悪化させるほどの環境への曝露をまだ受けていないだろうと考えたからである。彼らはカレルが行ったような，バラバラにした組織の一部のうえに，直接細胞を乗せて増殖させる方法は行わなかった。代わりに，胚性組織由来の細胞は，結合組織を消化する酵素**トリプシン**(trypsin)によってバラバラに分離され，培養フラスコの中の増殖培地のうえにおかれた(図4.8)。これらの細胞は，必要な栄養と細胞増殖因子を含んだ培地の中で培養された。

　この実験を2, 3カ月続け，ヘイフリックとムーアヘッドは，数回の集団倍加の後，細胞の一部はもはや分裂しないということを発見した。詳細な観察によって，継代培養した細胞は40〜60回の集団倍加の後に，分裂を終了するということが示された。その後の数年で，細胞の集団倍加の回数は有限であるということは，**ヘイフリック限界**(Hayflick limit)として知られるようになった。しかし，細胞は不死であるというドグマが生物学者たちの思考の中でとても根深かったので，当時の科学界はこの細胞の集団倍加が有限であるという，最初の実験的証拠を受け入れなかった。ヘイフリックとムーアヘッドはこの分野の専門家たちから，彼らの培養した細胞には染色体損傷があり，それによって細胞の死を招いており，この損傷は一方の性別のほうが大きいのではないかという批判を受けた。この批判に応えるために，ヘイフリックとムーアヘッドは，両方の性別とも染色体の構造が完全であるか，また性別が細胞の生存に影響を与えるかどうかをみた追加実験を行った。ヘイフリック自身の言葉によれば，彼らが行った実験はつぎのようなものである(図4.9)。

　　……われわれは，ヒトの女性(性染色体解析によって決定された)の10回継代した細胞(若い細胞)と，ヒトの男性の40回継代した細胞

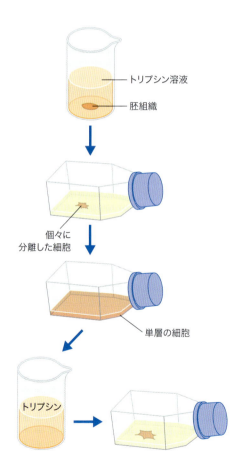

図4.8　培養細胞の寿命を決定するために使われた方法

トリプシン処理によって線維芽細胞を個々の細胞に分離する。その細胞を，無細胞ウシ胎児血清の入った培養フラスコに入れる。細胞がフラスコの培地全体を覆い，それ以上増殖する余地がなくなったら(コンフルエンス，または集密状態と呼ばれる)，細胞を再度トリプシン処理し，はがれた細胞の少量を前回と同じように播種する。分離された細胞が再度分裂し，播種された細胞数の2倍となることを1回の集団倍加と呼ぶ。

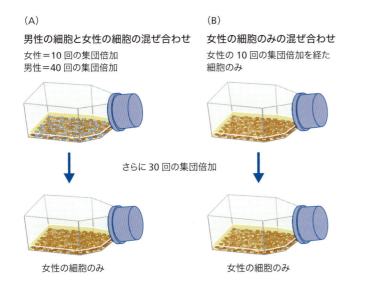

図 4.9 培養細胞が有限の寿命をもつかどうかを決定したヘイフリックとムーアヘッドの実験

ヘイフリックとムーアヘッドは 3 つの異なる培養細胞を検証した。(A)ヒト男性の 40 回の集団倍加を経た細胞(青)と、ヒト女性の 10 回の集団倍加を経た細胞(赤)を同数ずつ混合したもの。これを 30 回集団倍加させた後では、女性の細胞のみが分裂を続けた。(B)ヒト女性の 10 回の集団倍加を経た細胞を、さらに 30 回集団倍加させた。女性の細胞は 40 回の集団倍加の後でも分裂していた。(C) 40 回の集団倍加を経たヒトの男性の細胞。さらに 30 回の集団倍加の後、男性の生きた細胞は残っていなかった。

(老いた細胞)を、同数ずつ混合培養した。混合してない、それぞれの性別の細胞の継代も続けた。ここから約 30 回の継代培養の後、全 3 種類の培養細胞を観察した。混合培養した細胞は、すべて女性の細胞になっていた。混合培養の中にあった男性の細胞は、継代培養の最大数である 50 回に達して、数週間前に死んでいた。男性の細胞だけで培養したものは、混合培養した細胞を観察する数週間前に死んでいた。女性の細胞だけで培養したものは、混合培養した女性の細胞と同様に、まだまだ増殖した。(Hayflick & Moorhead 1961)

体外で培養された細胞が本当に有限な寿命をもつことに、疑問の余地はほとんどなかった。細胞が有限な寿命をもつという老化の進化論の予測は、少なくとも培養細胞については正しいことがわかった。これらの結果の重要性は、細胞の老化(現在では複製老化として認識されている)を研究する**細胞老化学**(cytogerontology)という新しい研究分野を生み出すほどであった。

培養細胞には 3 つの増殖段階がある

ヘイフリックとムーアヘッドの実験は細胞が不死ではないと証明しただけでなく、初めて培養細胞の寿命の特徴を明らかにした。一様な胚性細胞の一部からつくられた培養細胞は、**図 4.10** に示すような 3 つの異なる段階を経て増殖する。第 1 段階は、比較的遅い増殖の期間として特徴づけられ、これは細胞がドナーから分離され、初めて増殖培地で培養された直後に起こる。この遅い増殖は 2, 3 カ月程度続き、その間に最初の 10〜12 回くらいの集団倍加が起こる。第 1 段階はおそらく、細胞が新しい体外環境に適応する期間を反映している。第 1 段階の遅い増殖は、第 2 段階の速くて安定した増殖に移行し、さらに 8〜9 カ月間ほど(30〜40 回の集団倍加)細胞分裂が続く。第 2 段階の間に変異を導入することで、細胞の寿命を有限から無限へと変化させることも可能である。最後に培養細胞は第 3 段階に入る。この段階では細胞増殖率は低下し続け、細胞分裂の終了まで続く。ヘイフリックとムーアヘッドの最初の見解では、第 3 段階は細胞増殖の停止する約 12 カ月間で終了するとされて

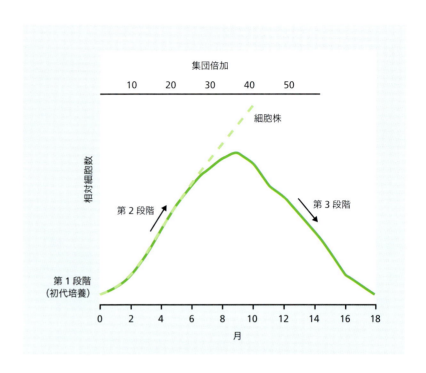

図 4.10　ヘイフリックとムーアヘッドによって最初に説明された細胞分裂する培養細胞の生活史
第 1 段階は初代培養から始まり，増殖と集団倍加の速度が遅いのが特徴である．第 2 段階の細胞は，集団倍加回数の最大数の約 75％を頂点に，急速に増殖する．第 2 段階の細胞は自発的に，または介入によって不死化し，細胞株になることができる．集団倍加時間の長期化と培養細胞の死は第 3 段階で起こる．(L. Hayflick and P.S. Moorhead, *Exp. Cell Res.* 25:585-621, 1961 より．Elsevier の許諾を得て掲載)

いた．その後の研究により，細胞の一部は複製を停止していても，さらに長い期間，生理的に生存することがわかった．

　4 週間経っても細胞が 2 倍にならないということが，培養細胞の複製寿命の終了を示す基準として広く受け入れられている．この定義は，集団内のすべての細胞が分裂する能力を失ったのではなく，単に大部分が失っただけであることを意味している．個体と同様，細胞も不均一に老化する．実際，老いた倍加しない細胞集団においても，多くの個別の細胞は分裂する能力を維持している（逆もまた正しく，若くまだ数回しか倍加していない細胞集団においても，分裂する能力をもたない細胞は存在する）．もし，4 週間で倍加しない細胞集団のフラスコから老化した細胞クローンを取り除けば，第 2 段階の複製の特徴をもつ新しい細胞集団を培養することも可能である．つまり，増殖寿命の終了に達したと定義される細胞集団も，分裂可能な個別の細胞を含んでいるかもしれないということである．実際，いくつかの細胞クローンから，もとの細胞集団と同じ増殖寿命をもつような細胞集団を形成させることができるだろう．ヒト集団の寿命の特徴ととてもよく似て，細胞集団は個別の老化速度や個別の寿命について，大きな多様性がある．

　種間の比較によって，培養細胞が集団倍加できる回数が種ごとに異なることが示唆されている（**表 4.2**）．加えて，細胞の集団倍加の回数は，個体の寿命と強く相関しているわけではないようだ．一般的な実験用マウスの寿命は平均 3 〜 4 年で，線維芽細胞は 15 回ほど倍加する．ヒトの最大寿命は 115 〜 120 年で，胎児の線維芽細胞は 45 〜 60 回ほど倍加する（**図 4.11**）．しかし，ニワトリの最大寿命は 6 〜 10 年だが，細胞の集団倍加の回数は，寿命の短いマウスより，むしろ寿命の長いヒトに近い．

　すべての細胞種で，細胞の集団倍加の回数が有限というわけではない．いくつかのマウス組織からとられた線維芽細胞は，第 2 段階の増殖のまま無限に

表 4.2　いくつかの生物種における胎生期線維芽細胞の集団倍加の回数と最長寿命

生物種	集団倍加の回数	生物種の最長寿命（年）
コウモリ	16〜29	3〜10
ニワトリ	35〜40	6〜10
ウマ	30〜40	35〜40
ヒト	45〜60	115〜120
マウス	12〜15	4〜5
ウサギ	21〜27	10〜15

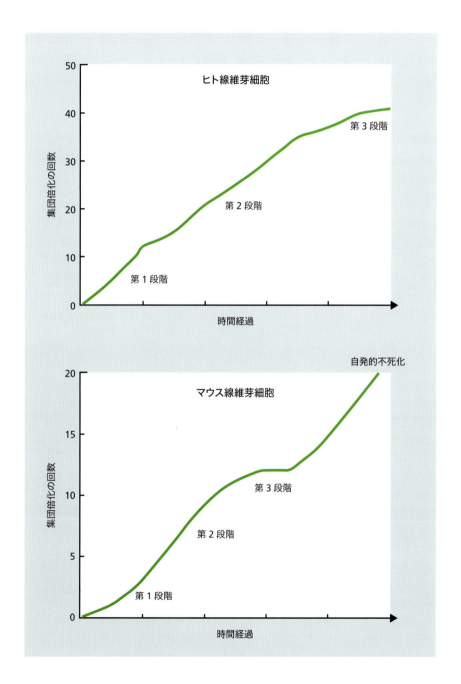

図 4.11　ヒトとマウスの胎生期線維芽細胞の倍加時間の模式図

培養ヒト線維芽細胞は最大 45〜50 回の倍加をする。一方，マウス線維芽細胞の細胞分裂の速度は 15〜20 回の倍加の後に遅くなり，細胞はしばしば自発的に不死化する。

集団倍加する。これは自発的な不死化という過程として知られる。霊長類や鳥類の細胞が，培養中に自発的に不死化することはまれだが，ゲノムを操作する

ことで不死化させることができる。例えば，ヒトまたは他の霊長類の線維芽細胞に対して，シミアンウイルス40(simian virus 40：SV40)T抗原遺伝子を用いてトランスフェクション(ある生物種の細胞由来またはウイルス由来のDNAを，別の種の細胞に導入すること)を行うと，細胞集団の不死化が引き起こされる。BOX 4.1で議論するように，がん細胞も無限回の集団倍加を起こす。不死化した細胞は**細胞株**(cell line)と呼ばれ，複製の容易さや均一な遺伝的性質のため，生物学では幅広く利用されている。

老化細胞はさまざまな共通の特徴をもつ

複製の停止は，ヘイフリック限界に近づいた継代培養後期の細胞にみられる主要な特徴であるが，その他のいくつかの特徴として，形態の変化，細胞機能の変化，細胞分裂の停止，免疫に関連した機能なども，老化した細胞集団に共通の特徴として観察される(表4.3)。老化細胞はしばしば巨大化し，核の肥大

BOX 4.1　ヘンリエッタ・ラックスの細胞：彼女のものか皆のものか？

近代の分子細胞生物学者によって開発された手法によって，さまざまな研究課題に対応した，不死化した細胞株がつくられた。遺伝子工学によってつくられたり，悪性腫瘍からとられたりした細胞株は，会社から購入したり，国によって運営される細胞株保存施設を通して手に入れることができる。しかし，こうした細胞株が存在しない時代があった。そして，1951年の冬にすべてが変わった。

34歳で5児の母であるヘンリエッタ・ラックス(Henrietta Lacks)は，悪性の子宮頸がんの放射線治療を始めるため，1951年2月9日にボルチモア病院にやってきた。医師が腫瘍をラジウムで覆う前に，病院の研修医のジョージ・ゲイ(George Gey)が少量の腫瘍の標本採取を依頼した。ゲイはがん細胞がどのように増殖するかに興味をもっており，他の種類の腫瘍からとった細胞集団では長期間の培養は実現できていなかった。ヘンリエッタ・ラックスの子宮頸がんの細胞は違っていた。培地に入れて数時間のうちに，この細胞は増殖を始めた。ゲイはすぐにこの細胞が無制限に培養できることに気づき，ヘンリエッタ・ラックスにちなんでHeLa(ヒーラ)と名づけたこの細胞を，他の科学者が二次培養するよう依頼した。実際，HeLa細胞こそ，ジョナス・ソーク(Jonas Salk)がポリオワクチンを人体で検証する前に試した細胞となったのである。

ヘンリエッタ・ラックスは1951年10月4日に亡くなったが，HeLa細胞は現在でも世界で最も幅広く使われている細胞であり，特定の科学的課題のための信頼できる手法を科学者に提供し続けている。しかし奇妙なことに，1975年まで，ヘンリエッタの夫のデイビッド・ラックス(David Lacks)やそのほかの家族は，HeLa細胞について知らなかった。おそらく，家族がHeLa細胞について知った理由は，ラックス家のDNAの必要性が生じたためであろう。HeLa細胞はとても幅広く使われていたため，他の細胞株が混入しはじめていた。研究者たちは，HeLa細胞と他の細胞を見分けることのできる検査を開発するために，ヘンリエッタ・ラックスの近親者のDNAが必要であった。

多くの人々と会社が，HeLa細胞の使用と販売によって利益を得てきたことに疑いはない。しかし，ラックス家の人々は，これまでヘンリエッタの細胞から一切の金銭を得ておらず，これからもその可能性はないだろう。米国最高裁は，個人から採取された細胞はその個人の財産ではない，という判決を下した。むしろ，そうした細胞や組織は，細胞の分離を行った個人の所有物となる。患者の同意を得る際には，その細胞組織の販売によって誰が利益を得るかについて十分に説明し明確にしなければならない。ヘンリエッタの細胞が分離されたときは，患者に対して十分な説明をして同意を得る制度がなかったので，ラックス家の人々には報酬を得る資格がない。

ヘンリエッタ・ラックスの細胞が，多くの細胞生物学上の発見に功績があることは間違いない。加えて，彼女の細胞は，ドナーが亡くなった後に誰がその細胞組織を所有するのかという議論も引き起こした。この議論はまだ継続中だが，ドナーの権利に関する規則につながった。患者やドナーの権利が，現在では，科学の全体像の中で切り離せない部分になったのは，ヘンリエッタ・ラックスのがん細胞のおかげである。遺伝子工学技術が発展し，究極にはヒトのクローン作成が可能なほどになれば，組織や細胞の倫理的処置に関する議論はますます重要になるだろう。

表 4.3　老化細胞集団の表現型

細胞分裂の停止	細胞周期の長期化
	G_1-S 期の分子ブレーキ
	外部のマイトジェンへの応答能は残存
細胞機能の変化	DNA 複製に関連するタンパク質の減少
	RNA 合成とそれに関連するタンパク質の減少
	タンパク質合成の一般的速度の減少
免疫関連機能	細胞内の「ゴミ」の増加：機能しないタンパク質の残存
	細胞の代謝装置の一般的機能の低下
	炎症性サイトカインの分泌の増加
形態の変化	細胞の巨大化
	多核化した細胞
	細胞外マトリックスの分解

や多核化もみられる．さらに，細胞間の距離も大きくなるが，これは細胞から分泌される細胞外マトリックス分解酵素やコラーゲン分解酵素の量が増えるからである．有効な細胞外マトリックスタンパク質の減少は，細胞自身を支えるのに十分な物質を得ることができなくなるなどの理由で，複製を減速させる原因にもなりうる．

複製の減速は，細胞周期の長期化によるものとみられ，G_1-S 期の間の分子ブレーキの活性化を反映している可能性が最も高い．この老化細胞集団における G_1 期での複製停止は，細胞内の細胞分裂活性化シグナルが，細胞外のマイトジェンに応答できるという観察からも裏づけられる．このような観察から，細胞老化は複製装置の不具合が原因である可能性が示唆されているが，この理論を支持する一貫性のある情報はまだ得られていない．

老化した細胞集団内の細胞は，DNA，RNA，タンパク質の合成速度の低下など，さまざまな機能が低下した状態にある．これらの生体分子の合成速度が，細胞機能全体の制御に大きな影響を与えることを考えると，老化した細胞集団の生理機能が一般的に低下することは驚くにあたらない．それに加えて，老化した細胞集団の特徴は，細胞内の「ゴミ」の増加である．このいわゆるゴミは，機能を失ったタンパク質を分解・代謝する能力が，老化細胞で低下していることを反映している．最後に，老化細胞では，通常なら損傷を受けた細胞でみられるような，炎症性サイトカインなどのタンパク質の分泌の増加が起こっていると考えられている．

複製老化は生物学的老化を説明する手段となる

ヘイフリックとムーアヘッドによる細胞老化の最初の報告のときから，多くの科学者は，体外(*in vitro*)実験系に生命体全体の老化を適切に説明できるほどの価値があるかどうか懐疑的だった．個体老化が細胞の機能異常を反映していることに疑問の余地はほとんどないが，真核生物の成体におけるほとんどの細胞が細胞分裂を終了しているのも事実である．したがって，細胞分裂の停止にもとづいた老化の実験系が，細胞分裂の存在しない状況でおもに起こっていると考えられる過程について，どれほど有用情報を与えるか明確でない．複製老化の支持者がよく指摘するのは，集団倍加の速度は生物種の寿命に相関しているという事実だが，これらの相関はひいき目にみても小さいものであり，

すべての生物種でみられるわけではない。加えて，細胞分裂可能な体細胞を高齢の個体から取り出すと，健全な集団倍加速度を見せることがしばしばある。

　ほとんどの老化生物学者は，細胞の複製老化それ自体が，そもそも細胞分裂を終了した個体の老化の直接の原因にならないことには同意するだろう。しかし，細胞の複製老化と個体老化の関係を明らかにすることだけが，培養細胞を老化の実験系として用いる価値のすべてではない。むしろ培養細胞は細胞段階での老化現象を説明するために，直接には細胞集団の複製の履歴と関係のない，高度に制御可能で予測可能な環境を科学者に与える。われわれは細胞の複製老化の実験系を用いた研究の結果から，膜機能の変化，ミトコンドリア障害，寿命ではなく老化速度に関するその他の現象などを，まさに検証しはじめている。複製老化が重要な価値を与える可能性をもつ興味深い研究領域の1つは，老化と疾患の接点である。近年始まったばかりのこうした研究が問いかけている重要な課題は，「正常機能から疾患の危険性が高まる生理的状態へ細胞が移行する背景にある，分子メカニズムは何か」である。

細胞老化の原因：損傷した生体分子の蓄積

　複製老化の基礎となる仕組みはいまだわかっておらず，理論の段階である。複製老化の過程を説明する理論は，説明される過程とこの仕組みの基礎となる進化的な証拠によって，2つに分類される。老化に伴い機能が失われる仕組みがおもな関心事である場合，複製老化はランダムで確率論的な事象として説明されるだろう。細胞寿命が第一の関心事である場合，細胞の死を引き起こす遺伝的にプログラムされた仕組みが存在するはずである。後半の項では，ランダムに起こる事象の仕組み（「酸化ストレスと細胞老化」の項）と複製老化のプログラム説（「テロメアの短縮と複製老化」の項）について解説する。

　ほとんどの老化生物学者は，細胞老化が細胞内での損傷したタンパク質の蓄積の結果であると考えている。本項では，どのようにして，また，なぜ生体分子の損傷が起こるのか，そして，なぜこの損傷が老化の速度を変化させることにつながるかもしれないのかについて探る。

生体分子は熱力学の法則に従う

　宇宙に存在するすべての物質と同様に，生体分子は**熱力学の法則**(law of thermodynamics)，つまり仕事量，エネルギー，熱の関係を支配している物理法則の影響下にある。**熱力学の第1法則**(first law of thermodynamics)は，エネルギーを1つの形態からもう1つの形態へ変換するときに適用される。エネルギーを別の形態に変換するとき，系のエネルギーの総量は変換前後で同じである。つまり，エネルギーは生まれもしないし，なくなりもしない。このエネルギーの変換では，熱力学の第2法則にぶつかる，つまり，エネルギーの転換は100％の効率ではなく，いくらかのエネルギーは利用不可能なものになる。系が新たな利用可能なエネルギーの流入を受けて，熱として失われた利用不可能になった分のエネルギーを入れ替えなければ，系は無秩序さが増す方向，つまり乱雑さの程度（エントロピー）を増加させる方向に移行するだろう。まさにこのエントロピーを増加させる方向への変化こそが，老化につながる，

損傷したタンパク質の蓄積の原因となる。

　生物学的作用のエネルギーの総量は**エンタルピー**（enthalpy, H で表す）と呼ばれ，利用可能なエネルギー（**自由エネルギー**〔free energy, G で表す〕）と利用不可能なエネルギー（**エントロピー**〔entropy, S で表す〕）の和に等しい。この関係を式 4.1 に示す。

系のエネルギーの総量, $H = G + TS$　　　　　　　　　　　　　　　　　　　(4.1)

ここで,
H ＝エンタルピー, 系のエネルギーの総量
G ＝利用可能なエネルギー, すなわち自由エネルギー
S ＝利用不可能なエネルギー, すなわちエントロピー
T ＝系の温度

　エネルギーは分子の結合内に存在するので，H, G, S は，生きている生物内の系では直接測定できない。しかし，化学反応が起こっているときの温度さえわかれば，それぞれの量の変化（ギリシャ文字デルタ〔Δ〕で表される）を測定することができる。まずは，化学反応が利用可能なエネルギーを放出するのか消費するのかを決定することからはじめよう。つまり，$\Delta G = G_{生成物} - G_{反応物}$ である。もしその化学反応が利用可能なエネルギーを増やすなら，ΔG は正の値をとる。もしその化学反応が利用可能なエネルギーを減らすなら，ΔG は負の値をとる。第 1 法則に従い，化学反応のエネルギーの総量は変化しないので，G のどんな変化も，等しく逆方向の H と S の変化を伴う。ただし，H は測定することができない。それゆえ，ΔG と ΔS を測定し ΔH を求める。（式 4.2）

化学反応の利用可能なエネルギーの変化は,
$\Delta G = \Delta H - T\Delta S$　　　　　　　　　　　　　　　　　　　　　　　(4.2)
ここで,
ΔG ＝化学反応の自由エネルギー変化（$G_{生成物} - G_{反応物}$）
ΔH ＝系に追加された, または系から放出されたエネルギーの総量
ΔS ＝エントロピーの変化
T ＝系の温度

生命には秩序と自由エネルギーの維持が必要である

　生物学的作用では，非常に大きな利用可能なエネルギー（高度な秩序）をもつ分子を使った化学反応によって，生命体の生産，成長，修復を行う。これらの化学反応では第 2 法則に従って，利用不可能なエネルギーが放出され，生命を維持するさらなる生化学的反応を行うのに必要な，利用可能なエネルギーの量を減少させる。利用可能なエネルギーが減少すると，第 1 法則に従って，エントロピーと系の無秩序さ（または利用不可能なエネルギー）は増加しなければならない。秩序を回復し，ひいては生命を維持するために，生命体は新しい利用可能なエネルギーを常に供給し，エントロピーへの消失分を置き換えている。それでは，筋肉の収縮を使って，この生物学的作用の熱力学的な原理を説明してみよう。

図 4.12 熱力学の第 1 法則と第 2 法則の筋細胞への適用

熱力学の第 1 法則に従いながら，筋細胞は筋収縮のために，グルコースのエネルギーを ATP のエネルギーに変換する。ATP を ADP と無機リン酸(P_i)に変換すると利用可能なエネルギーが放出され筋収縮が行われる。熱力学の第 2 法則に従って，熱も放出される。この系に追加のグルコースが流入すると，収縮で失われたエネルギーを置き換えて，筋肉は緩みつぎの収縮に備える。グルコースを ATP に変換できないと，筋肉は収縮した状態のままとなる。

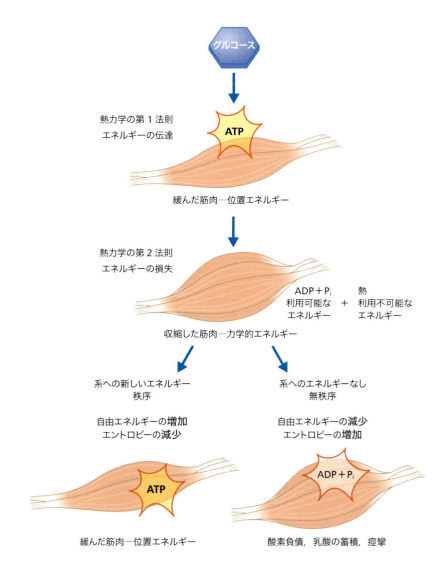

　筋細胞（筋線維）は**アデノシン三リン酸**（adenosine triphosphate：ATP）の化学エネルギーを，収縮と呼ばれる力学的エネルギーに変換する（図 4.12）。この ATP から ADP（adenosine diphosphate，アデノシン二リン酸）と P_i（inorganic phosphate，無機リン酸）への変換は，利用可能なエネルギーを放出し，収縮を推進する。熱力学の第 2 法則に従い，利用不可能なエネルギーも熱の形で放出される。実際，リン酸結合の分解によるエネルギーの 80％が熱として放出される。つまり，筋線維が収縮するたびに，エントロピーと無秩序さは増加し，利用可能なエネルギーは減少する。この系で，利用可能なエネルギーのエントロピーへの消失を置き換える仕組みが与えられれば，筋肉は緩み，つぎの収縮に備えることができる。つまり，図 4.12 にみられるように，ADP は ATP（つまり，化学結合，利用可能なエネルギー，秩序のより大きい物質）へと変換され，エントロピーへと消失した秩序は回復する。逆に，エントロピーへのエネルギーの消失が回復しなければ，筋線維が収縮状態のままである結果，酸素が不足し，細胞は死ぬことになるだろう。もし追加の自由エネルギーがまったく来なければ，つまりわれわれが死んだ場合には，これらの熱力学の法則に従って，筋線維はエネルギー平衡に到達する。

老化の基礎となる仕組みは分子のフィデリティ（厳密さ）の欠如である

　分子の原子構造がその機能を決定していることを思い出して欲しい．この原理は構造–機能関係として知られる．もしタンパク質内のたった1つのアミノ酸でも適切な順序で存在しなければ，そのタンパク質の生物学的活性は減少する可能性がある．分子の適切な構造を維持することは，**分子のフィデリティ**（molecular fidelity）として知られるが，生命体が生存するのにきわめて重要な意味をもち，常に利用可能なエネルギーの流入を必要とする．言い換えれば，生命体は常にエントロピーの増大と戦っており，分子のフィデリティを維持することによって，この戦いに勝利することが生命体としての成功なのである．

　エントロピーへと消失した自由エネルギーを回復させ秩序を維持する能力は，生殖期まで生き残るために，生命体による資源の膨大な投資を必要とする．生殖期まで生き残ることができるのは，まさに，タンパク質分子のフィデリティを維持するために選択されてきた遺伝子のおかげなのである．しかし，第3章で学んだとおり，生殖期が終了した後も，この高い水準の資源の投資を維持することは，生殖に対する優位性をもたない．宇宙の法則に最終的に支配され，エネルギー平衡へとゆっくり進んでいくことが分子のフィデリティを失わせ，細胞を無秩序にし，損傷したタンパク質の蓄積による細胞機能の減少につながると考えられる．細胞老化は，エントロピーの増大により無秩序さが増すという宇宙の基本法則によって引き起こされる，損傷したタンパク質の蓄積を反映している．

老化は細胞内の損傷した生体分子の蓄積を反映している

　現在では圧倒的な量の証拠が，時間がたつにつれて分子構造が変化することを示している．この変化の基礎となる仕組みは不明だが，損傷した生体分子の細胞への蓄積が性成熟の後に「加速」するということは，確信をもっていうことができる．構造が機能を決定することから，細胞が老いれば老いるほど，通常の活動を行う効率が悪くなる．体細胞老化を，分子のフィデリティの維持（秩序）とエントロピー（無秩序さ）の間の綱渡りとみなすこともできる（**図 4.13**）．発生段階では高度に機能的な細胞が重要な意味をもつことから，この時期の分子のフィデリティを維持する遺伝子が，自然選択の力によって選択されてきた．時間がたつにつれて，使い捨て体細胞理論に従って（第3章参照），外因性の老化を原因とする，生体分子への損傷が増える．分子のフィデリティ維持を助けるタンパク質もまた第2法則に従うので，損傷した生体分子を修復し置き換える能力は減少する．その結果，徐々に損傷した生体分子が細胞内に蓄積する．エントロピーが分子のフィデリティ維持を上回りはじめると，細胞はもはや正常な機能を維持することができなくなり，細胞死が起こる．

　細胞老化につながる，分子のフィデリティ欠如の原因となるような損傷の詳細な種類について，これまでわざとあいまいに説明してきた．その理由は，細胞に起こる損傷の詳細な種類は，老化の過程にほとんど重要でないからだ．損傷の種類も量も，細胞種によって大きく異なっており，どの単一の損傷過程も細胞老化の主要な原因ではない可能性がある．例えば本章では，酸素ラジカルによる損傷を対象として，正常な代謝におけるランダムな事象が，どのように

図 4.13　一生の間における分子のフィデリティとエネルギーバランス

分子のフィデリティと細胞の秩序は，生殖年齢に達するまで維持される（成長期）。利用可能なエネルギーの補充がエントロピーへと消失するエネルギーの量を上回る。生殖期間の初め（成熟期）を超えて加齢すると，エントロピーの増加が分子のフィデリティを失わせ，損傷したタンパク質が蓄積する。すなわち，細胞の無秩序さが増す。老化の特徴は分子のフィデリティの低下と細胞の無秩序さの増加であり，新しい利用可能なエネルギーの導入をエントロピーの増加が上回る状態である。

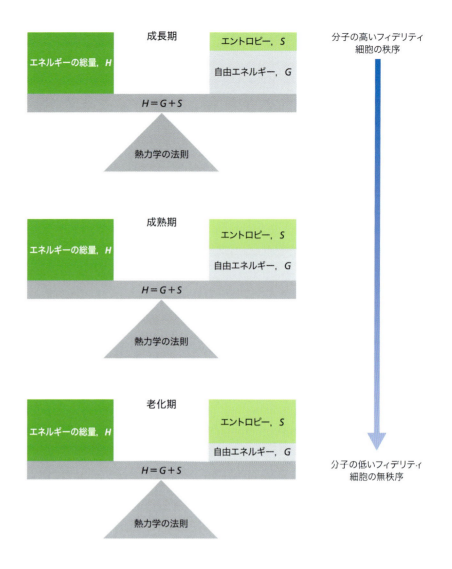

損傷の蓄積と老化の出現につながるかを説明する。他章では，**糖鎖付加**（glycosylation）として知られるタンパク質へのグルコースの付加が，どのようにタンパク質の構造を変化させ，損傷の蓄積につながるかを説明する。第9章では，タンパク質のミスフォールディングが不溶性の凝集体を生み出し，神経疾患の前駆体となる可能性があることを学ぶ。老化に伴い酸素ラジカルによって引き起こされる損傷が，糖鎖付加されたタンパク質や不溶性のタンパク質凝集体による損傷と比べ，老化の過程に重要であるなどと証明することは難しいだろう。

　損傷の蓄積の原因の議論から得られる重要な教訓は，どんな種類の損傷が蓄積しているかではなく，細胞の損傷が宇宙の基礎的な法則に従って起こっているということだ。物理世界のどんな物体の劣化も抑制できないのと同様に，ヒトの体の中で起こる老化の劣化的作用を抑制することはできない。1種類の損傷を止めることはできるかもしれないが，別の種類の損傷が始まっていることに気づくだけだ。これは細胞が第2法則によって死ぬまで続くだろう。個体の死は，分子のフィデリティが失われた結果，特定の臓器で十分な数の細胞が機能を止めたときに起こる。第10章では老化の速度を遅らせ，長く健康に生活する方法があることを学ぶが，最終的には老化が勝り，宇宙はわれわれの命

を奪うだろう。

酸化ストレスと細胞の老化

およそ25〜30億年前に藍藻類（シアノバクテリア）の細胞が，太陽光のエネルギーを利用して大気中の二酸化炭素（CO_2）をグルコースに変換するようになった。光合成として知られているこの過程では，酸素（O_2）が大気中に放出される。O_2が蓄積しはじめるにつれて，生命の大きな多様性につながっていく2つの重要なことが起こった。まず，太陽の放射エネルギーによってO_2がオゾン（O_3）に変換され大気の上層に蓄積し，生命に有害な紫外線を捕捉するようになった。その恩恵で，生物は海洋による保護を離れ，陸地に生活の場を得ることができた。つぎに，**好気的代謝**（aerobic metabolism）として知られている有酸素代謝は，酸素を使わない代謝（**嫌気的代謝**〔anaerobic metabolism〕）よりもはるかに効率的なので，好気的代謝が可能な単細胞生物は大きく成長し，利用可能な資源に対しても競争して優勢となった。これらの好気性単細胞生物が嫌気性細胞を淘汰してきたことが，多細胞生物の進化につながった。

残念ながら多くの生物にとって，大気中の酸素の蓄積は致命的であった。好気的代謝の副産物を安全に水に還元することができない生物にとっては，O_2の分子構造は非常に毒性の強いものである。酸化反応から防御できない生物はすぐに死に絶え，O_2の有害性からみずからを守ることができる生物だけが残った。言い換えれば，最も高い適応度をもつ生物は，みずからに有益なようにO_2を利用できた生物だったのである。

1956年に，デンハム・ハーマン（Denham Harman）は好気的代謝による細胞の老化を理論づけていた。好気的代謝の副産物としてできる**酸素ラジカル**（oxygen-centered free radical）は1つ以上の不対電子をもっており，その一部が正常な分解経路を逃れ，生体分子に損傷を与える。そして，これらの損傷を受けた分子が細胞内に蓄積し，細胞の老化をもたらすとした。**酸化ストレス理論**（oxidative stress theory）ともいうべき彼の理論は，かつては主要な老化メカニズムであると考えられていた。現在では，酸化ストレスは老化に伴う機能障害を細胞に引き起こす多くのメカニズムの1つにすぎないことが知られているが，酸化ストレスによって引き起こされる損傷は老化生物学の中でも最も重点的な研究領域の1つとなっている。酸素ストレスによる障害に関する情報があまりに多いので，細胞損傷の蓄積につながるランダムに生じる事象の一例として，この酸化ストレスの過程をとらえている。しかしこの過程は，老化を引き起こす細胞損傷の主要なあるいは唯一の原因としてみるべきではない。

酸化的代謝は活性酸素種を生成する

酸素ラジカルの性質を説明するに先立って，有機物を細胞エネルギーに変換する酸化還元反応について簡単に紹介したほうがいいかもしれない。1つの化合物からつぎの化合物への電子の流れは，脂肪，**炭水化物**（carbohydrate），およびタンパク質といったわれわれが摂取する栄養素から利用可能な細胞エネルギーを作成する過程の基礎となっており，化合物の反応性を決定する。物質は1つ以上の電子を失ったときには酸化され，逆に1つ以上の電子を獲得すると

きには還元される。2つの物質間で電子のやりとりがあればどのような反応でも，酸化と還元は同時に起こらなければならない。一方の物質が電子を失い酸化されるときには，もう一方の物質は電子を受け取って還元されるのである。酸化された化合物は他の化合物から電子を奪い電子配置を安定化させようとするため，高い反応性をもつ傾向がある。還元された化合物は，電子配置が基底状態に近いため，酸化された化合物よりも安定である傾向がある。

生物学的過程における酸化還元反応は，酸素と水素の受け渡しによって特徴づけることができる。すなわち，酸素を獲得あるいは水素を失うことで化合物は**酸化される**(oxidized)。また，酸素を失うあるいは水素を受け取ることで**還元される**(reduced)。生化学では，化合物の酸化還元反応は通常，第3の分子を伴っており，これは共役酸化還元反応として知られる。図4.14は，ピルビン酸および乳酸を含む共役酸化還元反応を示している。**ニコチンアミドアデニンジヌクレオチド**(nicotinamide adenine dinucleotide：NAD^+)が$NADH + H^+$に還元される反応(水素の獲得)と共役して，乳酸は酸化され(水素の喪失)，ピルビン酸となる。逆に，$NADH + H^+$がNAD^+に酸化されるときに，ピルビン酸は乳酸に還元される。

こうした酸化還元反応の簡単な説明は，どのように抗酸化物質が働くかという，ラジカルの化学における重要な概念の理解にも役立つかもしれない。酸化された化合物は，還元された化合物よりも電子の数が少なく，それによってより活性化されているということを忘れてはならない。抗酸化物質と呼ばれる化合物は，酸化された物質に電子を供給することでより還元状態，すなわち，より反応性の低い状態にさせる。この項ではカタラーゼやビタミンE，ビタミンCなどの抗酸化剤が，どのようにして細胞を酸化化合物およびラジカルから保護するのかを紹介する。

酸素ラジカルは，一般的には**活性酸素種**(reactive oxygen species：ROS)としても知られており，**スーパーオキシドラジカル**(superoxide radical, $\cdot O_2^-$)や過酸化水素(H_2O_2)，ヒドロキシルラジカル($\cdot OH$)が含まれる。酸素分子(O_2)の基底状態はラジカル種に分類されるが，反応性としてはかなり穏やかである。O_2は，異なる軌道内に同じ向きのスピンを取る2つの不対電子をもっている。したがってO_2は，自然の中ではまれにしか生じない，酸素の不対電子と逆向

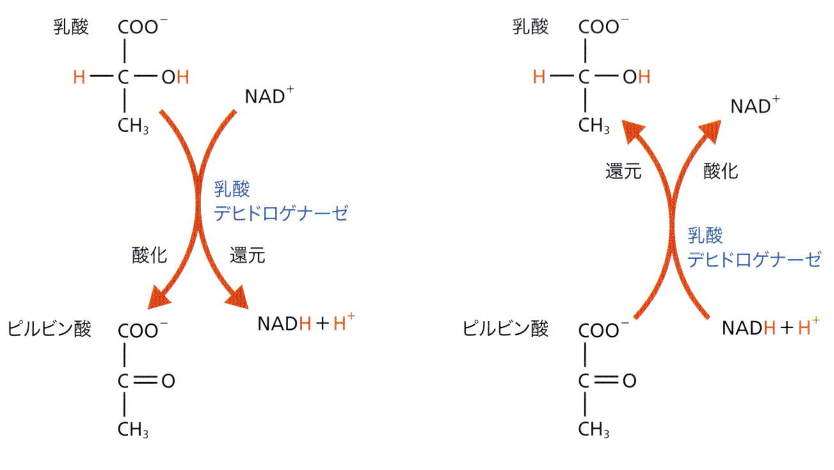

図4.14　ピルビン酸および乳酸が関与する共役酸化還元反応

(A)乳酸からピルビン酸への酸化においては，乳酸の2つの水素原子(赤色)は，酸化型のニコチンアミドアデニンジヌクレオチド(NAD^+)によって奪われ，還元型NADHとH^+が生成される。(B)一方ピルビン酸は，NADHとH^+からNAD^+への酸化反応によって2つの水素が付加され，乳酸に還元される。

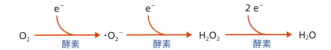

図 4.15 酸素(O_2)から水(H_2O)への酵素的還元反応の概念図

正常な好気的代謝においては，酸素は１電子還元を受けてスーパーオキシドラジカルを形成する($\cdot O_2^-$)。ほぼ即座に，酵素に触媒されて $\cdot O_2^-$ は過酸化水素(H_2O_2)へと還元される。そして，H_2O_2 はさらに別の酵素に触媒され，2電子還元を受けて H_2O になる。

きのスピンを取る２つの不対電子をもつような他の原子種とのみ反応することができる。その結果，好気的代謝に不可欠な過程である O_2 の**還元**(reduction)は，１電子ずつ起こらなければならない。酸素の１電子還元により，１つの不対電子をもつ反応性の高いスーパーオキシドラジカル($\cdot O_2^-$)や，あるいは $\cdot O_2^-$ がさらに１電子還元を受けた同じく反応性が高い過酸化水素(H_2O_2)分子になる。好気性生物は，酸素を完全に還元して，H_2O などの無害な化合物に変えてしまう酵素系を備えるようになった（図4.15）。活性酸素種の発生とその還元反応は，ミトコンドリアや核，細胞質といった細胞内のさまざまな場所で生じる。

スーパーオキシドラジカルの大部分はミトコンドリアの ATP 合成によって生成される

好気性生物のミトコンドリア（図4.16）は**アデノシン三リン酸**(ATP)を合成するために，身体が消費する全酸素の95％を使用する。ATP（図4.17）は，細胞が必要とする種々の反応のための化学エネルギーを供給する主要な分子である。最も単純な形としては，酸化的代謝によって炭水化物や脂肪（タンパク質は好気性生物のエネルギー供給源としてはほとんど使用されていない）といったエネルギー栄養素の炭素–炭素結合に蓄えられたエネルギーを，ATP という分子の形で潜在的に使用可能なエネルギーに変換する。この ATP が**アデノシン二リン酸**(ADP)へと変換する際に，多くの生化学反応を推進するエネルギーが放出される。

栄養基質から ATP へのエネルギー転換は，ミトコンドリア内の異なる，共役した２つの系で行われる。最初の系は，クレブス回路，あるいはクエン酸回路としても知られる**トリカルボン酸回路**(tricarboxylic acid cycle：TCA 回路)の一部になる一連の酸化還元反応を通じて電子を生み出す。TCA 回路は，ミトコンドリアのマトリックス内で行われる。TCA 回路においては，酵素が触媒する酸化のカスケードを通して炭素–炭素結合から電子が放出される。これらの電子は，ミトコンドリア内膜に位置する第２の系，**電子伝達系**(electron

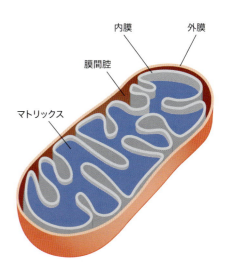

図 4.16 ミトコンドリア

外膜は，細胞質からミトコンドリアを分離するだけでなく，脂肪代謝に関連する酵素を含んでいる。内膜は，電子伝達および ATP 合成に関連する反応のための表面積を増大させるために折りたたまれた構造をしている。マトリックスにはミトコンドリア DNA だけでなく，酸化的リン酸化反応に必要な酵素も含まれている。膜間腔は，ミトコンドリア外への ATP 輸送に必要な酵素を含んでいる。

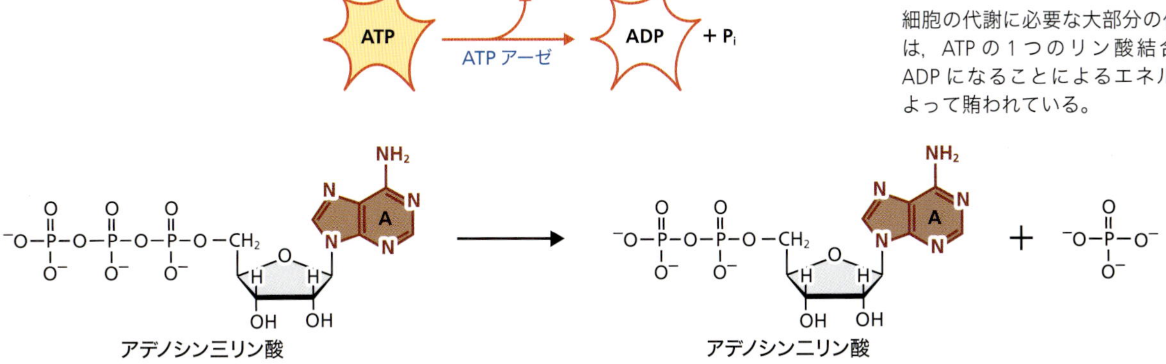

図 4.17 アデノシン三リン酸(ATP)とアデノシン二リン酸(ADP)の構造

細胞の代謝に必要な大部分の化学エネルギーは，ATP の１つのリン酸結合が切断され，ADP になることによるエネルギーの放出によって賄われている。

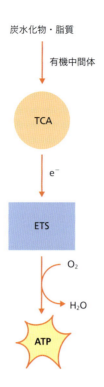

図 4.18　食物エネルギー（炭水化物および脂質）からの細胞エネルギー（ATP）の産生

炭水化物や脂質の炭素-炭素結合が潜在的にもっているエネルギーは，細胞が直接使用することはできない。むしろ，トリカルボン酸(TCA)回路における有機中間体を還元することで，電子が放出され，この電子が電子伝達系(ETS)を通して酸素と反応し，アデノシン三リン酸(ATP)が合成される。

transfer system：ETS）へ送られる。ETS は，一連の酵素が触媒する還元反応を通して ATP 合成に必要なエネルギーを提供するために，これらの電子を利用する（図 4.18）。これらのプロセス全体は**酸化的リン酸化**（oxidative phosphorylation）と呼ばれている。

図 4.19 に示すように，酸化的リン酸化は，炭水化物および脂肪といった栄養素由来の炭素が**アセチル CoA**（acetyl-CoA）分子を生成するために利用されることで開始される。TCA 回路の特定の場所で，ニコチンアミドアデニンジ

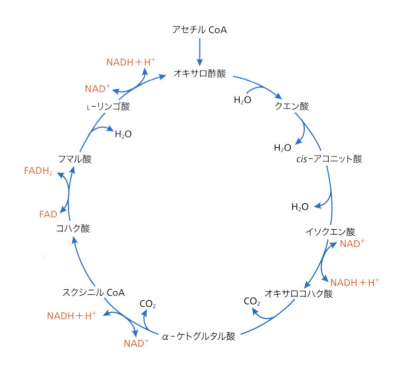

図 4.19　トリカルボン酸(TCA)回路

食物基質（炭水化物や脂肪）は酸化されてアセチル CoA になり，TCA 回路に入ることができる。一連の酸化還元反応では，電子が生成され，電子運搬体である NADH ＋ H$^+$ と FADH$_2$（赤で表示）によって電子伝達系（図 4.20 参照）へと送られる。

ヌクレオチド(NAD^+)やフラビンアデニンジヌクレオチド(flavin adenine dinucleotide：FAD)などの電子供与体または還元当量と呼ばれる化合物が，酸化反応で放出された電子(エネルギー)を「ピックアップ」する。これらの電子供与体がETSに電子を提供する。

　ETSがATP合成をどのように手助けするのかを理解するうえで，物理学の視点から，つぎの3つの重要なポイントを覚えておくといいだろう。(1)電子に伴う自由エネルギーが系を駆動する。(2)プロトン(H^+)勾配がミトコンドリアマトリックスと膜間腔との間に確立されなければならない。(3)膜間腔におけるプロトン濃度は，マトリックス中のプロトン濃度よりも高くなければならない。TCA回路で発生した電子は還元当量，$NADH + H^+$と$FADH_2$によってETSに送られ，酸化反応を介して放出される(図4.20)。これらの反応におけるプロトンは，特殊なタンパク質によって内膜を通って膜間腔に「汲み上げ」られている。内膜はプロトンに対して不透過性であるので，これらの特殊化したタンパク質を利用しなければならないのである。内膜の不透過性は，プロトン勾配を確立するために必要である。電子は，ポンプを動かすための自由エネルギーを供給する。電子がその自由エネルギーを与えることで，プロトン勾配が大きくなる。電子がETS内で伝達されると，勾配を維持する自由エネルギーが減少し，プロトンがマトリックスへと逆戻りする。しかし，この逆流は膜上の一部の部位，すなわちATPをつくる反応を触媒するATP合成酵素が存在するところでのみ起こりうる。

　どのような系であっても，エネルギー状態は最終的には平衡に到達しようとする。したがって，ミトコンドリアマトリックスの低い自由エネルギー状態ですらも消費される。ここでは，酸素がその役割を担うのである。酸素は電子とプロトンの形で保持された自由エネルギーの最終受容体として機能して，水を生成する。この系は，酸素が完全に還元されて水になるという点でとても効率的であるが，一部の酸素は1電子還元を受け，スーパーオキシドラジカルが

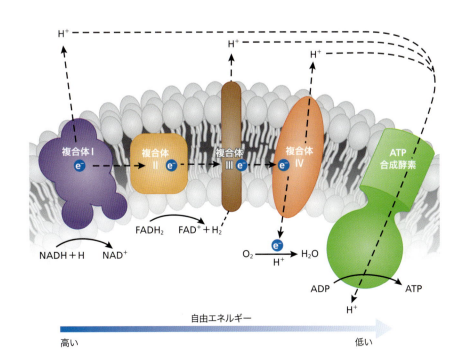

図4.20　電子伝達系(ETS)とATP合成の簡略図

電子の高エネルギーは，3つの呼吸酵素複合体によってプロトン(H^+)を膜間空間に汲みあげ，プロトン勾配をつくりあげる。この過程では自由エネルギーが低下し，プロトンはATP合成酵素を通ってマトリックスに戻り，ATPを合成するために必要なエネルギーを供給する。ATP合成後に残った自由エネルギーは，酸素が水を生成する反応で電子とプロトンを受け入れる際に使われる。

図 4.21 ミトコンドリア内でのスーパーオキシドラジカル・O_2^- の生成過程

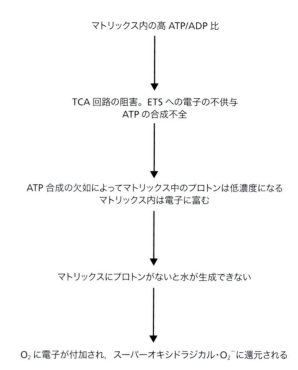

生成される。

TCA 回路が ETS に共役しているということは，ATP を合成する際の最終電子受容体として酸素を利用できるという点で，きわめて効率的である。TCA 回路が活性化されるとき，スーパーオキシドラジカルはたとえ生成されるとしても，ほんのわずかである。しかし，ミトコンドリアマトリックスで ATP/ADP 比が高く，ATP 合成速度が低いとき，ETS はスーパーオキシドラジカル・O_2^- を生成しやすくなる(図 4.21)。ミトコンドリアマトリックスでの ATP/ADP 比が高ければ TCA 回路は阻害され，電子は電子伝達系へと移動していかない。プロトンが ATP 合成酵素へ流れていかないので，O_2 は水に還元されない。マトリックスのプロトン濃度が低ければ，酸素の還元による水の形成が起こりにくくなる。そのため，酸素は電子に富んだ(還元型)ETS 複合体によってもたらされる 1 つの電子によって還元され，・O_2^- を形成する。細胞の全酸素消費量の 1〜2％が，結果としてスーパーオキシドラジカルの生成に使われていると推定される。

酵素の触媒によってスーパーオキシドラジカルが還元され水になる

前述したように，・O_2^- は通常の好気的代謝の中で生成されうる。そうしてできた・O_2^- が放置されたままになると，これらのラジカルはすぐに他の原子と反応して，細胞の損傷につながる可能性がある。幸いにも好気性生物には，**スーパーオキシドジスムターゼ**(superoxide dismutase：SOD)と**カタラーゼ**(catalase)という，・O_2^- を還元して水を生成する反応を触媒する 2 種類の酵素がミトコンドリアに存在する。スーパーオキシドジスムターゼは・O_2^- に対して非常に高い親和性をもっているので，すばやくこのラジカルを還元して，過酸化水素 H_2O_2 にしてしまう(図 4.22)。しかし，H_2O_2 も細胞に重大な障害を引き起こす可能性があるので，還元カスケードにおける第 2 の酵素カタラー

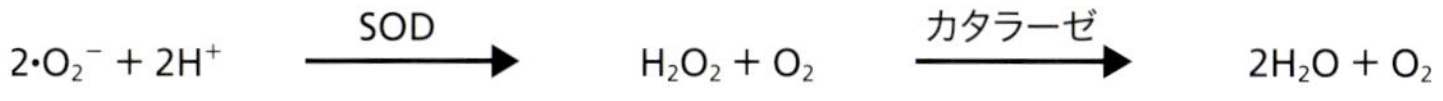

$$2\cdot O_2^- + 2H^+ \xrightarrow{SOD} H_2O_2 + O_2 \xrightarrow{カタラーゼ} 2H_2O + O_2$$

ゼが H_2O_2 に2つの電子を与えて還元し，水へと変換する．

細胞質での還元反応もフリーラジカルを生成する

　細胞質の酸素濃度はミトコンドリアよりもかなり低いが，それでもスーパーオキシドラジカルは1電子還元から生成しうる．この反応が起こると，細胞質の $\cdot O_2^-$ は，ミトコンドリアで行われるものと同様の反応(図4.22を参照)，すなわちスーパーオキシドジスムターゼとカタラーゼによって水に還元される．細胞質の過酸化水素 H_2O_2 は，酵素**グルタチオンペルオキシダーゼ**(glutathione peroxidase)によっても還元されて水になる(図4.23)．しかし，特定の細胞質の条件下では，過酸化水素は反応性の高いヒドロキシルラジカル $\cdot OH$ に変換される．この変換は非酵素的反応で，(1)第二鉄イオン(Fe^{2+})や銅イオン(Cu^{2+})と H_2O_2 が，細胞質にともに存在する場合に起こる**フェントン反応**(Fenton reaction；図4.24A)，および(2) Fe^{2+}，H_2O_2，および $\cdot O_2^-$ が細胞質にともに存在する場合に起こる**ハーバー－ワイス反応**(Haber-Weiss reaction；図4.24B)によって，ヒドロキシルラジカルが発生する．

酸素ラジカルは損傷した生体分子の蓄積をもたらす

　ラジカルは高い反応性をもち，核酸や脂質，タンパク質といった多くの生体分子の構造に対して重大な変化を引き起こす．そのような構造変化は，分子の生物学的活性の低下をもたらす．このような損傷は，あらゆる細胞内器官で目にすることができる(図4.25)．後で述べるように，膜リン脂質に過酸化脂質が蓄積すると，細胞膜およびミトコンドリア膜は細胞外・細胞内間の障壁を効果的に維持することが難しくなる．その結果，溶質と水の濃度に対して敏感で

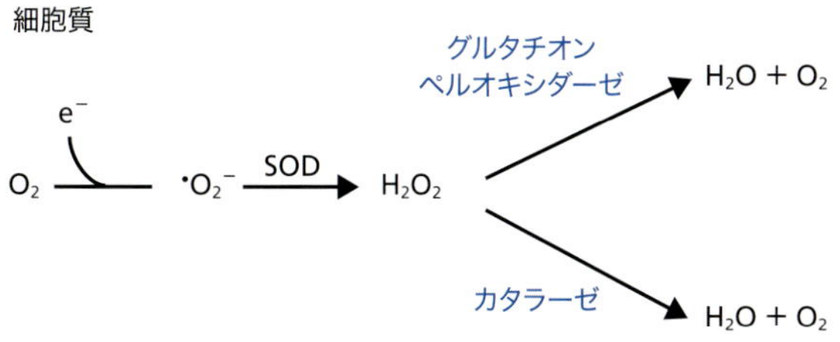

図4.22　ミトコンドリア内でのスーパーオキシドラジカルの水への還元
スーパーオキシドジスムターゼ(SOD)は，2分子のスーパーオキシドラジカルを過酸化水素(H_2O_2)へと還元する．さらにカタラーゼが過酸化水素を水に還元する．

図4.23　細胞質でのスーパーオキシドラジカルから水への還元
O_2 から $\cdot O_2^-$ への還元が起こると，細胞質のSODによって $\cdot O_2^-$ は過酸化水素 H_2O_2 へと還元される．つぎに，過酸化水素がカタラーゼまたはグルタチオンペルオキシダーゼによって H_2O と O_2 に還元される．

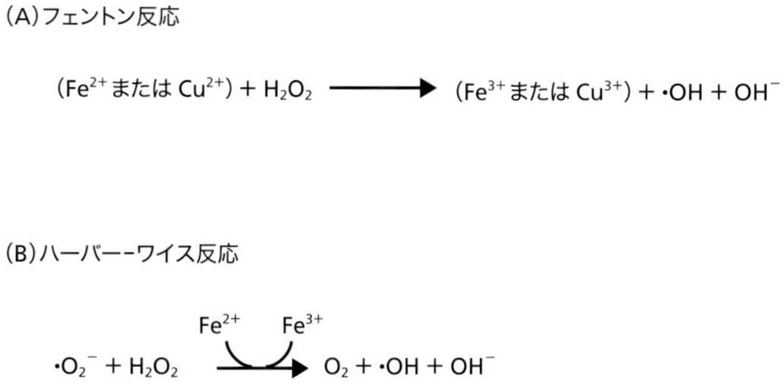

図4.24　細胞質でのヒドロキシルラジカル($\cdot OH$)の生成
過酸化水素は(A)フェントン反応，および(B)ハーバー－ワイス反応により，反応性の高いヒドロキシルラジカル $\cdot OH$ に変換される．両反応とも非酵素的に進む．

(A)フェントン反応
$$(Fe^{2+} または Cu^{2+}) + H_2O_2 \longrightarrow (Fe^{3+} または Cu^{3+}) + \cdot OH + OH^-$$

(B)ハーバー－ワイス反応
$$\cdot O_2^- + H_2O_2 \xrightarrow{Fe^{2+}\ Fe^{3+}} O_2 + \cdot OH + OH^-$$

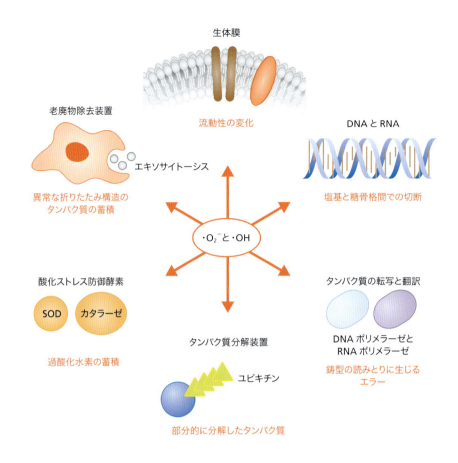

図 4.25 活性酸素種は種々の細胞内構造において損傷した生体分子を細胞内に蓄積させる

　ある化学反応が影響を受ける．DNA の転写や翻訳の装置が酸化障害を受けることによって，タンパク質のアミノ酸配列に変異が生じることとなる．さらには，ROS も DNA 修復機構のタンパク質に影響を与えることがあり，不適切な塩基対の除去および適切な塩基との交換ができなくなるおそれも生じる．損傷を受けたタンパク質の細胞から除去に関与するタンパク質もまた，ROS の影響を受けると考えられる．すなわち，損傷を受けたタンパク質の蓄積は，細胞による老廃物の除去機能が低下することによって悪化の一途をたどる．

　ミトコンドリアは細胞内の大部分の ROS を $\cdot O_2^-$ の形で生み出しているが，ミトコンドリアの抗酸化システム(SOD とカタラーゼ)の効果によって，損傷を引き起こすスーパーオキシドラジカルはほとんど発生しない．むしろ，細胞質の ROS(H_2O_2 と $\cdot OH$)は細胞内の全 ROS のわずか 15% のみを占めるとされるが，フリーラジカルによって引き起こされるほとんどの細胞損傷の原因と考えられる．これは，$\cdot OH$ が多価不飽和脂肪酸(おもに生体膜にあるが細胞全体に存在する)と非常に迅速に反応する(1×10^{-12} 秒)ということを反映している(後述参照)．

　酸素ラジカルは，DNA の塩基配列の変化ももたらす可能性がある．多くの研究によって，老化した細胞では，ラジカルが原因の損傷による DNA のエラーはまれであることがわかっているが，ヒドロキシルラジカル($\cdot OH$)は，DNA の糖骨格とグアニンの間の結合に対して高い親和性をもっている(図 4.26)．例えば，複製の段階でエラーが発生した場合，グアニンに代わってアデニンが使われるかもしれない．グアニンからアデニンへの置換が起こると，DNA 複製においては結果的に G-C 対ではなく，A-T 対となってしまう．そして，翻

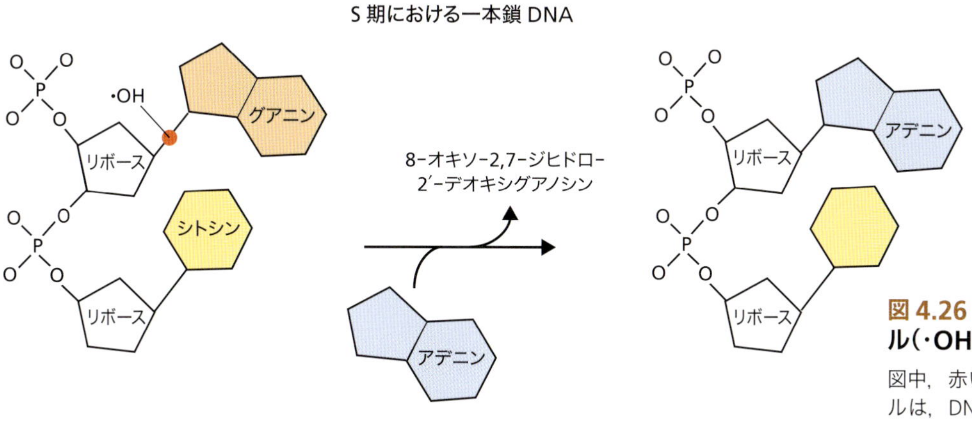

S期における一本鎖DNA

図4.26　DNA上のヒドロキシルラジカル（・OH）の効果

図中，赤い点として示したヒドロキシルラジカルは，DNA複製中のグアニンと糖骨格との間の結合を切ることができる。DNAの修復機構がこうしてできた置換を認識しない場合，複製されたDNAでは，この部分の塩基配列が異なったものになる。この塩基置換の副産物である8-オキソ-2,7-ジヒドロ-2′-デオキシグアノシンは，DNA損傷の定量マーカーとして使用されることもある。

訳されたタンパク質は，生物学的活性を減弱させたり，損傷を受けたタンパク質を蓄積させる可能性のある誤ったアミノ酸配列をもつことになる。

細胞膜は活性酸素種による損傷を受けやすい

細胞膜は，細胞内外の分画間を効率良く隔てる障壁を維持する一方で，細胞機能に必須の分子の交換を巧みに制御している。細胞膜固有の特性は，**脂肪酸**（fatty acid，あるいは**脂質**〔lipid〕）や膜に埋め込まれたさまざまな分子の化学構造および物理的な配置によって決まる。膜脂質は頭部に水溶性のリン酸基を，尾部に不溶性の2つの脂肪酸を含有することから，**リン脂質**（phospholipid）として知られている（図4.27）。細胞膜はリン脂質が二重に配置された構造をしており，1つの層のリン酸基末端が細胞外に向き，もう1つの層のリン酸基末端が細胞内に向いている。そのため，**脂質二重層**（lipid bilayer）としても知られている。リン脂質の脂質成分は，膜の内側に互いに向き合うように存在している。このような構造をとることで，水や水溶性分子が細胞内外を自由に出入りできないようにしている。これは細胞にとって適切な化学的バランスを維持するために重要な性質である。水溶性分子は，膜に埋め込まれた特殊な構造により細胞内外を輸送される。

細胞膜の高度な機能の大部分は，リン脂質の物理的な並び方と，膜に埋め込まれた構造に依存する。膜内の構造とリン脂質との接着が強すぎる場合には，水溶性の分子は膜を自由に通過することができない。逆に接着があまりにも緩んでいる場合，不適当な量の水と水溶性分子が細胞を出入りしてしまう。このように，二重膜は適切な膜構造を維持するために適した電気化学的な組成になるように，脂質とタンパク質が完璧なバランスを維持できるように進化してきた。そのバランスが変化すると膜機能，ひいては細胞機能が影響を受けてしまうことになる。ROSによって引き起こされる生体膜の変化は，膜透過性の崩壊，電解質勾配の不均衡，正常な膜タンパク質の移動の阻害，その他正常な細胞活性に必須のさまざまな機能の破壊につながることがある。

細胞膜の流動性はおもに，リン脂質に含まれる脂肪酸分子内の結合特性を反映している。リン脂質は**飽和脂肪酸**（saturated fatty acid）と**不飽和脂肪酸**（unsaturated fatty acid）の混合物でできており，その組み合わせによって膜の流動性が決まる。体温では，不飽和脂肪酸が多いほど流動性は高い。したがって，リン脂質内のこれら2つの脂肪酸の混合により，最適な機能をもたらすよう

図 4.27 細胞膜に存在するリン脂質の構造

リン脂質頭部の極性リン酸基は水溶性，すなわち親水性である。脂肪酸尾部は水に不溶性，すなわち疎水性である。リン脂質は 2 つの飽和脂肪酸，2 つの不飽和脂肪酸，またはそれぞれの 1 つのいずれかをもつ。生体膜にみられるほとんどのリン脂質は，飽和脂肪酸および不飽和脂肪酸をそれぞれ 1 つずつもっている。

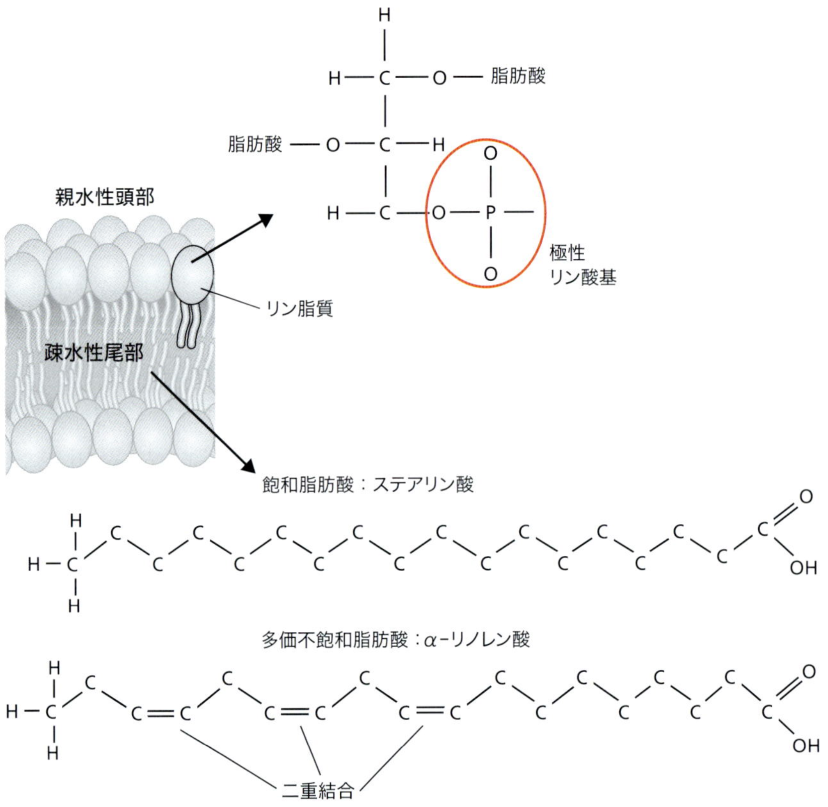

な流動性が膜に与えられる。

　細胞膜の脂質成分にみられる多価不飽和脂肪の二重結合構造は，・OH による「攻撃」に対してとりわけ感受性が高い。多価不飽和脂肪への・OH による「攻撃」は，新たなフリーラジカルをつくるような連鎖反応を引き起こし，多価不飽和脂肪は過酸化脂質へと変わる。図 4.28 に示すように，・OH はみずからの不対電子を多価不飽和脂肪（LH）の二重結合に渡して，脂質ラジカル（L・）と水を形成する。この反応は，フリーラジカル連鎖反応の開始段階を示している。

図 4.28 過酸化脂質の生成

(A) ヒドロキシルラジカルは多価不飽和脂肪（LH）の二重結合を「攻撃」して，脂質ラジカル（L・）の形成をもたらす。つぎに，細胞質にある O_2 が脂質ラジカルの不対電子と反応して脂質ペルオキシルラジカル（LOO・）を形成する。そして，脂質ペルオキシルラジカルは別の多価不飽和脂肪を攻撃し，過酸化脂質分子（LOOH）と新たな脂質ラジカルを形成するといった一連の反応を繰り返す。(B) フリーラジカル連鎖反応の開始と伝播によって過酸化脂質の形成がもたらされる。

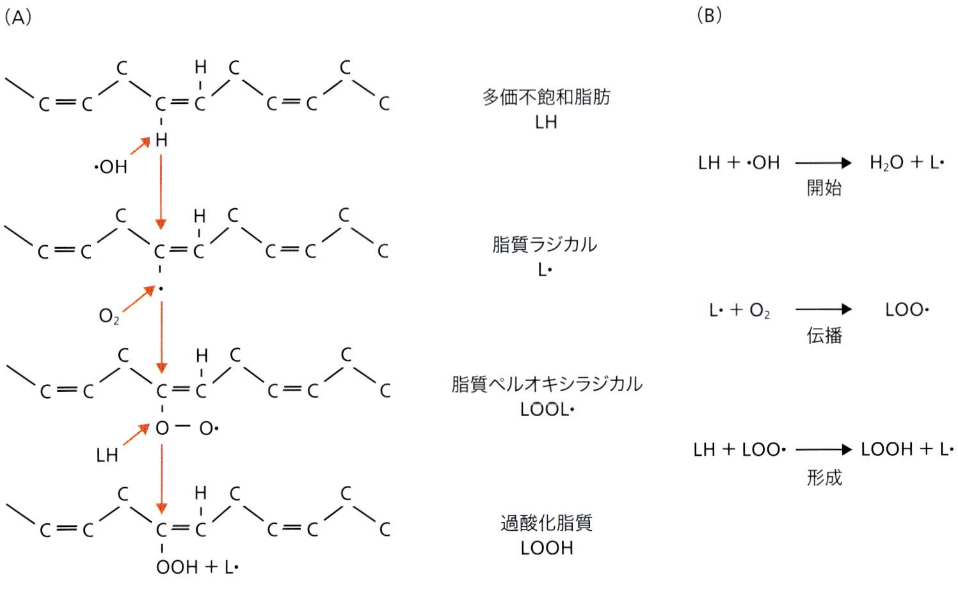

(B)

$$LH + \cdot OH \longrightarrow H_2O + L\cdot \quad \text{開始}$$

$$L\cdot + O_2 \longrightarrow LOO\cdot \quad \text{伝播}$$

$$LH + LOO\cdot \longrightarrow LOOH + L\cdot \quad \text{形成}$$

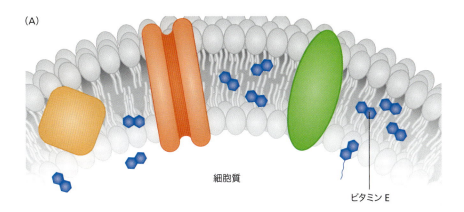

図 4.29 ビタミン E（α-トコフェロール）によるフリーラジカル連鎖反応の終了
(A) ビタミン E は細胞膜の中またはその近傍に位置している。(B) フリーラジカルが発生した場合、ビタミン E は α-トコフェロールラジカルに還元され、それによって脂質ペルオキシルラジカルが酸化される。(C) α-トコフェロールはアスコルビン酸、グルタチオン、NAD^+を含む多段階プロセスにおいて再酸化される。

細胞質の O_2 は L· によって還元され、脂質ペルオキシルラジカル（LOO·）を生成し、LOO· は別の LH を攻撃して、L· および過酸化脂質（LOOH）が生成される。L·、LOO·、LOOH が生成されることで、また同じ連鎖反応が繰り返される。

　過酸化脂質を生成する脂質ラジカル反応が制御されないままの場合、細胞機能は完全に停止してしまわないまでも、大幅に阻害されることになる。幸いなことに、細胞はビタミン E（トコフェロール）やビタミン C（アスコルビン酸）を使うことで過酸化脂質の形成を防止するためのメカニズムをみいだした。ビタミン E は細胞膜内または細胞膜近くに存在し、ヒドロキシルラジカルや脂質ラジカルに対し、膜多価不飽和脂肪の二重結合よりもかなり強い親和性をもっている。図 4.29 に示すように、α-トコフェロールの α-トコフェロールラジカルへの還元により、脂質ペルオキシルラジカルは酸化されて LOOH になり、これによって過酸化脂質連鎖反応が停止する。しかし、α-トコフェロールラジカルは酸化されて、還元型の α-トコフェロールに戻っておく必要がある。この反応はビタミン C、グルタチオン、NAD^+ などによる多段階プロセスを介して行われる。

活性酸素種は有益な効果も持ち合わせている

　われわれはこれまで、ROS についてかなり否定的なイメージを与えるような議論をしてきた。しかし、ROS は好気性生物に対する有益な効果をもたらすこともある。最も広く知られている有益な効果は、免疫系においてみられる。細菌などの外来病原体が血流や組織に侵入すると、免疫系は体の中に入ってきた侵入者を攻撃するために多数の細胞をリンパ節から放出する。これらの細胞

図 4.30　ROS が生物にとって有益である 2 つの例

免疫機能（上）：マクロファージと呼ばれる免疫系の細胞は，侵入してきた外来生物に対して，スーパーオキシドラジカルや次亜塩素酸などの毒性化学物質を分泌する。スーパーオキシドラジカルは，脂質過酸化経路によって細菌の細胞膜を破壊するのを助ける。好気的代謝（下）：正確なメカニズムは不明であるが，通常の好気的代謝（AM）中の ROS の産生は，スーパーオキシドジスムターゼ（SOD）およびカタラーゼの発現も刺激することができる。

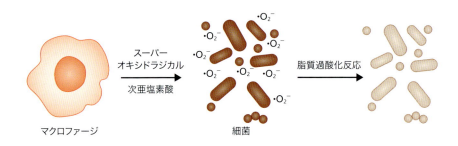

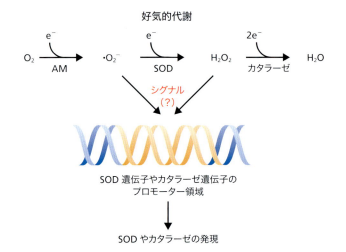

種の 1 つがマクロファージで，侵入した生物の細胞構造を破壊することのできる分子を酵素反応によって生成，放出する細胞である。その放出分子に $\cdot O_2^-$ が含まれており，過酸化脂質部分を生成して侵入者の細胞膜を破壊することがおもな役割と考えられている（図 4.30 上）。

最近の研究でも，例えば ROS や ROS の還元による H_2O_2 などの副生成物は，抗酸化物質であるスーパーオキシドジスムターゼおよびカタラーゼのさらなる発現を誘導することで，酸化障害を防止する可能性を示している（図 4.30 下）。メカニズムの詳細はまだ不明であるが，培養細胞においてスーパーオキシドラジカルの産生を誘導すると，SOD 遺伝子やカタラーゼ遺伝子のプロモーター領域が活性化されると考えられている。

テロメア短縮と複製老化

前項では，酸化障害というランダムな確率論的現象が，結果として細胞の老化につながる分子の損傷の蓄積を引き起こす仕組みに注目してきた。ここではプログラムされた仕組みに対するアプローチとしてテロメア短縮理論を含む細胞寿命の理論に目を転じてみる。**テロメア短縮理論**(telomere-shortening theory)では，染色体が繰り返し複製されるとテロメア(telomere，各染色体の末端に存在する反復した非コード塩基対配列)が短くなっていき，DNA のコード領域に影響を与えてしまう位置まで短くなってしまうことを予測する。この理論によれば，DNA 修復機構はテロメア配列とコード領域との違いを「認識」

し，遺伝情報が RNA プライマーを合成するために使われようとしている場合には G_1 期から S 期への移行の前に細胞分裂を停止させる。つまりテロメアは，細胞複製回数をカウントするちょっとした生物時計といえる。

テロメアはラギング鎖から重要な DNA 配列が取り除かれてしまうことを防ぐ

前述のように，真核生物の直鎖状 DNA の複製は複製起点から両方向に向かって起こり，それぞれの DNA 鎖が新しいコピーの鋳型として使用される。DNA ポリメラーゼは 5′→3′ 方向にしか新しい鎖を合成することができないので，ラギング鎖鋳型では染色体の複製を完了するために，岡崎フラグメントを返し縫いするような動きを繰り返して DNA 合成する必要がある。この複製では，新たにつくる岡崎フラグメントに対して RNA プライマーを合成する必要がある。したがって，DNA ポリメラーゼが染色体の末端に達したときに，ラギング鎖鋳型上に最後の RNA プライマーを合成するために十分な DNA が存在しない可能性がある。この問題は一般に「末端複製問題」として知られている。

細胞分裂する真核細胞では，テロメア配列がこの末端複製問題を解決する。テロメア配列は，チミン（T）とグアニン（G）が豊富で，真核生物の間で高度に保存されている。新たに複製された DNA には 5,000～10,000 塩基対のテロメア配列が含まれる。DNA ポリメラーゼはラギング鎖の鋳型上のコード配列末端に到達すると，最後の岡崎フラグメント（図 4.31）の合成を開始するのに必要な RNA プライマーのための鋳型としてテロメア配列を使用する。しかし，

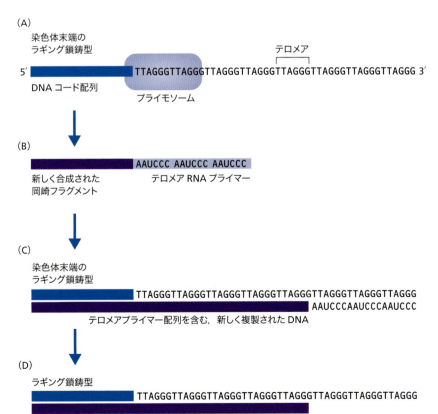

図 4.31 末端複製問題はテロメアの存在によって解決される

(A)プライモソームは，染色体の末端付近にあるラギング鎖上のテロメア配列を読みとり，(B)つぎにできる岡崎フラグメントのための RNA プライマーをつくる。(C)その後，新たに合成された岡崎フラグメントは，新しい DNA の末端に結合する。(D)最終的に，テロメア配列からつくられた RNA プライマーは取り除かれ，新しい DNA 鎖が完成する。

図 4.32 テロメラーゼとテロメアの伸長

S 期の DNA 複製に先立って，テロメラーゼはラギング鎖鋳型の 3′ 末端に引き寄せられる。テロメラーゼには RNA から DNA を合成する触媒ユニットである逆転写酵素(通常，RNA は DNA から転写されてつくられているので「逆」と称する)，および DNA 合成に必要な鋳型 RNA が含まれている。

短い領域(10 〜 50 塩基対)のテロメア配列が返し縫い機構の結果として失われる。こうして複製においてテロメア配列を少し失うことで，染色体末端における遺伝物質の欠失を防ぐことができる。

ラギング鎖鋳型上での複製では，結果としてテロメアの短い領域の欠失が生じるので，細胞分裂を繰り返すと，テロメア配列は完全に失われることになる。しかしながら，活発に分裂している細胞では，テロメアの長さは**テロメラーゼ**(telomerase)と呼ばれる酵素の作用によって維持される。テロメラーゼは，RNA サブユニットおよびタンパク質触媒サブユニットの両方が含まれた独特の構造をしている(図 4.32)。すなわちテロメラーゼは，みずから RNA 配列を持ち運ぶ酵素である。テロメラーゼの RNA サブユニットは，種特異的なテロメア配列を含む。ヒトの場合，RNA 配列は約 450 ヌクレオチド長で，反復配列 CCCUAA(DNA 配列では TTAGGG)を含む。触媒サブユニットは，RNA 配列を鋳型として使い相補的な DNA 配列を合成する**逆転写酵素**(reverse transcriptase)の 1 種，テロメラーゼ逆転写酵素(telomerase reverse transcriptase：TERT)である。

テロメア伸長のメカニズムでは，適切にラギング鎖を複製するために，3′ 末端が 5′ 末端より長い状態を保っている。しかしながら，もし 3′ 末端がそのままになっていた場合，3′ 末端の伸長した部分を DNA 修復機構が二本鎖切断の部分と認識してしまう可能性がある。テロメア領域は 3′ 末端に t−ループと呼ばれるループ構造を形成して，この問題を解決している。このエンドキャッピングとして知られる構造によって，DNA 修復機構が二本鎖の状態だと認識するように「だまして」いるのである(図 4.33)。

テロメアの短縮は体細胞の老化を引き起こすことがある

テロメラーゼによるテロメアの伸長は，複製する際に高い正確性が要求される細胞において起こる。つまり，テロメラーゼは生殖細胞系や幹細胞といった限られた数の細胞においてのみ特異的に発現している。ほとんどの体細胞は通常，テロメラーゼを発現せず，これらの細胞種においては複製ごとにテロメアの短縮が起こる。試験管内(*in vitro*)の実験では，老化細胞の染色体上で観察されるテロメアは，確かに老化する前の細胞のものより短いことが示されている。体細胞におけるテロメラーゼの欠如と老化細胞における短縮したテロメアの発見により，**細胞分裂時計理論**(mitotic clock theory)として知られている複製老化の理論が広く受け入れられるようになった。細胞分裂時計理論では，老化細胞はテロメアが短くなったことを感知し，細胞周期を停止することが予

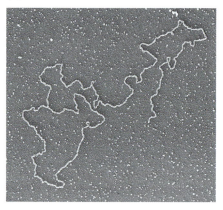

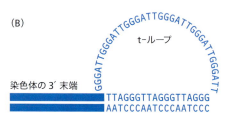

図 4.33 テロメアの t−ループ

(A)染色体の末端にみられる t−ループの電子顕微鏡写真。(B)テロメアのエンドキャッピング構造の模式図。このようなテロメアの構造によって，3′ 末端の突出が DNA の二本鎖切断だと認識されるのを防いでいると考えられる。(A, J.D. Griffith et al., *Cell* 97:503-514, 1999 より。Elsevier の許諾を得て掲載)

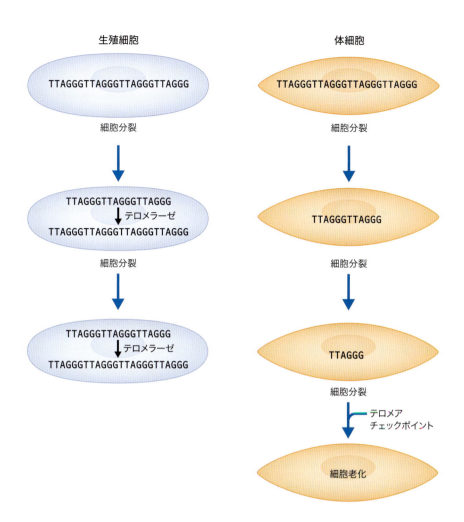

図 4.34 細胞老化の細胞分裂時計理論

生殖細胞と体細胞のどちらも細胞分裂ごとにテロメアは短縮される。生殖細胞では，テロメラーゼが細胞複製する際に失われたテロメアを元に戻す。一方，体細胞はテロメラーゼをもっていないので，ラギング鎖から失われるテロメアは元に戻らない。まだその機構は十分に理解されていないが，テロメアチェックポイントが十分短くなったテロメアを認識すると細胞老化が起こる。

測されている（図 4.34）。

　細胞分裂時計理論の基礎となるメカニズムはまだ明らかにされていないが，最新の研究によって，短縮したテロメア，あるいはキャップ構造になっていないテロメアは細胞周期の阻害を誘導することが示唆されている。こうした阻害は，p53 タンパク質が老化細胞において発現上昇しているということからも，正常な細胞のチェックポイントに従っているように思われる。G_1 期の間に短いテロメアまたはキャップ構造をもたないテロメアが存在する結果として，どのように細胞が老化するのかという一例を図 4.35 に示す。短縮したテロメア，あるいはキャップ構造をもたないテロメアは，何度かの複製を繰り返した後の体細胞でみられる。DNA 損傷の修復メカニズムはこれらのテロメアを DNA 鎖の切断とみなし，さまざまなシグナルを介して p53 タンパク質のリン酸化を始める。そして，サイクリン-Cdk 複合体を阻害することで，細胞周期を G_1 期で停止させる。ここでテロメアを伸長させたりキャップ構造を構築するといった修復機構，すなわちテロメラーゼが存在しないので，結果として恒久的に G_0 期に入ったままになり，複製老化の状態となる。

　細胞分裂時計理論はまた，進化論にもとづく老化と長寿についての予測と，細胞の老化を結び付ける。第 3 章で述べたように，長寿の進化論的な考え方では，体細胞と生殖細胞系列のそれぞれの DNA 修復システムの間で利用されるエネルギー資源のトレードオフの結果として，体細胞は死に至ることを示唆

図 4.35　細胞老化における p53 タンパク質の役割

十分な時間と細胞分裂回数を経過すると，体細胞(テロメラーゼが存在しない)のテロメアは短縮またはキャップ構造のない状態になる。そうしたテロメアは DNA 修復機構によって DNA 鎖切断とみなされる。そのシグナルは p53 タンパク質カスケードに中継され，細胞周期は G_1 期で停止し，細胞は恒久的に G_0 期にとどまる。

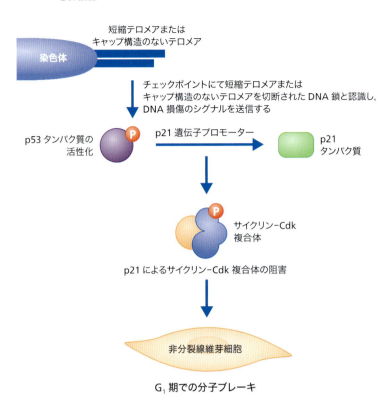

している。テロメアの短縮が体細胞における細胞の老化をどのように導くのか，そして生殖細胞系列におけるテロメア長の維持がそうしたモデルの考え方にいかに見合うものになっているのか容易に理解できる。すなわち，生殖細胞系列は，テロメラーゼに相当量のエネルギーを注ぎ込んで，テロメア長と次世代への遺伝子の継承に必要な精度の高い DNA 複製を維持している。一方で体細胞においてはテロメラーゼが発現していないので，テロメアを伸長させるために資源を注ぎ込むことはできない。使い捨て体細胞理論の基本原則では，体細胞が繁殖の成功を支えるだけ長生きすれば十分であることを理解しなくてはならない。まだ証明されていないが，テロメアをみれば体細胞が十分な期間を生きたことがわかると考えられる。

本章の要点

- 真核生物の細胞周期は，G_1 期，S 期，G_2 期，M 期の 4 つの異なる期間から構成される。これらに加え，細胞が細胞周期から離脱した期間として G_0 期が存在する。
- 細胞が適切な時期に細胞分裂シグナルを受けなかった場合，細胞周期の調節が崩壊し，細胞は G_0 期と呼ばれる G_1 期が変化したフェーズに入る。
- 体外において，細胞は有限の分裂寿命をもつ。
- 培養により細胞老化を起こした細胞には，細胞の巨大化，核の肥大，多核化，DNA・RNA・タンパク質合成の低下，炎症性サイトカインの分泌増

加など，多くの共通した特徴がみられる。
- 細胞の集団倍加の速度は種によって異なるが，生物種の寿命と強い相関はみられない。
- 細胞の老化を起こす損傷タンパク質を蓄積させる原因の1つは，エントロピー増大による無秩序状態である。
- 細胞老化の酸化ストレス理論によると，損傷分子の細胞内への蓄積は酸素フリーラジカルの反応から生じるものと推測される。
- 酸素フリーラジカルもしくは活性酸素種(ROS)，すなわち $\cdot O_2^-$ と H_2O_2 は，正常な好気的代謝によって生じるものであり，ATP 合成の過程で起こる O_2 分子の 1 電子還元の産物である。
- 細胞膜の脂質成分にみられる多価不飽和脂肪の二重結合は，ヒドロキシルラジカルによる「攻撃」を特に受けやすい。この「攻撃」は，さらにフリーラジカルを増やして多価不飽和脂肪の構造を過酸化脂質へと変化させる連鎖反応を起こす。
- ROS は好気性生物にとって有益な効果ももつ。免疫系のマクロファージは，細菌の細胞膜を破壊するために ROS を利用する。酸化代謝によって生じた ROS はさらに，SOD やカタラーゼなどの細胞がもつ抗酸化物質の発現を誘導する。
- テロメア短縮理論からは，染色体が繰り返し複製されることによって，DNA の遺伝子コード領域に影響を与えるほどテロメアが短くなることが予測される。
- 染色体末端のテロメア繰り返し配列により，末端複製問題が解決される。
- 活発に分裂する細胞では，テロメラーゼと呼ばれる酵素によってテロメア長が維持されている。
- 細胞分裂時計理論では，年老いた細胞が短くなったテロメアを検出し，G_1 期から S 期へ移行時に細胞周期停止を誘導することにより細胞老化が起こるとされる。

考察のための設問

Q4.1 培養条件下における分裂細胞の3つの増殖期について，図を描き説明せよ。培養中の正常細胞と細胞株との違いについて説明せよ。第3章で学んだことから，どの段階が最も生存上適応的であると考えられるか？ またそれはなぜか？

Q4.2 分裂寿命が近い老化細胞で観察される共通した特徴を列挙せよ。

Q4.3 培養細胞集団の分裂寿命は，一般的に「4 週間経っても細胞が2倍にならない状態」とされている。この状態はすべての細胞が分裂能を失っていることを指すのか？ 説明せよ。

Q4.4 老化とともに起こるエントロピーの増大がなぜ，細胞内で損傷タンパク質の蓄積を引き起こすのか説明せよ。

Q4.5 好気的代謝において O_2 を還元して水にすることは，ATP 産生において重要なプロセスである。O_2 の還元過程でどのようにして酸素ラジ

Q4.6 ROSによるタンパク質の構造−機能関係の変化が細胞の老化を引き起こすメカニズムについて簡潔に述べよ。

Q4.7 ヒドロキシルラジカル（・OH）は細胞に深刻なダメージを与える。細胞のどのような構造が特にヒドロキシルラジカルによって攻撃を受けやすいのか？ またこれらの構造の損傷が細胞の機能不全と老化をどのように引き起こすのか？ さらに，細胞はヒドロキシルラジカルから自分自身をどのように守っているのか？

Q4.8 活性酸素種は有益な機能をもっていない。この真偽について説明せよ。

Q4.9 「末端複製問題」とはどのようなものか？ また，テロメアはどのようにしてこの問題を解決しているのか？

Q4.10 細胞老化における細胞分裂時計理論，およびそれがどのように老化の進化論的考え方を支持するのか述べよ。また，個体老化のモデルとして細胞分裂時計理論をとらえる場合，最も議論が分かれる点は何か？

参考文献

細胞周期と細胞分裂，細胞周期の制御

Alberts B, Bray D, Hopkins K, et al. (2010) The Cell Division Cycle. In Essential Cell Biology, pp 609-650. New York: Garland Science.

Sadava D, Heller HC, Orians GH, et al. (2007) Chromosomes, the cell cycle, and cell division. In Life: The Science of Biology, p 180. Sinauer Associates.

複製老化

Campisi J (2005) Senescent cells, tumor suppression, and organismal aging: good citizens, bad neighbors. *Cell* 120:513-522.

Carrel A & Ebeling A (1921) Age and muliplication of fibroblasts. *J Exp Med* 34:599-623.

Cristofalo VJ, Lorenzini A, Allen RG, et al. (2004) Replicative senescence: a critical review. *Mech Ageing Dev* 125:827-848.

Hayflick L & Moorhead PS (1961) The serial cultivation of human diploid cell strains. *Exp Cell Res* 25:585-621.

Rodier F & Campisi J (2011) Four faces of cellular senescence. *J Cell Biol* 192:547-556.

Witkowski JA (1980) Dr. Carrel's immortal cells. *Med Hist* 24:129-142.

ヘンリエッタ・ラックスの細胞：彼女のものか皆のものか？

Skloot R (2010) The Immortal Life of Henrietta Lacks, p 369. New York: Crown Publishers.

細胞老化の原因：損傷した生体分子の蓄積

Hayflick L (2007) Biological aging is no longer an unsolved problem. *Ann NY Acad Sci* 1100:1-13.

Hayflick L (2007) Entropy explains aging, genetic determinism explains longevity, and undefined terminology explains misunderstanding both. *PLoS Genet* 3:e220.

Lambert FL (2007) A student's approach to the second law and entropy. http//entropysite.oxy.edu/students_approach.html

Mitteldorf J (2010) Aging is not a process of wear and tear. *Rejuvenation Res* 13:322-326.

Toussaint O, Raes M & Remacle J (1991) Aging as a multi-step process characterized by a lowering of entropy production leading the cell to a sequence of defined stages. *Mech Ageing Dev* 61:45-64.

酸化ストレスと細胞の老化

Alberts B, Bray D, Hopkins K, et al. (2010) Essential Cell Biology, pp 81-117, 425-452. New York: Garland Science.

Beckman KB & Ames BN (1998) The free radical theory of aging matures. *Physiol Rev* 78:547-581.

Brand MD, Affourtit C, Esteves TC, et al. (2004) Mitochondrial superoxide: production, biological effects, and activation of uncoupling proteins. *Free Radic Biol Med* 37:755-767.

Harman D (1956) Aging: a theory based on free radical and radiation chemistry. *J Gerontol* 11:298-300.

Jang YC, Perez VI, Song W, et al. (2009) Overexpression of Mn superoxide dismutase does not increase lifespan in mice. *J Gerontol A Biol Sci Med Sci* 64:1114-1125.

Landis GN & Tower J (2005) Superoxide dismutase evolution and life span regulation. *Mech Ageing Dev* 126:365-379.

Lu T & Finkel T (2008) Free radicals and senescence. *Exp Cell Res* 314:1918-1922.

Pamplona R (2008) Membrane phospholipids, lipoxidative damage and molecular integrity: a causal role in aging and longevity. *Biochim Biophys Acta* 1777:1249-1262.

Yu BP (2005) Membrane alteration as a basis of aging and the protective effects of calorie restriction. *Mech Ageing Dev* 126:1003-1010.

テロメア短縮と複製老化

Beliveau A, Bassett E, Lo AT, et al. (2007) p53-dependent integration of telomere and growth factor deprivation signals. *Proc Natl Acad Sci USA* 104:4431-4436.

Delany ME, Daniels LM, Swanberg SE & Taylor HA (2003) Telomeres in the chicken: genome stability and chromosome ends. *Poult Sci* 82:917-926.

Harley CB, Futcher AB & Greider CW (1990) Telomeres shorten during ageing of human fibroblasts. *Nature* 345:458-460.

Mather KA, Jorm AF, Parslow RA & Christensen H (2011) Is telomere length a biomarker of aging? A review. *J Gerontol A Biol Sci Med Sci* 66:202-213.

寿命の遺伝学

5章

「老化はソフトウェアのバージョンアップに似ている——たくさんのすばらしい最新機能を手に入れるが，それと引き換えに，もとのバージョンに備わっていた便利な機能をすべて失ってしまう」

キャリー・ラテット，詩人

　自然選択の過程では生物個体が生殖可能年齢まで生き残る可能性(すなわち適応度)を高めるような遺伝子が残されるが，第3章でわれわれは，そのような遺伝子が個体の寿命の長さを決める仕組みについての理論的基礎を学んだ。そして，生殖開始年齢を遅らせるような遺伝子群——それらは同時に寿命をのばすのであるが——が生物進化の過程で「固定」されてきたことを示す数学的理論や実証的研究についても学んだ。しかしながら，具体的にどの遺伝子または遺伝子経路が寿命の延長に関わっているのかについては，論じていなかった。そこで本章では，寿命の長さに影響する可能性のあるいくつかの遺伝子や遺伝子経路について個別に詳しく説明する。

　本章で重点的に説明する遺伝子の多くは，寿命の決定に関わっていることが度重なる検証実験の末に，広く認められている。本章を読み進めるうえで，これらの遺伝子についてのわれわれの知識の大半は，厳密に調整された実験室環境で飼育されて研究される3種類の単純かつ短寿命な生物，すなわち酵母，線虫，ショウジョウバエを用いた研究から得られていることを記憶にとどめておいてもらいたい。老化速度や寿命の長さに対して何らかの影響を及ぼす遺伝子として，これまでに少なくとも200種類の遺伝子が同定されているが，本章で説明できるほど十分に詳しく研究されている遺伝子はごく一握りである。ある特定の遺伝子を操作すれば寿命の長さが変わるということは確かに証明できるのだが，もともとすべての遺伝子は，生殖年齢まで生き残る可能性を高めるがゆえに残されてきたのであり，寿命をのばすがゆえに残されてきたわけではないということを忘れてはならない。すなわち，あらゆる遺伝子は，それらが生殖的な優位性をもたらすがゆえに自然選択されてきたのであり，種の寿命をのばすがゆえに選択されてきたのではないのである。

　本章ではまず真核生物における遺伝子発現とその制御について概説し，ついで遺伝子発現の研究解析に用いられる実験手法について簡単に述べる。その後，*Saccharomyces cerevisiae*(酵母)，*Caenorhabditis elegans*(線虫)，*Drosophila melanogaster*(ショウジョウバエ)，*Mus musculus*(マウス)の寿命に関わるいくつかの遺伝子および遺伝子経路について個別に取り上げる。

本章の内容

- 真核生物における遺伝子発現
- 遺伝子発現制御
- 老化生物学のための遺伝子発現解析
- 出芽酵母 *S. cerevisiae* における寿命の遺伝制御
- 線虫における寿命の遺伝制御
- ショウジョウバエにおける寿命の遺伝制御
- マウスにおける寿命の遺伝制御

真核生物における遺伝子発現

19世紀半ばのダーウィン以降，多くの生物学者の努力により1940年代半ばまでには，真核細胞においては，生物の体をつくりあげたり維持したりするために必要な指令書である遺伝子は核の中の染色体に納められているということが判明していた。しかしその時点では，遺伝子の化学的実体が**デオキシリボ核酸**(deoxyribonucleic acid：DNA)であるのか，それともタンパク質であるのかについてはまだ結論が出ていなかった。1940年代後半，DNAの正確な分子構造が明らかになってようやく論争が収まった。ロザリンド・フランクリン(Rosalind Franklin)とモーリス・ウィルキンス(Maurice Wilkins)が行ったDNAの**X線結晶構造解析**(X-ray crystallography，分子内の原子配置を決定する方法)の結果にもとづき，ジェームズ・ワトソン(James Watson)とフランシス・クリック(Francis Crick)はより正確なDNAの分子構造を決定した。そしてDNAが柔軟に変化しうることを示し，遺伝子の実体に違いないことを示唆した。1953年の4月と5月，ワトソンとクリックはDNAの分子構造に関する2つの論文を発表した。その中で彼らは，DNAを構成する4種類のヌクレオチド塩基間の相補的結合，すなわちアデニン(adenine：A)とチミン(thymine：T)，もしくはグアニン(guanine：G)とシトシン(cytosine：C)の結合がタンパク質構築の設計情報を保持する仕組みについて明らかにした。

DNAの分子構造に関する1953年のワトソンとクリックの論文は生物学界に革命を起こした。そして彼らの発見以降の60年間で，DNA上に書き込まれた情報をタンパク質のアミノ酸配列へと変換する基本的な仕組みが完全に解明された。本章の最初の項では，まずその仕組みについてみていこう。

DNAの転写により相補的RNAが合成される

遺伝子発現の最初の段階は**転写**(transcription)と呼ばれるプロセスであり，このプロセスを経てDNA上の遺伝情報がリボ核酸(ribonucleic acid：RNA)分子へとうつしとられる(図5.1)。鋳型DNAからRNAを合成する過程は，第4章で学んだDNA複製の過程とよく似ている。まずDNAの二重らせんが解離してほどかれ，塩基が露出する。ついで，二本鎖DNAのうちの一方の鎖を(複製の場合とは異なり一方の鎖だけを)RNA合成のための鋳型として利用しながら，DNA複製の場合と同じくヌクレオチドが1つずつ重合されていく。つまり，合成されるRNA分子は鋳型DNAと相補的な配列をもっていることになる。ただしDNA複製とRNA転写には大きな違いがいくつかある。まず，RNA分子の合成の際に鋳型DNAのアデニンと対合する塩基はチミンではなくウラシル(uracil：U)である(図5.2)。すなわち，RNAを形成する塩基は，アデニン，ウラシル，シトシン，グアニンの4種類である。最終的に作り出されるRNAは一本鎖分子であり，**転写産物RNA**(RNA transcript)と呼ばれる。また，DNA複製とRNA転写を比較すると，プロセスの完了に要する時間と生み出される分子のサイズも大きく異なる。中型サイズの染色体を構成するDNAの長さは2億5千万塩基対であるのに対し，典型的なRNA分子の長さはわずか数千塩基にすぎない。

DNA複製には「時間」単位の時間が必要であるが，RNA転写は「分」単位の

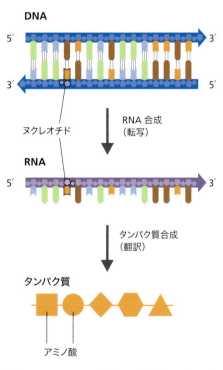

図5.1　DNAからタンパク質へ向かう遺伝情報の流れ

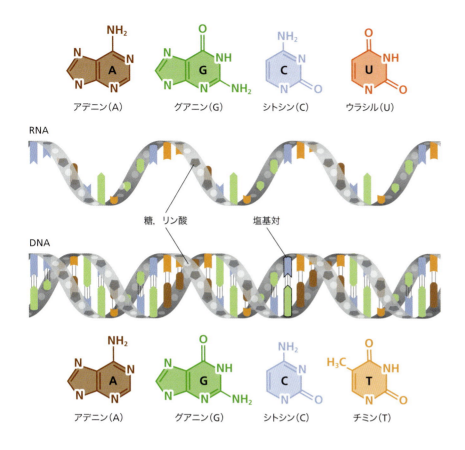

図 5.2 RNA と DNA

RNA（上）と DNA（下）はともに，ヌクレオチドが長くつながった鎖状分子である。それぞれのヌクレオチドは窒素原子を含む塩基と，糖，リン酸基からなる。DNA に含まれる塩基はアデニン，グアニン，シトシン，チミンの 4 種類である。RNA にはチミンの代わりにウラシルが含まれる。

時間があれば十分である。転写を触媒する酵素は **RNA ポリメラーゼ**（RNA polymerase）であるが，複数の RNA ポリメラーゼ分子が一度に同じ遺伝子を転写することができる。つまり，1 分子の RNA ポリメラーゼが転写を完了すると同時に，つぎのポリメラーゼが転写を開始するのである。このような仕組みにより，比較的短時間に多くの転写産物 RNA を合成することが可能となり，その結果，タンパク質を迅速に合成できるようになる。

　RNA 合成の開始点を示す特定の DNA 配列を**プロモーター領域**（promoter region）と呼ぶが，RNA ポリメラーゼが DNA 上のプロモーター領域を識別することが転写の第 1 段階である（図 5.3）。転写産物 RNA を合成する過程では，1 分子の RNA ポリメラーゼが複数の役割を果たす。はじめに RNA ポリメラーゼは二本鎖 DNA を解離させて塩基を露出させる。つぎに，RNA ポリメラーゼの酵素活性部位は，鋳型 DNA のヌクレオチドと相補的な関係にあるヌクレオチドを合成途上の RNA 分子の末端に新たに重合させる。5′ から 3′ 方向に向かってヌクレオチドが 1 つずつ付加されることで RNA 分子が伸長するのである。そして最後に，RNA ポリメラーゼは開いた DNA をもとの二重らせん構造へと巻き戻す。鋳型 DNA の**転写終結部位**（termination site）と呼ばれる配列に RNA ポリメラーゼがたどりつくと，転写産物 RNA の伸長反応は終了する。

　DNA のプロモーター領域には**基本転写因子**（general transcription factor）と呼ばれる特殊なタンパク質群が結合するが，それら因子が形成する複合体構造を認識して RNA ポリメラーゼはプロモーターへと結合する（図 5.4）。チミン（T）とアデニン（A）を主要な構成塩基とするために **TATA ボックス**（TATA

図 5.3 転写

はじめに RNA ポリメラーゼが DNA 上のプロモーター領域に結合する。転写の開始段階において RNA ポリメラーゼはまず DNA 二重らせんを解離させ，ついで RNA 合成を開始する。伸長段階に移行すると，鋳型となる DNA 鎖と相補的な配列をもつ RNA 分子が RNA ポリメラーゼによって合成される。RNA ポリメラーゼは，DNA 上の転写終結部位に到達すると DNA から離脱し，新しく合成された RNA を分離する。

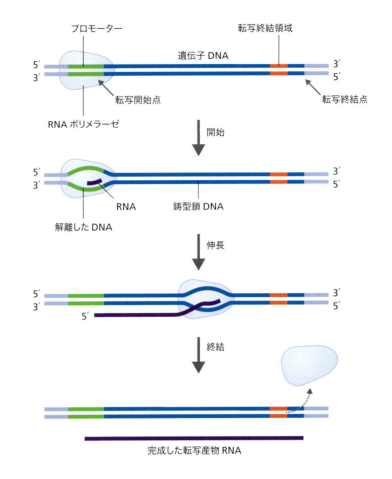

図 5.4 転写因子と転写開始複合体

転写因子はプロモーター領域中の TATA ボックスに結合する。転写因子は，RNA ポリメラーゼがプロモーターに結合する際の仲介役となり，転写開始を促進する。

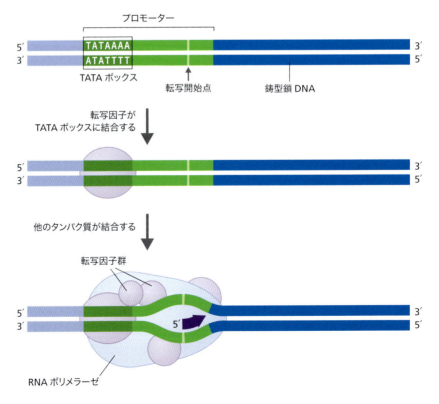

box）と呼ばれている配列モチーフが遺伝子プロモーターには存在しているが，基本転写因子はこの TATA ボックスを認識してプロモーター領域に結合する。

プロモーター領域にある TATA ボックスに基本転写因子が結合すると DNA 分子が外側に向かって折れ曲がる。RNA ポリメラーゼは，この折れ曲がり構造を転写開始点の目印とするのである。RNA ポリメラーゼが DNA に結合して転写が開始されると，基本転写因子はプロモーターから解離し，そしてまた別の遺伝子の転写に利用される。

真核細胞では RNA は転写後にプロセシングを受ける

転写産物 RNA には，タンパク質構造の情報を含まない配列領域も含めた，遺伝子 DNA の全塩基配列がうつしとられている。この領域は**イントロン**（intron）と呼ばれる。一方，タンパク質合成の鋳型として利用されるのは転写産物 RNA からつくられる**メッセンジャー RNA**（messenger RNA：mRNA）であるが，mRNA には**エクソン**（exon）と呼ばれるタンパク質構造情報をコードする配列だけしか含まれていない。つまり，転写産物 RNA が mRNA となって細胞質へと輸送される前にはイントロンが除去されなければならない。イントロンを取り除く仕組みを **RNA スプライシング**（RNA splicing）というが（図 5.5），RNA スプライシング反応は**核内低分子 RNA**（small nuclear RNA：snRNA）と呼ばれる別の RNA 分子によって触媒される。snRNA は他のタンパク質と結合して，核内低分子リボ核タンパク質複合体（small nuclear

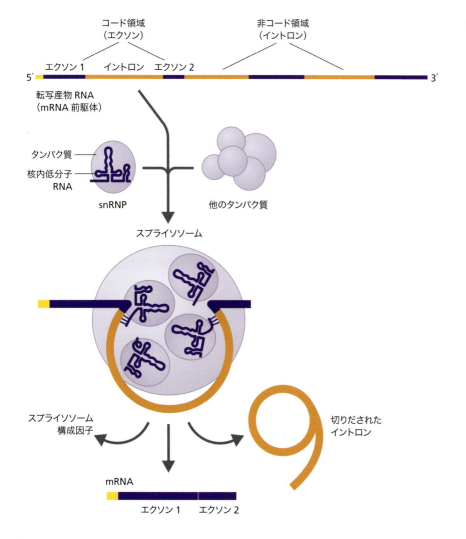

図 5.5 RNA スプライシング

転写産物 RNA は，核内低分子リボ核タンパク質（snRNP）や他のタンパク質と結合してスプライソームを形成する。スプライソームでは，イントロンがその両端で切りだされ，転写産物から取り除かれる。その後，エクソン同士がつなぎ合わされてメッセンジャー RNA（mRNA）が形成される。

ribonucleoprotein：snRNP，スナープと発音する）を形成する。snRNPはさらに別のタンパク質と結合してスプライソソーム複合体を形成し，このスプライソソームがRNAスプライシングを触媒する。スプライソソームは，ほとんどすべてのイントロンに共通して存在している短い配列モチーフを識別し，イントロンの5′末端部分で転写産物RNA（すなわちmRNA前駆体）を切断する。ついで，snRNAはmRNA前駆体上を移動しながらイントロンの3′末端に特有の配列を探し出し，その部位でもう1度RNAを切断する。こうしてイントロンが転写産物RNAから切りだされた後，エクソンの末端同士が連結される。すべてのイントロンが除去されるまでこの一連のプロセスが繰り返され，その結果，mRNA前駆体が成熟したmRNAへと変換される。

mRNAは核内で合成されるが，**翻訳**（translation，DNAに書き込まれた遺伝情報に従ってタンパク質を合成すること）は細胞質で起こる。mRNAは翻訳されるために合成されるのであるから，核から運び出されなければならない。mRNAを細胞質へと輸送するにあたっては，切り捨てられたイントロンのような，スプライシング完了後に核内に残されたRNA断片の存在が問題となる。言い換えるならば，成熟したmRNAのみを選別して核外へと輸送する仕組みはどのようなものなのだろうか？

核膜には**核膜孔複合体**（nuclear pore complex）と呼ばれる開口部が存在する（図5.6）。成熟したmRNAを認識するタンパク質がmRNAと結合すると特有の高次構造が形成されるが，核膜孔はそのような高次構造をもつ分子のみを通過させる。例えば，活性をもつ成熟mRNAには，アデニン塩基の連続からなる**ポリA尾部**（poly-A tail）と呼ばれる特徴的な領域が存在している。核内に大量に存在する**ポリA結合タンパク質**（poly-A-binding protein）はこの領域に結合するが，核膜孔はポリA結合タンパク質の結合したRNAを成熟したmRNAとして認識する。核内には，ポリA結合タンパク質以外にも，活性のある成熟mRNAのみに結合するタンパク質が何種類も存在している。mRNAが細胞質へと輸送されると，結合していたタンパク質はmRNAから離れて分

図5.6 RNAは転写後にプロセシングされる

(A)酵素反応によりmRNAの5′末端には修飾グアノシンからなるキャップ構造が，3′末端にはポリA尾部が付加される。(B) 2種類のタンパク質，ポリA結合タンパク質とキャップ結合タンパク質が成熟したmRNA分子に結合して複合体を形成する。核膜孔複合体はこれらのタンパク質を目印として，成熟したmRNAとそれ以外のRNA断片を区別する。mRNAが核膜孔を通って細胞質へと運び出されると，キャップ結合タンパク質は翻訳開始因子と置き換えられる。

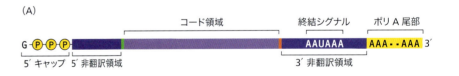

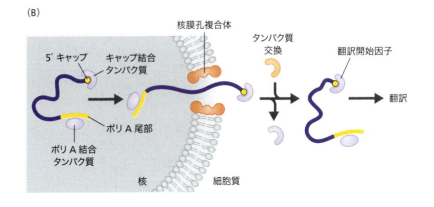

解される。同様に，核内にとどめられたままの RNA 断片も分解される。

翻訳は RNA 上の遺伝情報に従ったタンパク質合成の過程である

　mRNA の塩基配列は，タンパク質のアミノ酸配列を決定する暗号である。ヌクレオチド配列の暗号は**コドン**(codon)と呼ばれる 3 塩基を 1 組として解読されていくが，それぞれのコドンは特定のアミノ酸と対応づけられている。このコドンとアミノ酸の対応関係を**遺伝暗号**(genetic code)と呼ぶ(表 5.1)。複数のコドンが同一のアミノ酸と対応づけられている場合もある。例えば，GCU，GCC，GCA，GCG というコドンはすべて同じアミノ酸，アラニン(alanine：Ala)と対応づけられている。AUG はメチオニンに対応づけられたコドンであるが，同時に，タンパク質コード情報の開始位置を示すコドンでもある。UAA，UAG，UGA の 3 種は**終止コドン**(stop codon)と呼ばれており，タンパク質コード情報の終了位置を示している。

　mRNA は直接アミノ酸と結合するわけではない。アダプター役の特別な 2 種類の分子，**転移 RNA**(transfer RNA：tRNA)と**アミノアシル tRNA 合成酵素**(aminoacyl-tRNA synthetase)が mRNA のヌクレオチド配列をタンパク質の正しいアミノ酸配列へと翻訳する役割を果たす。tRNA は約 80 ヌクレオチドからなる小さな分子である。それぞれの tRNA には mRNA 上のコドンと結合する部位と，そのコドンに対応するアミノ酸が付加される部位が存在する(図 5.7)。アミノアシル tRNA 合成酵素はそれぞれの tRNA に対して，対応する

表 5.1　遺伝暗号

アミノ酸	省略形		コドン					
アスパラギン	Asn	N	AAU	AAC				
アスパラギン酸	Asp	D	GAU	GAC				
アラニン	Ala	A	GCU	GCC	GCA	GCG		
アルギニン	Arg	R	CGU	CGC	CGA	CGG	AGA	AGG
イソロイシン	Ile	I	AUU	AUC	AUA			
グリシン	Gly	G	GGU	GGC	GGA	GGG		
グルタミン	Gln	Q	CAA	CAG				
グルタミン酸	Glu	E	GAA	GAG				
システイン	Cys	S	UGU	UGC				
セリン	Ser	S	UCU	UCC	UCA	UCG	AGU	AGC
チロシン	Tyr	Y	UAU	UAC				
トリプトファン	Trp	W	UGG					
トレオニン	Thr	T	ACU	ACC	ACA	ACG		
バリン	Val	V	GUU	GUC	GUA	GUG		
ヒスチジン	His	H	CAU	CAC				
フェニルアラニン	Phe	F	UUU	UUC				
プロリン	Pro	P	CCU	CCC	CCA	CCG		
メチオニン	Met	M	AUG[1]					
リシン	Lys	K	AAA	AAG				
ロイシン	Leu	L	UUA	UUG	CUU	CUC	CUA	CUG
終止コドン			UAA	UAG	UGA			

[1] 開始コドンとしても働く

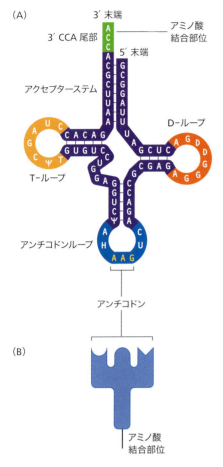

図 5.7　tRNA の構造
(A)tRNA は一本鎖 RNA 分子であるが，自身の配列中の相補的な部分がペアとなり，局所的に二重らせん構造をとっている．分子の一端にあるループ状の一本鎖部分には，アンチコドンと呼ばれる連続する 3 塩基が存在する．もう一方に存在する短い一本鎖部分にアミノ酸が結合すると，アミノアシル tRNA となる．(B)tRNA 分子の模式図．

アミノ酸を共有結合させる酵素である．アミノ酸が結合した tRNA を**アミノアシル tRNA**(aminoacyl-tRNA) と呼ぶ．

　これまでに，mRNA にはタンパク質を合成するための遺伝暗号が書き込まれており，tRNA とアミノアシル tRNA 合成酵素がその遺伝暗号に対するアミノ酸を運んでくるのだということを述べた．運ばれてきたアミノ酸を連結してタンパク質を合成する実際の過程はさらに複雑で，この過程にはさまざまな酵素を含む 50 〜 80 種類のタンパク質が必要となる．さらに，それらの酵素やタンパク質を 1 箇所にまとめるための物理的な場も必要となる．それらすべてのタンパク質を収納し，さらにタンパク質合成反応のための場を提供するタンパク質合成複合体は**リボソーム**(ribosome) と呼ばれている．それぞれの細胞には数百万のリボソームが含まれており，同時に多種類のタンパク質を，あるいは同じ種類のタンパク質を何分子も素早く合成することが可能となっている(図 5.8)．

タンパク質は翻訳後に分子修飾を受けたり分解されたりする

　完成したタンパク質は，リボソームから離れると，自身を構成するアミノ酸同士の非共有結合的な相互作用によって折りたたまれ，特有の**三次構造**(tertiary structure)をとる．タンパク質が活性をもつためには正しい三次構造をとることが必須である．完全な活性を発揮するために翻訳後の分子修飾を必要とするタンパク質も存在する．翻訳後修飾にはいくつかの種類があるが，代表的な分子修飾は，タンパク質にリン酸基を付加する**リン酸化**(phosphorylation)と，グルコースを付加する**糖鎖付加**(glycosylation)の 2 つである．多くの場合，翻訳後修飾は細胞内シグナル伝達に利用される．つまり，あるタンパク質にアミノ酸以外の修飾分子が付加されているか，いないかに応じて，別のタンパク質へシグナルを送るかどうかが変化するのである．本章の後半で述べるように，C. elegans では DAF-16 と呼ばれるタンパク質の翻訳後修飾の状態が長寿命化と深く関わっている．

　細胞が正しくかつ効率的に活動できるか否かは，細胞内タンパク質の量と構造をきちんとコントロールできるかどうかにかかっているといえるだろう．正しく折りたたまれなかったタンパク質や傷ついたタンパク質を除去し，それぞれのタンパク質の細胞内濃度を適正レベルに保つために，真核生物では複雑な仕組みが発達してきた．そのような仕組みには多くの生理的反応経路にまたがった無数のタンパク質が関わっている．本書では，ほとんどのタンパク質分解経路に共通している一般的諸性質について簡潔に説明するにとどめる(図 5.9)．

　活性を発揮するために必須となる，それぞれのタンパク質の正常な三次構造は，**シャペロン**(chaperone)と呼ばれる一群の細胞質制御タンパク質によって維持されている．シャペロンはつぎのような 2 つの重要な機能を果たす．(1)タンパク質の正しく折りたたまれるのを助ける，(2)正しく折りたたまれなかったり傷ついたりしたタンパク質に，分解のための目印として**ユビキチン**(ubiquitin)と称されるタンパク質を付加する．ユビキチンが付加されたタンパク質は，**プロテアソーム**(proteasome)という巨大酵素複合体によって認識される．プロテアソームは筒状構造をしており，タンパク質中のアミノ酸同士を

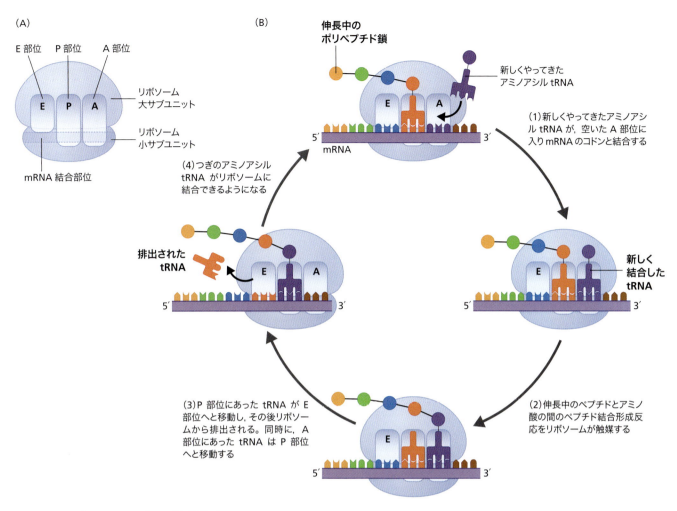

図 5.8 リボソームでのタンパク質合成

(A)リボソームは大サブユニットと小サブユニットと呼ばれる2つのサブユニットからなる。リボソームには1箇所のmRNA結合部位と，P部位，A部位，E部位と呼ばれる3箇所のtRNA結合部位が存在する。(B)翻訳過程はつぎの4つのステップの繰り返しである。(1)mRNA上のコドンと相補的なアンチコドンをもつアミノアシルtRNAがリボソームのA部位に取り込まれ，mRNAと結合する。(2)伸長中のポリペプチド鎖とtRNAを結び付けている高エネルギー結合が解消される。そのエネルギーを利用して，アミノアシルtRNA上のアミノ酸とポリペプチド鎖が連結される。(3)(本図では右向きに)大サブユニットが移動する。それに伴い，P部位とA部位にあったtRNAはそれぞれE部位とP部位へと移動する。つぎのアミノアシルtRNAを受け入れるためにA部位は空になる。E部位に移動したtRNAは，酵素反応によりリボソームから取り除かれる。その後，小サブユニットが大サブユニットの位置まで(右向きに)mRNAに沿って移動する。(4)つぎのアミノアシルtRNAをA部位に取り込む準備が完了し，ステップ1へと戻る。リボソームがmRNA上の終止コドンにたどりつくまでこのサイクルが繰り返される。終止コドンにたどりつくと，完成したタンパク質はリボソームより遊離される。

つないでいる結合，すなわちペプチド結合を切断する**プロテアーゼ**(protease)という酵素を含んでいる。プロテアソームによる分解で遊離したアミノ酸は細胞内のアミノ酸プールに戻され，別のタンパク質合成に再利用される。第9章で説明するように，生化学的なレベルでは，シャペロンやユビキチンを介したタンパク質分解経路に生じた異常が，アルツハイマー病やパーキンソン病の原因であると考えられている。

遺伝子発現制御

細胞が正しく機能するためには，適切な遺伝子が，適切なタイミングで，適切な量だけ発現しなければならない。遺伝子発現の制御が乱れると，細胞内の

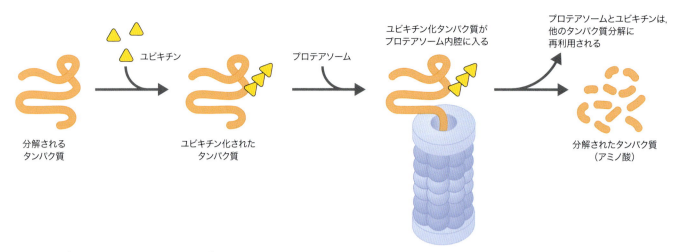

図 5.9　プロテアソームによるタンパク質分解

分解されるタンパク質にはユビキチンという小さなタンパク質が付加される。プロテアソームはユビキチン標識のついた(つまり，ユビキチン化された)タンパク質を認識してその立体構造をほどき，中央の空洞部に収納する。続いて，プロテアソームを構成する酵素群がそのタンパク質を短いペプチドやアミノ酸へと分解する。分解産物は細胞質へと戻される。

機能に深刻な異常が生じ，代謝状況が変化するおそれがある。そしてそれらの異常は最終的に個体の寿命に影響を及ぼすかもしれない。ヒト**ゲノム**(genome)に存在する全 24,000 遺伝子の中から寿命に関わるものをみつけだそうとする老化生物学者にとって問題となるのは，細胞内で発現している遺伝子の種類は細胞のタイプによって異なっているという点である。肝細胞と心筋細胞はまったく同じ配列のゲノム DNA をもっており，なおかつ，まったく同じ転写，翻訳機構を使って DNA 上の遺伝暗号をタンパク質構造へと変換している。それにもかかわらず，両者は劇的に異なる細胞機能を果たしており，そのために必要となる遺伝子発現プロファイルも完全に異なっている。しかしながら前章で学んだように，両者はともに体細胞に属する細胞であり，不死ではない。これら 2 つの事実，すなわち異なるタイプの細胞では異なる遺伝子が発現していることと，体細胞にはあまねく寿命があることにもとづき，多くの老化生物学者は，たった 1 つの遺伝子の違いはもとより，いくつかの遺伝子が違っても寿命の長さに影響が及ぶことはほとんどありえないだろうと考えた。現在，多くの老化生物学者はむしろ，遺伝子発現と，その活性化もしくは抑制を調節するさまざまな制御プロセスとの間の複雑な相互作用が寿命の長さを決めているのだろうと考えている。

　この項では，遺伝子発現を調節している基本的な仕組みについて検討する。遺伝子発現の量は，遺伝暗号を読みとって最終的に活性のあるタンパク質を作り出すに至る過程の，ほとんどすべての段階で調節されている。しかしながら，遺伝子レベルでの寿命制御についての研究はまだ始まったばかりであり，この項で議論できるほど十分に詳しく研究されているのは，遺伝子発現に関わる 2, 3 の経路についてのみである。そしてそれらは，おもに転写制御に重点をおいた研究である。転写後制御，つまり RNA ポリメラーゼがプロモーターに結合した時点より後の制御プロセスについては，老化速度と寿命に対する影響という観点からはまだ十分に検討されていない。そこで，本項ではまずはじめに転写制御について説明する。その後，転写後制御——その研究はまだ始まったばかりか，もしくはこれから始まろうとしているような段階にすぎないのだが——について俯瞰的に概説し，寿命の長さを調整するうえでどのような役割を果たしているかを説明する。

遺伝子発現はヌクレオソーム構造の変化により調節される

真核生物では，長大な DNA を効果的に折りたたんで核内に収納する仕組みが発達してきた。もしも直線状のままだとすると，DNA は容易に細胞の全体積を占領してしまう（図 5.10）。DNA に RNA やさまざまな種類のタンパク質

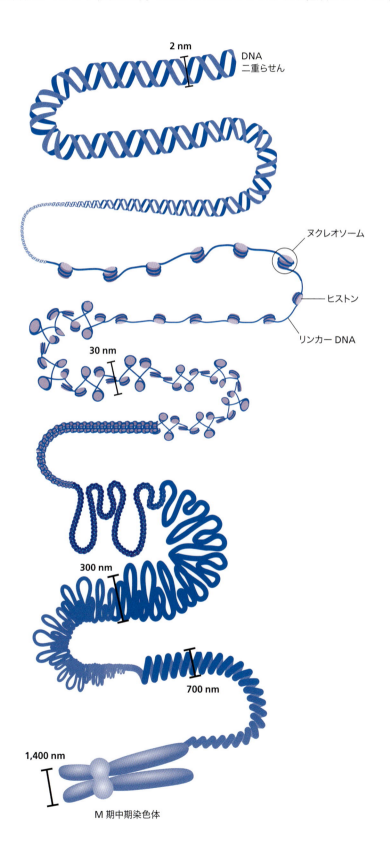

図 5.10　真核生物の染色体における DNA の折りたたみ構造

が結合して形成される構造は**クロマチン**(chromatin)と呼ばれている。クロマチン中のDNAは**ヒストン**(histone)というタンパク質と結合しており，さらに折りたたまれて**染色体**(chromosome)が構築される。クロマチンは，引きのばすと，1本の糸で連ねられたビーズのようにみえる。1つ1つの「ビーズ」は，**ヒストン八量体**(histone octamer)と呼ばれるヒストンの集合体と，その周りに巻きついたDNAからなっている。ヒストンの集合体とそれに巻きついたDNAが作り出すこの構造を**ヌクレオソーム**(nucleosome)と呼ぶ。ヌクレオソームの間をつなぐ短いDNA領域はリンカーDNAと呼ばれる。

　クロマチンを形成することで，遺伝子DNAは偶発的な化学変化から守られている。その点において真核生物は，原核生物よりも進化的にきわめて有利であった。しかしながら同時に，ヌクレオソームは遺伝子転写という点では阻害的要素ともなりうる。なぜならば，それぞれの遺伝子の上流に位置するTATAボックス(およびプロモーター領域)がヌクレオソームによって隠されてしまうからである。転写反応が進むためには，ヒストンが化学的に修飾されて，DNAから離れやすくなる必要がある。ヒストンとDNAの結合力を弱めるような分子修飾の1つは，ヒストンのある特定のアミノ酸残基にアセチル基($-COCH_3$)を付加するような制御的分子修飾，すなわち**ヒストンアセチル化**(histone acetylation)である。アセチル化されるとヒストンの形状が変化し，DNAとヒストンとの結合が弱まる。プロモーター領域においてヒストンアセチル化が起こると，転写関連タンパク質がプロモーターに結合できるようになる(図5.11)。本章の後半で説明するように，寿命に関わる遺伝子の制御には，ヒストンアセチル化の逆反応，すなわちヒストン脱アセチル化が重要であるらしい。

遺伝子の転写はDNA結合タンパク質によって制御される

　遺伝学や細胞生物学分野における重要な発見の1つは，遺伝子発現のオン・オフが，DNA上の**制御エレメント**(control element；**BOX 5.1**)と呼ばれる領域に結合する遺伝子発現制御タンパク質によって調節されているという事実の

図 5.11 ヒストンのアセチル化と脱アセチル化

非転写状態にある遺伝子のヌクレオソームはかたくパッキングされている。ヒストンのアセチル化，つまりヒストンタンパク質のテールと呼ばれる部位へのアセチル基付加反応が起こると，ヒストンとDNAの間の静電引力が変化して，ヌクレオソーム構造が「開く」。ヌクレオソームが開くと，遺伝子転写の開始に必要なタンパク質がプロモーター領域に結合できるようになる。逆に，ヒストンが脱アセチル化されると，すなわちテール部位からアセチル基が除去されるとヌクレオソームの密度が高まる。

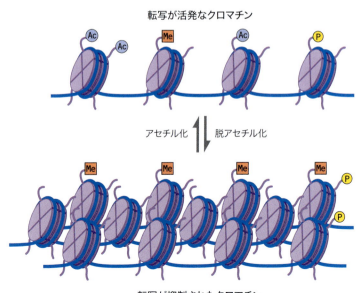

BOX 5.1　ショウジョウバエからヒトまで進化的に保存された遺伝子スイッチ

　ワトソンとクリックによるDNA構造の解明以降，生物学界における1つの大きな疑問は，「同じ動物個体中の機能のまったく異なる細胞が同一のDNAをもつなんてことがありうるのか？」ということであった。例えば，ヒトの肝臓の細胞（肝細胞）と筋肉の細胞（筋細胞）の違いを考えてみよう。細胞が果たすべき役割は数多くあるが，肝細胞の役割は，特殊な一群の酵素を発現して，血液中の有毒物質を無毒化することである。筋細胞にもそれら解毒酵素の遺伝子は存在しているが，発現量はわずかであり，肝細胞のような強力な解毒機能を果たすことはできない。一方，筋細胞中には，アクチンとミオシンという筋収縮に関わるタンパク質が，肝細胞中よりも何百万倍も高いレベルで発現している。肝細胞中では，これらのタンパク質は，細胞がバラバラにならないようにするための構造としての働きしかしていない。

　1960年以前は，上記のような細胞による遺伝子発現パターンの違いは，細胞分化の過程で遺伝子が欠落するために生じると考えられていた。遺伝子の欠落が実際に起こっていることを示す実験的証拠はなかったが，このような考え方は，ほとんどの後生動物においては最終分化した細胞は分裂増殖できないという観察事実を矛盾なく説明できた。だが，1960年代初頭になって，フランソワ・ジャコブ（François Jacob）とジャック・モノー（Jacques Monod）による先駆的な研究により，この遺伝子発現制御にまつわる謎の，少なくとも一部が解明された。β-ガラクトシダーゼはラクトース（乳糖）を構成するグルコースとガラクトースの間の結合を切断する酵素であるが，ノーベル賞受賞者である彼ら2人（アンドレ・ルヴォフ（André Lwoff）とともに受賞）は，大腸菌 Escherichia coli では，菌の培養液中にラクトースが存在する場合にのみこの酵素が発現していることをみいだした。さまざまな E. coli 変異株を用い，ジャコブとモノーは，ラクトースがあるタンパク質のDNA結合力を調節していることを明らかにした。そのタンパク質は，ラクトースが存在しないときにはDNAに強く結合してβ-ガラクトシダーゼの発現を抑制していた。逆にラクトースが存在すると，そのタンパク質がDNAから離脱してβ-ガラクトシダーゼ遺伝子が発現するようになり，その結果，ラクトースがグルコースとガラクトースへと分解された。このジャコブとモノーが発見した最初の遺伝子スイッチ，すなわち lac 抑制因子により，細胞間での遺伝子発現の違いは，遺伝子自体の違いによるものではなく，何らかの制御機構が働いた結果であると考えられるようになった。ジャコブとモノーによる大腸菌での最初の発見以降，これまでに数多くの遺伝子スイッチが調べられたほとんどすべての生物種においてみつかっている。

　さらに重要なことに，その後の研究で，遺伝子スイッチが結合する部位の塩基配列は進化上，高度に保存されていることが判明した。例えば，胎児期の人体形成をつかさどる遺伝子として Hox 遺伝子群があるが，この遺伝子群がコードするタンパク質と結合する塩基配列は，ショウジョウバエの Hox タンパク質が結合する配列とわずか1，2塩基ほどしか違わない。つまり，人間の腕や脚，指が正しい位置に形成されることを保証するのに必要な塩基配列は，ショウジョウバエの翅や脚，触覚が正しい位置に形成されることを保証する配列と単に似ているどころではなく，ほとんど同一なのだ。この事実が明らかになるまで，ほとんどの研究者たちは，生物種間の違いは塩基配列の違いを反映しているという説を支持していた。つまり，ヒトの遺伝子の塩基配列は，ショウジョウバエのそれとは大きく異なるだろうと考えていたのである。しかし，Hox 遺伝子群が発見されることにより，この考えは改められた。進化上，ヒトに至る系統とショウジョウバエに至る系統は約5億年も前に分岐したのだが，それにもかかわらず，同じ塩基配列を使ってタンパク質の発現を制御しているらしい。種の違いは遺伝子の違いを反映していない。そうではなく，遺伝子発現の量とタイミングの違いを反映しているのだ。生化学的な見地からみれば，ショウジョウバエとヒトに違いはない。タンパク質発現に関するわれわれの理解が劇的に変化したことを受けてモノーは，「大腸菌で正しいことはゾウでも正しい」と述べた（そして，それは真実である）。

発見である。真核生物には，遺伝子発現を調節する2種類の制御エレメントが存在する。RNA転写量を増大させる**エンハンサー**（enhancer）と，逆に減少させる**サイレンサー**（silencer）の2種類である。エンハンサーに結合して遺伝子転写を促進する転写因子タンパク質は**活性化因子**（activator）と呼ばれ，一方，サイレンサーに結合して転写を抑制する因子は**抑制因子**（repressor）と呼ばれる。活性化因子や抑制因子が結合する領域は通常，遺伝子プロモーターから数百〜数千ヌクレオチド離れている。エンハンサーやサイレンサーに結合した活性化因子もしくは抑制因子タンパク質は，多くの場合，プロモーター結合タンパ

図 5.12　遺伝子転写における活性化因子およびエンハンサーの役割

活性化因子タンパク質は DNA 上のエンハンサー配列に結合する。エンハンサー配列はプロモーター領域から数千ヌクレオチド離れた場所に位置するが，活性化因子が結合すると DNA が折りたたまれてプロモーターと相互作用できるようになる。エンハンサーがプロモーターに近づくと，メディエータータンパク質がエンハンサーとプロモーターの結合を仲介する。エンハンサーが結合すると，プロモーター領域には RNA ポリメラーゼを含む転写開始複合体が形成される。

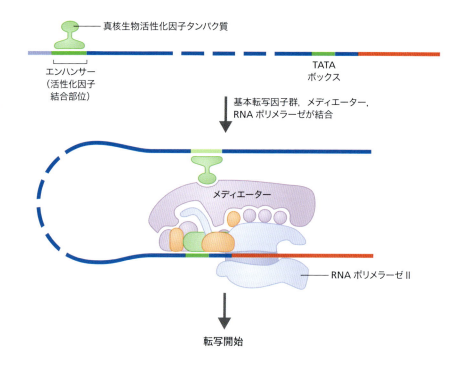

ク質に何らかの影響を及ぼすことで遺伝子転写を制御している。本章の後半で説明するように，ある種の生物においては，その寿命の長さを決定するうえで制御エレメントが重要な役割を果たしているらしい。

各種のホルモンやその代謝産物，アミノ酸，栄養素，およびその他様々な種類の分子による刺激に応答して，活性化因子タンパク質は合成される。活性化因子タンパク質がエンハンサーに結合するとプロモーター領域の DNA が折れ曲がり，TATA ボックスが露出して基本転写因子と結合できるようになる(**図 5.12**)。DNA が折れ曲がることで，エンハンサーに結合している活性化因子タンパク質はプロモーターへさらに近づく。DNA 鎖に生じた物理的なゆがみによって，II 型と呼ばれる種類の RNA ポリメラーゼ(RNA ポリメラーゼ II)や転写を補助する転写因子群，およびそのほかのタンパク質群(この過程には100種以上のタンパク質が関与している)と DNA との結合が促進される。転写を補助するタンパク質の1つで**メディエーター**(mediator)と呼ばれるものは，エンハンサーとプロモーター領域を近接させる役割を果たす。その結果，RNA ポリメラーゼ II と基本転写因子群およびメディエーターが**転写開始複合体**(transcription initiation complex)を形成する。

活性化因子タンパク質と同様に，抑制因子タンパク質も遺伝子発現制御において重要な役割を果たしている。真核生物には，遺伝子発現を抑制する仕組みが複数存在するが，つぎにあげる4つが最も一般的である。抑制因子タンパク質が，(1)活性化因子タンパク質よりも高い親和性でエンハンサーに結合する，(2)転写活性化部位の近傍に位置する抑制因子結合部位に結合してエンハンサーを覆い隠してしまう，(3)転写開始複合体の形成を阻害する，(4)遺伝子活性化複合体の形成を全体的に阻害する。(4)の仕組みの場合，抑制因子はヒストンアセチル化–脱アセチル化のプロセスを介して間接的に作用する。(1)～(3)の仕組みについては**図 5.13** に図解している。本章の後半では，遺伝子転写の抑制，すなわち**遺伝子サイレンシング**(gene silencing)が寿命の遺伝学

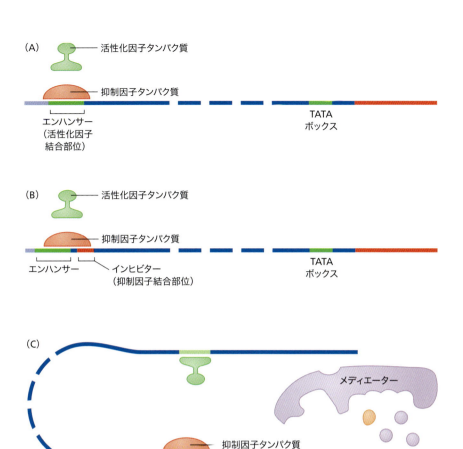

図 5.13　一般的な遺伝子発現抑制機構
(A)活性化因子と抑制因子が同じ配列に結合する場合。活性化因子よりも抑制因子のほうが,結合配列に対する親和性は高い。(B)エンハンサー部位近傍に結合した抑制因子がエンハンサーを覆い隠して活性化因子の結合を阻害する場合。(C)抑制因子タンパク質が転写開始複合体の形成を阻害する場合。

を考えるうえでどのように重要な役割を果たしているかについて説明する。

遺伝子の発現量は転写完了後にも制御される

　ほとんどの場合,遺伝子発現は転写レベル,すなわち RNA ポリメラーゼがプロモーターに結合するより前の段階で制御されるが,転写完了後に働く重要な制御メカニズムも存在する。ここでは,そのような転写後調節の例として,**選択的 RNA スプライシング**(alternative RNA splicing；図 5.14)と**翻訳開始調節**(translational initiation control)の 2 種類のメカニズムについて概説する。これらのメカニズムについての知識は,老化速度や寿命に関する遺伝子レベルでの制御機構を考察する際に役立つだろう。

　成熟した mRNA を生み出す過程で,mRNA 前駆体からイントロンが RNA スプライシングによって取り除かれるということを思い出そう。スプライシング反応を触媒する snRNA は**共通配列**(consensus sequence)を手掛かりとしてイントロンの始まりと終わりの位置を識別する。しかしながらこの共通配列にはかなりの柔軟性があるので,snRNA によってイントロンとして切りだされる RNA の位置に少し変動が生じることがある。このようないくつかの異なる場所で生じるスプライシングを選択的スプライシングという。異なった場所でスプライシングが起こった結果,完成した mRNA の塩基配列に差異が生じ,

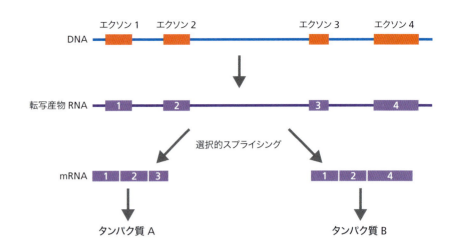

図 5.14 選択的スプライシングによって同一の遺伝子から異なる mRNA が生み出される

さらにその結果として，少し異なった活性をもつ，わずかに違ったタンパク質が生み出されることになる．つまり，選択的スプライシングを利用すると細胞はいくつかのバリエーションをもったタンパク質を1つの遺伝子から作り出せるようになり，さらに多くの遺伝情報をゲノムに詰め込むようになる．

どのような選択的スプライシングが起こるかは，mRNA 前駆体に結合する調節タンパク質によって制御される．また，細胞種や発生段階によっても変化する．一例としてショウジョウバエの dsx 遺伝子をあげる．この遺伝子は二次性徴の発現に重要なタンパク質をコードしている．選択的スプライシングの結果，この遺伝子 mRNA 内の6つのエクソンが翻訳されることになると雄の性徴が現れる．一方，スプライシングの結果，4つのエクソンが翻訳されることになると雌の性徴が現れる．つまり，1つの遺伝子から2種類のタンパク質が生み出されるのであり，みかけ上異なる24種類の遺伝子があるようにみえる．

また，翻訳開始の頻度を調節することで，タンパク質の産生量がコントロールされる場合もある．核外へと輸送される前に，メチル化されたグアノシンヌクレオチド(G)分子が mRNA の5′端に「キャップ」として付加される（図5.6参照）．5′キャップの付加は，mRNA を核内の他の RNA 断片から区別し，選択的に核膜孔複合体を通過させるための仕組みの1つである．メチル化グアノシンの5′キャップは，翻訳抑制メカニズムの作用点としての役割も果たしている．通常，最初の AUG コドン（開始コドン）は5′キャップのごく近傍に位置している．細胞内シグナルに応答して発現する，ある種の翻訳抑制タンパク質はメチル化グアノシンキャップを認識し，mRNA 上の AUG 開始コドン直近に結合する．翻訳抑制タンパク質が結合していると，リボソームは mRNA の塩基配列をアミノ酸配列へと翻訳できない．そして，状況が変化して翻訳抑制タンパク質が分解されると，翻訳が開始される．

老化生物学のための遺伝子発現解析

1970年代の生物学界における最も重要な進歩の1つは，染色体 DNA から任意の一部分を切りだし，その塩基配列を決定できるようになったことであった．任意の DNA 断片を抽出してその性質を調べられるようになったおかげで，遺伝子配列の操作や新規遺伝子の作成を可能にするような技術が開発された．

さらに，それらの遺伝子操作によって，細胞や生物個体の生理機能にどのような変化が生じるかを調べられるようになった。これらの技術は，総称して**組換えDNA技術**(recombinant DNA technology)と呼ばれているが，生物学のあらゆる分野において，研究の方向性を変えることになった。生態学から分子遺伝学に至るすべての分野において，いまや科学者は望んだ遺伝子を同定できるようになり，生命の神秘の背景にある根本的なメカニズムをさらに深く理解できるようになった。

また，組換えDNA技術の発展はバイオテクノロジー産業ブームを巻き起こした。機械化，商業化のおかげで，かつては十分な経験と技術を習得した一握りの科学者のみに許されていた，さまざまな洗練された遺伝子解析技法が，他分野の非専門家にも利用できるようになった。老化生物学者も，老化速度や寿命に影響する可能性のある遺伝子を探し出すのに，それらの技術を用いるようになった。

酵母や線虫，ショウジョウバエのような単純な生物を用いて老化の遺伝学を研究する方法については，第1章で説明した。これらの生物種をモデル生物として利用することには，つぎにあげるようないくつかの利点がある。(1) 全ゲノム配列が決定されている。すなわち，すべての遺伝子の塩基配列と染色体上の位置がわかっている。(2) 一般的な遺伝学研究の長い歴史の中で，たとえ数千とはいわないまでも，数百もの変異体が作り出されており，多様な遺伝子型や表現型の変異体を容易に入手することができる。(3) これらの生物個体の寿命は短いため，1カ月(酵母を用いる場合)ないし1年(線虫，ショウジョウバエを用いる場合)の短期間に寿命研究を何度も実施できる。系統学的な類縁関係を考えると，これらの単純真核生物で老化速度や寿命を調節する遺伝子として同定された遺伝子には，より高等な真核生物にもそれらの**遺伝子オーソログ**(gene ortholog)，すなわち類似機能をもった遺伝子が存在している可能性が高い。したがって，単純真核生物を使った研究である遺伝子が寿命に関係しているとわかれば，その遺伝子とよく似た遺伝子をマウスなどのより高等な生物からも探すことが可能になり，さらには，その遺伝子がヒトの老化速度や寿命に関係しているかについても検証できるようになる。

これら3つのモデル生物を用いた遺伝学的研究で得られている膨大な知見を背景にして，老化速度や寿命の長さを直接的に調節していると考えられる遺伝子が，老化生物学者の手によっていくつか同定されてきた。それらの発見についてはあとの項で詳しく述べる。まずは，それらの寿命遺伝子を発見する際に用いられた一般的な技術や方法について説明しよう。

一般論として，老化速度や寿命の長さを調節している遺伝子を同定するには，いくつものステップを踏む必要がある(図5.15)。全体の研究プロセスはとても複雑であり，必要となるすべての研究ステップを，単独の研究者あるいは単独の研究室が実施することはおそらく不可能であった。これらの遺伝子の発見は，世界中の研究者たちが互いに信頼しあい，それぞれの専門分野で重要な研究ステップを乗り越えてきた結果の集大成である。この項で簡潔に説明している技術や方法はあたかも単一の連続した手順のように思えるかもしれないが，実際にはほとんどの場合，それぞれの研究段階を遂行するために，いくつもの独立した研究室が何年もの歳月を費やしてきたのだということを忘れてはなら

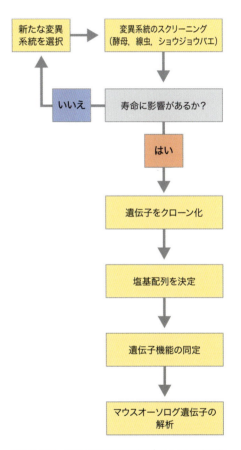

図5.15　寿命遺伝子同定プロセスの概略図

研究者はまずコンピュータ上のデータベースや文献を検索し，寿命に影響しそうな表現型や遺伝子型をもった変異体を選び出す。変異体が選び出されたならば，つぎに遺伝子をクローン化することになる。クローン化によって同じ配列をもつDNA分子を増幅し，それを用いて遺伝子の塩基配列を決定する。遺伝子の塩基配列がわかれば，その機能を決定できるようになる。プロセスの最終段階では，その遺伝子のオーソログをマウスゲノムから探し出し，そのオーソログが同じく寿命に影響するかどうか検討することになる。

ない。

老化生物学における遺伝解析の最初のステップは変異体スクリーニングである

　老化の遺伝解析に，出芽酵母 S. cerevisiae や線虫 C. elegans，ショウジョウバエ Drosophila を利用する最大の利点は，これらの生物のゲノム配列が完全にわかっていることである。しかし，遺伝子の塩基配列がわかっても，その機能まではわからない。遺伝子機能についての情報を得るために，これらのモデル生物を扱う遺伝学者はまず変異系統（変異株）を作成する。それらの変異系統では何か1つの遺伝子が変化しており，その結果，その変化に特有の表現型が現れてきている。そして，変異型と**野生型**(wild type，異常個体や変異個体ではなく，自然な正常状態にある生物個体のこと)の表現型を比較すれば，その遺伝子の機能についての基本的情報を得ることができる。老化速度や寿命の長さの遺伝制御について何らかの仮説をもっている老化生物学者は，その仮説にあてはまるような変異系統を自由に選んで解析することができる（多くの研究は公的資金を用いて実施されているため，研究者たちには，自分が作成した変異系統を他の研究者たちに提供する義務がある）。多くの場合，老化生物学者はまず，成長や生殖に関連する遺伝子に異常のある変異系統を選ぶことになる（第3章で述べたように，成長・生殖と寿命の間には密接な関連性があることを思い出してもらいたい）。多くの遺伝子が成長や生殖に関わっているので，老化生物学者はいくつもの異なる変異系統を選び出し，それらの寿命特性を比較して，自分の要求に最もあてはまる変異体を探し出す必要がある。

　変異系統間の比較をすること，すなわち**遺伝学的スクリーニング**(genetic screening)は，比較的単純で直接的なステップであるように思えるかもしれない。だが実は，遺伝解析におけるこの最初のステップが最も重要で，かつ最も困難である。ほとんどの遺伝子は多面的（1つの遺伝子が複数の表現形質に作用する）であり，変異系統はしばしば，たった1つの遺伝子にしか変異がないにもかかわらず，複数の表現型を示す。仮にある1つの変異系統が長寿という点で好ましい特性をもっているとしても，同時にその遺伝子変異が間接的に寿命を縮めるような悪影響を及ぼす場合がある。そのような変異系統では，寿命の長さが個体間で著しく異なるという結果になるだろう。したがって，老化生物学者は，寿命に関する表現型のみが現れるような，よりよい遺伝子変異を探さなければならなくなるだろう。1つの遺伝子変異からたった1つの表現型だけしか現れないようなものを探すには，多くの試行錯誤を伴う細心の注意を払った研究が必要となる。寿命に対する遺伝的影響についてのある仮説を検討するのに適切で，かつ信頼できる実験系を構築するために必要とされる変異系統を作り出すのに，何年もの歳月が必要となる場合もある。

遺伝子機能を同定するためにはDNAをクローン化しなければならない

　長寿命化の表現型を示すような信頼できる変異系統を樹立できたとしても，その変異の原因遺伝子がどのような機能を担うのか，どのような制御を受けるのか，そしてその遺伝子がコードするタンパク質がどのような構造をしている

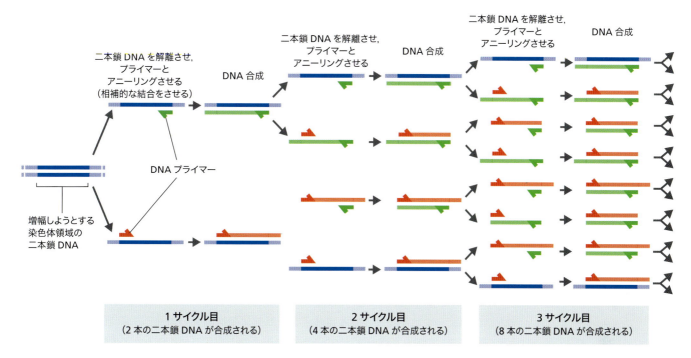

図 5.16　PCR を利用した遺伝子のクローン化

クローン化したい DNA が決まれば，まずその DNA を加熱して二本鎖を分離する．つぎに，プライマーと呼ばれる，目的の DNA 領域の 3′ 末端と相補的な配列をもつ短い核酸断片を結合させる．逆転写反応を行う場合は，逆転写酵素はこのプライマーから DNA 合成反応を始める．さらに DNA ポリメラーゼとデオキシリボヌクレオシド三リン酸を添加すると，DNA が複製されて 2 組の娘 DNA 分子が合成させる．新しく合成された DNA 断片を鋳型として用いながらこのプロセスを繰り返すことで，同じ配列をもつ DNA を高速に増幅することができる．

のかについては依然として不明のままである．遺伝子の機能を知るためには，その遺伝子を含む DNA 断片を**クローン化**(cloning)，すなわちまったく同じ塩基配列をもった DNA 分子を増幅する必要がある．遺伝子 DNA をクローン化することで，その塩基配列の決定に必要な量の DNA 分子を得ることができる．塩基配列がわかれば，その遺伝子がコードするタンパク質のアミノ酸配列がわかるし，そのタンパク質が果たすと思われる分子機能を推定することも可能となる．

かつて DNA のクローン化は，いくつもの工程を要するたいへんな作業で，完了するのに何日もかかっていた．現在ではこのクローン化の作業は，**ポリメラーゼ連鎖反応**(polymerase chain reaction：PCR)と呼ばれる，わずか数時間しかかからない一工程に集約されており，かつ自動化されている(図 5.16)．PCR を実施するためには，まずはじめに組織や細胞から DNA もしくは mRNA を抽出する必要があるが，その工程はそれほど難しくはない．もしも遺伝子を含む染色体 DNA 断片の全塩基配列を決める必要があるのなら，エクソン(成熟した mRNA に含まれる配列)とイントロンの両方を含むゲノム DNA が，PCR 反応を実施するための出発材料となる．タンパク質のアミノ酸配列を決めることが目的ならば，mRNA が最初の材料として用いられる(mRNA がエクソンの相補的配列のみから構成されていることを思い出して欲しい)．ここでは mRNA を最初の材料とする例について説明する．

PCR の実施に先立ち，研究者は単離しようとする遺伝子 DNA の 3′ 末端近傍と相補的な配列をもつ 1 組のオリゴヌクレオチド(オリゴは「複数」を意味する)DNA を設計し，化学合成しなければならない．変異系統を作成するために標的とする遺伝子の配列はわかっているので，合成すべきオリゴヌクレオチドの配列は決まっている．研究者にとって，オリゴヌクレオチドを設計し，その化学合成を外注することは日常的な作業である．mRNA，DNA 合成に必要

なデオキシリボヌクレオチド，そして**逆転写酵素**(reverse transcriptase，細胞内で通常起こる反応とは逆に，mRNA から DNA を合成する酵素)を含む反応溶液にそのようなオリゴヌクレオチド，すなわちプライマーが添加されると，増幅しようとする DNA の複製が始まる。逆転写酵素は mRNA を鋳型として，単離しようとしている遺伝子のエクソンだけを含んだ相補的 DNA (complementary DNA：cDNA)鎖を新しく合成する。

この段階ではまだ，mRNA と新しく合成された cDNA は水素結合により結合しており，二重らせんを形成している。cDNA のみが増幅されるためには，二本鎖間の結合が解消されなければならない。PCR 装置が反応液を約 90 度にまで加熱すると，水素結合が切断される。つぎに DNA ポリメラーゼと，cDNA の 3′ 末端近傍と相補的な配列をもつプライマーが新たに添加されると，最初の cDNA と相補的な関係にある cDNA が新たに合成される。PCR 装置が反応液を徐々に冷却すると，互いに相補的なこれら 2 つの cDNA 分子が結合して二重らせん構造を形成する。ここまでくれば，後は，デオキシリボヌクレオチドと DNA ポリメラーゼを含む反応液の加熱と冷却を繰り返すだけで DNA を増幅することができる。加熱と冷却のサイクルを 1 度繰り返すたびに，同じ遺伝子 DNA の分子数が 2 倍に増える。30 サイクルも繰り返せば，遺伝子の塩基配列を決定するのに十分な量の DNA を合成できる。

おおよその遺伝子機能は塩基配列から推定できる

PCR の場合と同様に，今や塩基配列の決定も自動化されている。まず，反応液に一方のプライマーを加え，目的の DNA 断片の一方の鎖のみを合成する。反応液には，通常のデオキシリボヌクレオチドに加えて，蛍光標識されたジデオキシリボヌクレオチドを一定の割合で混合しておく。ジデオキシリボヌクレオチドは DNA ポリメラーゼによって DNA 鎖の 3′ 末端に付加されるが，つぎのヌクレオチドの付加に必要なリボースの 3′ 位の OH 基を欠く。そのため，ジデオキシリボヌクレオチドが取り込まれると，そこで DNA 合成が終了する。A，T，G，C の各塩基について異なる蛍光色素で標識しておけば，合成 DNA 分子は 3′ 末端に取り込まれた塩基の種類に応じて，それぞれ異なる蛍光色で標識されることになる。その後，蛍光標識された分子は，**ゲル電気泳動**(gel electrophoresis)によって，合成が終了した時点での塩基長に応じて分離される(図 5.17)。この電気泳動の工程も自動化されている。塩基配列決定装置は，標識分子の発する蛍光を検出することで，合成 DNA 分子のゲル上の相対位置と 3′ 末端の塩基の種類を読み取る。その情報をコンピュータで処理し，塩基配列が決定される。

最後に，塩基配列が決まると，その配列からタンパク質のアミノ酸配列を，遺伝暗号(表 5.1 を参照)に従って決定することになる。そして，そのアミノ酸配列にもとづいて，そのタンパク質が果たす生理機能を予測する。ただし，生の塩基配列をみただけでは，どこからタンパク質のアミノ酸配列情報が始まっているのか(つまり開始コドンの位置)はわからない。また遺伝子の機能についても，この段階では，遺伝学分野での過去の研究成果を集積した集合知にもとづいて経験的に推定できるだけである。米国国立衛生研究所(NIH)は，遺伝子の塩基配列とその機能に関する情報を集積した巨大なデータベースを保有し

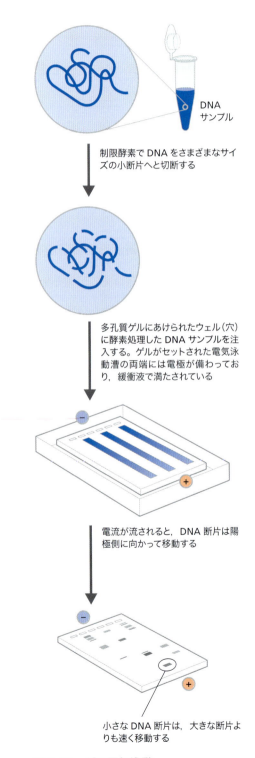

図 5.17　ゲル電気泳動
多孔質ゲルを担体とした電気泳動法を利用すると，分子サイズと電荷量に応じて DNA 分子を物理的に分離することができる。

ている(遺伝子の機能が判明すると,各研究者はこのデータベースにその遺伝子の配列情報を登録する)。新規に決定した遺伝子配列を既知の遺伝子配列と比較して,その機能予測に役立つ情報を提供するようなコンピュータソフトウェアも開発されている。研究者たちは,そのような情報を利用して研究の焦点を絞り,また組換え技術を利用して,開始コドンや終止コドンの位置といったような遺伝子の特性をより正確に決定していくことになる。

in situ ハイブリダイゼーションで遺伝子機能を知ることができる

ある遺伝子がいつ,どこで発現しているのかを調べることでしばしば,その遺伝子機能を決定するための手掛かりが得られる。遺伝子の発現場所とタイミングを調べるには,*in situ* ハイブリダイゼーション(*in situ* hybridization)という技術が利用できる(*in situ* はラテン語で「その場で」を意味する)。すでに調べようとする遺伝子の配列は判明しているので,その遺伝子の部分断片に放射性同位元素や蛍光色素といった検出・測定可能な分子標識を付加した核酸プローブを作成することができる。*in situ* ハイブリダイゼーションではまず,そのような標識つき核酸プローブを細胞,組織,あるいは個体標本全体に添加する。標識つき核酸プローブがそのプローブに相補的な mRNA 分子と遭遇すると,両分子は結合してハイブリッド分子を形成する。その後,適切な検出装置を用いれば,ハイブリッド分子のみを検出して測定することができる。

遺伝子発現パターンの検討に *in situ* ハイブリダイゼーションを利用することもできる。例えば,コンピュータデータベースを利用して,*C. elegans* のある遺伝子の機能が予測できたと仮定する。そして,その遺伝子の配列は,ある特定の温度で飼育した場合にのみ発現する遺伝子の配列と非常によく似ているとする。しかし,この遺伝子自身に関してはいまだ報告がないので,どのくらいの温度のときにこの遺伝子が発現するのかまではわからない。このような場合,さまざまな温度で飼育した *C. elegans* 個体を標本として調製し,標識 DNA プローブを加えることで,この遺伝子が発現する温度を知ることができる。また,発現している mRNA が多いほどハイブリッドを形成するプローブも増えることから,遺伝子の発現量が最大となる温度もわかる。さらにこの実験では,どの細胞や組織でこの遺伝子が最も強く発現しているかについて知ることもできる。本章の後半で説明するように,長寿命化に関わるあるタンパク質が *C. elegans* のどの細胞で発現しているのかを調べる際に,ここで述べた仮想実験によく似たデザインの実験が用いられた。

遺伝子改変生物を利用すれば,ある遺伝子がヒトの寿命に対して及ぼす影響を評価することができる

前述のように,遺伝老化生物学者が遺伝子解析を行うモデルとして単純な生物を用いる理由の1つは,それら生物の寿命が,より複雑な生物と比べて短いからである。これは,比較的短い期間で寿命に関わる遺伝子をスクリーニングできるということを意味している。ある寿命に関連する遺伝子が単純な生物からクローン化され,その配列が決定され,そしてその機能が明らかにされれば,今度は,生理学的によりヒトに近い複雑な生物種を用いて,その遺伝子に変異をもつ変異体を作り出して解析すればよい。通常,老化速度と寿命に関す

る遺伝学解析を行うためのモデル哺乳動物としてはマウスが選ばれてきた。

　ある遺伝子が老化速度と寿命に対して及ぼす影響を調べるための一般的な方法は，その遺伝子を1つ余計にもつか，あるいは逆にまったくもたないような変異体マウスを作成することである．そのような変異体マウスと野生型マウスを比較することで，その遺伝子が老化の速さ，または寿命の長さに影響するか否かを明らかにできる．研究対象とするマウスの遺伝子が決まれば，つぎに必要となる情報は，単純モデル生物の解析ではその遺伝子の発現を亢進させた場合と抑制した場合のいずれにおいて寿命がのびたか，ということである．もし，単純生物において，ある遺伝子の発現抑制（遺伝子サイレンシング）が長寿命化を引き起こすのであれば，その遺伝子のオーソログをマウスゲノムから取り除いてみるべきだろう．このような，ある遺伝子を除去したようなタイプの変異体を**遺伝子ノックアウト**（gene knockout）変異体という．逆に，ある遺伝子の発現上昇が長寿命化を引き起こすのであれば，その遺伝子をマウスゲノムに1つ余計に追加してみるべきだろう．遺伝子を追加した変異体マウスでは，野生型マウスに比べてその遺伝子の発現量が増加しているはずである．このような，遺伝子を外から追加したような変異体を**トランスジェニック生物**（transgenic organism）という．マウスに導入するためのトランスジェニック変異遺伝子DNA，ノックアウト変異遺伝子DNAを作成する方法を図5.18に示している．これらの変異遺伝子DNAが作成できれば，それを増幅してマウスの初期胚に導入すればよい．それによって，これらの変異遺伝子DNAがマウスのゲノムに挿入される．

DNAマイクロアレイを用いて老化に伴う遺伝子発現パターンの変化を調べる

　ここまでの議論は，ただ1つの遺伝子についての機能解析を行う場合に用いる組換えDNA技術に焦点を絞っている．しかしながら実際には，たった1つの刺激，もしくは細胞内反応に応答して，おそらく何百，何千の遺伝子が発現している．細胞刺激に応答してどの遺伝子がどの程度発現しているか，つまり遺伝子発現パターンを調べることは，1990年代半ばになって初めて可能となった．ハイブリダイゼーション技術の発達により**DNAマイクロアレイ**（DNA microarray）と呼ばれる手法が生み出されたのである．この手法により，ある時点での細胞内遺伝子発現パターンを決定することが可能となった．

　DNAマイクロアレイは，切手サイズ大のガラス片で，その表面には，機能既知のものも未知のものも含めた数千種類の遺伝子に由来する一本鎖DNA分子が埋め込まれている．各遺伝子由来のDNAは，ロボットを使ってガラス上の決まった位置に正確に埋め込まれている．調査対象の細胞から抽出されたmRNAはcDNAへと変換され，そのcDNAには蛍光標識が付加される．標識されたcDNAをマイクロアレイにふりかけて保温すると，ガラス上に埋め込まれた一本鎖DNAと標識cDNAが結合してハイブリッド二重らせんとなる．ついで，結合しなかった標識cDNAを洗い流した後，自動化された顕微鏡を用いてハイブリッド分子が発する蛍光を検出する．図5.19に示した仮想的な実験例では，異なる月齢の2匹のマウスの筋細胞から抽出したmRNAをDNAマイクロアレイ法で解析している．

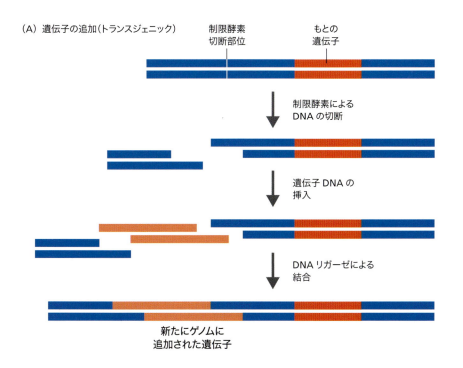

図 5.18　マウスゲノムへの遺伝子の追加もしくは遺伝子ノックアウトに用いる DNA 断片の作成

(A) 遺伝子の追加。目的の遺伝子を含む DNA 断片をクローン化した後，その DNA を制限酵素で処理する。制限酵素は，その DNA をある決まった配列の部位で切断する。ついで，クローン化された遺伝子 DNA 断片を，DNA 結合酵素である DNA リガーゼを含む反応液に添加する。リガーゼによる再結合後，出来上がった DNA 断片上には同じ遺伝子が 2 つ存在している。(B) 遺伝子の除去。制限酵素とリガーゼを利用して，目的の遺伝子（例えば寿命との関わりが予想される遺伝子）を含まないようなマウスゲノム DNA 断片を作成することができる。

図 5.19 に示した仮想例とよく似た実験は実際に何度も実施されてきた。それらの実験結果を総合すると，若いマウス（月齢 3～6 カ月）と老いたマウス（月齢 26～30 カ月）の間の遺伝子発現パターンの違いはほんのわずかであり，し

図 5.19　DNA マイクロアレイによって遺伝子発現パターンが明らかになる

飼育条件や刺激が異なる 2 種類の標本間での遺伝子発現パターンを比較するためには，DNA マイクロアレイが用いられることが多い。ここでは仮想的な実験例として，月齢の異なるマウスの筋細胞から採取した mRNA の解析例をあげる。それぞれの mRNA を別々に cDNA へと変換した後，赤色（若いマウス）もしくは緑色（老いたマウス）の蛍光色素で標識する。それらを混合した溶液をマイクロアレイと反応させると，蛍光標識された DNA がアレイ上に貼りつけられた DNA 断片と相補的に結合して二重らせんを形成する。未結合の標識 DNA を含む余分な溶液を洗い流した後，アレイに結合した標識 DNA の量を自動蛍光スキャナーによって測定する。緑色の点は老いたマウスのほうでより強く発現している遺伝子を，赤色の点は若いマウスのほうでより強く発現している遺伝子を表している。黄色の点は両者で同程度発現している遺伝子を表している。どちらのマウスでも発現していない遺伝子は茶色の点として表されている。（Alila Medical Images/Shutterstock の厚意による）

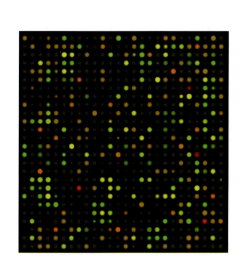

かもその違いの程度は mRNA を採取した臓器によって異なっていた。どの臓器でも，若いマウスと老いたマウスで発現量が異なる遺伝子の数は，マイクロアレイに埋め込まれた全遺伝子数の3%を超えることはなく，ほとんどの臓器ではわずか 1.0 ～ 1.5%の遺伝子のみが差異を示した。統計学的にはほとんど差がないといえる程度の違いである。また，老齢マウスにおける遺伝子発現パターンは臓器ごとに異なっていた。つまり，老化に伴う遺伝子発現パターンの心臓における変化は，脳における変化とは異なっており，筋肉や他の臓器における変化とも異なっていたのである。これらの結果は，老化は遺伝子レベルでプログラムされた生物現象の結果ではなく，むしろ組織ごとに大きく異なる，ランダムで確率論的に生じる事象を強く反映しているという見方と合致する。

　老化に伴う遺伝子発現パターンの変化を調べたこれらの実験結果は，老化を遅らせようとする介入操作が遺伝子発現パターンをどのように変えるかを調べる際にも，マイクロアレイ技術が役立つ可能性があることを示している。例えば，カロリー摂取量を制限して適正体重を維持すれば，ヒトの各臓器の老化が有意に遅くなるということが今やわかっている。そして，カロリー制限を受けているマウスに由来する cDNA をマイクロアレイで解析した結果，カロリー制限によるそのような効果が年齢による遺伝子発現パターンの変化と直接的に相関しているらしいことが判明した。自由摂食下で通常消費するカロリー量の 7 ～ 8 割程度に摂取カロリーを制限すると，すべての生理システムにおいて明らかに機能が低下しにくくなる（この点については，さらに第 10 章で説明する）。自由摂食の老齢マウスとカロリー制限を受けた老齢マウスの遺伝子発現プロファイルを比較すると，そのパターンは劇的に異なっている。プロファイル中のどの遺伝子発現に差異が生じているかについては臓器によって異なる上に，そのような発現プロファイルの変化が老化速度に対して直接的にどのような影響を及ぼしているのかについてはまだわかっていない。しかしながら，これらの結果は，何らかの遺伝子の発現が老化速度と寿命の長さに影響を及ぼしている可能性を示唆する確かな証拠である。老化を抑制するような介入操作に応答する遺伝子を特定することで，老化速度の違いを生み出す遺伝的要因をさらに理解できるようになるだろう。

出芽酵母 *S. cerevisiae* における寿命の遺伝制御

　単細胞真核生物である *Saccharomyces cerevisiae* は短寿命であり，培養と維持にも費用があまりかからず，そして遺伝学的，生理学的な特性が十分に研究されている。それゆえモデル生物として長年，老化研究に利用されてきた。一般的にはビール酵母，もしくはパン酵母として知られている *S. cerevisiae* は，そのゲノム全配列が決定された初めての真核生物である（1996 年に全配列が決定された）。一倍体あたり 16 本の染色体には，12,156,590 塩基対の DNA が含まれている。そのゲノムには約 6,600 の遺伝子が存在し，それら遺伝子の平均長は 490 コドン（1,470 塩基対）である。酵母のゲノムはコンパクトにまとまっており，DNA 配列の 75%はエクソンである。寿命に影響するような遺伝子変異を有する酵母変異株はこれまでに数多く同定されてきたが，その中で，本章で議論できるほど十分に詳しく研究されているものはほんのわずかである。ゲ

ノム不安定性や遺伝子サイレンシング，栄養応答シグナル経路に関わる遺伝子メカニズムがS. cerevisiaeの寿命に影響を及ぼす．本項では，これらのメカニズムについて詳しく解説する．しかし，その前にまず，この酵母の繁殖様式について簡単に説明する必要がある．なぜならば，酵母では繁殖サイクルが寿命の長さに影響するからである．

S. cerevisiaeは有性的にも無性的にも増殖できる

出芽酵母には，**二倍体**(diploid，2組の染色体セットを保持する)と**一倍体**(haploid，1組の染色体セットのみを保持する)という2種類の異なる核相が存在する．一倍体酵母は細胞分裂で増殖し，新しい細胞は親細胞からの出芽によって生み出される．出芽に際し，有糸分裂によって母細胞の核から娘核が作り出され，その娘核は出芽中の芽へと移動する(図5.20A)．その後，母細胞と芽細胞の間に，**キチン**(chitin)という窒素原子を含有する糖からなる頑丈な多量体分子の壁が形成される．そして有糸分裂が完了すると，娘細胞と母細胞が分離する(図5.20B)．細胞が分離した後，母細胞の表面には**出芽痕**(bud scar)と呼ばれるキチンからなるリング状の痕跡が恒久的に残る．

二倍体酵母としての増殖は偶発的に始まるが，少なくとも部分的には，環境要因によって制御されている．出芽による細胞分裂で生じる娘細胞には，**a**型と**α**型という2種類の接合型がある．異なる接合型の細胞が出会うと両者は融合し，そして二倍体としての細胞周期が始まる．もしも周囲の状態が娘細胞の生存に適したものであれば，二倍体細胞は細胞分裂，つまり出芽によって増殖する．しかしもし，周囲の状態が娘細胞の生存を脅かすようなものであれば，

図5.20 S. cerevisiaeの無性的増殖サイクル

(A) S. cerevisiaeは出芽によって無性的に増殖する．(1)母細胞は，環境が細胞増殖に適するか否かを感知することができる．環境が適していない場合には，状況が改善するまで細胞は静止期に入り増殖を止める．(2)環境が細胞増殖に適する場合には，母細胞の細胞質の一部が突出して芽を形成する．(3)新たにつくられた細胞小器官が形成途上の芽へと移動する．(4)有糸分裂が始まると，複製された遺伝物質が新しい核を形成して母核から分離する．(5)分裂した核の一方が芽へと移動する．(6)細胞質分裂によって，母細胞と娘細胞が分離する．(B)母細胞から出芽中の新しい細胞(娘細胞)の走査型電子顕微鏡像．1つの母細胞から出芽した娘細胞の合計数は，分裂の際に母細胞に残された出芽痕の数からわかる．出芽痕の数を数えることで，複製老化の程度を知ることができる．新しく出芽した娘細胞が母細胞よりも小さい点に留意せよ．(B, S. Gschmeissner/Getty Imagesの厚意による)

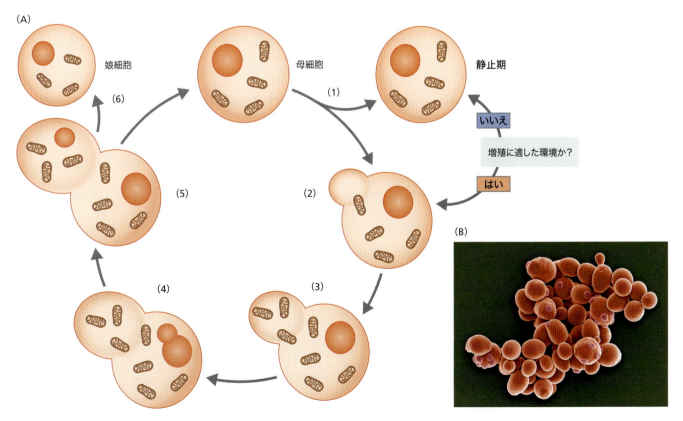

図 5.21 *S. cerevisiae* の細胞老化と出芽痕の関係

小さくて出芽痕の数が少ない若い細胞は活発に出芽して増殖する。グラフに示すように，初期の爆発的な増殖期が終わると，増殖速度は定常状態となる。出芽総数が限界に近づくと増殖速度は急速に低下し，その後，細胞は死滅する。

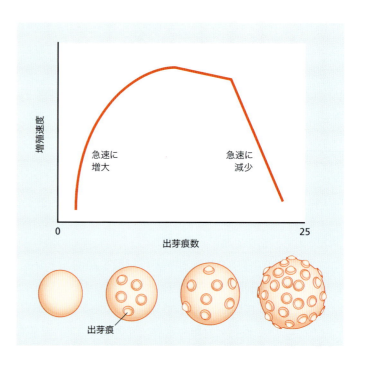

二倍体細胞は減数分裂を行って**子嚢胞子**（ascospore）と呼ばれる 4 つの配偶子を形成する。この 4 つの子嚢胞子のうち，2 つは a 型であり，残りの 2 つは α 型の遺伝子をもっている。そして周囲の状態が改善すると，これらの胞子は発芽し，4 つの一倍体細胞となる。

出芽酵母の生活史はゴンペルツの死亡率方程式によって記述されるが，その点において，単細胞真核生物である酵母の細胞老化と，多細胞生物の組織から単離された体細胞の細胞老化は異なる。図 5.21 に示すように，母細胞の大きさと出芽痕の数は，その細胞の分裂齢を見積もるためのよい指標となる。個々の *S. cerevisiae* 細胞は，平均して 20 〜 30 の娘細胞を生み出した後（つまり 20 〜 30 の出芽痕が生じた後），分裂寿命を迎える。しかしながら，出芽痕の数や母細胞の大きさ自体が，細胞老化の直接原因ではない。出芽痕の数を増やすような変異や細胞の大きさを変えるような変異は，寿命の長さには影響を与えない。

細胞増殖と寿命には環境要因が影響する

第 3 章で学んだように，*S. cerevisiae* のような単細胞生物集団の生活史や増殖には，細胞を取り囲む環境が大きな影響を及ぼす。*S. cerevisiae* の生活史は，野生の単細胞生物集団としては典型的なものである：(1) 資源（栄養源や繁殖スペースなど）が十分にあるときには，集団サイズは急速に拡大する。(2) 集団固有の拡大速度と資源の量が釣り合っているとき（$r =$ 増殖率 − 死亡率 $= 0$）には，集団サイズは一定となる。(3) 資源が欠乏しはじめると集団サイズは縮小する（細胞の増殖率が低下する）。(4) 資源が使いつくされると，集団中の細胞は老化し，そして死滅する。

増殖寿命を延長するため，あるいは環境中の資源が不足したり枯渇したときに細胞集団が死滅するのを避けたりするために，*S. cerevisiae* は 2 種類の繁殖戦略をとっている。有性生殖によって二倍体細胞から生み出される子嚢胞子は，

さまざまな環境状態に耐えることができ，何年も生存状態を維持することができる。つまり，子嚢胞子をつくることで，環境ストレスがかかっている状態でも長期間にわたり増殖能を維持できるようになるのである。一方，出芽で増殖している一倍体細胞も短期的に分裂寿命を延長することができる。周囲の状況が娘細胞の生存にとって有害であると感知すると，酵母細胞は無性的増殖(すなわち出芽による増殖)を停止する。静止期と呼ばれる非分裂状態になっても，出芽酵母細胞は代謝活動を維持している。もし1～2週間以内に周囲の状況が改善すれば，酵母細胞は増殖を再開する。しかし，状況が改善しない場合には細胞は死ぬことになる。

静止期にある酵母細胞では，生存にとって有害な酸素ラジカルの濃度が有意に上昇している。スーパーオキシドジスムターゼ(superoxide dismutase：SOD)を欠く変異体酵母は，静止期に入ると長く生きることはできない。逆に，SODを過剰に発現している変異体酵母は，非増殖状態のままより長く生きのびることができる。分裂増殖していない酵母細胞内で酸素ラジカルが増加すると，細胞周期チェックポイントが刺激されるのだろう。そして，このチェックポイントが活性化すると，アポトーシス様の細胞死が訪れる。非分裂状態の酵母細胞は，より複雑な生物の場合とよく似た，老化細胞の特性を示す。それゆえ，老化の遺伝学を研究するための単純なモデル生物として，酵母を用いることができるのである。

DNAの構造的変化が寿命に影響する

出芽酵母の細胞老化の背景にある遺伝子メカニズムについては，まだ多くの部分がわかっていない。しかしながら，DNAの構造的変化を引き起こすようなゲノム不安定化が，酵母の寿命を決めるうえで重要な役割を担っていると考えられている。酵母の老化に伴うゲノム不安定化は，核小体に存在する**リボソームDNA**(ribosomal DNA：rDNA)上に生じる。酵母の12番染色体上に位置するrDNA遺伝子座では，rRNAをコードする9,000塩基対のDNA断片が縦列に連なって100～200回繰り返している。rDNA領域は，繰り返し配列であるがゆえに，同一染色体内の**相同組換え**(homologous recombination，**組換え**〔general recombination〕とも呼ばれる)が起こりやすくなっている。相同組換えは，減数分裂においては不可欠なプロセスであるが，図5.22に示すように，酵母では潜在的に有害な**染色体外環状rDNA**(extrachromosomal rDNA circle：ERC)を作り出すプロセスでもある。ERCは複製起点を含んでおり，それゆえ自律的に増幅されて母細胞内に蓄積されていくことになる。ERCの蓄積は細胞老化と高い相関関係があるが，ERCがどのような仕組みで老化を引き起こすのかはまだわかっていない。*S. cerevisiae*を用いた研究解析から，ERCの発生とその後の細胞老化は，ヒストンアセチル化-脱アセチル化を介した遺伝子発現制御メカニズムと関係があると示唆されている。

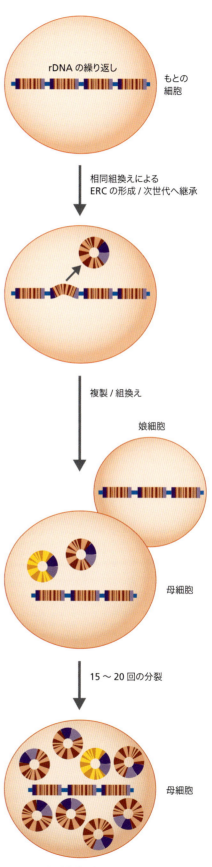

図5.22 酵母における分裂寿命と染色体外環状rDNA(ERC)の形成の関係
出芽酵母ゲノム中では，高頻度に反復したrDNA配列が縦列に並んでいる。このrDNA縦列反復配列の内部で相同組換えが起こるとERCが生じる。出芽を繰り返すたびに，ERCが母細胞中に形成される。酵母の分裂寿命や細胞死とERCの蓄積には相関関係がある。

現在，ERCはS. cerevisiaeの細胞寿命を刻む「生物時計」のようなものであると考えられている。この結論はつぎの2つの発見から導かれた。第1に，ERCの発生を抑制するような変異をもつ出芽酵母は，野生型酵母よりもわずかに長寿命であることが発見された。そして第2には，古い母細胞から生まれた娘細胞はERCを継承しており，しかもそのような娘細胞の寿命はERCをもたない娘細胞の寿命よりも明らかに短いことが判明した。

SIR2経路は寿命と関連がある

rDNAからrRNAへの転写は，silent information regulator 2（sir2）と名づけられた，進化上高度に保存された遺伝子によって抑制されているらしい。sir2を過剰発現するとrDNAの転写が抑制され，また，ERCの産生量も減少する。そして，sir2の過剰発現により酵母の分裂寿命は2倍にのびる。sir2遺伝子やその遺伝子産物であるSIR2タンパク質がどのような仕組みで酵母の分裂寿命をのばすのかについては，さらなる研究が必要である。しかしながら，SIR2タンパク質がヒストン脱アセチル化酵素であり，この酵素がクロマチンの凝縮や遺伝子サイレンシングを引き起こすことはすでにわかっている。

SIR2による遺伝子サイレンシングは，栄養源からエネルギーを生み出す代謝経路と直接的に結び付いているようである。第4章で説明したように，グルコースの酸化により発生した電子は，電子伝達物質を介してATP合成装置へと運ばれる。そのような伝達物質の一種である酸化型ニコチンアミドアデニンジヌクレオチド（NAD^+）は，SIR2タンパク質を活性化，すなわちSIR2のスイッチをオンにする。つまり，細胞内のNAD^+濃度が直接SIR2の活性化レベルに影響するのである。NAD^+濃度が低いとSIR2は不活性となり，逆にNAD^+濃度が高いとSIR2タンパク質は高活性となる。NAD^+濃度は，酵母細胞の周囲にある栄養源の量に応じて変動する。栄養源が豊富なときには繁殖力が増大し，代謝活動も相対的に活発となる。代謝が活発化すると電子伝達量が増加するため，$NADH + H^+$に対するNAD^+の存在比が低下する（図5.23）。その結果，SIR2タンパク質の活性は低下し，rDNAの転写量が増加し，そして細胞増殖（出芽）が促進される。逆に栄養源が乏しくなると代謝活動が低下し，その結果，電子伝達量も低下するため$NADH + H^+$に対するNAD^+の存在比が上昇する。増加したNAD^+はSIR2に結合してヒストン脱アセチル化酵素としての活性を上昇させ，クロマチンを凝縮させ，rDNA遺伝子座での転写を抑制する。その結果，出芽による増殖が抑制されて，酵母細胞の分裂寿命がのびることになる。

栄養応答経路の機能喪失変異は寿命をのばすかもしれない

酵母細胞の増殖速度と寿命の長さの大部分は，細胞の周囲に存在する栄養源の量によって決まっている。栄養源が豊富にあると，増殖速度は速くなり，寿命は短くなる。栄養源が不足すると，増殖速度は遅くなり，寿命は長くなる。酵母細胞が周囲の栄養源の量を感知し，そしてその増殖速度を調節するためには，特定の栄養素が重要であるらしい。

細胞外にある栄養源の量と細胞増殖，細胞寿命を生化学的あるいは生理学的に結び付けているメカニズムには，進化上高度に保存された細胞内シグナル伝

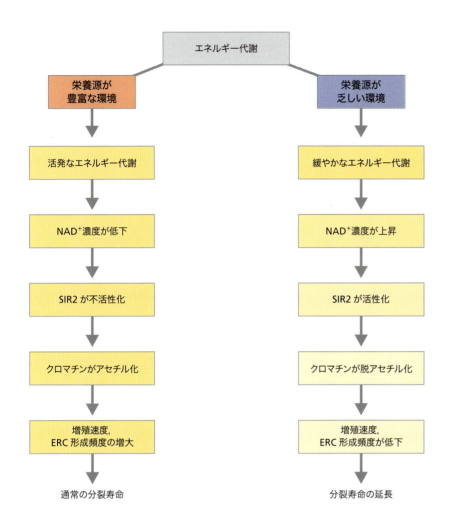

図 5.23　*S. cerevisiae* のエネルギー代謝と寿命の長さを関連づける予想メカニズム

栄養分が豊富な場合，細胞は盛んに増殖し，また代謝活性も亢進している（左）。栄養分が不足すると，酵母の増殖速度は緩やかになり，代謝活性は減少する。その結果，rDNA 転写量が減少し，出芽頻度も低下するため，ERC の形成が抑制される。

達経路が関わっている。酵母細胞の場合，これらのシグナル経路は，細胞膜上にある受容体に栄養分子そのものか，あるいはその代謝産物が結合することで活性化する。そのようなシグナル経路のうち，少なくとも1つの経路は細胞内へのグルコース取り込みに応答するものであり，その経路には SIR2 の機能制御が関与していると思われている。しかし，この経路の詳細についてはまだはっきりとはわかっていない。ある分子の受容部位に特異的に結合する分子のことを総称して**リガンド**（ligand）というが，リガンドを介して活性化するシグナル伝達経路も存在する。ある種のリガンド分子は，**G タンパク質共役受容体**（G protein-coupled receptor）に結合する。あるタイプの受容体はあらゆる真核生物に存在し，成長や増殖に関わる遺伝子の発現を取り込み可能な栄養源の量に応じて調節するようなシグナル伝達経路の活性化を誘導する。

　酵母ではこれまでに，細胞寿命に影響するシグナル伝達経路として，**target of rapamycin**（TOR）経路と**タンパク質キナーゼ A**（protein kinase A：PKA）経路という 2 つの栄養応答シグナル経路が同定されている。これらは互いに独立な経路であるが，いずれの経路でもタンパク質リン酸化反応を触媒する酵素が働いている。それらの酵素活性が変異によって阻害されると細胞寿命がのびる。TOR 経路や PKA 経路が寿命をのばす仕組みについての詳細はまだ不明であるが，進化上高度に保存された G タンパク質を介するシグナル伝達プロセスが間違いなく関わっている。

線虫における寿命の遺伝制御

線虫 C. elegans は体長がわずか 1 mm で，さまざまな気候域の土壌中に生育している。30 年以上にわたり，寿命の遺伝学研究のモデル生物として用いられてきた。線虫はおもに細菌を食べるが，実験室では種々の生育培地で飼育することができる。

C. elegans は雄と雌雄同体の 2 つの性をもつ。雌雄同体は卵と精子の両方をつくり，自家受精により交配する（図 5.24）。一方，雄は精子のみ産生する。雄は 500 匹に 1 匹の低頻度で存在し，雌雄同体を受精させることができる。しかし，雌雄同体は他の雌雄同体とは交配できない。

成虫の雌雄同体は 959 個すべての体細胞は分裂終了細胞であり，成虫雄は 1,031 個の体細胞すべてが分裂終了細胞である。C. elegans は完全に分裂終了細胞からなり，生殖終了後の寿命が長いことから，多細胞生物の寿命の遺伝制御を研究するうえで例外的なモデルといえる。また，他の重要な利点として，すべての細胞の系譜と機能が判明している点があげられる。興味深いことに，おおよそ 3 分の 1 の細胞が神経細胞であり，細胞の調節経路やシグナル経路を理解するのに非常に有用である。

C. elegans のゲノムは約 1 億塩基対からなり，酵母ゲノムの 8 倍，ショウジョウバエゲノムの約 4 分の 3 のサイズである。C. elegans は**常染色体**（autosome）を 5 対と**性染色体**（sex chromosome）をもっており，雌雄同体は 2 本の X 染色体（XX）を，雄は 1 本の X 染色体（XO）をもつ。雄自身は単独で子孫を残すことはできないが，雌雄同体と交配できる。線虫の完全ゲノム配列は 1998 年に解読され，約 2 万のタンパク質をコードする遺伝子があることがわかっている。本項では耐性幼虫形成遺伝子（daf-2）とともに，daf-2 関連遺伝子，および時計遺伝子について論じる。

耐性幼虫形成の調節は寿命を延長する

線虫の発生では卵から成虫となるまでに 4 つの幼生期があり，約 3 ～ 4 日で成虫となる。成虫となって最初の 4 日間に生殖活性が高いが，その期間後も 10 ～ 15 日生存する。線虫は自身で子孫の生存に好ましい環境かどうかを

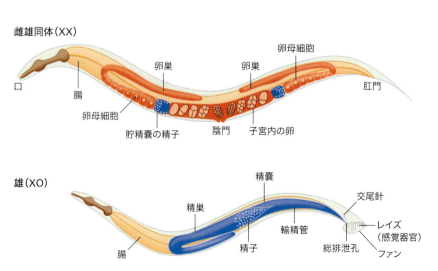

図 5.24 *C. elegans* の 2 つの性：雄と雌雄同体

感知し，通常の環境下では4つの幼生期を3～4日かけて発生する。一方，生殖に適さない環境変化にさらされた場合，幼生は発生をL3期で停止し，**耐性幼虫**(dauer)と呼ばれる，代謝活性はあるが生殖は停止した状態になる(図5.25)。

　性的に未熟な耐性幼虫はL3幼虫より小さいが，その状態で，餌不足や温度・土壌が繁殖に不適という環境でも数カ月生存できる。耐性幼虫は代謝速度を低下させ，タンパク質合成も制限し，蓄えた脂肪を使って生存する。耐性幼虫化で起こる変化は，ストレス耐性を高め生存確率を高めている。解剖学的な変化としては，(1)角質層の肥厚，(2)口腔閉塞，そして場合によっては(3)内因性抗酸化物質の濃度増加，が認められる。これらの形態学的な変化により，耐性幼虫は界面活性剤，放射線，有害試薬への曝露に対し数時間耐えられる。それにもかかわらず，耐性幼虫は環境状態が好転すると，すぐに発生を再開することができる。実際，耐性幼虫に餌を与えると1時間以内に遺伝学的かつ生化学的に正常幼生に変化し，8時間後には脱皮をしてL4幼虫となる。

図 5.25 *C. elegans* の発生ステージ

卵は，成虫の雌雄同体の体内で受精し，数時間後の30～40細胞期に産卵される。孵化後，幼生はL1～L4までの4つの幼生期を脱皮しながら成長する。成虫に達すると，*C. elegans* は約300個体の子孫を残し，寿命は約2週間である。L1幼生期に生育環境が悪ければ，L3幼生期に成長を止め，耐性幼虫となる。*C. elegans* は耐性幼虫で数カ月とどまることができる。生育環境が好転すれば，耐性幼虫は発生を再開し成虫となる。

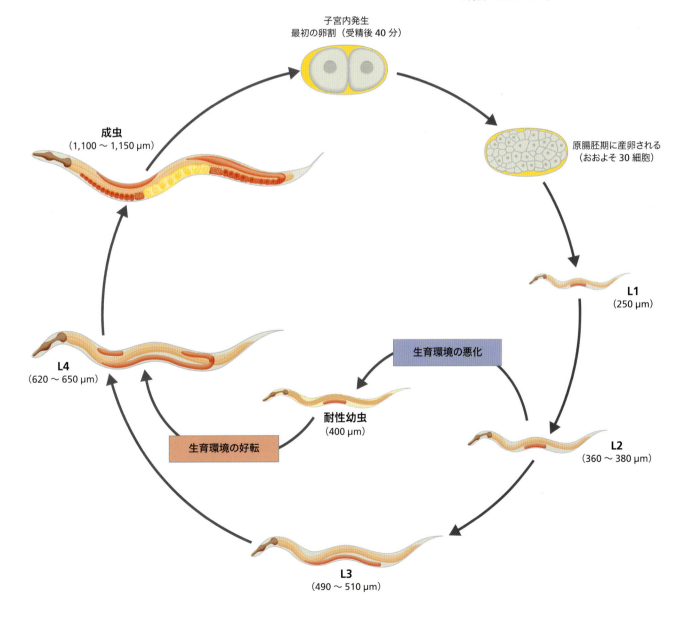

遺伝的経路が耐性幼虫形成を制御する

耐性幼虫化において重要ないくつかのタンパク質が同定されている(表5.2)。耐性幼虫形成と，その強ストレス耐性能の獲得に関わる遺伝的経路は，寿命延長を説明する1つのメカニズムとして重要な手掛かりを与える。

線虫変異体による遺伝的交配実験により，長寿形質を示す *age-1* と**耐性幼虫形成遺伝子**(dauer formation gene：*daf-2*)が同じシグナル経路にあることが明らかとなった。両者ともに正常な成長と繁殖に必要な遺伝子であった。クローン化実験により，*age-1* 遺伝子は高度に保存されたホスファチジルイノシトール 3-キナーゼ(phosphatidylinositol 3-kinase：PI 3-キナーゼ)ファミリーに属するタンパク質をコードしていた。PI 3-キナーゼは膜受容体を介したシグナルと細胞内の作用をつなぐ重要な細胞内リン酸化酵素である。一方，*daf-2* 遺伝子は膜貫通型受容体タンパク質 DAF-2 をコードし，他の生物でみつかった**インスリン/インスリン様増殖因子**(insulin/insulin-like growth factor：**IGF-1**)**受容体**と相同性があった。インスリン/IGF-1 受容体の線虫における相同遺伝子である *daf-2* は，正常な成長と生殖に重要である。

好適な生育環境では，線虫内で DAF-2 結合タンパク質が発現し，シグナルが伝達される。このリガンドタンパク質は，正確な構造や動態，特異的なリガンドなど大部分がわかっていない(図 5.26)。DAF-2 結合タンパク質が DAF-2 に結合すると，AGE-1 タンパク質の細胞質から細胞膜付近への移動を促す。このホルモンに応答して，PI 3-キナーゼは強く活性化する。この発見は，内分泌シグナルに関わる遺伝子の発現抑制によって耐性幼虫形成が制御されるという重要な糸口を与える。

通常の成長と生殖に DAF-16 のリン酸化が必要だとする発見は，線虫の耐性幼虫化と寿命延長作用の関係を理解するうえで大きな進歩をもたらした。図 5.26 に示すように，DAF-16 のリン酸化はこのタンパク質の細胞質から核内への移行を抑制する。結果として，DAF-16 は成長や生殖に関わる遺伝子の発現を阻害する働きを失う。*C. elegans* は通常，4つの幼虫期を経て成虫となり，10〜15日の寿命を示す。一方，生育環境が生殖に不適な状態になると，DAF-2 結合タンパク質は合成されず，DAF-2 から AGE-1 へのシグナル伝達は消失する。DAF-16 タンパク質がリン酸化されなければ，DAF-16 は核内に

表 5.2 *C. elegans* において同定された寿命延長と耐性幼虫形成に重要なタンパク質の概要

タンパク質名	タンパク質の種類	一般的な機能
DAF-2	インスリン/IGF-1 受容体	インスリン/IGF-1 タンパク質の受容体
AGE-1	ホスファチジルイノシトール 3-キナーゼ(PI 3-キナーゼ)	受容体タンパク質から細胞内経路へのシグナル伝達。おもに，ホルモンからのマイトジェンシグナルの伝達に関与する
PDK1	ホスファチジルイノシトール依存性タンパク質キナーゼ	AGE-1 と AKT-1 の間を仲介するシグナル伝達。AKT-1 のリン酸化
AKT-1, 2, 3 など(別名 PKB)	タンパク質キナーゼ B	細胞増殖とアポトーシスのシグナル伝達経路に関わるタンパク質のグループ
DAF-16	フォークヘッド型転写因子	成長や発生に関わる遺伝子の発現抑制
Clk-1	デメトキシユビキノンモノオキシゲナーゼ	ユビキノン(補酵素 Q)の生合成に関わる酵素

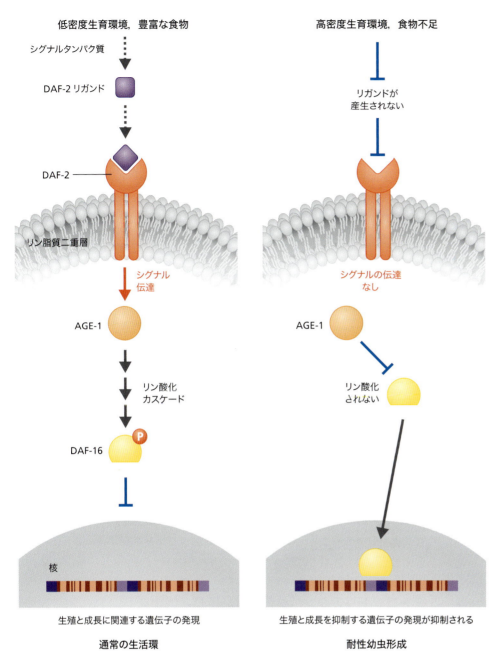

図 5.26 *C. elegans* の成虫繁殖時と耐性幼虫形成時の遺伝子発現制御

好適な環境下では，インスリン様リガンドの受容体 DAF-2 への結合が促進される（左）。このシグナルは細胞膜を通過して伝わり，細胞内のホスファチジルイノシトール 3-キナーゼである AGE-1 を引きよせ，リン酸化カスケードを開始させる。最終的に，生殖を制御するタンパク質 DAF-16 がリン酸化される。リン酸化した DAF-16 は核内移行が抑制され，生殖や成長に関わる遺伝子の発現が高まる。栄養不足などの不良環境下では，DAF-16 のリン酸化が抑制されて核内に移行し，生殖に関わる遺伝子発現を阻止する（右）。結果的に，耐性幼虫が形成される。

移行し，成長や生殖に関わる遺伝子の発現を抑制する。この抑制が L3 幼虫期に起こると耐性幼虫となる。

加えて，*daf-16* 遺伝子のクローン化の結果，DAF-16 タンパク質は**フォークヘッド型転写因子ファミリー**（forkhead box transcription factor family：FOXO）のメンバーであることがわかった。この特別な転写因子は低栄養状態に応答して，線虫の成長や生殖をつかさどる遺伝子の発現を抑制する。FOXO は哺乳類を含むさまざまな種で高度に保存された，生殖に関わる転写因子である。

DAF-2 の弱性変異が寿命を延長する

耐性幼虫化に重要な遺伝子に生じた弱性変異は，成虫の個体寿命を延長する。**弱性変異**（weak mutation）とは，遺伝子の発現が完全にはなくならず，発現が

減少する変異を意味する。弱性変異が *daf-2* 遺伝子に起こると，DAF-16 のリン酸化は完全に妨げられはしないが減少する。L3 幼虫の代謝はわずかに減少するが，耐性幼虫には移行しない。むしろ，DAF-16 のリン酸化の低下は，幼虫期から成虫への正常な発生をもたらす。成虫への成長は正常だが，遺伝子変異の影響はつぎの点で顕著である。*daf-2* 遺伝子に弱性変異をもつ成虫は，野生型線虫に比べて 50 〜 300％も長く生きるのである。

線虫の長寿変異体は総じて，見た目も動きも正常にみえる。この変異は生殖能力を少し低下させ，成虫の雌雄同体個体の子孫数が少なくなるものの，繁殖が可能である。また，弱性変異をわずかに変化させると不妊になることは，生殖と長寿が密接に関連することを示している。耐性幼虫と違い，*daf-2* 弱性変異をもつ成虫は，通常通り摂餌し，温度変化や接触刺激に活発に応答する。

寿命延長は神経内分泌調節と関連する

daf-2 遺伝子のクローン化，および DAF-2 タンパク質がインスリン／IGF-1 様受容体であると同定されたことは，線虫の長寿をもたらす遺伝制御が神経内分泌の調節下にあることを示す。*daf-2* が神経内分泌の制御下にあることのさらなる証拠は，DAF-2 シグナル伝達経路に PI 3-キナーゼ(AGE-1)が関与していることである。PI 3-キナーゼによるリン酸化メカニズムは細胞周期のホルモン制御でもしばしば認められる。*daf-2* 変異を神経細胞や筋細胞といった異なる細胞系譜に限局させるという洗練された実験により，*daf-2* 変異の寿命延長に関連する環境感知やシグナル伝達は神経系に限定されていることが示された。変異が筋細胞のみに限局された場合は，寿命延長は認められなかった。しかし，神経内分泌細胞に限定した変異は，寿命延長をもたらした。この結果から，神経内分泌メカニズムが耐性幼虫形成と寿命延長を制御していると考えられる。寿命のホルモン調節は，ショウジョウバエとマウスの寿命を扱ったつぎの 2 つの項で詳しく考察する。

ミトコンドリアタンパク質が寿命延長と代謝を結び付けるかもしれない

線虫ではエネルギー代謝と長寿の直接的な関連が，他の遺伝子調節経路でもみつかっている。その遺伝子は，ミトコンドリアで働く ***clk-1***，***clk-2***，***clk-3***，***gro-1*** という**時計遺伝子**(clock gene)群である。これらの時計遺伝子は高度に多面的な機能をもつが，さまざまなミトコンドリア機能のタイミングや同調性を制御することからその名がつけられている。*clk-1* の機能喪失変異はさまざまな生命現象に影響を与え，結果として幼虫の発生，卵の産生，産卵数など多くの機能の低下をもたらす。*clk-1* 変異体における機能の低下は，線虫の体長をやや小さくするものの，寿命を 15 〜 30％延長する。この多面的な性質のため，*clk-1* の寿命に関連する遺伝的経路は，いまだに同定されていない。

時計遺伝子の寿命延長作用について最も一般的に受け入れられている理論は，代謝速度の低下と寿命延長との関連である。Clk-1 タンパク質はデメトキシユビキノンモノオキシゲナーゼ(demethoxyubiquinone mono-oxygenase：DMO)として同定された。この酵素は補酵素 Q(coenzyme Q：CoQ)としても知られるユビキノンの生合成に必要である。補酵素 Q はミトコンドリア内

膜に高濃度にみつかり，フラビンタンパク質とシトクロム b の間で電子を伝達する。*clk-1* 遺伝子の機能喪失変異は補酵素 Q 量を減少させ，電子伝達経路内の電子伝達を止めはしないものの遅くする。その結果，エネルギーの蓄えが減少し，生理的機能も低下せざるをえない。

　clk-1 変異線虫での DMO の遺伝子発現制御経路は明らかになっておらず，また寿命延長のメカニズムも不明である。しかし，ミトコンドリアにおける CoQ の機能を中心とした 2 つの理論が提案されている。最初の理論は，CoQ レベルの減少が電子伝達活性を低下させ，その結果，酸素ラジカルの産生を減少させる。フリーラジカルの減少は，細胞傷害を減少させ，寿命を延長する。しかしこの説明は *clk-1* 遺伝子によるさまざまなシステムの機能低下という多面的な効果を説明できない。もう 1 つの理論は，核内の調節プロセスが細胞の慢性的な低エネルギー状態 (低 ATP 状態) を感知して，結果としてさまざまな生理的な機能，特にエネルギーの恒常性に関わるタンパク質の遺伝子発現を減少させるというものである。この理論は，*clk-1* 遺伝子の多面的な効果を説明するが，寿命延長の説明には不十分である。線虫で長寿命を示す多くの遺伝子とともに，なぜ時計遺伝子が寿命を延長するのか，より精密な説明が必要である。特に遺伝子発現を制御する経路の解析が待たれる。

ショウジョウバエにおける寿命の遺伝制御

　線虫や出芽酵母のような単純な生物における個々の遺伝子の変異から，寿命には高度に制御された遺伝的構成要素があることが示されてきた。これらの単純な生物を用いる利点は，遺伝子の多くが単純な機能を示し，かつ 1 つの生化学経路や環境刺激に応答して発現する事実にもとづいている。つまり，寿命を変化させる遺伝制御経路は複雑な生活形態をもつ生物よりも，単純な生物のほうが同定しやすいということである。進化の梯子をあがるにつれて，解剖学的かつ生理学的な複雑さは増し，その結果として遺伝子発現制御も複雑になっていく。複雑な生物の遺伝子は高度に多面的，すなわち 1 つ以上の生理機能に影響を与える傾向があり，かつ複数の経路によって発現が制御されている。したがって，複雑な生物で寿命の遺伝制御を同定し記述することは，出芽酵母や線虫のような単純な生物よりも困難を伴う傾向がある。

　ショウジョウバエのような複雑な生物における寿命の遺伝制御の記述は，その大部分が遺伝的に選別された系統での寿命解析に限定される。その解析結果は，さまざまな遺伝子座における変異が寿命を延長できることを明確に示している (**表 5.3**)。この結果は，遺伝制御によって長寿命がもたらされる可能性を支持するが，特定のタンパク質をコードする特定の遺伝子が，直接的にどのように長寿命をもたらすのか確実に示すことはできていない。遺伝子が制御される仕組みに関する新たな知見を考慮すると (前述の「遺伝子発現の制御」の項を参照)，寿命の変化をもたらす変異遺伝子も，より複雑な経路の一部分に過ぎないと思われる。それゆえ，寿命における遺伝子の作用の考察に関して，推論やあいまいさを最小限にするために，高等生物における寿命の遺伝制御の探索は，おもに酵母からヒトまで高度に保存された経路に絞ることにする。後述するが，これらの経路は線虫の実験でみつかったものと同様に，神経内分泌シグ

表5.3　寿命延長を示す*Drosophila*の遺伝子変異の例

遺伝子名	タンパク質の機能	変異の種類	寿命延長率
dsir2	ヒストン脱アセチル化酵素	過剰発現	57%
Dts3	ホルモン受容体	遺伝子欠損	19%
MnSOD	酸化ストレス防御	過剰発現	33%
hsp70	熱ショックタンパク質。タンパク質修復	過剰発現	4%
chico	シグナル伝達系受容体	機能喪失	48%
dFOXO	転写因子	過剰発現	56%
InR	インスリン/IGF-1受容体	機能喪失	85%
mth	シグナル伝達系受容体	遺伝子欠損	35%
mei-41	DNA修復	過剰発現	22%

ナルと関連している。まず，より詳しい解析をみていく準備として，長寿命を示すショウジョウバエ変異体を簡単に述べる。つぎに，ショウジョウバエで神経内分泌シグナルと長寿命との関連を示す3つの経路を考察する。

ショウジョウバエは遺伝学研究の長い歴史がある

　古典遺伝学や分子遺伝学の多くの知識は，*Drosophila melanogaster*の研究からもたらされてきた。特異的な形質を示す*Drosophila*育種の成功例は，100年以上前に報告されている。*Drosophila*を用いて，トーマス・ハント・モーガン（Thomas Hunt Morgan，1866〜1945年）は遺伝子が染色体に含まれることを示した。1933年にノーベル生理学医学賞を受賞したが，遺伝学者としては最初の受賞である。体組織の位置を制御するHox遺伝子はほとんどすべての多細胞動物で保存されているが，大部分の知見は*Drosophila*研究からもたらされてきた。

　*Drosophila*のゲノムは，約1億6,500万塩基対で，14,000の遺伝子がその約20％を占める。4対の染色体から構成され，3対の常染色体と1種類の性染色体からなる。*Drosophila*の生活環は胚発生期，3つの幼虫期，蛹期，成虫期の6つの段階に分かれている（図5.27）。卵から成虫までの発生時間は，至適温度（25℃）でかつ十分な餌がある場合，おおよそ9日である。しかし，温度や餌が至適以下であると，もっと長くなる。雄は雌より小さく，雌は蛹から羽化後12時間で繁殖可能となり，15〜25日間繁殖能を維持する。野生型*Drosophila*の平均寿命は40〜50日である。

長寿命関連遺伝子はストレス耐性と関連する

　表5.3はショウジョウバエで変異による寿命延長が認められる遺伝子を示している。これらの長寿命遺伝子は共通の機能として，抗ストレス作用をもっている。例えば，シャペロンタンパク質をコードする*hsp70*（heat shock protein 70）は，ミスフォールディングしたり損傷したりしたタンパク質に目印をつけ，ユビキチン経路を通して分解させるタンパク質のグループに属している（本章前半の「タンパク質は翻訳後に分子修飾を受けたり分解されたりする」の項を参照）。ショウジョウバエやマウスでの広範囲にわたる研究から，*hsp70*の過剰

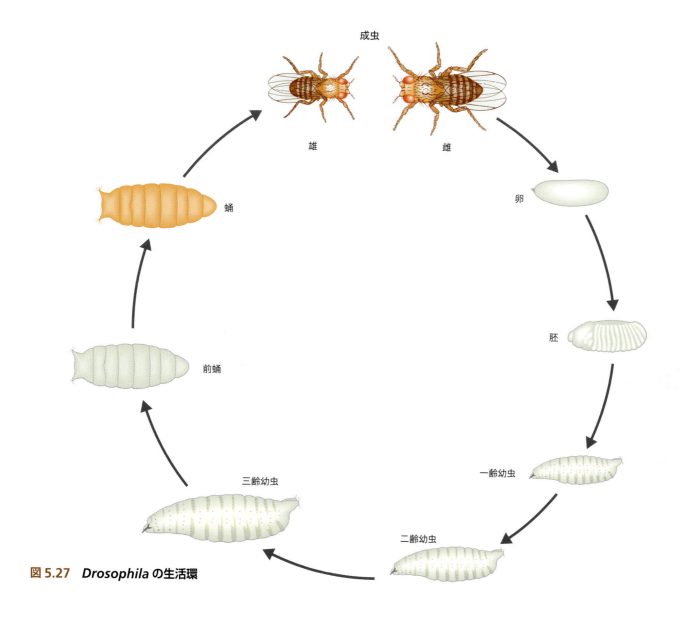

図 5.27 *Drosophila* の生活環

発現が寿命を延長することが示されている。抗ストレス機能に関連するタンパク質の別のグループとしては，内因性の抗酸化物質がある。これは酸素ラジカルを分解するタンパク質である。このグループもショウジョウバエで，老化速度や長寿に影響を与える。スーパーオキシドラジカルを水に還元する経路の酵素であるスーパーオキシドジスムターゼ（SOD）の過剰発現は，常にではないものの一貫してショウジョウバエの寿命を延長する。熱ショックタンパク質や内因性抗酸化物質がショウジョウバエの寿命延長に関わることは明快であるが，これらは他の細胞内シグナルに応答して発現する。このことは，熱ショックタンパク質や内因性抗酸化物質の上流にある遺伝子が，寿命延長を担う因子であることを示している。これらの遺伝子の同定が待たれる。

抗ストレス遺伝子と長寿の関連は **methuselah（mth）遺伝子**の発見とクローン化により明確になった（Methuselah は 969 年生きたと記されている聖書の登場人物）。ショウジョウバエ変異体の入念なスクリーニングによって，熱耐性をもつ長寿変異体が同定された。この *mth* 変異体ハエは，有意に長寿命であり（**図 5.28**），パラコート（酸素ラジカルの過剰産生を誘導する化合物）や飢

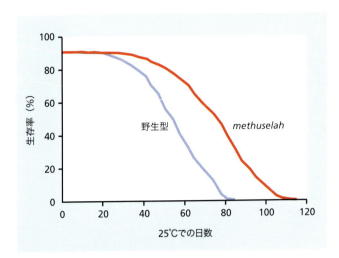
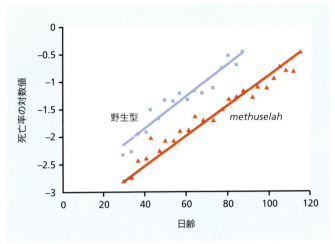

図 5.28　野生型 Drosophila および mth 変異体の生存曲線と死亡率の対数グラフ

mth 変異体 Drosophila の対数死亡率は右にシフトしている。この結果は，老化速度が低下したことを示す。（Y.J. Lin, L. Seroude, and S. Benzer, *Science* 282:943-946, 1998 より。AAAS の許諾を得て掲載）

餓，高温といったストレスに耐性を示した（図 5.29）。mth 遺伝子のクローン化により，G タンパク質共役受容体と有意な相同性があることが判明した。酵母で，G タンパク質共役受容体が寿命延長と関連していたことを思い出して欲しい。G タンパク質共役受容体に対する特異的リガンドの結合が，mth 変異ショウジョウバエの寿命を延長したという実験結果から，長寿における G タンパク質共役受容体の中心的な役割が裏づけられている。

ショウジョウバエの成長を調節する遺伝子も寿命を延長する

　酵母や線虫の寿命研究から，長寿は生殖に影響を与える環境条件に強く関連することを学んできた。飢餓のような動物にとってのストレス環境は，子孫の

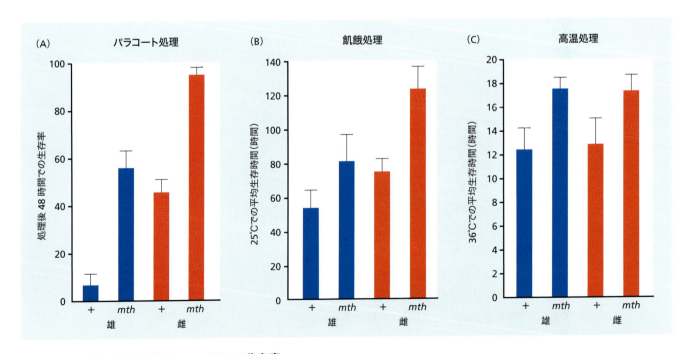

図 5.29　ストレスに対する Drosophila の生存率

グラフは（A）パラコート，（B）飢餓，（C）高温に対する野生型（＋）と mth 変異体 Drosophila 雄・雌の生存曲線。すべてのストレス処理において，mth 変異をもつショウジョウバエの雌雄は対照ショウジョウバエよりも長寿命であった。（Y. J. Lin, L. Seroude, and S. Benzer, *Science* 282:943-946, 1998 より。AAAS の許諾を得て掲載）

生存により好ましい条件に環境が好転するまで，遺伝子発現を抑制したり，成長や生殖を停止させる．酵母や線虫の成長や生殖を抑制するシグナル経路も，長寿命を示す．また，線虫での実験から，耐性幼虫化や寿命延長を開始させるシグナルが，神経内分泌に由来することもみてきた．多くの昆虫と同様に，ショウジョウバエも劣悪な環境下では生殖を遅延させる戦略を発達させている．これは「**休眠**（diapause）」と呼ばれるが，神経ホルモンシグナルに大きな影響を受けるとみられ，また，生殖休止，エネルギー代謝低下，ストレス耐性を特徴とする．老化生物学者は，ショウジョウバエの休眠を長寿命に影響する遺伝子の評価に利用してきた．

　ショウジョウバエの chico（スペイン語で「小さい身体」を意味する）変異体は，成長や生殖に関わるインスリンに関連した遺伝制御経路が，線虫よりも複雑なショウジョウバエにおいても老化速度に対して重要な役割を果たすという，さらなる証拠を提供してきた．chico 変異体ハエは野生型ハエに比べて，身体が半分程度の大きさである．このサイズの違いは，chico 変異体は細胞が小さく，少ないことが直接的な原因である（図 5.30）．chico 変異体はインスリン受容体 CHICO の発現が減少する機能喪失変異をもっている．chico 遺伝子は，線虫の daf-2 遺伝子と高い相同性があり，chico 遺伝子の発現低下は，ショウジョウバエの寿命を延長する（図 5.31）．さらに CHICO タンパク質は，線虫で知られているものと同様の経路を介して dFOXO を抑制し，成長を促進する．

　インスリン経路に関わる進化的に高度に保存された機構が，寿命制御に関わるという可能性は，インスリン経路の受容体 InR の機能喪失変異も長寿を示したことによりさらに強く裏づけられた．この変異はリン酸化酵素としての活性を顕著に減少させる．この機能喪失変異の独特な特徴は，卵の産生が野生型に比べて有意に減少し，かつ休眠に関連するということである（図 5.32）．この生殖休眠と長寿命の関連は，幼生の発生に関連する**幼若ホルモン**（juvenile hormone：JH）を投与すると成虫ハエのインスリン受容体機能が回復し，寿命が短縮されることで，より強く示される．

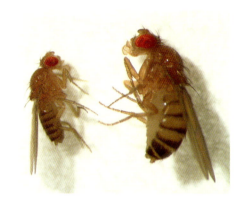

図 5.30 *chico* 変異成虫 *Drosophila* 雌（左）と野生型成虫 *Drosophila* 雌（右）
（M.D. Piper et al., *J. Intern. Med.* 263:179-191, 2008 より．Wiley より許諾を得て掲載）

図 5.31 *chico* 変異ショウジョウバエ雌雄の寿命曲線
chico 欠損変異ショウジョウバエの寿命延長効果は，平均寿命に対しては効果が弱い．この結果は，*chico* は直接的な長寿命作用よりも，おもに老化速度の減少に関与することを示しているのかもしれない．（D.J. Clancy et al., *Science* 292:104-106, 2001 より．AAAS の許諾を得て掲載）

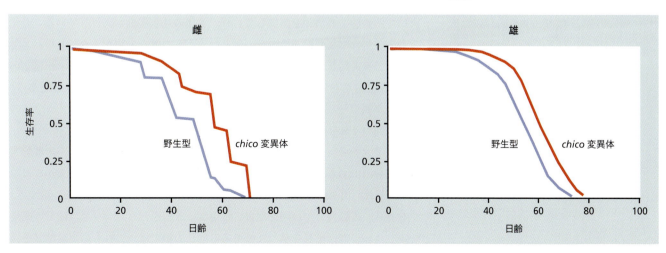

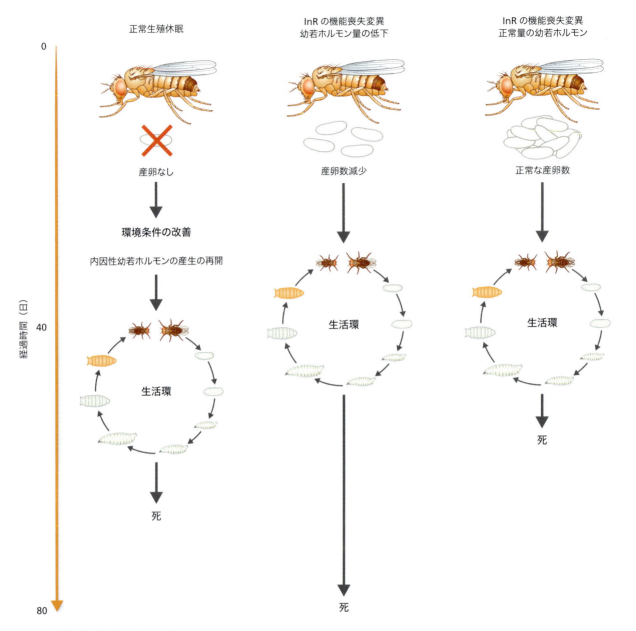

図 5.32　生殖休眠，幼若ホルモン（JH），寿命の関係

生殖休眠下のショウジョウバエは産卵しない。環境が好転すれば産卵を再開し，野生型と比べて寿命が延長する。インスリン様受容体（InR）の機能喪失変異は，産卵数が減少し，寿命は延長する（中央）。InR 変異ショウジョウバエを**幼若ホルモン**で処理すると産卵数が回復する（右）が，寿命は延長しない。

マウスにおける寿命の遺伝制御

　単純な生物である出芽酵母や線虫は，生殖と発生，寿命が関連する可能性を支持する価値ある情報を提供しており，老化の進化理論も支持している。老化と寿命の生物学におけるこれらの洞察は，より複雑な生物ショウジョウバエでの研究でも支持された。ここからは実験用マウスに目を向ける。*Mus musculus* は約 25 億塩基対のゲノムをもち，19 対の常染色体と 1 対の性染色体をもつ。タンパク質コードする遺伝子数は現在のところ 21,839 であり，ゲノム全体の塩基配列の 4％を占めている。

　遺伝子改変を行ったマウスを使うことは，寿命に関連する遺伝経路を理解するのに有用である。一般的に，遺伝子改変マウスを用いた長寿命研究から得られた知見は，出芽酵母，線虫，ショウジョウバエで報告されたものと一致する。すなわち，神経内分泌経路を阻害する遺伝子改変を行ったマウスは通常の成長を示し，かつ寿命延長を示したのである。この項では，これらの実験結果を詳

しくみていく．はじめに，寿命に関連する遺伝子を選び出し，どの遺伝子が老化速度と加齢性疾患の遅延について大きな役割を果たすのかを知るために，老化生物学者が直面した課題について簡単に述べる．

多くのマウス遺伝子が寿命に関連することが知られている

　組換え DNA 技術の自動化と商業化により，遺伝学者でなくとも比較的簡単にノックアウトマウスやトランスジェニックマウスを作出できる．多くの遺伝子改変マウスは，老化生物学の研究に非常に有用であった．異なる 30 〜 40 遺伝子がマウスの寿命と関連すると同定されてきた(表 5.4)．出芽酵母や線虫，ショウジョウバエで同定された寿命関連遺伝子が，哺乳類でも寿命延長を示すかどうか調べるため，多くの遺伝子改変マウスが作出され，寿命の解析が行われた．また，特定の疾患の原因となることがわかっている遺伝子が，寿命の違いにも影響を与えるかどうかを調べるため，同様にマウス作出と寿命解析が行われた．

　近年，マウスの寿命において 1 遺伝子がどの程度影響を与えるか評価する研究が爆発的に行われ，老化生物学の分野に大きな進展をもたらした．それと同時に，結果の解釈や寿命研究との関連性を究明することが重要な課題となった．遺伝子の過剰発現(トランスジェニック系統)または遺伝子欠失(ノックアウト)が寿命延長を示唆する多くの研究は，第 2 章で述べられているように(BOX 2.1 参照)，動物飼育法の標準化ができておらず，老化生物学者が妥当とする方法論に従うことができていない．基準に満たない点としては，妥当な統計分析には不十分な個体数，片方の性別のみの研究，飼育条件の記載不備，病理データの欠落などを含んでいる．病理データや死亡原因の欠落は，長寿命と遺伝子の関連性を決定するうえで最も大きな問題かもしれない．寿命延長に関連するすべての遺伝子はここでも高度な多面性を示すので，遺伝子の過剰発現や欠損は免疫や疾患に影響を与える可能性がある．例えば，病理データを欠くある研究では，ノックアウトマウスと対照マウスの間で 8 つの表現型の違いを列挙した．病理データと確実な死因の記述がないと，遺伝子自体が寿命に影響したのか(遺伝的効果)，それとも表現型の違いが老化速度の変化によるも

表 5.4　寿命延長を示すマウスの遺伝子変異例

遺伝子名または変異名	機能または表現型効果	変異の型	おおよその寿命延長率
Ames dwarf (df/df)	成長ホルモン，プロラクチン，および甲状腺ホルモンの欠乏	遺伝的な交雑	40%[1]
FIRKO	脂肪組織特異的インスリン受容体	遺伝子欠損	18%[1]
GHR/GP (GHRKO としても知られている)	成長ホルモン受容体および成長ホルモン結合タンパク質	遺伝子欠損	25 〜 30%[2]
GPx4	グルタチオンペルオキシダーゼ	遺伝子欠損	10%[2]
Irs1 −/−	インスリン受容体基質	遺伝子欠損	32%[1] (雌のみ，雄は有意差なし)
Irs2 −/−	インスリン受容体基質	遺伝子欠損	18%[1]
PAPP-A	妊娠関連血漿タンパク質 A．IGF-1 結合阻害	遺伝子欠損	30 〜 40%[1]
Snell dwarf (Pit-1)	成長ホルモンに関連する転写因子	遺伝子欠損	23%[1]
S6K1	リボソームタンパク質キナーゼ	遺伝子欠損	17%[1] (雌のみ，雄は有意差なし)

[1] 平均寿命と最大寿命　[2] 平均寿命

のか，疾患の予防によるものか(確率的効果)，決めるのは不可能である。

　遺伝子改変マウスの研究から寿命との関連性を決める試みの中で，科学者が直面する別の課題は，発見の再現性の欠如である。データの正確性を確認する追試実験は，科学実験の礎石である。再現できなければ，結果は予備的なものと考えなければならない。酵母，線虫，ショウジョウバエのような短寿命の生物であれば，最低限の投資で生物の飼育と世話が可能で，数年以内に数百の寿命実験を完了できる。対照的に，マウスは2回の寿命試験を行うだけで，おおよそ10年かかってしまう。加えて飼育と世話に13万ドル以上の費用が発生する。最も広く用いられている野生型マウス C57BL/6 の平均寿命は26〜28カ月で，最大寿命は40カ月である。この C57BL/6 系統の遺伝子を改変して，寿命が25％延長したなら，最大寿命は50カ月齢(4年)に達することになる。加えて，寿命研究用にデザインされた動物施設での1匹あたりの平均飼育費用は，400ドルほど上乗せされる。マウスの寿命解析を考えると，1群40匹の4群(多くの統計学者が有意な寿命解析に必要だとしている最低限匹数)で，飼育費だけで6.4万ドルになる。

　遺伝子改変マウスを用いた多くの寿命研究に伴うこれらの方法論的な課題は，老化生物学においてマウスの重要性が低下することを意味するわけではなく，単純に寿命研究に利用しにくいものにさせる。多くのトランスジェニック系統やノックアウト系統はすでに加齢性疾患の根底にあるメカニズムに重要な洞察を与えてきた。しかしここで，寿命の遺伝学と加齢性疾患発症のプロセスは異なることに気をつけなくてはならない。そのためここでは，寿命を延長する遺伝子だけに着目して論じる。これらの遺伝子は特定の病態に影響するものやしないものが含まれるが，マウスや他の生物のどちらかで実験結果が再現されているものである。

インスリンシグナルの低下は成長遅延と長寿命に関連する

　インスリン／IGF-1 様シグナル経路を標的にした線虫やショウジョウバエのノックアウト変異体が発生や成長遅延を示し，寿命が延長したことを思い出そう。成長に影響するインスリンシグナル経路は系統的に高度に保存されており，脊椎動物と無脊椎動物のいずれでも発見されるので，これらの結果は重要である(表 5.5)。このことから，インスリンシグナルの阻害はマウスにおいても寿命を延長すると思われる。

　インスリン受容体とその細胞内シグナルタンパク質をコードする遺伝子の欠失は，マウスの寿命を延長する。この結果は，線虫やショウジョウバエでの同様な発見を支持するものである。そして，線虫やショウジョウバエでのノック

表 5.5　タンパク質代謝と成長におけるインスリンの効果

機能	成長への効果
細胞へのアミノ酸取り込みの増加	タンパク質合成のためのアミノ酸利用率の増加
DNA から RNA への転写速度の増加	タンパク質合成を促進
リボソーム上での mRNA 翻訳の増加	新生タンパク質合成を刺激
タンパク質異化の阻害	細胞からアミノ酸の過剰な放出の抑制。新生タンパク質の合成に影響

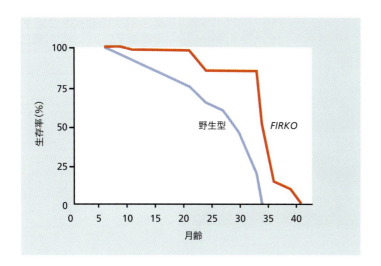

図 5.33 インスリンシグナル経路の減弱は寿命を延長する

FIRKO（脂肪細胞特異的インスリン受容体欠損）マウスと野生型雌雄マウスの生存曲線。（M. Bluher, B.B. Kahn, and C.R. Kahn, *Science* 299:572–574, 2003 より。AAAS の許諾を得て掲載。）

アウトと同様に，この遺伝子改変マウスはいずれも対照マウスに比較してかなり小さい。これは再度，成長抑制と長寿命が密接に関連することを示唆する。ある研究では，インスリン受容体に結合するタンパク質で，主要な細胞内**エフェクター**(effector，シグナル伝達系において効果を引き起こす因子)をコードする，インスリン受容体基質 1(insulin receptor substrate 1：*Ins1*)の遺伝子を欠損させた。この欠損マウスは雌でのみ寿命が延長した。遺伝子改変マウスの寿命延長に性差がみられるのは珍しいことではないが，その理由は不明である。

　脂肪組織(adipose tissue)特異的なインスリン受容体遺伝子を欠損させた別のマウス系統，脂肪細胞特異的インスリン受容体欠損(fat-specific insulin receptor knockout：**FIRKO**)マウスは長寿命を示した。インスリンシグナル経路と寿命の密接な関連は何度も示されているが，この FIRKO マウスの長寿命データ(図 5.33)は，脂肪蓄積の減少が寿命に影響する可能性を示唆した。成長での役割に加えて，インスリンは脂肪細胞へのグルコースの取り込みを増やす。非常に少量のグルコースが脂肪に変換されるが，グルコースはグリセロール(脂肪組織中に認められる蓄積物である中性脂肪の主要構成成分)へ炭素骨格を供給する。*FIRKO* 変異マウスの脂肪組織ではインスリン受容体が欠失しているので，脂肪組織量が少なくなり，この脂肪組織の減少が体格の小ささを説明している。第 9，10 章で，肥満が死亡率に大きな影響を与えること，そして健康体重が多くの加齢性疾患のリスクを低下させることを学ぶ。

成長ホルモンシグナルの欠乏はインスリン様シグナル経路と寿命延長に関連する

　インスリンやインスリン様シグナル経路の破壊が体格の矮小化，そして長寿命を引き起こすことは，線虫，ショウジョウバエ，マウスで高度に保存されている。哺乳類におけるインスリンとインスリン様シグナル経路は，成長や発生に影響を与えるより大きな制御系の一部分である。その制御系は，脳下垂体からの成長ホルモンの分泌に関わっている(図 5.34)。それゆえ，これらの変異が成長ホルモンシグナルの破壊をもたらし，マウスの発育を阻害し，寿命を延長することに驚きはない。

　3 系統の小人症変異マウス，Ames dwarf，Snell dwarf(*Pit-1*)，GHR/GP(成

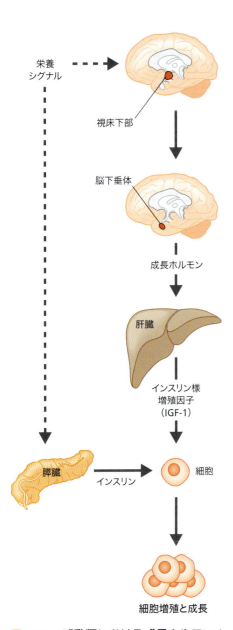

図 5.34　哺乳類における成長ホルモン/インスリン様シグナル経路の簡略図

視床下部は脳下垂体(視床下部の下に位置する)にシグナルを送り，成長ホルモン(ソマトトロピン)の血中への分泌を引き起こす。成長ホルモンは肝臓でインスリン様増殖因子(IGF-1)の合成を促し，IGF-1は全身の循環系に放出される。同時に栄養シグナルが膵臓から循環系へのインスリンの分泌を引き起こす。インスリンとIGF-1はともに個体の細胞分裂と成長を誘導する。

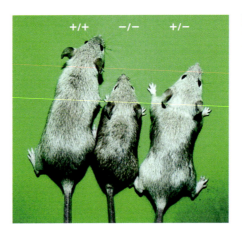

図 5.35　GHR/GP 欠損マウス対野生型マウス，ヘテロ接合体マウス

GHR/GP 欠損マウス(-/-)は同腹の野生型(+/+)マウスやヘテロ接合体マウス(+/-)より小さい。これらの3つの遺伝子型マウスの体格差は，他の小人症マウス系統(Ames と Snell)でみられる現象と似ている。(K.T. Coschigano et al., *Endocrinology* 141:2608–2613, 2000 より。Endocrine Society の許諾を得て掲載)

長ホルモン受容体欠損〔growth hormone receptor knockout：GHRKO〕とも呼ばれる)が知られているが，これらはいずれも成長ホルモンを起点とした細胞内シグナルの破壊であり，体格の矮小化と寿命延長を示す(図 5.35，5.36)。Ames dwarfやSnell dwarfでの変異は多様な作用を示し，血中の成長ホルモン，プロラクチン，甲状腺ホルモンの低下も示す。GHR/GP 変異マウスはこれらのホルモン変化を示さないが，Ames dwarfやSnell dwarfと同様に，血中IGF-1濃度の低下を示す。

　dwarf 変異は老化速度や加齢性疾患の発症を遅延させるらしい。例えば，コラーゲン変性に要する時間があげられる。この時間はマウスにおける老化速度の指標であるが，これは，尾で1度合成されたコラーゲンは一生そこにとどまり，時間の経過に伴って変性しにくくなっていくからである(詳細は第8章で説明する)。したがって，速くコラーゲンが変性したら，このコラーゲンは生物学的に若いタンパク質といえる。実際，Snell dwarf(*Pit-1*)のコラーゲンは，対照マウスのコラーゲンに比べて4倍長く変性に時間がかかる。加えて，腫瘍(がん)の罹患率はdwarfマウスと対照マウスでほぼ同じであるが，腫瘍の出現年齢は変異マウスが有意に遅い。さらに，どの年齢でみても，変異マウスは生物学的により若くみえる。寿命を延長させ，老化による機能喪失を遅延させるメカニズムは未同定であるが，これらの変異マウスは，寿命(遺伝学)と老化速度(確率論)を同時に調べるツールとなるであろう。

マウスで示された寿命の遺伝制御機構はヒト老化の理解に意味をもつ

　成長ホルモン/インスリン様シグナル経路の遺伝子改変マウスにおける寿命延長は，系統的に保存された長寿命メカニズムがあることを実証しており，重要な結果といえる。系統間で結果が一貫しているということは，長寿命は生殖年齢に達するまで生き残るために選択された遺伝子の副産物であるという，進化の考え方にもとづいた予想を裏づける。マウス実験結果は，老化生物学やヒト老化の重要な研究結果についての裏づけにもなっている。例えば，1遺伝子の1変異が哺乳類の寿命に影響を与えることである。この変異がどのように寿命を延長するのか，詳細な分子機構はまだ未解明だが，ヒトの老化速度は明らかに遺伝子レベルで評価できる。あと数年の研究によって，ヒトの老化速度

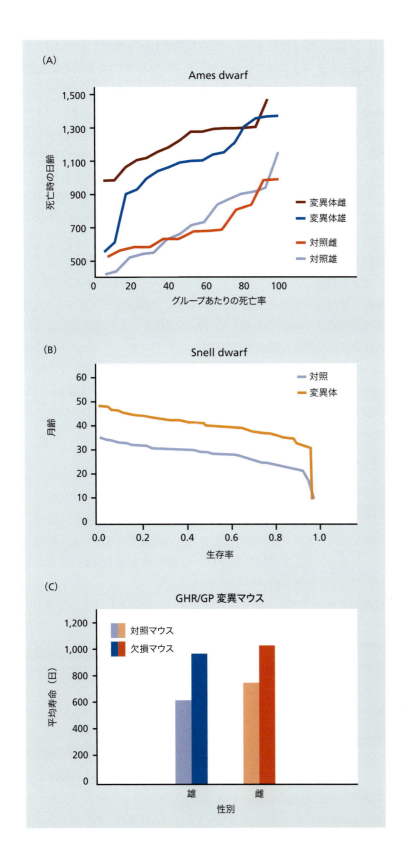

図 5.36　矮小化マウス 3 系統の寿命
(A) Ames dwarf，(B) Snell dwarf，(C) GHR/GP 変異マウス。Ames dwarf と GHR/GP 変異マウスでは，雌が雄よりも有意に寿命が長い。Snell dwarf は雄のみ寿命が調べられている。(A，H.M. Brown-Borg et al., *Nature* 384:33, 1996 より。Macmillan Publishers の許諾を得て掲載；B，K. Flurkey et al., *Proc. Natl Acad. Sci. U.S.A.* 98:6736-6741, 2001 より。PNAS の許諾を得て掲載；C，データは K.T. Coschigano et al., *Endocrinology* 141:2608-2613, 2000 より。Endocrine Society の許諾を得て掲載)

を変化する可能性をもつ遺伝的な制御経路が同定され，それをターゲットとする薬物がみつかるであろう。

　マウス実験結果から，寿命が神経内分泌による制御を反映することも確認されている。これは，ヒトにおいても重要な意味をもつ発見である。種としての

ヒトの繁栄は，1つには事実上すべての環境において生存し繁殖できる能力による。厳しくときにストレスの多い条件下での生存能力は，環境変化を認識し，それに応答して恒常性を維持するホルモンの分泌を促すような，神経経路を高度に統合した系，すなわち神経内分泌系を備えた結果である。例えば，子どもが食事を摂ったら，栄養分は血液中に吸収され，その濃度が増加する。その結果，組織のもととなる物質が利用可能であるという情報が脳に伝わる。そして，脳は他の組織に細胞分裂や増殖を始めるように(つまり，成長を始めるように)ホルモン分泌を促すよう情報を伝える。これまでに，この経路の破壊がどのように老化速度や寿命速度を変化させるかみてきた。他の神経内分泌システムが同じような効果を示すことは，間違いなさそうである。

　最後にもう1つ，寿命の遺伝制御について述べる。成長ホルモン／インスリン様シグナル経路は高度に保存されており，本章のおもな着目点であったが，この経路だけが寿命を延長するわけではない。単純真核生物から高等真核生物に至る保存された他の経路も確かに寿命に関連すると研究報告がなされており，これは老化生物学の遺伝学研究において，科学的研究方法がうまく働いていることを反映している。科学的検証は成長ホルモン／インスリン様シグナル経路の同定時に行われたやり方を模倣して遂行されなければならない。つまり，まず短命な生物で寿命を延長する変異体を同定し，それから系統樹に沿って徐々に寿命の長い哺乳類を対象とするのである。

本章の要点

- メッセンジャー RNA(mRNA)は転写の最終産物である。核から細胞質へ放出されると，mRNA は遺伝子のコード部分である DNA のエクソンと相補的なヌクレオチドだけからなっている。
- 遺伝暗号では，コドンとして知られる3つの連続したヌクレオチドが1つのアミノ酸を指定する。
- タンパク質は，1つずつアミノ酸が付け加えられ構築される。mRNA 上で終止コドン(UAA，UAG，UGA)が読まれると，タンパク質が完成したとリボソームは認識している。
- ヒストンのアセチル化は，ヒストンテール配列上の特定のアミノ酸残基の側鎖にアセチル基が結合した状態で，強くパッキングされたヒストンを緩め，その結果，DNA の活性化部位やプロモーター領域が露出する。ヒストンの脱アセチル化はアセチル基を取り除き，遺伝子発現を抑制する。
- ポリメラーゼ連鎖反応(PCR)と呼ばれる自動化された過程により，素早く遺伝子をクローン化(同一のコピーをつくる)できる。遺伝子がクローン化されると，遺伝暗号を適用することにより，遺伝子の機能がヌクレオチド配列から予測できる。この過程もまた，自動化されている。
- 機能不明の遺伝子領域に関しては，いつ，どこで，その遺伝子が発現するかを決定するために，蛍光試薬で標識したプローブを細胞や組織，または個体標本全体に注入する。この方法は *in situ* ハイブリダイゼーションと呼ばれている。

- 高等真核生物では，遺伝子機能の評価は通常，遺伝子を欠失させるか余分な遺伝子コピーを挿入することで調べる。遺伝子を欠失した変異体をノックアウトと呼び，余分な遺伝子コピーを導入した変異体はトランスジェニックと呼ばれる。
- 出芽酵母は20〜30世代後に死に，複製細胞老化モデルとして利用されている。出芽酵母はまた，環境条件が生殖に不適な状態になると，静止期に入る。この静止期が，経年的老化モデルとして利用されている。
- 酵母において遺伝子サイレンシングは，寿命延長の主要なメカニズムらしい。また，環境の貧栄養状態と関連する別の遺伝子サイレンシング経路が同定されている。
- 線虫の仲間である C. elegans は発生を引き延ばし，生殖を遅らせる能力をもっている。幼虫は生殖に不適な環境になると，何カ月も不適な環境下で生存できる耐性幼虫に変化できる。環境が好転すると，耐性幼虫は再び正常幼虫となり，生殖可能な成虫に発生する。
- 老化生物学者は，耐性幼虫形成経路の2つの遺伝子，age-1 と daf-2 を同定した。この遺伝子変異体は，長寿命を示す。いずれの遺伝子も，進化的に高度に保存されたタンパク質をコードしている。
- daf-2 の弱性変異は長寿をもたらすが，生殖を抑制しない。
- 別の C. elegans 遺伝子として，時計遺伝子 clk-1 もまた寿命を延長する。clk-1 の多様な性質は新たな寿命制御メカニズムを解明するのに役立つ。clk-1 はミトコンドリアで多くの機能を制御しているので，この遺伝子がエネルギー産生と結び付いて長寿命に関連するという理論が一般に受け入れられている。
- Drosophila のいくつかの遺伝子が，老化速度や寿命に影響する遺伝子として同定されてきた。一般的にこれらの遺伝子は，細胞傷害や細胞死をもたらすストレスから細胞を保護する役割を担っている。
- 長寿命な Drosophila 変異体，methuselah (mth) 変異体は寿命延長だけでなく，並外れたストレス耐性を示す。mth 遺伝子のクローン化により，Gタンパク質共役受容体との有意なホモロジーが明らかになった。
- chico として知られる Drosophila 変異体は，インスリン受容体基質CHICOの発現を低下させる機能喪失変異をもっている。chico 遺伝子は C. elegans の daf-2 変異体と高い相同性がある。
- chico 変異体ハエの長寿命は神経内分泌メカニズムを介した成長停止と関連している。正常の成長と発生に必要な幼若ホルモンを欠乏させると，chico 変異体ハエのような表現型を示す。
- 寿命延長をもたらすインスリン様シグナルの抑制は，M. musculus でも実証されている。これらの長寿命変異系統のマウスは，成長ホルモンやインスリン様シグナル経路の破壊による発育阻害を示す。
- 下等真核生物から高等真核生物まで保存された寿命制御遺伝子は，ヒトの老化に多くの示唆を含む。(1) 1遺伝子の変異が，長寿に影響すること，(2) 寿命は部分的に神経内分泌経路に関連する，(3) 寿命制御に関連する遺伝子経路は他にもあり解明が待たれる，といったことである。

考察のための設問

Q5.1 細胞は，細胞内の環境変化に応答して素早くタンパク質合成をすることが必要である。タンパク質合成の素早い応答に寄与する要因を簡潔にリスト化し述べよ。

Q5.2 あなたは，遺伝子発現抑制がある細胞内イベントを引き起こす分子メカニズムである，ということを示す実験を行った。またあなたは，この発現抑制が抑制タンパク質の存在下で生じることも知っている。しかし，この抑制タンパク質は，遺伝子のエンハンサー領域へ活性化因子が結合するのを阻害することには関与していなかった。どのような遺伝子発現阻害の過程が考えられるか。簡潔に過程を述べよ。

Q5.3 あなたは老年医学のスペシャリストとして，低身長の患者が早期老化の徴候や症状を示しているようにみえた。この早期老化の進行は同時にさまざまな臓器に生じているので，あなたは身長と老化速度の関連が遺伝制御下にあると仮定した。身長を規定する遺伝子が長寿にも影響するかどうかを決定するために必要なステップを述べよ。

Q5.4 出芽酵母(S. cerevisiae)は生殖寿命をのばす戦略を2通り発達させてきた。この2つの戦略について簡潔に述べよ。2つの戦略により，酵母が長寿の遺伝学的研究を行う優れたモデルとなりうる進化的な理由は何か。

Q5.5 以下の状況を支持する証拠をあげよ：「出芽酵母に対し餌の供給量を減らすと，酵母の寿命が延長する」

Q5.6 C. elegans 研究は農業従事者にとっても非常に重要な意味をもっている。それは，線虫が土壌中の細菌を捕食しているからである。C. elegans は細菌を食べる一方，植物の根も痛める。本章から学んだことで，C. elegans による損傷を最小限にとどめる方策を提案せよ。

Q5.7 daf-2 の弱性変異を用いた実験が，（遺伝子ノックアウト変異とは対照的に）なぜ老化生物学全般に対し daf-2 シグナル経路の重要性を実証したのか，簡潔に説明せよ。

Q5.8 methuselah(mth)遺伝子異常は，ショウジョウバエを環境ストレスから保護することで寿命を延長する。他のどのような生物種で，同様のメカニズムで寿命延長が期待されるか述べよ。また，この発見の重要性を簡潔に述べよ。

Q5.9 Irs1 と Pit-1 ノックアウトマウスのいずれも，矮小化を示す。しかし，これらの遺伝子はゲノム上の異なる位置にあり，異なる機能をもつ。なぜこれらの異なる遺伝子異常が，いずれも矮小化の原因となるのか，簡潔に説明せよ。

Q5.10 本章では，遺伝学研究において寿命に関連する遺伝子を同定するための特定の方法の重要性を強調している。酵母からマウスまでを用いた研究において，高度に保存された寿命延長をもたらすシグナル経路を明らかにした重要な発見をリスト化せよ。なぜ，特別なモデル生物が寿命研究に必要かも述べよ。

参考文献

真核生物における遺伝子発現

Alberts B, Bray D, Hopkin K et al (2010) Essential Cell Biology. New York: Garland Science, pp 231-267.

Watson JD (1968) The Double Helix: A Personal Account of the Discovery of the Structure of DNA. New York: Simon and Schuster.

遺伝子発現制御

Alberts B, Bray D, Hopkin K et al (2010) Essential Cell Biology. New York: Garland Science, pp 269-296.

Carroll SB (2005) Endless Forms Most Beautiful. New York: WW Norton and Company.

Jacob F & Monod J (1961) Genetic regulatory mechanisms in the synthesis of proteins. *J Mol Biol* 3:318-356.

Kornberg RD (2007) The molecular basis of eukaryotic transcription. *Proc Natl Acad Sci USA* 104:12955-12961.

老化生物学のための遺伝子発現解析

Alberts B, Bray D, Hopkin K et al (2010) Essential Cell Biology. New York: Garland Science, pp 327-362.

Mullis KB (1990) The unusual origin of the polymerase chain reaction. *Sci Am* 262(4):56-61, 64-65.

Park SK & TA Prolla (2005) Lessons learned from gene expression profile studies of aging and caloric restriction. *Ageing Res Rev* 4:55-65.

Shalon D, Smith SJ & Brown PO (1996) A DNA microarray system for analyzing complex DNA samples using two-color fluorescent probe hybridization. *Genome Res* 6:639-645.

出芽酵母 *S. cerevisiae* における寿命の遺伝制御

Goffeau A, Barrell BG, Bussey H et al (1996) Life with 6000 genes. *Science* 274:546, 563-567.

Jazwinski SM, Chen JB & Sun J (1993) A single gene change can extend yeast lifespan: the role of Ras in cellular senescence. *Adv Exp Med Biol* 330:45-53.

Kaeberlein M (2010) Lessons on longevity from budding yeast. *Nature* 464:513-519.

Sauve AA, Wolberger C, Schramm VL & Boeke JD (2006) The biochemistry of sirtuins. *Annu Rev Biochem* 75:435-465.

Sinclair DA & Guarente L (1997) Extrachromosomal rDNA circles—a cause of aging in yeast. *Cell* 91:1033-1042.

線虫における寿命の遺伝制御

C. elegans Sequencing Consortium (1998) Genome sequence of the nematode *C. elegans*: a platform for investigating biology. *Science* 282:2012-2018.

Friedman DB & Johnson TE (1988) A mutation in the *age-1* gene in *Caenorhabditis elegans* lengthens life and reduces hermaphrodite fertility. *Genetics* 118:75-86.

Guarente L & Kenyon C (2000) Genetic pathways that regulate ageing in model organisms. *Nature* 408:255-262.

Johnson TE (2008) *Caenorhabditis elegans* 2007: the premier model for the study of aging. *Exp Gerontol* 43:1-4.

Kenyon C, Chang J, Gensch E et al (1993) A *C. elegans* mutant that lives twice as long as wild type. *Nature* 366:461-464.

Lakowski B & Hekimi S (1996) Determination of life-span in *Caenorhabditis elegans* by four clock genes. *Science* 272:1010-1013.

Riddle DL, Blumenthal T, Meyer BJ & Priess JR (eds) (1997) *C. elegans* II, 2nd ed.

Cold Spring Harbor, NY : Cold Spring Harbor Laboratory Press.

Tissenbaum HA & Johnson TE (2008) In Molecular Biology of Aging (Guarente L, Partridge L & Wallace DC eds). Cold Spring Harbor, NY : Cold Spring Harbor Laboratory Press, pp 153-183.

van der Horst A & Burgering BM (2007) Stressing the role of FoxO proteins in lifespan and disease. *Nat Rev Mol Cell Biol* 8:440-450.

ショウジョウバエにおける寿命の遺伝制御

Adams MD, Celniker SE, Holt RA et al (2000) The genome sequence of *Drosophila melanogaster*. *Science* 287:2185-2195.

Clancy DJ, Gems D, Harshman LG et al (2001) Extension of lifespan by loss of CHICO, a *Drosophila* insulin receptor substrate protein. *Science* 292:104-106.

Lin YJ, Seroude L & Benzer S (1998) Extended life-span and stress resistance in the *Drosophila* mutant *methuselah*. *Science* 282:943-946.

Orr WC & Sohal RS (1994) Extension of life-span by overexpression of superoxide dismutase and catalase in *Drosophila melanogaster*. *Science* 263:1128-1130.

Sun J & Tower J (1999) FLP recombinase-mediated induction of Cu/Zn-superoxide dismutase transgene expression can extend the lifespan of adult *Drosophila melanogaster* flies. *Mol Cell Biol* 19:216-228.

Tatar M, Kopelman A, Epstein D et al (2001) A mutant *Drosophila* insulin receptor homolog that extends life-span and impairs neuroendocrine function. *Science* 292:107-110.

マウスにおける寿命の遺伝制御

Barbieri M, Bonafe M, Franceschi C & Paolisso G (2003) Insulin/IGF-signaling pathway: an evolutionarily conserved mechanism of longevity from yeast to humans. *Am J Physiol Endocr Metab Physiol* 285:E1064-1071.

Bluher M, Kahn BB & Kahn CF (2003) Extended longevity in mice lacking the insulin receptor in adipose tissue. *Science* 299:572-574.

Brown-Borg HM, Borg KE, Meliska CJ & Bartke A (1996) Dwarf mice and the ageing process. *Nature* 384:33.

Coschigano KT, Clemmons D, Bellush LL & Kopchick JJ (2000) Assessment of growth parameters and lifespan of GHR/BP gene-disrupted mice. *Endocrinology* 141:2608-2613.

Flurkey K, Papaconstantinou J, Miller RA & Harrison DE (2001) Lifespan extension and delayed immune and collagen aging in mutant mice with defects in growth hormone production. *Proc Natl Acad Sci USA* 98:6736-6741.

Ladiges W, Van Remmen H, Strong R et al (2009) Lifespan extension in genetically modified mice. *Aging Cell* 8:346-352.

Selman C, Lingard S, Choudhury AI et al (2008) Evidence for lifespan extension and delayed age-related biomarkers in insulin receptor substrate 1 null mice. *FASEB J* 22:807-818.

植物の老化

6章

「年をとるのは悲しいことだわ。でも成熟するのはよいことね」
ブリジット・バルドー，女優(1934～)

本章の内容

- 植物科学の基礎
- 植物の老化の生物学
- 植物における老化の開始

　植物は地球のバイオマスの90％以上を占め，陸上に生息するようになった最初の多細胞生物の1つである．植物はわれわれの大気に酸素を供給する一方で，動物の呼吸の廃棄物である二酸化炭素を取り除いてくれる．すべての食物は，動物性のものを含めて，植物に由来する．植物のみが，光の粒子（光量子）がもつエネルギーを利用して，無機および有機の元素を結び付け，食物を作り出す能力をもっている．植物の老化と死は，われわれの土壌の健全さ（堆肥）と次世代の植物（種子）にとって決定的に重要である．植物の老化は，ときに動物中心主義に偏った人間の考えなど及ばないような方法で地球の生態系に大きな影響を与えているばかりではなく，われわれの日常生活にも大きな影響をもつ．

　地球の生態系に対する植物の老化の重要性を示すために，身近な例を使って説明しよう．異なる成長段階にあるトウモロコシの畑を考えてみる．生活環の大部分において，トウモロコシは植物の発生の正常な諸段階，すなわち種子の発芽，成長，結実（生殖）を進む．すべての段階は植物が緑色のうちに起こる．生育シーズンの後期になると，トウモロコシのみかけは急速に変わる．葉は光合成が衰えるとともに金褐色にその色を変える．葉が死にゆく一方で，雌穂のほうは成長を続け成熟するのに気づくことだろう．雌穂の成熟と，（こちらのほうがより重要であるが）穀粒の成長が起こるのは，まさに葉が死んでゆくからである．というのも，死んでゆく葉は，自身がもつ有機物を分解し，その結果できた栄養を生殖器官に輸送することで，次世代のトウモロコシのための資源となるのである．

　生育シーズンが終わりに近づくにつれ，葉は茎軸から落ちはじめる．葉の**器官脱離**（abscission，軸からの調節された，意図的な分離をこう呼ぶ．同様のことは果実や花にも起こる）は，種子の成長の終わりとほぼ同時に起こる．種子の成熟は植物にとって，重要な移行を示すものである．葉は以前には種子の成長のための栄養分の供給源（ソース）であったのが，移行後は栄養分の吸収先（シンク）としてほかの器官から栄養分を集めるようになる．葉は翌年の成長と収穫のための準備をしているのである．脱離した葉は分解し（堆肥），残っていた窒素と炭素を含む分子やほかの分子を放出し，大地に返す．葉を堆肥化することにより，つぎの世代の植物が育つことができる土壌が維持される．だから，

もし植物の老化が起こらないとしたならば，翌年の収穫などありえないということになろう。さらにいえば，植物に依存した動物などなおさらである。

本章では，植物の老化について考える。まず，老化にとって重要なテーマに重点をおきつつ，植物科学，植物生理学の基礎について論じる。つぎに，植物における老化の機構を検討し，老化を開始する要因をみることにする。

植物科学の基礎

基本的な生物学的過程は，植物においても，動物のそれとさほど大きくは変わらない。植物は物理化学法則が許す枠の中で機能し，動物と同じ転写，翻訳，細胞内輸送，エネルギー産生などの一般的な方式を用いている。植物はまた，動物に作用するのと同様の進化的な力，すなわち，取り巻く至近の環境への適応という影響下におかれている。したがって，この項では，植物の，動物とは異なる側面におもに焦点をあてる。

植物細胞は細胞壁，中央を占める大きな液胞，色素体をもつ

植物細胞は，3つの特有の構造：細胞壁，色素体，中央を占める大きな液胞（図6.1）によって動物細胞とは区別される。**細胞壁**（cell wall）には一次細胞壁と二次細胞壁の2種類がある。**一次細胞壁**（primary cell wall）は，細胞のほかの部分と同時に発達し，非常に薄く，弾力性に富む傾向にある。一次細胞壁の弾力性は，植物の全体的な成長にとって重要な，細胞の適切な成長と伸長を可能にしている。細胞同士は一次細胞壁にある，**原形質連絡**（単数形は plasmodesma，複数形は plasmodesmata）と呼ばれる小さなトンネル状の構造を通して分子のやりとりや細胞間コミュニケーションを行っている。

二次細胞壁（secondary cell wall）は，主として**木部**（xylem）維管束系（死細胞からなる木質の維管束系）をもつ植物にみられ，細胞が死んで細胞小器官を失っ

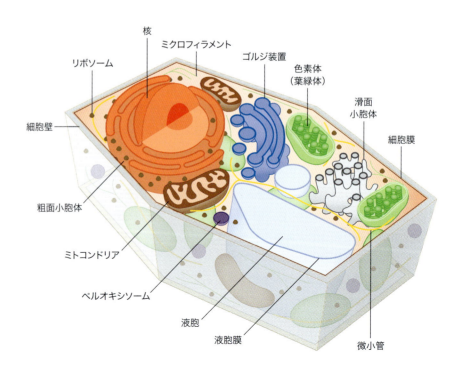

図 6.1　**植物細胞の構造**

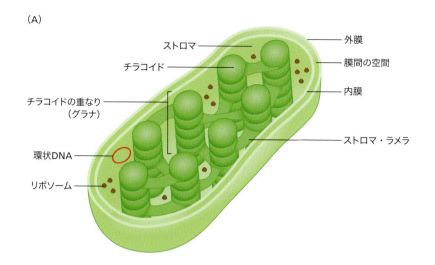

ていく過程でより顕著になる。二次細胞壁は，一次細胞壁に比べてよりいっそう厚く，かつ，はるかに堅い。多くの植物にとって，二次細胞壁は構造的な支えの役割をもつ。どちらのタイプの細胞壁も，細胞の脂質二重膜（細胞膜）の外側に存在し，グルコース単位が直鎖状に連なった分子である**セルロース**（cellulose）からできている。

　細胞の中央を占める液胞，すなわち**中央液胞**（central vacuole）は，可溶性の塩類を含む水で満たされた区画で，**液胞膜**（tonoplast）と呼ばれる半透過性の膜に包まれている。液胞の容積変化によって，一次細胞壁にかかる圧が生じたり，取り除かれたりし，弾性をもつこの細胞壁にかかる圧の大きさが細胞の大きさを変化させることになる。こうした液胞によりもたらされる細胞体積の変化は，植物の成長や健康に大きな重要性をもつ。植物は動くことができず，原始的な通道組織しかもたないため，個々の細胞は，水や無機塩類，二酸化炭素，光を集める能力を最大化するために大きな表面積を必要とする。しかし，**アロメトリック・スケーリング**（allometric scaling）として知られる，細胞のエネルギー要求とその大きさの間の関係を支配する物理法則（表面積に対する体積の比）によって，細胞質にその機能維持のために必要な栄養分を効果的に供給することが可能な細胞の大きさには上限がある。そのため，植物は液胞の水体積の変化を用いて，その細胞表面積を変化させている。典型的な中央液胞は細胞体積の約50％を占めるが，95％にまで拡大することもある。水不足条件下で植物が萎れるのは，液胞体積の損失を反映している。

　液胞は，ほかにも，細胞の通常の代謝に必要な可溶性物質の貯蔵など，いくつかの役割を果たしている。液胞はまた，多くの花にみられる色を生じる色素物質を含んでいる。加えて，液胞は細胞内のさまざまな「使用済み」の部分を消化する酵素を含んでおり，**オートファジー系**（autophagic system，細胞の消化系）の一部をなしている。液胞による分解によって生じた産物は，**篩部**（phloem）という植物の第2の維管束系に運ばれる。

　色素体（plastid）は植物細胞の細胞質にみられる主要な細胞小器官であり，光合成のために必要な化学物質の合成と貯蔵の場として機能する。色素体は二重の包膜をもち，内側の包膜の内部の空間でさまざまな化学反応が起こる。色素体には3つの基本的な種類がある。**白色体**（leucoplast）は無色の色素体で，デ

図6.2　葉緑体とクロロフィルの構造

（A）葉緑体は，内部の流動性の内容物であるストロマを包む2枚の膜によって区切られている。チラコイドはグラナと呼ばれる重なった構造を形成する。葉緑体は高濃度のクロロフィルのために緑色にみえる。（B）クロロフィルは，マグネシウム原子をその中心に有する，ポルフィリン環と呼ばれる「頭部」をもつ。この「頭部」に，フィトール・テールと呼ばれる炭化水素の「尾部」が結合しており，この「尾部」でチラコイド膜にあるタンパク質と相互作用する。葉緑体とクロロフィルの分解は，植物の老化における重要な段階である。

ンプンあるいは脂肪を蓄積する。**有色体**(chromoplast)は，クロロフィル(chlorophyll，葉緑素)以外の色素を貯める。例えば，トマトの有色体は赤色の色素ルテインを含み，ニンジンの有色体は**カロテノイド**(carotenoid)の一種である橙黄色の色素カロテンを含んでいる。第3のタイプである**葉緑体**(chloroplast)は，緑色の色素クロロフィルを含み，光合成の場となる(図 6.2)。

光合成は葉緑体の中で行われる

植物は，動物とは異なり，自身のうちで作り出した食物からそのエネルギーを得ており，これを**独立栄養**(autotrophy)と呼ぶ。植物の代謝の主要なエネルギー源は，葉緑体で起こる**光合成**(photosynthesis)という過程(図 6.3)で合成されたグルコースとフルクトースである。光合成の過程でつくられたグルコースとフルクトースが結び付いてスクロースができる。スクロースは篩部に入り，他の器官に運ばれ，そこで再びグルコースとフルクトースに変換されエネルギー源として使われる。

光合成は，伝統的に2つの相に分けられてきた。**明反応**(light reaction，光合成の「光」部分)相と，**暗反応**(dark reaction)相あるいは**カルビン回路**(Calvin cycle，光合成の「合成」部分)である。後者の反応はその経路を記述した科学者メルビン・カルビン(Melvin Calvin，1911〜1997)にちなんで名づけられた。明反応相は2つの相互に連結された光反応からなる(図 6.4)。いずれの反応も太陽光のエネルギーを化学エネルギーに転換する。チラコイド(「袋」を意味するギリシャ語)の膜上のタンパク質に結合したクロロフィル分子は光量子を捕

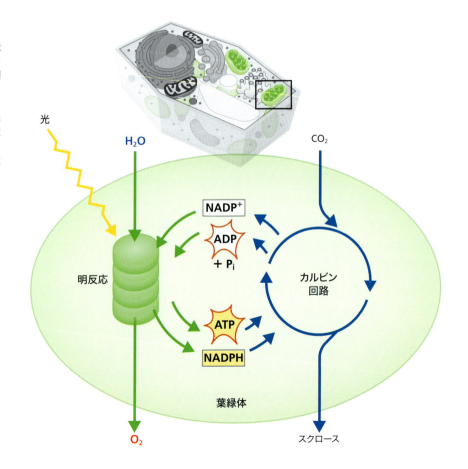

図 6.3　光合成のあらまし

光合成は，光エネルギーを用いた，単純な構造の前駆物質からのグルコースの合成過程である。光合成は葉緑体のチラコイド膜で起こる明反応によって始まる(図 6.4 参照)。明反応は，ATPとNADPHの産生に太陽エネルギーを使う。水が光エネルギーによって酸化され，その結果生じた O_2 が大気中に放出される。同時に，大気中から CO_2 が吸収され，カルビン回路あるいは暗反応(図 6.5 参照)として知られる，葉緑体のストロマにおける一連の反応によってスクロース分子に変換される。スクロースは細胞から篩部へ輸送され，他の器官に運ばれる。

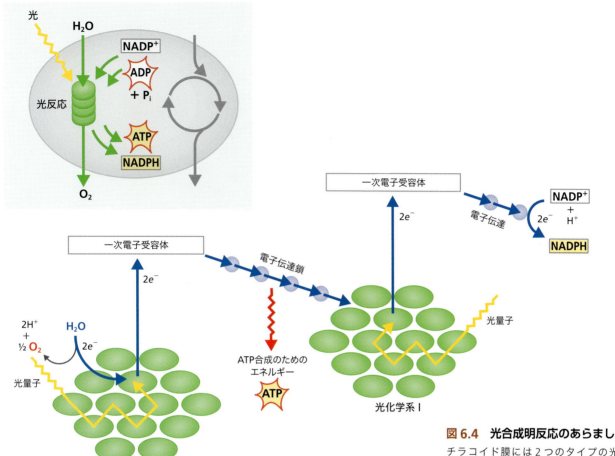

図 6.4 光合成明反応のあらまし

チラコイド膜には2つのタイプの光化学系，光化学系Ⅰと光化学系Ⅱが存在し，それぞれの光化学系は色素分子をもつ集光複合体を含んでいる。光は光化学系Ⅱに吸収されると，そのエネルギーによって電子を励起し，水を酸化してO_2とH^+を生じるエネルギーを与える。O_2は大気中に放出され，プロトン(H^+)はATPの合成を駆動するのに用いられる。光化学系Ⅰに吸収された光は，$NADP^+$をNADPHへ還元するためのエネルギーを供給する。NADPHは電子をカルビン回路へと運び，運ばれた電子はそこでCO_2を三炭糖リン酸に変換するのに使われる。(J. B. Reece et al., Campbell Biology, 6th ed., San Francisco: Benjamin Cummings, 2002 より。Pearsonの許諾を得て掲載)

捉し，電子をより高位のエネルギー状態に励起する。励起された電子は水を酸化し，水素原子と酸素原子を解離させる。これにより生じた酸素分子は大気中に放出される。この酸化反応によって生じたプロトンは，ミトコンドリアにおける呼吸の酸化的リン酸化(第4章参照)によく似た反応によってATPの合成を「駆動」する。この反応で新たに合成されたATPは，暗反応相における反応を駆動するエネルギー源となる。もう1つの光依存の反応において，励起された電子は**$NADP^+$**をNADPHへ還元するためのエネルギーを供給する(図6.4)。

明反応によって生成されたATPとNADPHは，カルビン回路においてCO_2を，グルコースの前駆物質である**三炭糖リン酸**(triose phosphate)の3個の炭素原子からなる骨格に変換するのに用いられる。カルビン回路の反応は，カルボキシ化，還元，再生の3つのステップからなる(図6.5)。**カルボキシ化**(carboxylation)反応では，リブロース1,5-ビスリン酸カルボキシラーゼ/オキシゲナーゼ(RuBisCo)と呼ばれる酵素により触媒される反応によって，CO_2分子はリブロース1,5-ビスリン酸(RuBP)という糖分子に結合する。RuBP分子のカルボキシ化によって三炭素化合物である3-ホスホグリセリン酸(3-PGA)が2分子生じる。**還元**(reduction)反応では，それぞれの3-ホスホグリセリン酸分子はもう1個のリン酸基をATPから受け取り，1,3-ビスホスホグリセリン酸を生じる。ついで，NADPHから供給される電子が1,3-ビスホスホグリ

図 6.5　カルビン回路のあらまし

カルボキシ化反応では，リブロース 1,5-ビスリン酸(RuBP)のカルボキシ化と加水分解の二段階反応が RuBisCo と呼ばれる酵素によって触媒され，3-ホスホグリセリン酸を生じる。還元反応では，明反応で生成した ATP が 3-ホスホグリセリン酸を 1,3-ビスホスホグリセリン酸に変換するのに使われる。ついで，NADPH から供給される電子による 1,3-ビスホスホグリセリン酸の還元によって，三炭糖リン酸であるグリセルアルデヒド 3-リン酸(G3P)が産生される。G3P は葉緑体外に搬出されグルコースに変換されるか，RuBP の再生反応に入るかのいずれかに用いられる。RuBP の再生により，カルビン回路はつぎの 1 周のための準備が整うことになる。(J. B. Reece et al., Campbell Biology, 6th ed., San Francisco: Benjamin Cummings, 2002 より。Pearson の許諾を得て掲載)

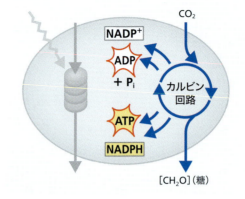

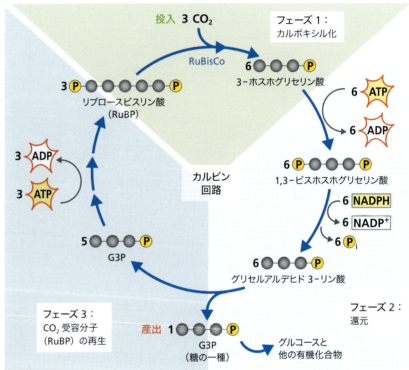

セリン酸を三炭糖リン酸であるグリセルアルデヒド 3-リン酸(G3P)へと還元する。G3P は葉緑体の包膜を越えて細胞質に移行し，グルコースの合成のために出発基質として使われる。そして，より割合は小さいが，フルクトースの合成にも使われる。

　カルビン回路で生じたすべての G3P が葉緑体外に輸送されるわけではない。カルビン回路の第 3 のステップである**再生**(regeneration)反応は，三炭糖リン酸イソメラーゼが G3P をジヒドロキシアセトンリン酸(DHAP)に変換することから始まる。その後のいくつかのステップにより，DHAP はリブロース 5-リン酸に変換され，さらに ATP からのリン酸基の付加によって RuBP が再生される。こうしてカルビン回路の一回りが完結し，つぎの一回りへの準備が整うことになる。合成された 1 分子の G3P につき，カルビン回路は 9 分子の ATP と 6 分子の NADPH を消費する。消費された ATP と NADPH は，その後，明反応によって再生される。

植物ホルモンが成長と発生を調節する

事実上，植物ホルモン（plant hormone あるいは phytohormone）のすべての機能は，細胞分裂やアポトーシスといった，成長や発生の何らかの局面と関係している。さらに，植物ホルモンは，動物のホルモンとは異なり，その最終的な作用標的細胞を含んでいる同じ器官の中で合成されることもありうる。植物ホルモンには5つの主要なグループがある。アブシシン酸（アブシジン酸とも呼ばれる），オーキシン，サイトカイニン，エチレン，ジベレリンである（図6.6）。これらに加えて，サリチル酸やジャスモン酸を含むいくつかの他のホルモンが，植物の成長を調節することが知られている。サイトカイニン，アブシシン酸，エチレン，サリチル酸，ジャスモン酸は，すべて植物の老化において重要であることが示されている。これらのホルモンの老化における役割については，本章のあとのほうで論じることにする。

天然に存在する**オーキシン**（auxin）の最も重要なものは，**インドール酢酸**（indoleacetic acid）である。オーキシンは根の形成と成長を促進する。オーキシンはまた，主茎の頂芽の組織の成長を促進することで，側芽の発生に対して

図6.6　植物ホルモンの働き

植物ホルモン	分子構造	ホルモンの種類	機能
アブシシン酸（ABA）	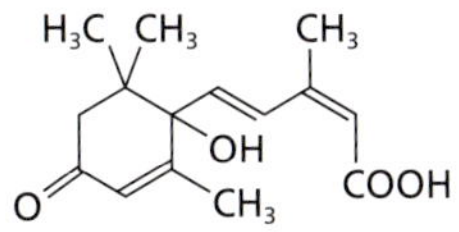	ストレスホルモン	気孔の閉鎖を促進する シュートの成長を抑制する α-アミラーゼ合成を促進する 葉の老化を促す
オーキシン	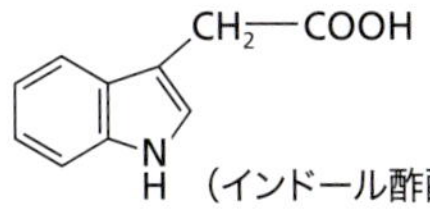 （インドール酢酸）	成長ホルモン	細胞伸長を促進する 細胞分裂を促進する 光屈性に重要である 果実の成熟を遅らせる
サイトカイニン	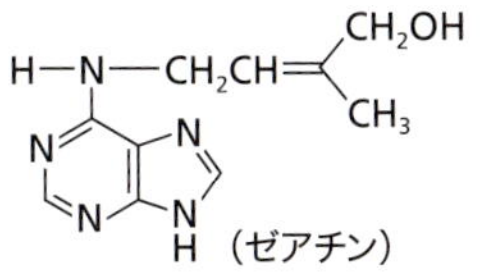 （ゼアチン）	成長ホルモン	細胞分裂を促進する 葉の展開を促進する 側枝の成長を促進する 葉の老化を遅らせる
エチレン	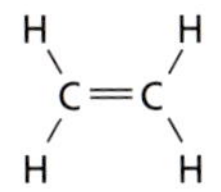	老化ホルモン	開花を促進する 葉と果実の脱離・老化を促進する 果実の成熟を促進する
ジベレリン	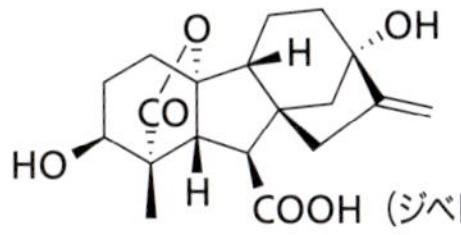 （ジベレリンA₁（GA₁））	成長ホルモン	細胞分裂を促進する 花芽形成と抽薹を促進する 種子の休眠を打破する 葉の老化を遅らせ得る
ジャスモン酸	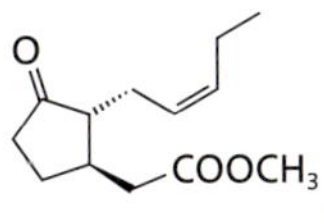 （ジャスモン酸メチル）	ストレスホルモン	防御タンパク質の合成を促す 種子の発芽を促進する 根の成長に影響する 葉の老化を促す
サリチル酸	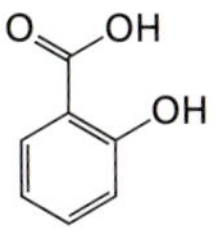	老化ホルモン	病原体に対する防御を助ける

抑制的な効果を及ぼす。頂芽あるいはオーキシンの除去は，側芽(腋芽)の発生と側枝の成長を引き起こす。オーキシンはさらに，葉緑体の崩壊を抑制することで，葉の老化を阻止してもいるようだ。

これまでに同定されている 90 種以上の**ジベレリン**(gibberellin)類のすべては，4 つの環を含む構造をもつ単一の基本的な分子骨格(*ent* -ジベレラン骨格)に由来する。ジベレリンは，体ができあがり成長しつつある植物体において，3 つの基本的な機能をもつ。その機能とは，植物の伸長の促進，休眠種子や休眠芽の発芽の促進，そして花芽形成の促進である。これらの効果をもたらす機構はまだ完全には明らかになっていないが，多くの証拠から，呼吸においてエネルギー源として用いられるデンプンとスクロースの加水分解(水分子の付加による化学結合の切断)がジベレリンによって促進されることが示唆されている。一般的には，オーキシンが若い植物においてその効果を発揮するのに対して，ジベレリンはどちらかというとすでにできあがった植物の成長を促進する。

植物の老化の生物学

第 3 章では，動物の寿命は生殖可能な年齢まで生存するための遺伝子の選択を通して進化してきたことを学んだ。植物の老化は，それとはいささか異なる進化を遂げた。植物の老化は植物個体そのものやその一部の死をもたらすが，生殖のために選択された遺伝子の副次的な産物や，生理機能の加齢に伴う衰えにつながる偶発的なイベントなどではない。むしろ，植物の老化は，生殖と発生のための機能の中に内在する一部分であるといえる。植物の老化を制御する遺伝子は，まさにその過程のために選択されてきたものである。植物では，ゲノム全体の実に 25 % もの部分が老化に関与している。ここでは，植物体のさまざまな部分の老化や死がいかにして生殖を支え，種の存続を確実なものにしているかをみることにする。

細胞分裂による老化は頂端分裂組織の細胞で起こる

第 4 章で学んだように，動物の体細胞分裂には限界がある。複製老化(replicative senescence)と呼ばれる過程である。植物細胞にもある種の細胞分裂による老化(mitotic cell senescence)が存在するが，そのプロセスと影響を受ける細胞の種類は，動物の場合とは根本的に異なる。細胞分裂による老化の動物と植物の違いは，系統樹上のこれら 2 つの界における発生と成長相の相異にまでさかのぼることができるだろう。動物のボディープラン(体の部分や器官の解剖学的な配置のこと)が形成されるのは，もっぱら胚発生過程の間に限られ，成体の形は遺伝子型によって決定される。動物では，胚発生後における発生は細胞分裂による組織の成長ないしは幹細胞からの組織の追加を反映したものである。加えて，動物では，いくつかの異なる組織の中に，個体の寿命を通して分裂能を保持する細胞が含まれている。これとは対照的に，植物では，成体のボディープランは，後胚発生過程により決定され，植物とそれを取り巻く環境との相互作用を反映したものになる。根とシュート(訳注：茎とそのうえに形成される多数の葉を含む，植物体の地上部を構成する単位。軸にあたる茎とその先端部に存在する頂端分裂組織，葉の 3 つからなる)は，植物のボ

ディープランであり，解剖学的に規定されたもので，細胞増殖によるそれらの成長は，植物に太陽光，水，養分を得るための最適な機会をもたらすものである。胚発生後の細胞増殖は，おもに頂端分裂組織(apical meristem)によって行われる。これは，数のうえでは少数の未分化な分裂細胞の集団である，分裂組織(meristem)と呼ばれる種類の組織の中にのみ存在する（図6.7）。根やシュートの先端部にある活発な分裂組織の細胞は，自身のすぐ後ろに分裂後の細胞を付け加えていくことで，植物を成長させる。植物細胞の分裂活性は成長の間にしかみられないことから，頂端分裂組織における細胞分裂の終結は，複製老化というよりも増殖老化(proliferative senescence)と呼ぶべきものである。

すべての植物は増殖老化を経験する。一年生の**一回繁殖性**(monocarpic)の植物(例えばトウモロコシのように，一生育シーズンのみ生存し，1回だけ繁殖する植物)では，個体全体の死の過程が始まる直前に増殖老化が起こる。冬の間は活動を停止し，春に再び成長を再開する多年生植物や秋に葉を落とす落葉樹では，頂端分裂組織における細胞増殖と増殖老化を何サイクルも繰り返す。常緑植物の場合には，頂端分裂組織における細胞増殖は継続的に起きているかもしれない。しかし，数千年も生きるような種においても増殖老化と個体全体の死は最終的には起こる(BOX 6.1)。

頂端分裂組織における細胞増殖は完全に植物ホルモン(図6.6)の制御下にあり，いくつかの研究から，頂端分裂組織に成長促進ホルモンを与えることで増殖老化を覆すことができることが示されている。しかし，頂端分裂組織が成長促進ホルモンの欠如に応答して増殖老化に入る機構はよくわかっていない。これは，動物における対応する過程に対して多くの知見が得られていることとは対照的である。動物では，50年あまりの研究によって複製老化の背景をなす細胞メカニズムの候補が特定されている(第4章参照)。植物の増殖老化の背景にある細胞メカニズムについて，その知見が限られていることの理由は，部分的には技術的な問題として説明できるかもしれない。頂端分裂組織の培養系は開発されているが，活発な頂端分裂組織に含まれる細胞の数は限られているため，培養を開始し維持することは容易ではない。

植物における老化生物学者は，少なくとも，複製老化に関わる1つの機構であるテロメアの短縮化は，増殖老化においては役割をもたないことを発見した。テロメアの長さを保つ酵素であるテロメラーゼをもたない動物細胞では，細胞分裂周期のたびにテロメアが短くなり，これにより最終的には遺伝子をコードする領域のDNAがラギング鎖の複製のためのプライマーとして使われるようになることはすでに述べた(第4章参照)。このようにして，テロメアは複製サイクルの回数を規定しうる生物時計として機能する。頂端分裂組織の細胞はテロメラーゼをもっており，そのために増殖サイクルのたびにテロメアが短縮することはない。さらに，培養下で成長する頂端分裂組織の細胞では，現実には増殖サイクルを経るごとにテロメアは長くなる。繰り返しになるが，頂端分裂組織の細胞における増殖老化の背景にある機構は，依然としてその発見が待たれている。

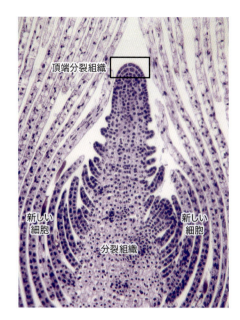

図 6.7 頂端分裂組織と新しい細胞の増殖

(J. Harshaw/Shutterstock の厚意による)

BOX 6.1 彼らは何歳？

カリフォルニア州東部のホワイト・マウンテンズにあるイガゴヨウマツ（bristlecone pine）の1本は，4,500歳を超えると推定されている。しかし，イガゴヨウマツは，生きている心材部分や枝や針葉を支えるために，大量の死んだ材を含んでいる。その木の真の年齢は，生きている最も古い細胞の年齢（200歳未満と推定されている）のみを反映したものであろうか？　あるいは，その木自身の最も古い部分の年齢だろうか？　ロッキー山脈のアメリカヤマナラシ（quaking aspen）のようなクローナルな植物は，ひと連なりの根系から生え出た数千の樹体を含んでいる。それらの根系は数マイルにもわたるもので，10,000歳を超えると推定されている。この根系からクローンとして生じた個々の樹体はせいぜい150〜200歳程度にすぎない。このクローンのアメリカヤマナラシは200歳とすべきだろうか？　それとも，根系の年齢である10,000歳であろうか？

イガゴヨウマツ

カリフォルニア州東部のホワイト・マウンテンズは，多くの人たちが地球上で最も高齢であると考える生物の故郷である。そこでは，乾燥し，風に吹きさらされた山地の森林限界のすぐ上に，メトセラ（Methuselah）と名づけられた1本のイガゴヨウマツ（*Pinus longaeva*, 図6.8）が4,500年以上の間立ち続けている。

ホワイト・マウンテンズのイガゴヨウマツの寿命は，1954年にアリゾナ大学の年輪研究者エドムンド・シュルマン（Edmund Schulman）によって記録された。歴史時代を通しての気候パターンを決定するために，シュルマンは多くの年輪を含む古い樹木を探していたのだ。厚い年輪は湿潤な年を，薄い年輪は乾燥した年を意味している。シュルマンとその同僚はアイダホで調査を行った後，ツーソンに帰る前にホワイト・マウンテンズにやって来たのだった。彼らは，ホワイト・マウンテンズにあるという数千歳の木の噂を聞いたことがあった。確かに彼らは樹齢1,000〜1,600年の木からなる木立を発見した。そう，古いには違いない。しかし，彼らがこれまでに記述した種に比べてずっと古いというわけではなかった。それにもかかわらず，シュルマンはそのような過酷な環境下で1,600年も生き続けるその木の能力に興味をそそられた。彼とその同僚は，翌年に再び戻ってきて，メトセラを含む樹齢3,000〜5,000年の数本の木を発見した。

シュルマンによる発見とそれに続く『ナショナル ジオグラフィック』誌上での報告は，さらに多くの研究者をホワイト・マウンテンズや西部一帯の同じような地形をもつ他の場所に導くことになった。数年のうちに，長寿のイガゴヨウマツが生育するいくつかの場所が，ネバダ，ユタ，コロラドでみつかった。ネバダ州のウィーラー・ピークのある木立は，ホワイト・マウンテンズのものと同じくらい古いものを含んでいた。そのうちの1本，プロメテウス（Prometheus）は4,862本の年輪をもつことがわかった。これはカリフォルニアのどの木よりも古い。しかし，不幸にも林野局は研究のためにその木を切り倒すことを許してしまった。そのイガゴヨウマツの伐採は，今では重罪である。ウィーラー・ピークのイガゴヨウマツの木立は，現在では，グレートベーズン国立公園の一部となっている。

イガゴヨウマツの長寿は，この種がもつ独特の解剖学的，生理学的特徴を反映したものである。針葉は30年周期で生え替わるが，これは，何年も続くことがある乾燥の間，光合成を保証する命綱となる。大量の死んだ材組織がより小部分の生きた組織を支えていることには，生存上の利点もあるようだ。イガゴヨウマツの死んだ部分は，落雷に対する保護の役割をなし，水の吸収を向上させ，何種類かの害虫の攻撃を防いでいる。加えて，生きている組織が含む化学物質の組成は，細菌や微小な食害生物に対する天然の防止剤となっている。

クローナルな群落：アメリカヤマナラシとクレオソートブッシュ

過酷な環境下（熱，低温，小雨など）に生きる多くの植物は，繁殖成功のチャンスを増大するためのさまざまな戦略を発達させてきた。クローナルな繁殖はそうした戦略の1つである。クローナルな植物とは，有性生殖（配偶子による生殖）に加えて，根から新たな子孫となるシュートを発生させることができる植物である。根はしばしば過酷な環境から保護されており，植物の頂部が死につつあるような場合でも広がり続ける。さらに，クローナルな植物の根は，種子の発芽が可能ではないような時期に，新しい植物体を生じる。

アメリカヤマナラシやクレオソートブッシュのようなクローナルな植物（図6.9）の群落の根系は，地上の自然の猛威から守られて数千年にわたって生き続けることができる。ユタ州南部にあるアメリカヤマナラシの100エーカーの森（ラテン語の「私は広がる」からPandoと名づけられた）は，80,000歳と推定される根系をもつ。

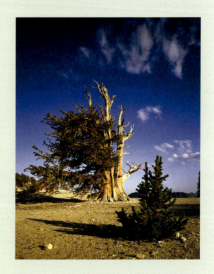

図6.8　カリフォルニア州のホワイト・マウンテンズのイガゴヨウマツ
（M. Norton/123RF の厚意による）

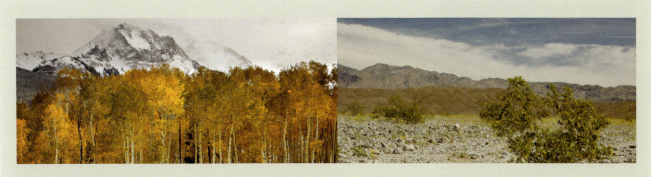

図6.9　クローナルな植物
これらの植物の根系は，10,000歳以上になると推定されている。アメリカヤマナラシ(*Populus tremuloides*，左)はユタ州南部からカナダ北部やアラスカに分布する。クレオソートブッシュ(*Larrea tridentata*，右)は米国南西部やメキシコ北部の砂漠にみられる。(左，P. Kunasz/Shutterstockの厚意による；右，Bufo/Shutterstockの厚意による)

重量はほぼ7,000トンにもなると見積もられ，文句なしに地球上で最も重い生物であるといえる。しかしながら，これらの見積もりは，いくつもの間接的な測定から導出した推定にもとづくものである。その中には，この森が過去10,000年の間，開花や種子生産をほとんど行っていないという，不確かな観察も含まれている。加えて，ある研究は，Pandoの根の一部は数千年も前に死んでしまっており，より若い根に置き換わっていることを示している。より最近の推定は，根系の年齢を10,000歳に近いところにまで押し下げた。それにしても，生物としてはきわめて高齢であることに違いはない。

クレオソートブッシュの根系の年齢の推定も，アメリカヤマナラシの例と似ており，10,000～13,000歳と見積もられている。しかし，クレオソートブッシュのクローナルな群落は，アメリカヤマナラシと比べてずっと狭い範囲内で成長している。クレオソートブッシュの長期にわたる生存の鍵は，その根が示すきわめて高効率の保水にある。クレオソートブッシュは，年間降水量が2インチ以下というような期間を生き延びることができることが知られている。クレオソートブッシュの群落が示す1つの興味ある特徴は，新しい叢をすべての方向に向かって，かつ他の叢からほぼ正確に同じ距離を隔てて広げていくことである。

植物における細胞分裂終了後の老化はプログラムされた過程と確率論的な過程とを含む

植物細胞の圧倒的大部分は分裂終了細胞であり，ほとんどの研究はこれらの細胞における老化の背景にあるメカニズムに焦点をあててきた。分裂終了後の老化は，分裂終了細胞の解体と栄養分の再利用/再流通の両方を含む，高度に制御され，高度に秩序だった過程である。加齢によって誘導される，分裂終了細胞の制御された分解を**プログラムされた老化**(programmed senescence)と呼ぶ。プログラムされた老化は，アポトーシスを模倣したものではない。むしろ，葉緑体や他の細胞小器官の制御された分解を誘導するものである。

細胞小器官の分解が進むと，やがて，通常の細胞機能がもはや維持できない点に到達する。細胞の生存維持に必須の修復機構が衰え，それとともに損傷したタンパク質の置換も起こりにくくなる。この時点で，**確率論的な老化**(stochastic senescence)が始まる。核膜と液胞膜が崩壊し，その内容物を細胞質に放出する。まだ残っている細胞内構造にとって，それらの放出された物質は有毒である。細胞膜の脂質二重層はいくつもの「穴」を生じ，細胞外の分子が細胞内に入ることを許すようになる。つまり，確率論的な過程によって，細胞膜が作り出していた物質勾配が崩壊する。細胞内の化学反応は停止し，そして細胞が死ぬ。

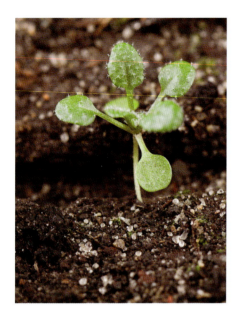

図 6.10 シロイヌナズナ
欧州，アジア，北西アフリカに自生するこの一年生植物は，20〜25 cm に成長する。緑の葉のほとんどは，植物の根際にあるロゼットの部分にみられるが，数枚の小さい葉が花をつける主茎上に形成される。小さい花（直径 2〜5 mm）は通常白色である（訳注：写真は若い植物体で，花を咲かせておらず，まだ主茎をのばしていない）。（V. Koval/123RF の厚意による）

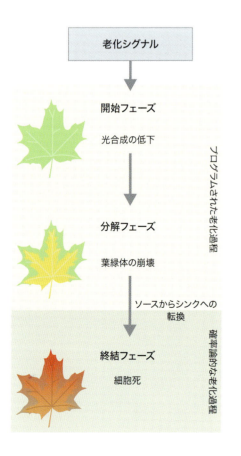

シロイヌナズナの葉は植物における老化のモデルである

第 5 章で論じたように，線虫（*C. elegans*），ハエ（*Drosophila*），齧歯類（*M. musculus*）は，動物の老化を記述するためのモデル生物として広く用いられている。植物の世界にも老化研究のためのモデル生物が存在する。*Arabidopsis thaliana* である。この植物はシロイヌナズナ，あるいは，アラビドプシスとして知られており，欧州，アジア，北西アフリカに自生する小さな雑草である（図 6.10）。シロイヌナズナの短い生活環（実験室内で 6〜8 週間）と迅速な葉の老化の誘導（完全な展開後 4〜5 日）は，研究者に大いなる利点を与えるものだ。さらに，シロイヌナズナは比較的簡単に遺伝子操作を行うことができる。

動物と同様に，植物も複数の細胞種をもち，それらは異なる時期に異なる速度で老化する。これも動物と同様であるが，植物の老化の過程は大きな多様性を示す。それにもかかわらず，植物の老化研究は，だいたいにおいて，シロイヌナズナの葉にみられる細胞に限られてきた。特に断りのない限り，本章で紹介する植物の老化の記述はシロイヌナズナの老化葉を用いて行われた研究にもとづくものである。

葉の老化は 3 段階からなる過程である

葉の老化の過程は，開始，分解，終結の 3 つのフェーズからなるものとして記述できる（図 6.11）。開始フェーズは，果実の成熟や種子への貯蔵物質の蓄積という生殖活動の最後の段階と重なる。老化の開始フェーズは，葉の細胞が葉緑体の崩壊あるいは光合成の低下のための遺伝子群の発現を誘導するシグナルを受け取ったときに始まる（光合成の低下が葉緑体の崩壊を開始させるのか，葉緑体の崩壊が光合成の低下を招くのかは，まだ明らかになっていない〔訳注：図 6.11 では，光合成の低下が葉緑体の崩壊を開始させることにしている〕）。このシグナルは，(1) **非生物性の**（abiotic），すなわち，環境の中の生物以外の化学的あるいは物理的な要因によるか，(2) **生物性の**（biotic）要因，すなわち，生物そのものによるもののいずれかである。細胞はそのシグナルを受け取ると，プロテアーゼやリパーゼのような葉緑体の酵素がチラコイド膜を分解し，高分子物質を細胞質に放出する。この段階で，葉は老化における分解フェーズに入る。葉緑体崩壊の異化副産物が，高分子物質の分解に関わる酵素をコードする核の遺伝子群の発現を誘導すると考えられている。葉緑体の分解は細胞から搬出される糖の量を減少させるが，生殖器官への栄養分の供給者となることで，葉の細胞は代謝上のソース（供給源）であり続ける。

葉の細胞は，最終的には，もはや分解されるべき葉緑体がないという段階に達する。この時点で，細胞は他の器官に栄養分を供給するソース（供給源）から，

図 6.11 葉の老化
開始フェーズでは，環境あるいは内因性の刺激によって光合成の低下が始まり，それによって糖産生が減退する。これが葉緑体とクロロフィルの分解を導き，葉の黄化につながる。また，高分子物質の異化に重要なタンパク質をコードする老化関連遺伝子群の発現の誘導や栄養分の放出（分解フェーズ）が起こる。ついで，葉は養分のソース（供給源）からシンク（吸収先）への転換を始める。終結フェーズでは，細胞膜が崩壊し，細胞の死と葉の器官脱離が起こる。

栄養分や無機塩類を受け取って保持するシンク（吸収先）へと転換する。このソースからシンクへの転換が終結フェーズの開始を特徴づける。葉の細胞は死に，葉の器官脱離が起こり，死んだ葉の養分は再び堆肥となって周囲の土壌に返されて，植物のさらなる栄養要求を支えることになる。

　植物の老化の細胞レベルの出来事は，ソースからシンクへの転換の過程においても，制御されたパターンに従って起こるが，その正確な順序は厳密にはわかっていない（図6.12）。光合成の衰えは，ミトコンドリアに対して，細胞の解体のためのATP供給の要求を増大させ，細胞呼吸の上昇を引き起こす。光合成が終わりを迎え，細胞質に**単糖**（monosaccharide）類が蓄積するとともに，核は，葉緑体から放出された高分子物質を分解して栄養分子を解き放つのに必要な多数のプロテアーゼやリパーゼを発現させることでこれに応じる。ゴルジ装置やミトコンドリア，微小管などの細胞小器官の分解も始まり，その内容物は細胞質に放出される（図6.13）。細胞小器官が分解すると，細胞の制御された機能は停止し，確率論的な老化が始まる。液胞膜が破裂し，液胞の内容物が細胞質へ放出されるが，その大部分は細胞に害をもたらす可能性がある。細胞膜が分解して細胞の健全性が失われ，そしてついには死に至る。

単糖類は葉の老化において重要な役割をもつ

　老化に関連した光合成の減退は，細胞質のグルコース濃度の上昇と相関している。蓄積するグルコースは，老化前の代謝の場合のように，フルクトースと結び付いてスクロースを生じることはない。むしろ，グルコース濃度の上昇は，プログラムされた老化に特有の，2つの重要な役割を果たす。(1) グルコースあるいはその代謝と関連した何らかの因子がプログラムされた老化を永続させるシグナルになるようである。そして，(2) グルコースはミトコンドリアによ

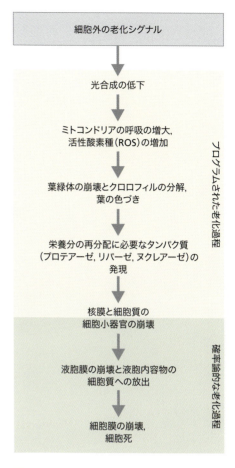

図6.12　細胞レベルでみた葉の老化

光合成の低下は，プログラムされた老化段階の始まりを示す。プログラムされた老化は，ミトコンドリア，核，液胞膜の崩壊とともに確率論的な老化へと移行する。

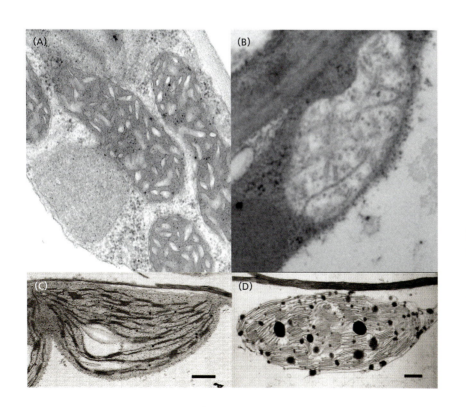

図6.13　老化しつつあるシロイヌナズナ葉におけるミトコンドリアと葉緑体の崩壊

これらの電子顕微鏡写真は，成熟したミトコンドリア(A)と老化したミトコンドリア(B)の違いと，ロゼット葉の成熟した葉緑体(C)と老化した葉緑体(D)の違いをそれぞれ示している。(A, B, E. Olmosの厚意による；C, D, M.T. Kaup, C.D. Froese and J.E. Thompson, *Plant Physiol.* 129:1616-1626, 2002より。American Society of Plant Biologistsの許諾を得て掲載)

る呼吸の上昇に必要な基質を供給する。

　第4章では，ATPの産生に向けてグルコースが酸化されるためには，グルコースはまずリン酸化されなければならないことを述べた。植物の細胞はこの反応を触媒するために，**ヘキソキナーゼ**(hexokinase)という酵素を用いる。ヘキソキナーゼの発現はグルコース濃度の上昇とともに増大する。興味深いことに，ヘキソキナーゼの濃度はグルコースのリン酸化に必要な濃度よりも高い。この「余剰の」ヘキソキナーゼはプロテアーゼをコードする遺伝子の活性化部位に結合するようだ。それらのプロテアーゼは葉緑体タンパク質などのタンパク質の分解に関わる。このようにして，グルコースとヘキソキナーゼの一方あるいは両方の蓄積がプログラムされた老化を永続させるシグナルであるのかもしれない。

　プログラムされた老化におけるグルコースとヘキソキナーゼの効果に関するわれわれの知見の多くは状況証拠的なものにとどまっているが，2つの最近の観察はその決定的な役割を支持しているようである。第1に，遺伝子操作によってヘキソキナーゼの遺伝子を失わせたシロイヌナズナは，細胞内にグルコースを蓄積するにもかかわらず，老化の遅れを示す。一方で，シロイヌナズナの葉におけるヘキソキナーゼの過剰発現はプログラムされた老化の開始を早める。第2に，高グルコース濃度の培地上で生育して，若い植物において六炭糖(ヘキソース)を人為的に蓄積させると，自然な老化過程においてのみみられる遺伝子の発現が開始する。

　プログラムされた老化の過程で，葉の細胞のエネルギー要求は増大する。プログラムされた老化が始まる前には，葉のミトコンドリアは基本的な細胞機能，すなわちタンパク質合成や液胞機能などの維持に十分なATPを供給するだけでよい。老化の開始後は，ミトコンドリアは，細胞維持のためのエネルギーに加えて，栄養分を遊離させる異化反応のための新たなエネルギー要求を満たす必要がある。

　高分子物質の分解過程におけるミトコンドリアに対するエネルギー要求の増大は，老化細胞に潜在的な問題を提起する。すなわち，老化細胞ではもはや光合成からはグルコースを産生していないことを考えると，ミトコンドリアの呼吸のための基質はどこから来るのだろうか？　遊離の脂肪酸はこの問題を解決してくれないようである。というのも，脂肪酸は種子の成長のために残しておかれるからである。老化細胞は呼吸のために炭水化物のみを使い続ける。プログラムされた老化の初期のフェーズでは，葉の細胞はグルコースを供給するために，植物における炭水化物の貯蔵形態である細胞内の**デンプン**(starch)の蓄えに頼ることになる(図6.14)。光合成に由来する単糖類からデンプンに由来するグルコースへの切り替えは，細胞にとっては代謝上の問題としては些細なものにすぎない。葉の細胞は，光合成を行わない夜間にはデンプンを分解する

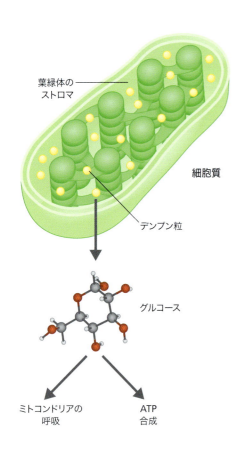

図6.14　葉のプログラムされた老化の過程におけるデンプンからグルコースへの変換

葉が老化へと移行するとともに，葉緑体は崩壊を始め，もはや細胞にATP産出のための十分なグルコースとフルクトースを供給することができなくなる。そのため，葉の細胞は，ミトコンドリアの呼吸とATP合成のためのグルコースの供給をデンプンの蓄えに頼ることになる。

ことに慣れているからである。したがって，プログラムされた老化の初期の段階における糖の蓄積は，以下の2つの要因を反映している可能性が高い。(1) ほぼ完全なスクロース合成の欠如，そして，(2)細胞内の貯蔵デンプンからのグルコースの放出である。

プログラムされた老化の開始の時点におけるデンプンの貯蔵が，このフェーズ全体を通してのグルコースの供給に十分であることはまれである。老化の後期には，細胞解体過程を完結するために，細胞は外部のグルコース源に頼らなければならない。そのグルコース源は，光合成が衰える以前に葉から供給されていたスクロースを含んでいる篩部のようである。しかし，プログラムされた老化において，篩部に由来するスクロースを細胞質内でグルコースとフルクトースに変換することは難しい。というのも，細胞がソースとしての代謝を行っているときには，スクロースをグルコースとフルクトースに変換する酵素であるスクロースインベルターゼの細胞内レベルは低いからである。老化細胞は，細胞壁と細胞膜の間の空間である**アポプラスト**(apoplast)におけるスクロースインベルターゼの濃度を高めることで，この問題を克服しているようである。この酵素はアポプラスティック・インベルターゼと呼ばれるもので，アポプラストでスクロースをグルコースとフルクトースに変換し，生じたグルコースとフルクトースは細胞質に入る。この過程は**アポプラスティックな積み込み**(apoplastic uploading)と呼ばれている（図6.15）。いまだ未解明のメカニズムにより，老化細胞へのグルコースとフルクトースの積み込みは，ソースとしての代謝からシンクとしての代謝への最終的な転換を誘導する。老化後期においてアポプラスティックな積み込みの増大を誘導するメカニズムははっきりしていないが，プログラムされた老化の後期に起こる，リン酸化された遊離のグルコースであるグルコース6-リン酸の細胞質内濃度の上昇がアポプラスティック・インベルターゼの発現を誘導することが，いくつかの研究によって示されている。後にみるように，植物ホルモンのサイトカイニンもまた，アポプラスティックなスクロースインベルターゼの濃度に影響を与えるかもしれない。

老化細胞によるグルコースとフルクトースの取り込みの増大はまた，葉の細胞がソースとしての代謝からシンクとしての代謝へと最終的な転換を行う最後の段階を開始させるのかもしれない。実験的な証拠から，老化によって誘導されるグルコースとフルクトースのアポプラスティックな積み込みとほぼ同時期に，シンクとしての代謝に関わるいくつかの酵素の発現が上昇することが示されている。アポプラスティックな積み込みがシンクとしての代謝を開始させるのか，あるいは，シンクとしての代謝の結果であるのかは，今後の検証にゆだねられている。

葉緑体の崩壊は他の器官に窒素と無機塩類を供給する

光合成を活発に行う葉の細胞に存在するタンパク質の約75%は葉緑体に含まれる。こうしたタンパク質の遊離アミノ酸への分解は，プログラムされた老化の過程で葉から輸出される窒素の重要な源である。もとのタンパク質からの遊離アミノ酸の放出は，基本的には細胞質で起こる。遊離アミノ酸からの窒素を含むアミノ基の解離は，アポプラストあるいは篩部の中で起こる。推定によると，生物圏に放出される葉緑体の**異化産物**(catabolite，異化によって生み出

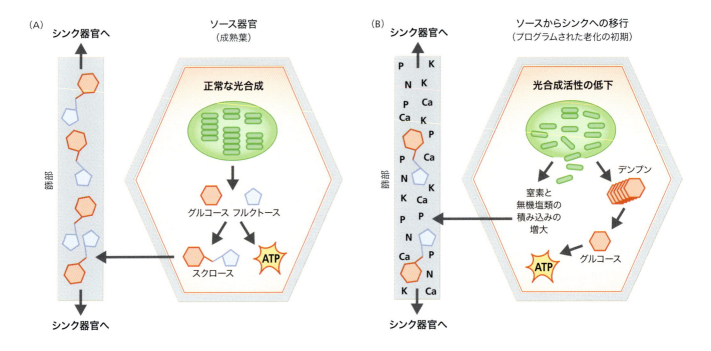

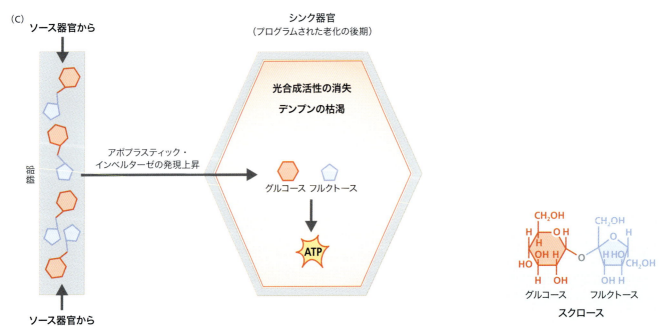

図 6.15　ソース（供給源）としての代謝からシンク（吸収先）としての代謝への転換

(A)老化していない成熟した細胞は，光合成によって，成長中の植物の他の器官にスクロースを供給し，ミトコンドリアには ATP 生産のためのグルコースとフルクトースを供給する。(B)成長シーズンの終わりに光合成が衰え，細胞がプログラムされた老化に入るとともに，細胞はもはやスクロースを輸出しなくなり，窒素と無機塩類の供給源に切り替わる。しかし，ミトコンドリアは細胞解体の過程のためにエネルギーを ATP として供給し続ける必要がある。老化細胞はエネルギー生産のための基質を細胞内のデンプンの蓄えから引き出す。(C)プログラムされた老化が終了する前に起こることがしばしばであるが，細胞内のデンプンの蓄えが枯渇すると，細胞は篩部からグルコースとフルクトースを取り入れる。アポプラスティック・インベルターゼが触媒する反応によって，スクロースはアポプラストでグルコースとフルクトースに加水分解される。グルコースとフルクトースの老化細胞への積み込みは，ソースとしての代謝からシンクとしての代謝への最終的な転換を誘導する。

される産物)の総量は，年間 10 億トンを超える。

　葉緑体タンパク質からの窒素の遊離に加えて，クロロフィルも安全に分解されなければならない。クロロフィルとその異化産物は反応性に富んでいるため，

もし適切に分解されて貯蔵されない場合には，過剰な酸化的損傷を引き起こす可能性がある。老化に関連したクロロフィルの分解は，プログラムされた老化の過程で細胞を損傷から保護する機構として進化してきた。金属をキレートするタンパク質の一種が**ポルフィリン**（porphyrin）環からマグネシウムを除去し，Mg^{2+}は細胞質に拡散し，篩部へと輸送される。その後，金属原子をもたない**プロトポルフィリン**（protoporphyrin）環は，何段階かを経て，「蛍光性のクロロフィル異化産物（fluorescent chlorophyll catabolite：FCC）」になる。これが葉緑体内で生じる最終的な異化産物である。FCCは葉緑体外に搬出されて中央液胞に運ばれる。液胞内の低いpHによって，FCCは非蛍光性のクロロフィル異化産物へと（非酵素的に）変換される。非蛍光性クロロフィル異化産物は，確立論的な老化過程で細胞質に放出される。クロロフィルに由来する，反応性をもたないフィトール・テールは，プラストグロビュール（plastoglobule）と呼ばれる色素体に輸送され，そこに貯蔵されて，後にビタミンAの合成に使われる。

クロロフィルの代謝は，発生途上の，あるいは，成熟した葉における通常のプロセスであり，合成と異化のバランスを反映したものである。成長の過程では合成が優勢であり，結果として正味ではクロロフィルの蓄積がみられる。発生，成長，成熟の過程では，異化経路は合成経路に連結している。植物が活発に光合成を行っている時期に起こるクロロフィル分解から生じる異化産物は，クロロフィルの合成に再利用される。老化に関連した異化経路は，こうした老化前の異化プロセスとは独立に進化したものである。老化過程でのクロロフィル分解の最終産物は色素の再合成に使われることはなく，葉緑体から細胞質に運ばれてリサイクルされる栄養分のプールの一部になる。

異化の副産物が細胞小器官の解体に関わる遺伝子の発現を誘導するかもしれない

光合成を活発に行っている葉の細胞の遺伝子発現プロファイルは，スクロースの合成や，篩部への搬出に必要な酵素およびその他のタンパク質を反映したものであることを思い出そう。老化に関連した葉緑体とクロロフィルのどちらか一方あるいは両方の分解は，遺伝子発現プロファイルを栄養分のリサイクルに重要な遺伝子群へと移行させる。すなわち，老化した葉の細胞は，エネルギーのための基質（スクロース）の供給から，生殖器官の成長を支えるための窒素や無機塩類の供給に切り替える。上で述べたように，葉緑体や他の細胞小器官の分解には，異化のための酵素の発現上昇が必要である。

ソース（供給源）としての代謝において，炭水化物の輸出から栄養分の動員への切り替えを指示する制御経路は，まだ明確には同定されていない。これまでのところ，ほとんどの証拠は，老化に関連した光合成の低下と細胞質におけるグルコースの蓄積のいずれか一方かその両方のためのシグナルには，転写因子の発現ではなくタンパク質レベルの翻訳後修飾が関わることを示唆している。そのような修飾の1つは，**タンパク質キナーゼ**（protein kinase）とホスファターゼの間の相互作用を含むもので，線虫において述べたもの（図5.26参照）と似た過程である可能性が高い。研究者によって，シロイヌナズナの老化した葉の細胞でCa^{2+}依存性のMAPキナーゼの一群が同定されているが，老化を制御

する遺伝子を誘導あるいは抑制するシグナル経路についてのモデルを提示するには，まだあまりにも時期尚早である．われわれの現在の知識は，老化した葉におけるさまざまな経路の遺伝子の同定に限られているというべきである．最近の研究によって，シロイヌナズナの老化葉の**トランスクリプトーム**（transcriptome）中に100以上の転写因子遺伝子を含む2,000個以上の遺伝子が同定されている．老化葉で発現するmRNAの圧倒的大部分は，プロテアーゼ，リパーゼ，ヌクレアーゼをコードするものであった．

葉の老化の過程で膜が崩壊する

　真核生物の登場は，脂質二重膜の発達を通して，1つの細胞を別の細胞から分離し，かつ，細胞内の構成要素を区画化する能力と直接的に結び付いている．生体膜は，ある分子が区画内に入ることを許容する一方で，他の分子を区画外にとどめることで，選択的な透過性を確立する．選択的透過性は，**親水性**（hydrophilic，水分子を引きつける）の領域と**疎水性**（hydrophobic，水分子を撥ねつける）の領域をもつ脂質二重層という膜の物理的性質をおもに反映したものである．生体膜を構成する他の成分であるタンパク質や糖タンパク質の濃度は，適切な電位や流動性のために，非常に狭い範囲内に維持されている．膜の空間的な配置を損なうことは，選択的透過性の崩壊，細胞内区画の消失，そして細胞の死につながる．

　プログラムされた老化の過程で分解されるタンパク質の75%は葉緑体に由来するものであることを思い出そう．したがって，老化に関連した膜の崩壊はまず葉緑体から始まるものであることは理にかなっている．葉緑体から放出される高分子物質の分解と葉からの栄養分の搬出を支えるために，葉緑体が崩壊する間，細胞膜と液胞膜，ミトコンドリアの膜は維持されなければならない．

　葉緑体包膜の崩壊と葉緑体内容物の細胞質への放出により，細胞小器官膜を標的とするプロテアーゼやリパーゼの発現が開始される．細胞質では細胞小器官の分解に階層的な順序が存在するようだ．正確な順序はまだ明らかになっていないものの，最後に分解されるのはミトコンドリアの膜と中央液胞の膜である．液胞膜の破れとそれによる毒性をもつ液胞内容物の細胞質への放出は細胞膜の崩壊を早め，細胞死へと導く．

　老化に関連した膜の分解過程は，構造の違いによらずすべての膜で同じである（図6.16）．細胞内のシグナルが，細胞質のヌクレアーゼに加えて，葉緑体および細胞質のリパーゼやプロテアーゼの発現を誘導する．最近の研究では，葉の老化の過程で，さまざまなリパーゼをコードする130個もの遺伝子が発現することが示されている．

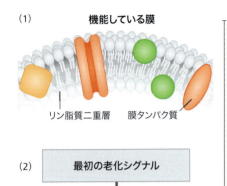
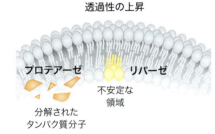
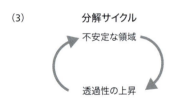
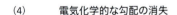
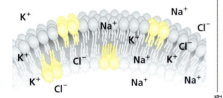
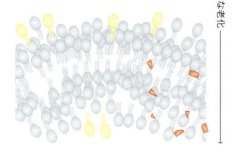

図6.16　葉の老化過程における膜の分解
(1)膜の機能的な特徴の多くは，膜の物理的性質や膜の脂質部分とタンパク質部分の間の関係と結び付いている．(2)老化シグナルが認識されると，リパーゼやプロテアーゼが発現する．リン脂質とタンパク質の分解は膜内に不安定な領域を生じさせ，それまでは透過性をもたなかった多くの化合物の透過性を上昇させる（膜の漏れ）．(3)膜の不安定性の増大によって透過性が高まり，それがさらなる不安定性につながる．(4)最終的に，透過性の増大によって細胞内区画間の溶質濃度の差が消失し，電気化学的な勾配がもはや存在しない状態に達する．(5)電気化学的な勾配なしには膜の完全性が維持できなくなり，細胞の区画化は消失する．

葉の細胞における膜の脂質分解経路の多くはまだ明確には解明されていないものの，リン脂質二重層の異化から生じた遊離の脂肪酸は，しばらくの間は膜の中にとどまることが知られている。これらの脂肪酸は，はじめにステロールやワックスエステルに変換されることによって，電荷に富んだ脂肪が破壊的な影響を及ぼすことを制限する。ステロールやワックスエステルの蓄積は，まだ細胞小器官の機能を維持する必要がある，膜分解の初期フェーズにのみみられるものである。後期には，遊離の(脱エステル化された)脂肪酸が蓄積しはじめ，いわば自己触媒因子として作用する。すなわち，遊離脂肪酸の界面活性剤様の効果が，膜の破壊を加速するのに用いられるのである。脱エステル化された脂肪酸は，膜に穴を穿つことで二重層の不安定化を引き起こす。二重層の不安定性は透過性を増大させ，リン脂質の分解の加速と脱エステル化脂肪酸の蓄積につながる。遊離脂肪酸によって誘導された物理的な不安定性は，膜の漏れやすさを増加させ，それがさらなる膜の不安定性を引き起こす。

　不安定性と漏れやすさが増すとともに，選択的透過性は失われる。それまでは区画外にとどめられていた分子やイオンが，いまや膜を自由に通過しはじめる。電位勾配は消散し，区画内の正常な化学反応は停止する。脂質二重層によってもたらされていた電気化学的な勾配と障壁がなくなることで，確率論的なプロセスによって膜の破れと細胞内区画の完全な消失が起こる。

植物における老化の開始

　ほとんどの植物は独立栄養であり，そのため植物では，老化に関連した生物学的過程に対する環境の影響は，動物でみられるよりもはるかに大きいものとなっている。このことを念頭におけば，植物の老化を開始させるシグナルは環境刺激に由来するものである可能性が高いことが予想されよう。それらの環境刺激は，光強度や他の植物の陰になっていること，温度の変動，土壌栄養，水含量，土壌や大気中の毒性物質，食害(昆虫)や病原体といったものを含む。光強度を除けば，老化を開始させる環境刺激はいずれもストレス条件を反映するものである。野外のほとんどの植物は，一生の中でいずれかのストレスを経験し，その結果として老化過程に入る。

　ここでは，植物の老化に影響を与える環境要因についてみることにする。光合成の衰えが老化における最初の事象であると仮定して，このテーマに迫ることにする。まず，光と光強度が老化の開始時に観察される光合成の低下に影響を及ぼすメカニズムについて考える。ついで，老化におけるサイトカイニンの役割について検討し，ストレスによって誘導される他のホルモンの変化がどのようにして老化に関連した光合成の喪失を促すのかをみることにする。

光強度は植物の老化の開始に影響する

　われわれはみな，太陽光がいかに植物の成長に影響を与えるかを観察したことがある。もし，同じ種の2本の植物を用意して，一方を太陽光が十分にあたるところに，他方を部分的に陰になっているところにおいたとすると，どちらの植物も成長するだろう。しかし，十分な太陽光のもとにおかれた植物の成長は，部分的な日陰にあった植物のそれをはるかに凌駕するだろう。日陰にお

かれた植物が潜在的な成長能力を最大限に発揮することができないことは，光合成速度が弱められたことを反映したものである。十分な太陽光を必要としているのに陰になったところで育っている植物は，光合成活性を高めるために，光が来る方向に向かって曲がる。これは，**光屈性**(phototropism)として知られている現象である。茎の，陰になっている側の細胞は，日があたっている側の細胞よりもより速くより大きく成長するため，植物を屈曲させることになるのである。

光屈性の背景にあるメカニズムは，植物の老化開始についても手掛かりを与えてくれるかもしれない。成熟した植物，すなわち，潜在的な成長をすでに達した段階にある植物は，自身がもつすべての葉が受ける光量を最大化することで光合成活性を最大化しようとしたときに，問題に直面することになる。成熟した植物では，さらに多くの細胞を生み出したり，茎にすでにある細胞をより伸長させる能力は，限られているか，もはや存在しないために，葉を光が来る方向に向けることができないからである。植物体の上部にある葉のみが最大限の太陽光を受けることができるため，それらの葉は植物体の下部にある葉よりも高い光合成活性をもつ。受光におけるこの差異が植物体の総体としての光合成の低下を招き，老化を開始する可能性をもつ状況を作り出す。

クロロフィルは可視光スペクトルのうちの青色と赤色の領域の光を吸収する。植物が示す異なる光吸収特性は，異なる機能をもつことがわかっている。最近の，光屈性に関わる光受容体**フォトトロピン**(phototropin)の発見は，植物が老化を開始するメカニズムを提唱する手助けとなった。青色の光は，発芽と植物の成長において非常に重要であることが知られている。青色光は，光屈性応答においては，茎の陰になった側で優先的に細胞に作用するオーキシン(植物ホルモン)の放出を促す。光合成に対しては赤色の光がより大きな効果をもつだろう。スペクトル解析はまた，赤色光から遠赤色光領域の光によって誘導される光合成活性は波長が長くなるのに伴って減少することを示している。すなわち，赤色光(波長：約 620 〜 700 nm)は，遠赤色光(約 700 〜 775 nm)に比べてより大きな光合成活性を誘導する。この効果は，細胞がもっている集光複合体が遠赤色光よりも赤色光をよりよく吸収することの結果であるようだ。

成熟した植物の上部の葉は，より強い光を受けることでより多くの赤色光を吸収し，その結果，これらの葉における光合成活性は旺盛な状態で維持される。光が植物の何枚もの葉を通過していくにつれて，遠赤色光に対する赤色光の比は低下していく(図 6.17)。そのため，植物体の下部の葉では光合成活性は弱められることになる。下位の葉におけるこの赤色光：遠赤色光比の低下が上位の葉における老化を開始させるシグナルになるのかもしれないが，その効果の背景にあるメカニズムはまだよくわかっていない。

サイトカイニンは老化を遅らせる

サイトカイニン(cytokinin)は，主として若い植物で成長調節物質として働く。サイトカイニンのシグナル伝達経路は，幹細胞，分裂組織，種子の発生，葉緑体の形成，そして，他のいくつかの成長と発生過程に影響を与える。サイトカイニンの生合成は植物のすべての組織で起こり，窒素源濃度による調節を受けるようにみえる。すなわち，成長の過程で(根から吸収される)窒素源の濃

度が上昇するとともに，サイトカイニン濃度も増大し，窒素濃度が低下するとサイトカイニン濃度も下がる。サイトカイニンに依存した応答タンパク質の発現は，リン酸基リレー反応によって制御されている。簡単にいうと，サイトカイニンがヒスチジンキナーゼの1つのクラス（センサーヒスチジンキナーゼ）に属する受容体に結合すると，受容体から中継タンパク質へのリン酸基転移が起こる（図6.18）。中継タンパク質のリン酸基は，つぎに転写因子に転移され，その転写因子がサイトカイニン依存性の応答タンパク質の発現を誘導する。これらのタンパク質はさまざまな他の代謝経路を刺激し，細胞の成長をもたらす。

　サイトカイニンは長い間，老化を遅らせる因子として知られてきた。外部からサイトカイニン源を与えられた葉は，プログラムされた老化の初期フェーズに入るのを妨げられ，結果として，その葉の寿命はのびることになる。反対に，成長中の植物においてサイトカイニンを不活性化すると老化が早まる。植物における老化のメカニズムの多くがそうであるように，サイトカイニンに依存した老化遅延の背景にあるメカニズムも，謎に包まれたままである。老化におけるサイトカイニンの役割を取り巻く不確かさの多くは，特定の観察を行う際に葉が老化過程のどの段階にあるかを反映している。例えば，プログラムされた老化の初期，すなわち葉緑体の崩壊の時期における葉のサイトカイニン濃度は，老化前の葉の濃度と変わらない。プログラムされた老化が後期に入るとともにサイトカイニン濃度は低下し，細胞小器官の分解速度は増大する。

　植物の老化過程における時期に依存したサイトカイニン濃度の変化からは，この植物ホルモンの成長と発生における役割と合致したモデルが導かれる。す

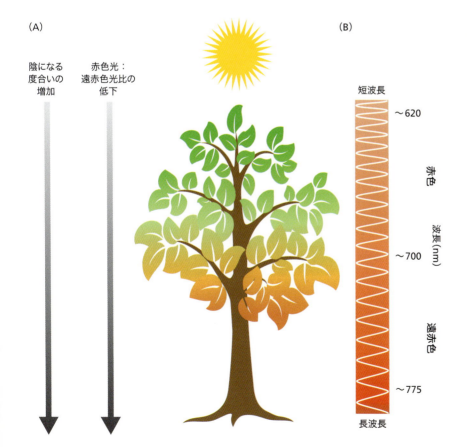

図6.17　赤色光の遠赤色光に対する比と葉の老化に与える効果

(A)植物体の上部から下部への光環境の変化。
(B)赤色光〜遠赤色光領域の光。
クロロフィルは，光スペクトルの赤色光（波長：約620〜700 nm）と遠赤色光（約700〜775 nm）領域を吸収する。赤色光は光合成に対して最も強力な影響をもつ。遠赤色光は光合成に対しては小さな影響しかもたない。これは，集光複合体の光吸収特性に起因する。植物は成熟に達すると，上部にある葉は下部にある葉よりも多くの赤色光を吸収するようになり，下にいくほど赤色光：遠赤色光比が低下する。これにより生じる光合成の低下が老化プログラムを開始させるのかもしれない。

図 6.18 サイトカイニンの細胞内シグナル伝達の概略

若い植物では，篩部内の窒素源が細胞のサイトカイニン生合成を誘導する。サイトカイニン分子の受容体（ヒスチジンキナーゼ）への結合は，中継タンパク質のリン酸化を引き起こし，リン酸化された中継タンパク質は核内に移行する。核内に入った中継タンパク質は転写因子タンパク質にリン酸基を転移し，リン酸化された転写因子がサイトカイニン誘導性のタンパク質の発現を促す。これらのタンパク質によって，成長や細胞分裂が促進される。(A. Santner, L.I.A. Calderon-Villalobos and M. Estelle, *Nat. Chem. Biol.* 5:301-307, 2009 より。Nature Publishing Group の許諾を得て掲載)

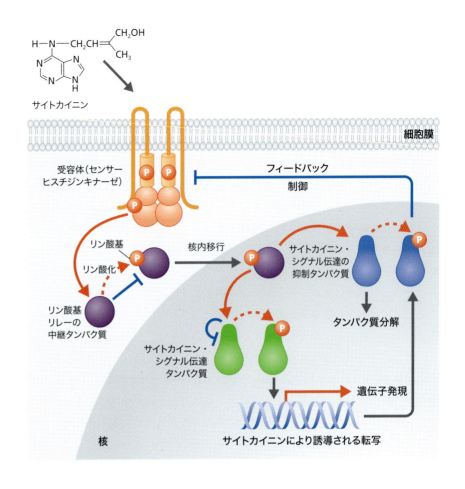

でに述べたように，葉の老化は，生殖器官に十分な栄養分を供給するために進化したものである。そのためには，葉緑体が崩壊する一方で，細胞小器官と遺伝子発現は存続している必要がある。また，サイトカイニンの生合成は，少なくとも部分的には，細胞外および細胞内の窒素源の濃度に応答することを思い起こして欲しい。したがって，プログラムされた老化の初期において，細胞内の窒素源あるいは遊離アミノ酸の濃度が上昇する際に，サイトカイニン濃度が上昇したり，あるいは，安定に保たれたとしても驚くにはあたらない。さらに，老化に関連した篩部内の窒素源濃度の上昇が，葉の細胞以外の組織におけるサイトカイニン生合成を刺激することを示す証拠もある。このようにして合成されたサイトカイニンは，木部を通って葉へと送られるかもしれない。

老化に対するサイトカイニンの効果を説明するこのモデルの，続く数ステップはよりあいまいである。「通常は成長と発生に関わるホルモンがいかにして死んでゆく細胞を支えるのか？」という疑問に対しては結論は出ていない。知られているサイトカイニンの遺伝子発現に対する効果を通して，この問いに対する答えが得られるかもしれない。老化に重要な特定の遺伝子のサイトカイニンに依存した発現はまだ確かめられていないが，実験によって，サイトカイニン受容体であるヒスチジンキナーゼ3の遺伝子（訳注：シロイヌナズナの *AHK3* 遺伝子）を過剰発現させたシロイヌナズナでは老化が遅れることが示されている。さらにヒスチジンキナーゼ3の遺伝子を欠く変異体植物では，外部から与えたサイトカイニンに対する応答がみられない。これらの観察は，プログラムされた老化の過程で，サイトカイニンに依存した遺伝子発現が起こっ

ていることを示唆している。

最後に，サイトカイニンは，糖の分配やソースからシンクへの代謝の切り替えの調節に重要であるかもしれない。サイトカイニン濃度は，アポプラスティック・インベルターゼ（スクロースをグルコースとフルクトースに加水分解する酵素）の発現と変動をともにするようだ。すなわち，葉の老化の過程でサイトカイニン濃度が上昇するとともに，インベルターゼの濃度も上昇し，逆もまた同様である。しかしながら，現在のモデルでは，これら2つの事象のタイミングと葉の老化とは，互いに一致しないようだ。アポプラスティックな積み込みの大半は，プログラムされた老化の後期に起こるが，この時点ではすでにサイトカイニン濃度は低下しつつあるはずである。植物の老化におけるわれわれの理解の多くと同様に，サイトカイニンとグルコースの蓄積の間の正確な関係の解明にはさらに多くの研究を要する。

他の植物ホルモンは老化を誘導する

老化のさまざまな段階で，アブシシン酸，エチレン，ジャスモン酸，サリチル酸の濃度はみな上昇することが示されている。ストレスに応答して起こるこれらのホルモンの作用は，多くの場合，かなりよくわかっている。しかし，これらのホルモンの老化における役割は，それほど明らかではない。ストレスによらない，老化におけるこれら4つのホルモンの特異的な役割とそれらの間の相互作用は，ほぼ不明であるといってよい。ここでの短い議論では，これら4つのホルモンの成長，発生，ストレスにおける機能がどのように老化と関わりうるのかについてのみ，焦点をあてることにする。

アブシシン酸(abscisic acid)は，成長，発生，ストレスにおいていくつかの機能をもち，老化と深く関連している。このホルモンは，乾燥条件に応答して気孔の閉鎖を誘導する。気孔の閉鎖は蒸散による水の損失を減少させるが，一方で二酸化炭素の取り込みを低下させ，これにより光合成の減退を招く。この光合成の低下は老化プログラムの開始をもたらすかもしれない。アブシシン酸はまた，さまざまなストレスに応答して，特に芽や葉における細胞成長を抑制する。細胞分裂ないしは細胞伸長の抑制は，老化に重要なタンパク質の発現を招きうるものである。最後に，アブシシン酸は葉の器官脱離におけるエチレンの効果を促進する。

エチレン(ethylene)が果実の成熟と葉の器官脱離を促すことは，古くから知られていた（図6.19）。最近の研究によって，老化した葉においてエチレン濃度が有意に上昇することも示されている。加えて，分子生物学的な解析は，老化の過程でエチレンの生合成に関連した多くの遺伝子の発現が増大することを示している。プログラムされた老化の過程のどの時期（初期か後期）にエチレン合成遺伝子の発現上昇が起こるのかはまだ確かめられていない。この項で論じる他の3つの植物ホルモンと同様に，エチレンの存在が老化の原因であるのか結果であるのかはわかっていない。

ジャスモン酸(jasmonic acid，あるいはジャスモン酸メチル〔methyl jasmonate〕)と**サリチル酸**(salicylic acid)は，それぞれ，傷害と病原体に対する応答によって注目されている。ジャスモン酸と葉の老化との相関は，葉緑体に対する効果に由来する。ジャスモン酸を塗布された葉では，対照区の葉より

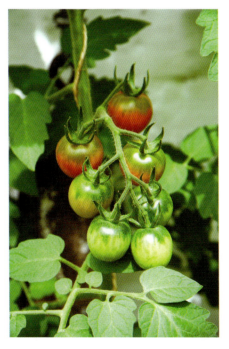

図6.19　エチレンによる果実の成熟の調節

エチレンは抗成熟遺伝子群の発現を抑えることで果実の成熟プロセスの引き金を引く。（L. Whitaker/Gettyの厚意による）

も速やかに葉緑体の崩壊が起こる。ジャスモン酸メチルに対して非感受性になるように遺伝子操作された植物は，老化の遅れを示す（訳注：現在では，ジャスモン酸-イソロイシン縮合体が受容体に結合してシグナル伝達を引き起こす分子であることがわかっている。揮発性のジャスモン酸メチルはこのホルモンの輸送形態であり，器官間および個体間のコミュニケーションに用いられる）。DNAマイクロアレイを用いた研究により，サリチル酸によって誘導される老化のトランスクリプトームは，加齢によって誘導される老化のトランスクリプトームといくつかの遺伝子を共有することが示されている。

本章の要点

- 植物細胞は，3つの特有の構造：細胞壁，色素体，中央液胞によって動物細胞と区別できる。
- CO_2，水，光が関わる反応によってグルコースを合成する光合成は葉緑体で行われる。
- 植物ホルモンは，おもに植物の成長と発生に関わる。
- 植物の老化は，繁殖成功を最適化するために進化的に選択されてきた発生上の過程である。
- 植物の老化は複数のフェーズからなる。プログラムされた老化は，ミトコンドリアや核の機能は維持しつつ，一方では葉緑体や他の細胞小器官の計画的で遺伝子によって制御された解体が起こる過程である。確率論的な老化は，通常は細胞の完全性を維持する構造である細胞壁や細胞膜，液胞の分解が確率的に起こるような，制御されない過程である。
- 植物の老化に関する情報の大部分は葉の研究によるものである。葉の老化は3つのフェーズ，開始，分解，終結として記述できる。
- 老化の分解フェーズでは，スクロースの合成が減少する一方でグルコースとフルクトースが葉の細胞質に蓄積する。細胞質内のグルコースの増加はヘキソキナーゼの発現を誘導し，ヘキソキナーゼはプロテアーゼ類の発現を刺激する。
- 葉緑体が崩壊する過程で起こる細胞質内のグルコースの蓄積は2つの源に発するものである。1つは細胞内に貯蔵されたデンプンであり，もう1つは篩部からの（グルコースとフルクトースという形での）スクロースの積み込みである。
- クロロフィルの分解は，遺伝子によって調節された秩序立った過程である。葉緑体の分解は葉から植物体の他の器官に運び出される栄養分のタイプの切り替えを表すものでもある。
- 葉緑体の分解による副産物は，細胞の構成要素をさらに解体するいくつかの酵素の発現を誘導する。細胞膜の完全性の喪失によって，プログラムされた老化は終わりを告げ，確率論的な老化が始まる。
- 葉の老化を開始させる環境刺激は完全には理解されていない。しかし，光の量と光の種類が葉における老化開始に重要であるようだ。
- 乾燥，極端な温度，昆虫による加害などストレスによって誘導される変化

が植物ホルモンの合成を刺激し，老化に関連した光合成の低下を誘導する。

考察のための設問

Q6.1 植物の老化はなぜ，発生上の最終段階とみなされるのかを説明せよ。

Q6.2 植物におけるプログラムされた老化と確率論的な老化の，細胞レベルでの違いを簡潔に説明せよ。

Q6.3 プログラムされた老化において，細胞レベルで起こる事象を順に列挙せよ。

Q6.4 葉のプログラムされた老化によって篩部におけるスクロース濃度は低下する。この観察結果は，光合成の衰えによる細胞内のグルコースとフルクトースの合成の低下を反映したものだろうか？　説明せよ。

Q6.5 植物細胞はなぜ，プログラムされた老化の過程において通常の細胞機能の場合に比べてより多くのエネルギーを消費するのかを説明せよ。

Q6.6 植物における高度に進化した老化のための遺伝子プログラムは，老化前と老化中のそれぞれにおけるクロロフィルの分解経路の違いに垣間みることができる。これを説明せよ。

Q6.7 正常に機能している細胞膜にみられる脂肪酸が，葉の老化過程で起こる膜の分解においても重要な役割を果たす理由を説明せよ。

Q6.8 プログラムされた老化から確率論的な老化への移行は，ソースとしての代謝からシンクとしての代謝への切り替えとして特徴づけることができる。ソースとしての代謝とシンクとしての代謝という用語が何を意味するかを説明せよ。また，シンクとしての代謝が，植物の繁殖特性において果たす役割を説明せよ。

Q6.9 細胞分裂による老化における植物と動物の違いを説明せよ。

Q6.10 成熟した植物における光屈性の欠如が葉の老化の開始に寄与する理由を説明せよ。

参考文献

植物科学の基礎

Alberts B, Bray D, Hopkin K et al. (2010) Essential Cell Biology. New York: Garland Science, pp 453-494.

Sadava D, Heller HC, Orians GH et al (2007) Life: The Science of Biology, 8th ed. Sunderland, MA: Sinauer.

Stern KR (2006) Introductory Plant Biology, 10th ed. Boston: McGraw-Hill.

Whitmarsh J & Govindjee (1999) Concepts in Photobiology: Photosynthesis and Photomorphogenesis (Singhal GS, Renger G, Sopory SK et al., eds). New Delhi: Narosa, pp 11-51.

植物の老化の生物学

Bleecker AB (1998) The evolutionary basis of leaf senescence: method to the madness? *Curr Opin Plant Biol* 1:73-78.

Gan S (2003) Mitotic and postmitotic senescence in plants. *Sci Aging Knowl*

Environ 38:RE7.

Guo Y, Cai Z & Gan S (2004) Transcriptome of *Arabidopisis* leaf senescence. *Plant Cell Environ* 27:521-549.

Leopold AC (1975) Aging, senescence and turnover in plants. *Bioscience* 25:659-662.

Lim PO, Kim HJ & Nam HG (2007) Leaf senescence. *Annu Rev Plant Biol* 58:115-136.

Matile P, Hortensteiner S & Thomas H (1999) Chlorophyll degradation. *Annu Rev Plant Physiol Plant Mol Biol* 50:67-95.

Noodén LD (ed) (2004) Plant Cell Death Processes. San Diego: Academic Press.

Oparka KJ (1990) What is phloem unloading? *Plant Physiol* 94:393-396.

植物における老化の開始

Kim HJ, Ryu H, Hong SH et al. (2006) Cytokinin-mediated control of leaf longevity by AHK3 through phosphorylation of ARR2 in *Arabidopsis*. *Proc Natl Acad Sci USA* 103:814-819.

Müller B & Sheen J (2007) *Arabidopsis* cytokinin signaling pathway. *Sci STKE* 2007:cm5.

Niinemets U (2007) Photosynthesis and resource distribution through plant canopies. *Plant Cell Environ* 30:1052-1071.

ヒトの寿命

7章

「年をとるのはそんなに悪いことじゃない。別の選択肢（つまり死ぬこと）を考えればね」

モーリス・シュヴァリエ，俳優（1888～1972）

本章の内容

- ヒトの長寿の由来
- 20世紀におけるヒトの生存期間延長の始まり

これまで，老化と寿命について，単純な真核生物にみられる基本的な生物学的機構に焦点をあててきた。そして，かなりの一貫性をもって，仮説を立てることができた。すなわち，寿命は動物や植物で進化した一方，老化はランダムで確率論的な現象を反映したものである，という仮説である。寿命は，生殖年齢まで生き残るために選ばれた遺伝子を通じて進化してきた。しかしながら，老化の表現型を示す遺伝子の固定を防止する自然選択の力は，年を取るにつれて弱まる。

われわれ自身という種に注意を向けるとき，ヒトは老化と寿命に関して，ヒト以外の集団にみられるような進化的発達パターンに従ったのだろうか，という基本的問題を考える必要がある。環境はダーウィンの自然選択説において主要な推進因子であるが，環境がヒトの適応に与えた影響は，他の種における影響ほど大きくない。ヒト以外の霊長類と海洋哺乳類の中に2，3の例外はあるかもしれないが，*Homo sapiens*（ホモ・サピエンス）は，環境を種にとって都合がよいように変える能力をもたらすほど十分大きな脳をもった唯一の種である。環境を変えることは，生存に非常に大きな影響を与えうる。家やフェンス，壁をつくれば避難場所を得て，敵を閉め出すことができる。衣服をつくって着れば，厳しい天候から身を守ることができる。また，農業を発展させ，それを利用するということは，飢餓を防ぐということである。このように，ヒトは環境を操作できるので，われわれの寿命の根源が環境因子から受ける影響は，他の種とは異なる可能性がある。

本章では，ヒトの寿命のみに焦点をあてる。ヒトの長寿の由来の探求からはじめ，現在の *Homo sapiens* の長寿の理論的根拠を考察する。「ヒトの寿命の進化」ではなく，「ヒトの長寿の由来」と表現していることに注目して欲しい。これは，意図的なもので，*Homo sapiens* を，*Homo heidelbergensis*（ホモ・ハイデルベルゲンシス）や *Homo neanderthalensis*（ホモ・ネアンデルターレンシス）などの他のヒト属と区別するためである。長寿に対する進化的な選択の結果として残った遺伝子は *Homo sapiens* へと受け継がれたが，われわれの生存期間と死亡率の軌跡をヒト属の先祖のそれと異なるものにしているのは，われわれの優れた知能であろう。これらの軌跡は進化し続ける。本章の2番目の

項では，ヒトの長寿の由来に関する理論的根拠を確かめた，いくつかの歴史的知見および最近の知見を紹介する。

ヒトの長寿の由来

第3章で，ショウジョウバエにおける人為選択を用いた実験室内での実験の結果が，ピーター・メダワー(Peter Medawar)によって提唱された寿命の進化や，W. D. ハミルトン(W. D. Hamilton)の理論計算と一致したことを述べた。同様の実験室内での実験をヒトで行うことはできない。よって，寿命の進化理論を確認するためには，他の非侵襲的方法をみつける必要がある。生物学と人口統計学を一体化した科学である**生物人口統計学**(biodemography)の出現により，ヒト独特の長寿の由来を研究する方法が得られた。生物人口統計学は本来，ヒトの長寿の由来を予測するためのモデルを構築する数学的理論的科学である。これらの数学的モデルは，考古学，自然人類学，遺伝学，進化学などの科学領域で得られた実験観察結果を，死亡分析の原理と統合する。

そこでこの項では，生物人口統計学を通してヒトの長寿の由来を探ることにする。ヒトの長寿の由来を予測するモデル開発へとつながる，いくつかの一般的な生物人口統計学の原理から始める。これらの原理から，ヒトの長寿の由来が，環境を操作できるわれわれの優れた知性と能力を反映し，われわれの種に独特のものであることを示唆するような新しい理論にたどりつくだろう。

ヒトの死亡率は条件的である

単純な真核細胞や齧歯類における分子・細胞の観察から，かなりの正確性をもって，老化，寿命，加齢性疾患を区別することが可能である。高度に制御された実験室内での動物実験の結果より，寿命とは繁殖年齢まで生存するための遺伝子選択の副産物であるという定義が導かれた(第3章参照)。同様の実験法を用いて，生命の長さの別の尺度である平均生存期間は，発達中に運任せで起こるランダムな確率論的な効果に，より密に関係しているようであることが観察された。その結果，寿命を特定の種の潜在的最高年齢と定義し，生存期間をその種の中の1個体の生命の長さ，と定義することができる。

生物人口統計学において，ヒトの死亡についての研究では，遺伝的な内因性死亡率と，環境依存的な外因性死亡率は簡単には分離できない(老化における，「内因性」および「外因性」の割合の考察については第2章を参照)。ヒト寿命に影響する環境因子も分離できない。ヒト長寿の由来を検討する生物人口統計学的予測では，加齢性疾患または環境因子によるヒトの死は，数学的に説明される。つまり，生物人口統計学者は，環境因子を自分の数学的モデルの重要な変数とみなす。ヒトの環境変化に対する反応は，単に本能にのっとってというよりは，認知的推論を通したものである。ヒトは，自分たちの必要に応じて環境を変えることができ，この操作により，死や寿命の特性が *H. sapiens* に独特のものとなる。

環境を操作できるヒトの能力は，生物人口統計学の最も重要な原理の1つ，すなわち死亡率は条件的であるという原理を反映するものである。生物人口統計学で用いられる**条件的**(facultative)という用語は，死亡率や死亡率の曲線は

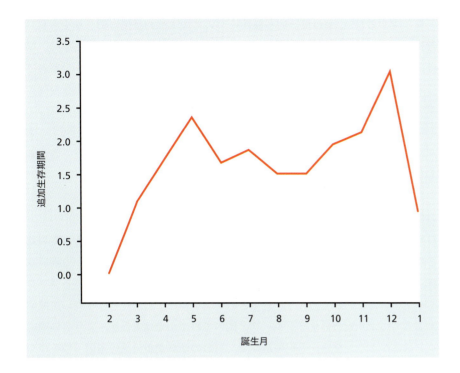

図 7.1 誕生月に応じて，ヒト女性の生存期間に追加される年数の生物人口統計学的予測値

寿命の差は，出生時の栄養因子の違いを反映している可能性が研究から示されている。この結果は，1800〜1880 年の間に欧州で生まれた，年齢 30 歳超の 6,908 人の女性の生存期間を回帰分析して得られた。(L.A. Gavrilov and N.S. Gavrilov, in Modulating Aging and Longevity [S.L.S. Rattan, ed.], Dordrecht, Netherlands: Kluwer Academic Publishers, 2003 より。Springer Science の許諾を得て掲載)

環境の影響に起因し，かなりの可塑性をもつということを意味する。つまり，死亡率はゴンペルツ分析で予測されたような固定されたものではない(第 2 章参照)。この可塑性は，ヒト集団の中の個々において死亡率に影響するような環境条件の違いは無限にあり，また，たえず変化し続けるという事実から生じる。集団全体の死亡率は，特定のゴンペルツ死亡率パターンをとるかもしれない一方，そのサブグループの死亡率にはかなりの差があるであろう。多くの生物人口統計学者は，これらのサブグループが，ヒト長寿の由来に大きな影響を及ぼしてきたと考えている。

過去の集団における出産数の季節変動の例を用いて，死亡率の条件的な性質と，その寿命への効果を示すことができる(図 7.1)。栄養の質と量が最良の時期，すなわち収穫期とその直後(北半球では 9〜12 月)に生まれた乳児は，食料不足が最も起こりやすい冬の月(1，2 月)に生まれた乳児よりも長く生きる。この単純な相関から，人生の初期における環境因子の違いが，異なる死亡率をもつ複数のサブグループを確立することが示唆される。収穫月に生まれた乳児では乳児死亡率がより低くなっているため，これらのサブグループの健康状態が他よりよく，それが生存期間と寿命により大きな影響を与えたと思われる。

遺伝因子がヒト死亡率の著しい多様性を生み出す

ヒトの死亡率はかなり変動しやすく，加齢性疾患や環境の影響などの交絡因子を統計学・数学的に補正した後でさえ，この変動性は残存する。さらに，生物人口統計学的研究によって，全体集団のゴンペルツ死亡率とは異なった，特定のゴンペルツ死亡率を共有する個人から構成される別々のサブグループが，ヒト死亡率全体には含まれることを示している。つまり，非環境性の変動と，それぞれ固有の死亡率をもつ別々のサブグループが存在するということは，ヒトの寿命に影響を及ぼす遺伝因子にもまた多様性があり，固定されていないこ

とを示唆する(死亡率の遺伝的多様性についての実験的証拠は第 2 章で考察した)。地中海ショウジョウバエの研究から，その生存期間後半の死亡率は，横ばい状態になってから低下することより，ゴンペルツの死亡率からかけ離れることが示されている(図 2.19 を参照)。生存期間後半におけるこのような死亡率の差は，寿命に関して異なった遺伝子型が集団内に存在することを意味すると一般に考えられている。このような異なる遺伝子型は進化の歴史の間ずっと存在しただろうし，ヒトの寿命を決定する遺伝子の選択に役割を果たしたのかもしれないと，生物人口統計学者により示唆される。

　生物人口統計学者は，死亡率に対して影響を与える遺伝的多様性から，ヒトの長寿の由来を推定するための進化的な基盤を得ることができる。初期のヒト科動物集団が，異なる死亡率をもたらすのに十分な遺伝的多様性をもっていたと想像してみよう。この集団は，生殖期が終わる前に死亡する個人から構成されるサブグループと，その正反対として，生殖期をすぎても生き続けるサブグループを含んでいるであろう。長生きのサブグループにおけるより長い生殖期によって，より短命のサブグループと比べてわずかではあるが，より高い適応度を得るかもしれない。進化の過程で，短命のサブグループの遺伝子型をつくる遺伝子ではなく，より長寿命でより長い生殖期をもつサブグループの遺伝子型をつくる遺伝子が選択されるであろう(第 3 章の遺伝的浮動と変異の蓄積についての考察を参照)。ヒトゲノムは寿命をより長くする方向へ浮動してきただろうし，またこれからも浮動すると思われる。

長寿の人では死亡率は異なる

　かつては，遺伝因子によって超長寿のヒトの死亡率の差が説明できる可能性を検証しようとしても，長寿まで生きる人が少ないという単純な理由から困難であった。死亡率の違いに関する証拠は一般に，長寿まで生きた人を数名含む家族の観察に限定されていた。しかしながら，現在では，通常 100 歳以上と定義される長寿者，**百寿者**(centenarian)のコホートにおける生存期間と遺伝子の関係を明らかにしようという研究が世界中で行われている(米国では，百寿者人口は 10 〜 20 万人ほど)。これらの調査は始まったばかりで，その分析はほとんどが人口統計学の研究に限られている。百寿者を対象とした研究から，非常に長い寿命と関連する特定のアレルが同定されつつあるが，これらの結果はまだ予備的であり，ここで考察するに値しない。

　ヒト寿命への遺伝的寄与を調べる 1 つのアプローチは，百寿者の兄弟，または双子の死亡率の評価である。百寿者の兄弟や双子は，同様の遺伝子組成をもつ可能性が高く，寿命は遺伝子に関連するという人口統計学的証拠が得られると思われる。いくつかの研究でこのアプローチがとられており，そのいずれにおいても，百寿者の兄弟や双子の生存確率および死亡率は，一般集団の死亡率と有意に異なるという結果が示されている。例えば，New England Centenarian Study(ニューイングランド長寿研究)から，百寿者の姉妹・兄弟は一般集団と比較して，100 歳まで生きる可能性がそれぞれ 8 倍ないし 17 倍高いことがわかった。同じ研究から，生存期間のすべての年齢において，百寿者の兄弟の死亡率は，米国全体での死亡率のほぼ半分であることが示された(**図 7.2**)。ヒトの寿命の遺伝要素の確認にはさらなる研究が必要であるが，遺伝子は寿命の決

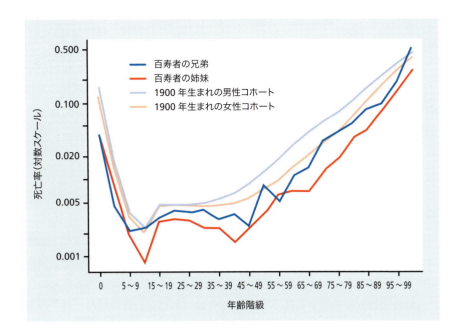

図 7.2　1900 年生まれのコホートと百寿者の兄弟における年齢別性別死亡率

1900 年生まれの一般的米国コホートに比べると，百寿者の兄弟において，年齢別死亡率はすべての年齢で低くなっている（年齢別死亡率の傾斜の変化についての説明は図 2.15 を参照のこと）。(T.T. Perls et al., *Proc. Natl Acad. Sci. U.S.A.* 99:8442-8447, 2002 より。National Academy of Sciences の許諾を得て掲載)

定に重要な役割を果たしているようである。

ヒトの知性が死亡率を変えてきた

　ダーウィン進化論における繁殖適応度は，種の環境条件への適応に強く関連している。地球上の大部分の種では，個体において生殖年齢まで生存する可能性が改善するようなアレルが純粋に偶然生じると，適応という事象が起こる。つまり，ほとんどの種にとって，死亡率は環境への適応を反映する（第 1 章参照）。*Homo sapiens* は，自分の遺伝子に環境を適合させるような，その結果，死の特性を変えるような優れた知性をもっており，*Homo sapiens* における長寿の由来はこの優れた知性に起因しているようだ。例えば，鋭くした石や骨などの道具の使用により，われわれの狩猟能力は向上し，食料の種類も増えた。他の霊長類と比較して，初期の *Homo sapiens* の栄養状態は非常に良好であったと考えられ，他の種より体が大きくなることで生存優位性を獲得した。針と糸の発明によってよりよい衣服をつくるようになり，われわれの生理機能が進化したころ住んでいた場所よりもかなり寒い場所に居住することが可能となった。また，居住しているところの食物が乏しくなれば，食物のある場所に移動することが可能となり，この移動能力によっても，顕著な生存優位性を得たのである。

　生存優位性を得るための環境操作を可能にした *Homo sapiens* の知性は，おそらく，母親と乳児の生存に大きく影響したと思われる。食料と栄養の質的・量的な改善は，簡単な技術（道具）の発展とあわせて，出産時における母親の死亡を減少させ，それが死亡率の減少と寿命の延長という 2 つの結果につながった可能性が高い。

　まず，出産を乗り越えた母親は，さらに子どもを産むであろう。より多くの子どもをもつということにより，少なくとも 1 人の子どもが生殖年齢まで生存する可能性が増加する。生殖年齢まで生存するということは，その個体は優れた遺伝子をもち，感染や他の有害な環境条件から身を守るのにより適している

ことを意味する。このように，知性の産物として出産時の母親の死亡は減少し，低い死亡率とより長い寿命を与える遺伝子をもつ子どもが増えた。

2番目に，よりよい栄養と，自然の力(暴風雨など)からの防御の向上により，より多くの資源を子孫に投資することが可能になり，したがって，乳児の死亡率も改善された。つぎの項で触れるように，乳児の死亡率は生存期間に大きく影響する。乳児死亡率の減少は出産数の減少につながり，親が自分たちの資源をより少ない子どもたちに注ぎ，子どもの全体的な質を改善することを可能にしている。

ヒトの知性がヒト独特の寿命の軌跡を生み出した

優れた知性をもって環境を操作するというヒトにしかない能力は，ヒトの寿命の特性を形作る土台であった。しかしながら，系統的な先祖の知性を直接測定することはできない。化石に知能テストを行うことは不可能である。その代わりに，生物人口統計学者は，*Homo sapiens*における長寿の起源の数学的予測を裏づけるものとして，自然人類学や進化学／人類生態学で用いられる間接的知性測定に頼っている。間接的知性測定では，生きている動物の直接測定結果，または化石化した頭蓋骨の空洞の大きさから推定した脳のサイズを使い，おおよその知性を推定してきた。

哺乳類において，脳のサイズおよび体重と寿命の間には正の相関があることは何十年も前から知られてきた(図7.3，第1章も参照)。概して，体と脳の重さが重いほど，生存期間も長い。これらの初期の相関関係の解析では，霊長類と非霊長類の間の明らかな系統的分離も示している。図7.3で，霊長類とヒトの点は回帰直線の上側に，一方，齧歯類と有蹄類の点は回帰直線の下側にある。これは，霊長類(ヒトおよび非ヒト霊長類)における体重・脳の重さ－生存期間の間の相関は，他の系統群でみられる相関とは区別されるということを意味する。さらに，ヒトの体重・脳の重さ－生存期間の間の相関は，他の霊長類の相関とも顕著に異なっており，霊長類の中でも知能の違いから系統的にさらに分

図7.3　いろいろな哺乳類動物群における脳のサイズおよび体重と生存期間の相関

ヒトの生存期間は，同様の体重をもつ有蹄類(蹄を有する動物で，哺乳類のいくつかの目を含む)のそれよりかなり長いことに注意。ヒトの顕著に大きな脳が，ヒトとその他の3つの哺乳類群の生存期間の違いの根底にある。(G.A. Sacher, in Lifespan of Animals [G.E.W. Wolstenholme and M. O'Connor, eds.], London: J.A. Churchill, pp. 115-141, 1959. Little Brown and Co. より。Elsevier の許諾を得て掲載)

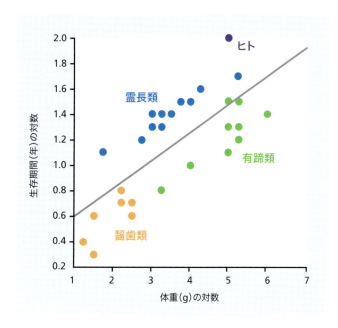
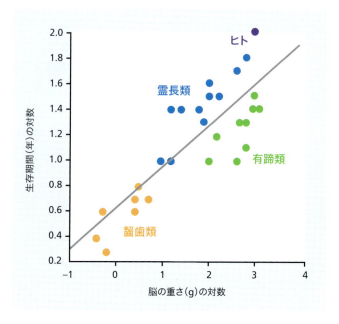

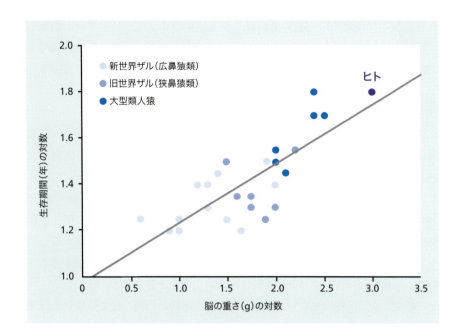

図 7.4 ヒトと系統発生的にごく近縁な種における脳の重さと生存期間の相関

これらの相関から，形態学的に似ている種の間においてさえも，脳の重さはヒトの長寿の起源において重要な因子であったことが示される。(J.R. Carey, Longevity: The Biology and Demography of Lifespan, Princeton, NJ: Princeton University Press, 2003 より。Princeton University Press の許諾を得て掲載)

けられることを示唆している。これらの理由から，生物人口統計学者は通常，ヒトの長寿の由来の分析を霊長目に限定している。

　ヒトと比較して，新世界ザルおよび旧世界ザルの脳は顕著に小さく，それらの生存期間も短い(**図 7.4**)。さらに，ヒトと同じくらいの体重をもつ大型類人猿も，ヒトより脳が小さく，生存期間も短い。さらにヒト科動物に対象を狭めて分析すると，脳のサイズと生存期間の強い相関関係が残る(**図 7.5**)。また，系統発生的にごく近縁な種と，現代のヒトの間には，とてつもなく大きな生存期間の変化がある。*Australopithecus afarensis*(アウストラロピテクス・アファレンシス)と *Homo erectus*(ホモ・エレクトゥス)の生存期間の違いは約 15 年であり，300 万年の間に脳の重さは 450 g 変化している。*Homo sapiens* は，70 万年に満たない間に *Homo erectus* よりも脳の重さが約 400 g 重くなり，こ

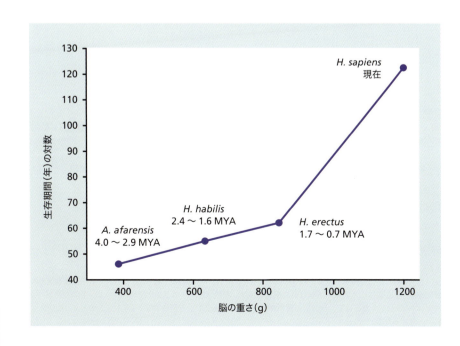

図 7.5 ヒトと初期ヒト科動物における脳の重さと生存期間の相関

Australopithecus afarensis, Homo habilis(ホモ・ハビリス)および *Homo erectus* の生存期間は，歯および骨の発達をもとに，化石から推定した。これらのヒト科動物の脳の重さは，頭蓋腔容量から推定した。MYA, 100 万年前。(H.M. McHenry, *J. Hum. Evol.* 27:77-87, 1994 より。Elsevier の許諾を得て掲載)

れは追加生存期間60〜70年と換算される。このように，脳容量測定値として示される知性により，*Homo sapiens* の死亡率と生存期間の軌跡は系統発生的に直近の祖先のそれと明確に異なると，人類学的データから示される。

遺伝はヒトの生存期間に小さな影響しか及ぼさない

初期の *Homo* 属の種が環境を操作して，より長く生存し，より長寿へと遺伝子の変化する方向性を確立できたのはその知性のおかげであると強調したい。言い換えると，ヒトの寿命は，第3章で学んだメダワーとハミルトンによって提唱された進化理論の予測に従っているようである。「生存期間（life span）」という用語は，種そのものではなく，種内の個体に用いられ，おもに個体の加齢速度から決定される。つまり，個体の生存期間は，長い時間をかけて起こるランダムな事象によって決定される。したがって，もし進化の理論が妥当であれば，生存期間に及ぼす遺伝の影響は小さいことが予想される。

この可能性は，親の死亡年齢と子どもの死亡年齢の相関，あるいは双子の死亡年齢の相関を評価することで検証できる。相関が弱ければ，*Homo sapiens* においては，遺伝因子よりも遺伝以外の要素のほうが，生存期間への影響が大きいことを意味する。

時を1903年までさかのぼると，親の死亡年齢と子の死亡年齢を比較した研究結果から，非常に弱い相関関係が一貫して示されている。したがって，一般的に信じられていることに反し，われわれの生存期間は両親によって決定されない。19世紀に生まれたフランス系カナダ人集団における生存期間への遺伝の寄与度を表7.1に示した。子の死亡年齢や性別によって寄与度は異なるが，遺伝の影響度は生存期間への全影響の約10〜16%を超えない。同様の結果が，一卵性および二卵性双生児における死亡年齢の評価からも得られている。すなわち，2,800組のデンマーク人の双生児において，生存期間に及ぼす遺伝の寄与度は25%を超えない。まとめると，親子の死亡年齢の比較，また双生児の死亡年齢の比較から，*Homo sapiens* においては，知性の影響を受ける非遺伝性因子が生存期間に重大な影響をもつ可能性が強く示唆される。これらの遺伝以外の要因の性質について，つぎの項で学ぶこととする。

表7.1 親と子の死亡年齢の比較から決定した，寿命への遺伝の寄与度としての相関係数

子供の死亡時年齢	父と息子	母と娘	母と息子	父と娘
20歳未満	0.043	0.241	0.014	0
20歳超	0.129	0.106	0	0.190
50歳超	0.101	0.112	0	0.067
全年齢	0.101	0.161	0.052	0.072

P. Philippe, *Am. J. Med. Genet.* 2:121-129, 1978 より。John Wiley and Sons の許諾を得て掲載

注：相関係数は2つの変数の関係の強さの指標となる，−1.0〜1.0の値である。0より大きい相関係数は正の相関を示す。0より小さい相関係数は負の相関を示す。相関係数が0のときは関連性がない。相関係数が1.0または−1.0に近くなるほど，変数間の関係がより強い。一般的に，相関係数が−0.3〜0.3のとき，関連性は弱いと考えられる。

20世紀におけるヒトの生存期間延長の始まり

　生物人口統計学の科学により、ヒトの死亡率と生存期間の軌跡が独特である根本的な理由は知性であるという理論的骨組みが示された。しかしながら、この独特の生存期間の軌跡は、100〜120万年前に H. erectus から H. sapiens が形成され脳のサイズが増加するのに伴い「即時に」完成したわけではない。むしろ、生存期間と死亡率に影響を与えるほどヒトが高度な知性を発揮するには、社会的・文化的に発達する必要があった。例えば、口語や古代文字を通して情報を共有することは、狩猟採集社会において農業技術を広げて飢餓を減少させるのに必須であった。情報を1つのグループの人々から別のグループの人々へ伝えるためには、地理的に離れた地域を結ぶ道が必要だが、これにはヒトの知性をもってのみ達成可能な、ありふれた工学的技能の利用が必要である(社会性の寿命と死亡率への影響を研究するために、どのように昆虫が用いられたかについては第1章を参照)。

　生存期間の延長へとつながった知識の蓄積速度は、ヒトのほとんどの歴史を通してかなり遅かった。17世紀に啓蒙運動が進むに従って生物学や医学における発見の速度は速くなった。農業社会から工業経済へのシフトには、より教育レベルの高い労働者が必要であった。大衆への教育が広まるにつれ、技術も広まった。顕微鏡などの医療技術により細菌が発見され、最終的には感染の広がりを減らす公衆衛生政策と生存期間の延長に結び付いた。

　20世紀の初めには、ヒトの知性のもたらした技術により、致死性疾患の発生率が大幅に減少し、生存期間が延長した。1920年から1950年の30年間において、ヒトの平均生存期間は75%以上も延長した。この寿命の飛躍的延長により、多くの統計学者や生物人口統計学者は、われわれの種が100年前とは別の、新たな方向の進化に導かれたと考えている。この項では、20世紀に起こったヒト生存期間のかつてない延長の理由を検証する。まず、過去の社会における生存期間を概観し、つぎに現代の生物学的疑問が持ち上がり、それが今日の途上国で観察される死亡率と生存期間の延長にどのようにつながったかを考察する。

ヒトの歴史の大部分において平均生存期間は45年未満であった

　歴史的な集団におけるヒトの平均生存期間の決定は困難である。生命表の作成と年齢で補正した余命の決定は、1750〜1800年になるまでなされなかった。この時期より前については、残存骨、墓碑銘文および宗教儀式の記録などの間接的なデータを集めて生存期間の平均と最大値を推定した。残存骨からの年齢の正確な決定は、骨化状態に大きく依存している。非常に若いあるいは非常に高齢な人など、骨化度が低い場合は、死後の骨分解速度が速く、そのため年齢を決定することが難しい。残存骨をもとに作り出された生存期間データを用いると、平均生存期間は過大推定、最大生存期間は過小推定されがちである。また、墓碑にお金をかけられるほど裕福であったのは集団の一部に過ぎないと考えられるため、墓碑銘文から決定された死亡年齢は、全集団の値を代表していないおそれがある。墓地から得られるデータからは、土葬より火葬が一般的である文化が除外されている。

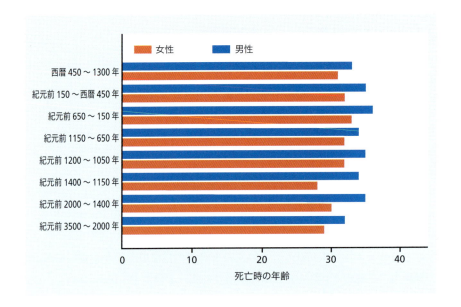

図7.6 ギリシャの墓地から回収された残存骨から推定した男女別の平均死亡年齢

この試料群は紀元前3500年から西暦1300年の間に亡くなった人のものである。データから，ヒトの歴史のほとんどにおいて，平均死亡年齢は30～35歳程度でほとんど変わらないことがわかる。（データはG.Y. Acsadi and J. Nemeskeri, History of Human Life Span and Mortality, Budapest: Akademiai Kiado, 1970, p. 346 より）

人口動態統計（vital statistics）の記録以前の年齢の決定には限界があるものの，考古学的証拠から，新石器時代（紀元前5000年ごろ）から啓蒙運動期（1600年代初め）の間，ヒトの平均生存期間は30～40年とかなり安定していたことが知られている（図7.6）。ギリシャの墓地から回収された紀元前3,500年から西暦1300年の間の頭蓋骨を用いて，縫合線の閉鎖から推定された平均死亡年齢は，男性が32～38歳，女性が28～33歳であった。この墓地においては，60歳以上の骸骨は発見されなかったが，古代ローマの墓地にある墓碑銘文からは，80歳代，90歳代まで生きた人も数名いたことが示されている。したがって，その平均生存期間は現代の経済的先進国の半分にすぎないが，ローマの墓地の銘文から，最大生存期間の潜在力は今日と同程度であったことが示唆される。

西暦500年ごろにローマ帝国が滅び，統制された政治構造が崩れてしまうと，信頼できる生命表の構築に必要な人口調査データが1200年以上も失われることになった。欧州においては1850年ごろまで，一般集団の正確な人口調査記録は再開されなかった。しかしながら，1541年に英国国教会が教徒の洗礼と死亡の記録を保存しはじめたため，1850年以前の平均生存期間の決定にはこれらの記録が用いられている。これらのデータを，ギリシャおよびローマ時代の墓地から得られた情報をもとに推定した値と比較すると，平均生存期間は緩やかにしか増加していないことが示された（図7.7）。したがって，紀元前3000年から西暦1850年の間に収集されたデータをもとにすると，ヒトの平均生存期間は，その歴史の大部分において45歳未満であったといえる。初期のヒトにおける脳のサイズは現代人と同程度であることが示されているが，生物人口統計学的推論から少なくとも西暦1850年までは，ヒトの知性による生存期間の延長への寄与は大きくなかった。

感染症の制御が平均生存期間を延長した

イングランドにおいて，平均生存期間のパターンの変化は19世紀初めあたりから始まったようである。米国では，平均生存期間は1840年ごろから着実

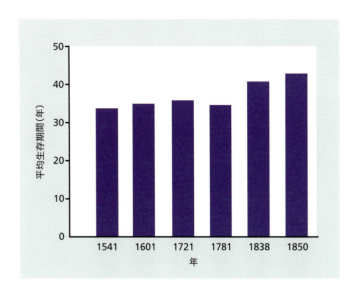

図7.7 英国国教会の記録をもとに決定されたイングランドとウェールズにおける平均生存期間

(W.E. Smith, Human Longevity, New York: Oxford University Press, 1993より。Oxford University Pressの許諾を得て掲載)

に延長しはじめている(図7.8)。この延長は，顕微鏡の発明と1676年のレーウェンフック(Anton van Leeuwenhoek)による細菌の発見と直接関連していた。当時は，感染症が世界中において第1の死因であった。細菌の発見と1700年代の細菌学の発展により，感染症の原因は細菌であるということが理解されるようになった。政府も公衆衛生政策を設定するようになり，感染症の発生率はゆっくりと下がりはじめ，平均生存期間はのびはじめた。

エドワード・ジェンナー(Edward Jenner)は1811年に天然痘予防の最初のワクチン開発に成功したが，1880年にルイ・パスツール(Louis Pasteur)によりワクチンの大規模生産法が示されるまで予防接種は普及しなかった(パスツールの発見までは，感染症の制御は，おもに細菌源から人々を隔離するしかなかった)。さらに，1908年にシカゴで最初に導入された牛乳の低温殺菌は，汚染された牛乳の殺菌処理を行うことで，牛乳を媒介とする疾患(例えば，消化管感染症)を制御することに寄与した。最後に，安全な水を確実に供給する

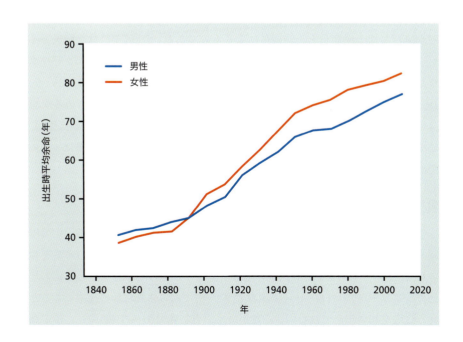

図7.8 1850〜2010年の間の誕生時における男女の余命

出生時の余命は，1930年ごろまで男女とも同じくらいであることに注意。これは出産時の母体死亡率が高いことに起因していた。大部分の女性が病院で出産するようになると，生存率と，誕生時の余命も上昇した。(Department of Health and Human Services, National Center for Health Statistics, *Natl Vital Stat. Rep.* 54(19):1-52, 2006, www.dhhs.gov より)

表 7.2　米国における特定の年の上位 10 位までの死因

1900	1920	1940	1960	1980	2000	2006
肺炎とインフルエンザ	肺炎とインフルエンザ	心疾患	心疾患	心疾患	心疾患	心疾患
結核	心疾患	がん	がん	がん	がん	がん
下痢と食中毒	結核	脳卒中	脳卒中	脳卒中	脳卒中	脳卒中
心疾患	脳卒中	腎臓病	事故	事故	事故	COPD[1]
脳卒中	腎臓病	肺炎とインフルエンザ	乳児死亡	COPD	COPD	事故
腎臓病	がん	事故	肺炎とインフルエンザ	糖尿病	糖尿病	糖尿病
事故	事故	結核	糖尿病	糖尿病	肺炎とインフルエンザ	肺炎とインフルエンザ
がん	下痢と食中毒	交通事故	アテローム性動脈硬化症	肝臓病	自殺	アルツハイマー病
老衰	早産死	糖尿病	糖尿病	アテローム性動脈硬化症	腎臓病	腎臓病
ジフテリア	産褥熱	早産死	肝臓病	自殺	肝臓病	敗血症

[1] COPD，慢性閉塞性肺疾患

方法と下水処理法が開発された。誕生時の余命が劇的にのびたのは，ワクチンの普及と，適切な公衆衛生の必要性が一般的に認識された後である。図 7.8 において，誕生時の平均余命の急速な延長は 1890 年から 1900 年の間に始まったことに注目して欲しい。

感染症はすべての年齢層に平等に影響を及ぼすため（後述のように乳児への影響が最も大きいが），その結果，すべての年齢において死亡率が高くなる。例えば，1900 年の米国における 1 番の死因は肺炎とインフルエンザであり，結核が続く（表 7.2）。1900 年の上位 3 死因（肺炎とインフルエンザ，結核，下痢と食中毒）は，現在では予防可能である。この結果は，感染症と不十分な公衆衛生が，早死と出生時の余命の短さに結び付くという主張を支持する。下痢や結核のように死亡率は高いが予防可能な疾患の減少は，1920 年代後半に政府が施行した公衆衛生と予防接種によるものである。2006 年には，肺炎とインフルエンザのみが上位 10 位までの死因として残るが，インフルエンザワクチンがより一般的になってきたこともあり，その順位は下がり続けている。1920〜1930 年代の感染症の封じ込めにより，死因統計の上位を占める疾患は大きく変化した。つまり，心疾患やがんのような遺伝的要素の強い疾患が，感染症の代わりに死因の上位にあがってきた。遺伝的要素の強い疾患は，年齢の高いグループでより多く起こるため，若年での死亡率は減少する。

乳児死亡の減少は余命を延長した

平均余命は，集団の現在の年齢分布がそのままとして，将来のある一定の年齢まで生存する統計学的確率である（第 2 章と付録における生命表の考察を参照）。出生時の平均余命とは，全年齢カテゴリーにおける生存年数と特定の年齢カテゴリー（この場合，0〜1 歳カテゴリー）で起こる死亡数の比率であるということを思い出して欲しい。したがって，もし乳児（0〜1 歳）の死亡率が高

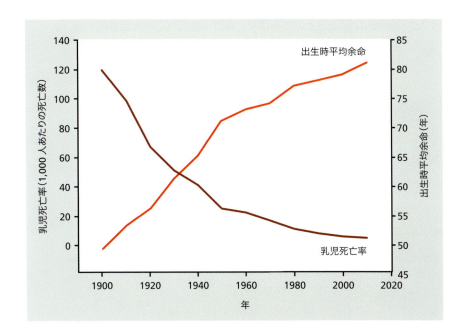

図7.9　米国の女性における出生時余命と乳児死亡率

1970〜1980年ごろまで，乳児死亡率の減少は高齢集団の増加のおもな理由であった。(F.C. Bell and M.L. Miller, Life tables for the United States Social Security area 1900-2100, Washington, DC: Social Security Administration, 2005, p. 194 より)

いと，すべての年齢カテゴリーにおいて生存年数（計算式の分子）は減少し，乳児の死亡率（計算式の分母）は増加するので，出生時の平均余命は短くなる。逆に，乳児の死亡が減少すると，すべての年齢カテゴリーにおいて生存年数が改善し，乳児における死亡率が減少し，その結果，出生時の平均余命が長くなる。

すでにみてきたように，感染症はヒトの歴史のほとんどを通じて，おもな死因であった。ヒトの免疫系は誕生後何年もしないと完全には発達しないため，乳児は特に感染症にかかりやすい。感染症は1920年代まで乳児のおもな死因であった。さらに，1900年以前は家庭での出産がほとんどで，それもほとんどの場合，産婆か専門的な医療トレーニングを受けていない人に付き添われて行われた。乳児の生命を脅かす合併症は，ほとんどの場合，治療されず放置された。出生時における感染症の罹患と合併症の発生が高率だったことが，1900年以前の乳児の死亡率を高めた（**図7.9**）。公衆衛生計画，予防接種の普及および病院での分娩が組み合わさったことで，乳児の死亡率が減少し，出生時余命がのびた。図7.9において，1910年ごろから，乳児の死亡率と出生時余命の傾斜が逆になりはじめたことに注意して欲しい。

米国と同様に，世界中の経済的先進国において，乳児死亡率の減少を伴う余命の増加というパターンが観察される。しかしながら，発展途上国においては，乳児の高い死亡率によって出生時余命が抑制されている（**表7.3**および**表7.4**）。例えば，アンゴラの乳児死亡率は世界最高で，出生時余命は最も短い。逆に，シンガポールの乳児死亡率は世界最低で，出生時余命も非常に長い国の1つである。

余命の継続的な増加は医療の進歩によるものである

米国の乳児死亡率が頭打ちになったのは1970〜1980年ごろである一方，出生時余命は1910年の観察とほぼ同じ速度で増え続けている（図7.9参照）。乳児死亡率が比較的安定しながら，出生時余命が増加しているということは，乳児死亡率の変化が出生時余命の増加継続の理由ではなくなっていることを示

表 7.3　経済的に発展途上にある国々における乳児死亡率と出生時余命

国名	乳児死亡率 （1,000 人あたり）	世界順位	出生時余命（年）	世界順位
アンゴラ	184.5	1	37.6	221
リベリア	149.7	4	40.6	216
ソマリア	113.0	6	48.8	204
チャド	102.1	10	47.2	206
ザンビア	100.7	12	38.4	220

注：順位は 221 カ国のデータをもとにしている。

表 7.4　経済的に発展した国々における乳児死亡率と出生時余命

国名	乳児死亡率 （1,000 人あたり）	世界順位	出生時余命（年）	世界順位
シンガポール	2.3	221	81.8	2
日本	2.8	219	82.0	1
フランス	3.4	216	80.5	10
スイス	4.2	209	80.6	9
カナダ	4.6	199	80.3	13

注：順位は 221 カ国のデータをもとにしている。

す。むしろ，1970 年以降の継続した増加は，より高齢層における致死的な非感染性疾患のケアと治療の改善を反映している。

　例えば 1930 年には，65 歳になった後に生きられる年数は 12 年を少し上回るくらいであった（図 7.10）。2010 年では，65 歳になった人はあと 18.1 年生きると予想される。65 歳以降の生存期間の増加は，その大部分が心疾患やがんなどの，致死的な非感染性疾患を治療できる能力を反映している。例えば，1980 年のピーク以降，65 歳以上の年齢層における冠動脈心疾患による死亡率

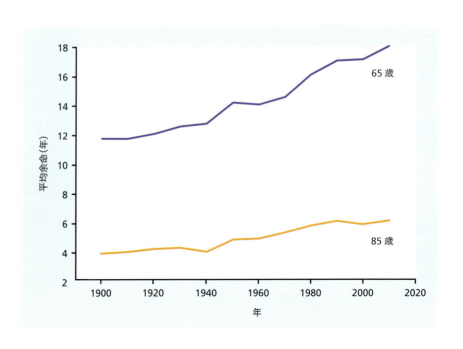

図 7.10　米国における 65 歳および 85 歳での年齢別余命

（F.C. Bell and M.L. Miller, Life tables for the United States Social Security area 1900-2100, Washington, DC: Social Security Administration, 2005, p. 194 より）

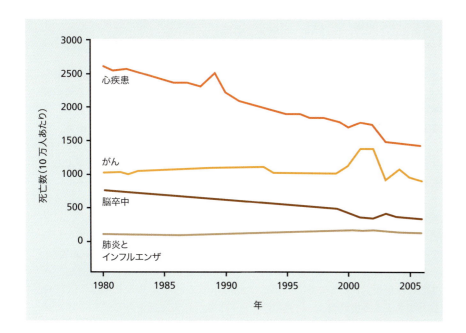

図 7.11　65 歳以上における上位 4 死因の死亡率

心疾患は期間を通じて最も多い死亡原因であるが，1980 年と比較して 40%強，減少した。この心疾患の減少により，図 7.10 に示したように 65 歳以上における余命が顕著に延長した。(National Center for Health Statistics より)

は，最高値の 10 万人あたり 2,500 人から 1,400 人へと約 40％減少した（**図 7.11**）。この減少を説明する要因としては，診断方法の改善（冠動脈心疾患の早期検出），血管形成術や動脈ステントなどの予防対策，および冠動脈の置換（バイパス手術）などがある。すなわち，40 年前ならば，効果的な治療がないために死亡していた人も，現在は長く健康な生存期間を享受できる（**BOX 7.1**）。

女性の平均余命は男性より長い

　20 世紀の大半を通じて，経済的先進国に生まれた女性は男性より長く生き，平均余命の「男女差」を生み出している（**図 7.13**）。男女差の原因には多くのものがあり，女性を有利にする遺伝因子などが含まれるが，直接の原因となるものは示されていない。妥当と思われる説明によれば，男女差はほとんどの場合，ヒトに独特の特質であり，修正可能な因子，つまり，われわれが自身にしていることを反映しているようである。ヒトの男性は，女性よりも，ある種の疾患の発症率が大きくなるような行動をとる傾向がある。例えば，1940 ～ 1985 年の間，男性の喫煙者数は，女性の喫煙者数の約 2 倍であった。これにより，心疾患および肺がんによる若年（40 ～ 60 歳）死亡率は，女性より男性のほうが有意に高くなっていた。

　Homo sapiens は生殖期後の余命がかなり長く，雌雄間の平均余命に差がある，数少ない種のうちの 1 つである。すべてではないがいくつかの研究から，生殖期後の余命が長い哺乳類で，雌雄差を示す種はヒト以外にないことが示されている。

　遺伝因子が男女差の原因である可能性は無視できないが，男性と女性の寿命の差は，生物学的違いのみでは説明できないようである。少なくとも 2 つの事実が，純粋な生物学的説明に強く反する。第 1 に，平均余命の男女差を説明するような遺伝レベルでの生物学的違いは，寿命の進化論からは支持されない。つまり，遺伝子は，寿命のためではなく繁殖のために選択されたのであり，生殖年齢において死亡率に男女差はない。第 2 に，平均余命の差の根底にあ

BOX 7.1 生物学と社会学の出会い：社会保障基金

現金ではなく賃金小切手が支払われる最初の正式な仕事を得る前に，自分がいつか退職給付を受け取る資格を得るため，社会保障番号を雇用者に提出し，社会保障制度の負担分を支払いはじめる必要があっただろう。1940～1960年の間に生まれたベビーブーマー世代の多くの人々は，社会保障制度はあたり前のことだと思い，退職年齢に達したら支払われるべき退職給付をすべて受け取れる可能性が高い。それに続く世代は，社会保障基金の財務健全性への懸念が提起されていることもあり，それほど幸運ではない。社会保障基金のジレンマを「危機」と呼ぶ者さえいる。社会保障の退職給付がなぜ困難な状況にあるのかを理解するためには，20世紀における平均余命の変化をみればよい。

社会保障制度は1935年，ルーズベルト大統領のニューディール経済回復政策の一部として導入された。その発想は，家族の高齢者を世話するために，一家のおもな稼ぎ手にのしかかる経済的負担を軽減しようというものであった。これを達成するために，連邦政府が労働者に税を課し，彼らが退職後の給付に充てる制度をつくろうとするものであった。退職者に対する労働者の人数比はとても大きいため，現在の労働者（若者）が退職世代を賄うことは可能であるというのが根本にある理論であった。つぎの世代が以降も同様に負担することが想定されている。さらに，社会保障を支える税構造は，景気の停滞や税収入が低くなったときの支出を負担する基金に資金を供給できるよう，付加金も課すように設定されている。

この理論は1935年においては，つぎの3つの重要な人口統計的事実を根拠に，道理にかなっていると考えられた：(1)退職年齢とされる65歳以上の人の割合は，当時までは過去の歴史のほとんどを通じて一定であり，全人口の4％であった，(2)労働者：退職者の比は45：1であった，(3)65歳における年齢別余命は12年であった（図7.12）。つまり，どの時点においても，社会保障給付金を受け取る資格があるのは（集団の割合としては）かなり少数の人々であり，退職者のために支払う労働者は十分に存在し，また，給付金支払いの期間も比較的短かった。しかしながら現代では，人口の15％が社会保障を申し込むことができ，労働者：退職者の比は同等に近づきつつあり，退職者は給付金の受給資格を平均約20年間も持ち続ける（図7.12参照）。したがって，全生存期間のかなりの割合を退職後が占めることになり，増え続ける退職者を少数の労働者群が支えなければならないこととなる。

数字はすべてを物語っている：高齢者人口の増加を伴う人口統計学的変化によって，今日生まれる人々のための社会保障制度の財務健全性が危ぶまれている。将来の社会保障制度の財政難を解決するのは簡単ではなく，政治家には責任ある行動をとってもらわなければならない。この戦いにおいて1つだけ確かなのは，長く健康に生きる人の割合は増え続けるであろうということである。

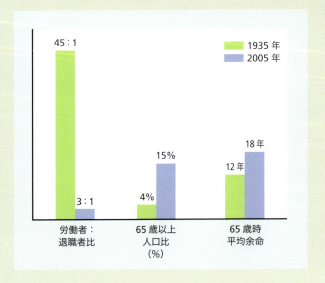

図7.12 社会保障信託基金に影響する変数

るものが環境因子でなく遺伝子ならば，男女差は変化しないと思われる。現実には，男女差は1950年から（おそらくそれ以前からだが，寿命の男女差の記録は信頼性が乏しい）着実に狭まりつつある。例えば，図7.13に示したように，1950年に生まれた男性は65年生きると予測され，一方女性においては出生時の平均余命は71年であり，その差は6年であった。2003年までには，その差はわずか2.7年となった。男性の平均生存期間が13.4％増えたのに対し，女

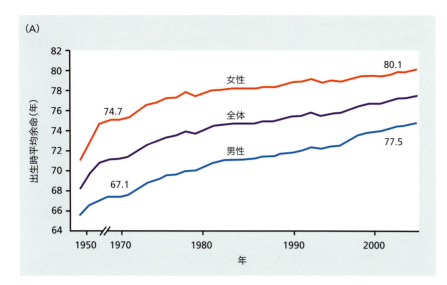

図7.13 出生時および65歳における余命の男女差

正確な記録が始まって以来(1950年〜), 男女間の平均余命の差は着実に減少しつつある。(A) 1970年の出生時における平均余命の男女差は7.6年であった。2003年までに, その差は2.6年と減少した。(B) 65歳の平均余命の男女差にも同様の減少パターンがみられる。

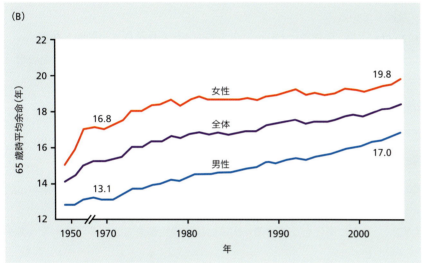

性においては6.7%と控えめな増加であったことが, 男女差が縮まった原因である。遺伝的な差異によるならば, 環境刺激の有無に関わらず, 男女差の大部分は持続するはずである。

本章の要点

- 生物人口統計学は, 死亡率分析という古典的な人口統計学の技術を, 寿命の生物学的原理と組み合わせたものである。生物人口統計学は, ヒトの長寿の由来を予測するモデルを構築する, 基本的には数理科学である。
- ヒトは環境の変化に認知的推論にもとづいて反応する。したがって, 本能的に環境によって自分たちの寿命が制御されるというよりむしろ, 自分たちの必要に応じて環境を変えることができる。
- 1つの集団には, 死亡率が異なる多くのサブグループが含まれ, このようなサブグループはヒトの長寿の由来に大きな影響を及ぼしてきた。生物人口統計学者はヒトの死亡率は条件的なものと考える。

- 生物人口統計学者は，遺伝子型の違いに起因する死亡率の差は進化の歴史中ずっと存在し，ヒトの寿命を決定する遺伝子の選択に影響したかもしれない，と考えている。
- *Homo sapiens* における長寿の由来は，環境を自分たちの遺伝子に適合させ，それにより死亡率の特性を変化させる，われわれの高度な知性によると考えられる。
- 考古学的証拠から，新石器時代(紀元前 5000 年ごろ)から啓蒙運動期(西暦 1600 年ごろ)までの間，ヒトの平均寿命はほぼ 30〜40 年と安定していたことが示されている。
- 20 世紀初期，予防接種の普及と感染症の制御により，寿命は劇的に延長した。
- 経済的に発展した国においては，1970 年以降の出生時余命の増加は，より高齢層において致死的な非感染性疾患のケアと治療が改善されたことを反映している。
- 20 世紀の間，先進国において，出生時余命は女性のほうが男性より長かった。平均余命の増加が女性よりも男性のほうで大きかったため，寿命の男女差は現在縮まってきている。

考察のための設問

Q7.1 「ヒトの死亡率は条件的である」という記述が意味するものを簡単に説明せよ。

Q7.2 寿命に影響を及ぼす遺伝因子には多様性があることを示唆する証拠を述べよ。

Q7.3 初期の *Homo sapiens* の知性により，親がどのようにしてより少ない子どもたちにより多くの資源を与えられるようになったのか述べよ。これがヒトの寿命にどのような影響を及ぼしたのだろうか？

Q7.4 遺伝因子より環境因子がヒトの生存期間に及ぼす影響が大きいことを示唆する証拠は何か？

Q7.5 *Homo sapiens* が，系統的に直近の祖先と比べて特徴的に異なる死亡率と寿命の軌跡をもつことを示唆する証拠は何か？

Q7.6 17 世紀半ばの顕微鏡の発明が，なぜ寿命の延長につながったのか説明せよ。

Q7.7 図 7.14 を考察し，つぎのことを説明せよ：(1)出生時余命が 1900〜1910 年あたりからのびはじめたのはなぜか？ (2) 1920 年あたりから，出生時余命の男女差がでてきたのはなぜか？

Q7.8 1970 年以降，米国の出生時余命の延長は，乳児の死亡率の継続的減少ではなく，加齢性疾患に対する医療の発達に起因するのはなぜか説明せよ。その説明を支持する例を 1 つあげよ。

Q7.9 米国の社会保障制度を財政危機に陥れた 3 つの要因を列挙せよ。

Q7.10 1950 年以降，出生時余命の男女差は増大しているか，それとも減少しているか。その理由として考えられるものを述べよ。

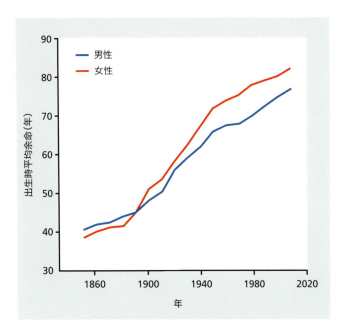

図 7.14
(Department of Health and Human Services, National Center for Health Statistics, *Natl Vital Stat. Rep.* 54(19):1-52, 2006, www.dhhs.gov より)

参考文献

ヒトの長寿の由来

Carey JR (2003) Longevity: The Biology and Demography of Lifespan. Princeton, NJ: Princeton University Press.

Carey JR & Judge DS (2001) Principles of biodemography with special reference to human longevity. *Population* 13:9-40.

Gavrilov LA & Gavrilov NS (2003) Modulating Aging and Longevity (Rattan SLS ed). Dordrecht, Netherlands: Kluwer Academic Publishers, pp 27-50.

Herskind AM, McGue M, Holm NV et al. (1996) The heritability of human longevity: a population-based study of 2872 Danish twin pairs born 1870-1900. *Hum Genet* 97:319-323.

Perls TT, Wilmoth J, Levenson R et al. (2002) Life-long sustained mortality advantage of siblings of centenarians. *Proc Natl Acad Sci USA* 99:8442-8447.

Philippe P (1978) Familial correlations of longevity: an isolatebased study. *Am J Med Genet* 2:121-129.

Vaupel JW (2010) Biodemography of human ageing. *Nature* 464:536-542.

20 世紀におけるヒトの生存期間延長の始まり

Acsadi GY & Nemeskeri J (1970) History of Human Lifespan and Mortality. Budapest: Akademiai Kiado, p 346.

Kinsella K & He W (2009) An Aging World: 2008. Washington, DC: US Government Printing Office. www.census.gov/prod/2009pubs/p95-09-1.pdf.

Smith WE (1993) Human Longevity. New York: Oxford University Press.

ヒト老化の生理学

8章

「中年とは，お腹のあたりから始まる」

ボブ・ホープ，俳優（1903～2003）

本章の内容

- 身体組成とエネルギー代謝の変化
- 皮膚の変化
- 感覚の変化：聴覚，視覚，味覚，嗅覚
- 消化器系の変化
- 尿路系の変化
- 免疫系の変化
- 生殖系の変化

ヒトの老化がどう見えるか，皆知っている。20歳は，40歳と違ってみえるし，その40歳は60歳と違ってみえる。しかしながら，内的な生理的変化に伴う見た目の老化となると，見た目だけでは騙されてしまう。集団研究では，年齢とともにすべての生理的機能の減退が示されるが，その低下具合，影響を受ける器官，低下が始まる年齢は，個々に特有で，非常にばらつきがある。ヒトで起こる加齢に伴う生理的減退のばらつきは，老化がランダムで，確率論的であり，分子のフィデリティ（厳密さ）の喪失によって起こることが原因である。老化はランダムな特性をもっているため，ある特定の個人について，ある特定の生理器官における加齢に伴う減退の程度を予期することは非常に困難である。

ヒト加齢に伴う生理的減退の程度と時期を正確に定義することはできないので，機能的低下を述べる際には，個々の事例ではなく一般論を用いなければならない。本章で触れるある特定の生理器官での加齢に伴う減退とは，横断・縦断研究の両者からのデータを用いた集団の平均にもとづいている。ある特定の生理的機能低下が始まる年齢を断定することは不可能である。ここでは時間経過に伴う生理的変化を「加齢に伴う」と表現するが，ヒトで機能低下の開始と速度に影響する，重要だが，いまだ測定不能なばらつきとして，以下のようなものがあることを忘れてはならない。(1)老化の軌跡や速度は，初期の成長や発達の間に起こる現象に大きく影響されうる。(2)老化の開始と速度において，環境や生活習慣の選択が重要なばらつきを生む。(3)生殖能力の欠損や衰弱は加齢に伴う機能低下を促進するらしい。

本章と次章では，さまざまなヒト生理器官での，加齢に伴う機能低下に重点を置く。本章では，一般に疾患や死亡率のリスクを増加させない生理的機能低下に焦点を当てる。生理器官の中で，死亡率や**罹患率**（morbidity）の増加につながる加齢性疾患に進展しやすい，循環器系や神経系，骨格系に関しては，次章で触れる。本書ではすべての器官や内臓に触れるわけではない。例えば，肺（呼吸器系）と肝臓（胆嚢を含む）では老化に伴う変化が非常に小さく，加齢性疾患に至るのは多くの場合，その循環器系部分に限定されるので本書では触れない。

身体組成とエネルギー代謝の変化

人体組成とその形は，おもに4つの主要成分(水，タンパク質，脂質，骨)の量比を反映する．生活習慣や個人の嗜好は体の組成に大きな影響を与えるが，タンパク質，脂質，骨の量は一生の生理的段階にも影響される(体内の水分の割合は生涯を通じて極めて一定である)．

幼少期から思春期までの身体では，体内の内臓，骨，免疫系の細胞の発達と成長に重点がおかれ，生涯の他のどの時期よりもタンパク質の蓄積量と割合が高い．思春期までは，人体の形と組成は男女間で大きな違いはないが，思春期の開始により性に関連した特徴の成長が目立つようになる．男性では筋肉の発達が女性を上回り，一方で女性ではより多くの脂肪の蓄積を生じる．両性において，最終的な身長に対する均整のとれた骨量の大きな成長をみる．成長と発達の間の人体の形と組成には，強い遺伝要因があるが，子どもの肥満に関する最近の疫学からも示されるように，環境要因もまた重要である．

25～30歳のあたりでいったん成長と発達が止まると，人体の大きさ，形，体重の大部分は，われわれが直接制御できる因子に左右される．正常かつ行動的で，成熟した成人では，筋肉，内臓，骨の量が，加齢に伴いわずかに低下する一方，脂肪の貯蔵量は一生を通じて栄養や運動の状態に応じて，動的に増えたり減ったりする．一生の終わり間際になると，身体のすべての構成成分が加速的に減少する．

本項では，通常の加齢に伴う，人体の組成や大きさにおける変化とその根底にあるメカニズムを検討する．まず，エネルギー摂取とその消費がどのように脂肪の貯蔵量に影響を与えるかを簡単に要約する．つぎに，体の組成や重量における，特定の加齢性変化を詳細にみていく．

エネルギーバランスは摂取と消費の差である

ヒトは，全ての生物同様，生活の基本的な化学反応を行うためにエネルギーを必要とする．われわれのエネルギーは，われわれが食べる食物中の脂肪や炭水化物に由来する(ヒトは飢餓の間を除いて，エネルギー源としてほとんどタンパク質を使用しない)．脂肪や炭水化物から，細胞におけるエネルギー形態であるATPを合成する生化学的メカニズムは，第4章で詳述した．ここでは，食物摂取(エネルギー摂取)と身体活動(エネルギー消費)の組み合わせにより，体重が維持されるか，減少・増加するかの評価方法についてみていく．式8.1を使用して**エネルギーバランス**(energy balance)の計算から始めてみよう．

エネルギーバランス＝エネルギー摂取－エネルギー消費　　　　　　　　(8.1)

われわれのエネルギー摂取は，食べた食物の脂肪，タンパク質，炭水化物のエネルギー総量を計算することにより簡単にわかる．このエネルギーはジュールで計算される．**1ジュール**(J)は，1ニュートンの力で1mの距離を動かすときに消費するエネルギー量として定義される．科学者は大きな量のエネルギーを扱うので，食物エネルギーは**キロジュール**(kJ)：$1\,kJ = 10^3\,J$として一般的に表す．いまだよく使用される古い慣習では，食物エネルギーを**キロカロ**

表 8.1　食物中の4つの主要栄養素のエネルギー量

主要栄養素	エネルギー量	
	kJ/g	kcal/g
脂肪	38.9	9.3
タンパク質	16.7	4.0
炭水化物	17.5	4.2
アルコール	31.4	7.5

リー(kcal)で表現する．1 **カロリー**(cal)は1gの水の温度を1℃あげるのに必要なエネルギー量である(1 kcal = 10^3 cal)．キロジュールとキロカロリーの換算係数は，1 kJ = 0.239 kcal，および1 kcal = 4.184 kJ である．表8.1は食物の中で，4大主要栄養素(脂肪，タンパク質，炭水化物，アルコール)のエネルギー量を示す．1日で消費する食物中の主要栄養素エネルギー総量を合計することによって，1日のエネルギー摂取量が決定される．タンパク質とアルコールはATPを産生するための最初の基質としては通常利用されないが，脂肪や炭水化物に変換されて身体にエネルギーを貯蔵することが可能である．したがって，エネルギーバランスの計算に含める必要がある．

　エネルギー消費は少し複雑で，呼吸ガスの測定にもとづいてエネルギー消費を計算する**間接的熱量測定法**(indirect calorimetry)により通常決定される(図8.1)．**総エネルギー消費量**(total energy expenditure：TEE)は安静時エネルギー消費量，身体活動，食事誘導性熱産生量の3つの要素を含む(式8.2)．TEEもまた，キロジュールやキロカロリーで測定される．

総エネルギー消費量(TEE)＝安静時エネルギー消費量(REE)＋身体活動＋食事誘導性熱産生量(DIT)　　　　　　　(8.2)

　安静時エネルギー消費量(resting energy expenditure：REE)は心拍数，体温，

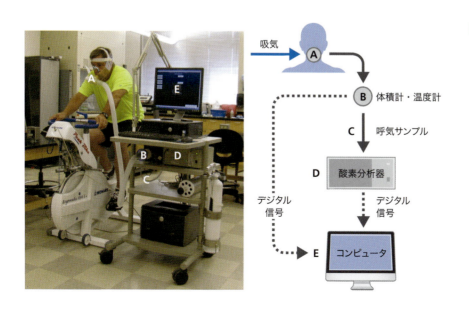

図 8.1　間接的熱量測定法

全身での酸素消費量は呼吸ガスの分析を通じて決定できる．(A)被験者は一方向性の弁を通して呼吸を行う．空気の動きは一方向性になっている(実線)．(B)吐いた空気(呼気)はホースを通って装置に移動し，温度と量が測定される．(C)呼気のサンプルは酸素分析器に送られる．(D)最も一般的な形の酸素分析器では，酸素分子イオン化を起こす温度まで空気を熱する．(E)分析装置内のイオン化酸素検出器から，処理していない酸素量の情報をデジタル信号としてコンピュータに送る(破線)．コンピュータは呼気の温度をもとにして，処理していない酸素量を補正することにより実際の酸素量を算出する．吸気酸素量から呼気酸素量を引くことで酸素消費量がわかる．酸素消費量(L)に20.92 kJをかけるとエネルギー消費量が計算できる．(写真はJennifer Ruheの厚意による)

脳機能などの生存に不可欠な機能を維持するために必要なエネルギー量であり，TEE の 60 ～ 70％を占める。身体活動には，どんなにわずかな動きであれ全ての骨格筋の動きが含まれ，成人では通常，TEE の約 20％を占める。しかしながら，身体活動の TEE に対する割合は個人間で大きく変わる。例えば，高度に訓練している持久力が豊富な運動選手は TEE の 30％も運動で費やし，一方で運動習慣のない人では身体活動が TEE の 5％にしかならない。**食事誘導性熱産生量**(diet-induced thermogenesis：DIT)は消化，吸収，栄養貯蔵にとって必要なエネルギー量であり，TEE の残り 10 ～ 20％を占める。TEE に対し DIT の占める割合は測定が難しいが，個人間や年齢で大きく変動しないため，通常，TEE 方程式では定数として扱われる。

成熟とともに脂肪が蓄積する

成熟した典型的な人体では，脂肪という形で 40 日分のエネルギーを保持している一方，グルコースの形では約 1 日分のみのエネルギーしか蓄えていない。したがって，われわれが成熟した人体のエネルギー状態，すなわちエネルギーバランスを測定するとき，実際には脂肪貯蔵の動態を測定している。正のエネルギーバランス，つまり消費より摂取が大きいときは脂肪貯蔵と体重の増加が起こる。負のエネルギーバランス，つまり摂取より消費が大きいときは脂肪貯蔵と体重の減少が起こる。摂取と消費が同じとき，エネルギーバランス状態にあると表現する。この場合は体重は変化しない。

したがって，一度完全な成長と発達に到達したら(すなわち成熟したら)，体重の変化は貯える脂肪量の変化を反映する。進行中の米国全国健康栄養調査Ⅲ(National Health and Nutrition Examination Survey Ⅲ：NHANES Ⅲ)から集められた結果では，20 歳から 60 ～ 69 歳の間に，平均約 15％の体重増加を示している(図 8.2)。エネルギーバランスの小さな変化でも，長期間にわたれば体重に大きな影響を与えるので，体重は緩やかに増加する。小さなエネルギーバランスの変化が長期間続いた場合の効果を示す，簡単な例をみてみよう。体重 50 kg で貯蔵脂肪が 10 kg, 389,000 kJ エネルギー相当(38.9 kJ/g × 10,000 g,

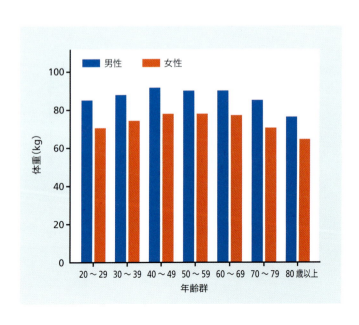

図 8.2　2004 年米国における男女の平均体重

これらのデータは 70 歳以上の人を含む最新の大規模研究(19,000 人の参加者)から得られたものである。2004 年以降に終了した横断研究により，これらのデータは支持されている。(データは M.A. McDowell et al., *Natl Health Stat. Rep.* 10:1-48, 2008 より)

表 8.1 参照)の女性を考える。この女性は現在 8,370 kJ の毎日の食事摂取と，5,857 kJ の一定で安定した REE，および 837 kJ の DIT により，エネルギーバランス状態にある。式 8.2 を使用して彼女が身体活動で使用する 1 日あたりエネルギー量を計算できる(式 8.3)。

総エネルギー消費量(TEE) = 8,370 kJ
安静時エネルギー消費量(REE) = 5,857 kJ
食事誘導性熱産生量(DIT) = 837 kJ
したがって，
身体活動 = TEE − REE − DIT
　　　　= 8,370 kJ − 5,857 kJ − 837 kJ = 1,676 kJ　　　　(8.3)

もし女性が同じ身体活動を維持しながら，1 日ごとに少しだけ多く，例えばたった 418 kJ 分(おおよそ 1/4 カップかテーブルスプーン 3 杯のバニラアイスクリームと等しい)多く食べはじめたならば，彼女のエネルギーバランスはプラスになり，脂肪が蓄積しはじめる。そして，約 100 日で彼女は体重を約 1 kg 獲得し，1 年ではおおよそ 4 kg 獲得する(1 kg の体脂肪は約 38,900 kJ に等しい)。このように，エネルギー摂取の小さな変化でさえ，長期間にわたると，体重に大きく影響する。同様に，エネルギー消費のわずかな変化には逆の効果もある。毎日適度なペースでの 1 マイルのジョギング(または 1.5 マイルのウォーキング)のような 418 kJ 分の身体活動の増加により，この女性はエネルギーバランス状態に戻り，脂肪の蓄積を防ぐ。

この例によって示されるように，過剰なカロリー摂取か身体活動の減少か，その組み合わせの結果によって脂肪が蓄積する。老化はこれら両方に影響する(BOX 8.1 には年齢による体脂肪の変化を考えるうえで役立つ方法を示す)。カロリー消費は年齢とともに減少する傾向がある(図 8.3)。図 8.3 に示すように，1970 〜 2000 年の間に，全体として，男性で平均 11%，女性で 22%のカロリー消費の増加を示しており，最近の横断的調査のデータでもカロリー消費

図 8.3　1970 年と 2000 年のさまざまな年齢層における男性と女性の平均カロリー消費

棒グラフ上の数字は，1970 年から 2000 年にかけて増加した割合(%)である。(データは J.D. Wright et al., *Mortal. Morbid. Wkly Rep.* 53:80-82, 2004 より)

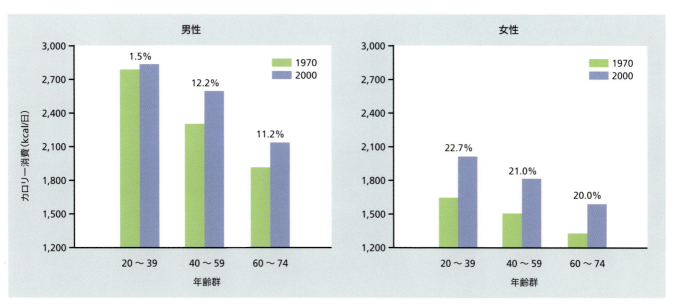

BOX 8.1 ボディマス指数と死亡率

ボディマス指数（body mass index：BMI）とは体重と身長の比率（式 8.4）であり，脂肪成分の割合を描写するもう1つの有効な方法である。遺伝学的要素は最終的な体型を決定するのに重要である。成長と発達が終われば身長は一般的に一定であるので，BMI は体重単独よりも体脂肪測定においてより鋭敏な，個別化した方法である。さらに重要なことは，BMI は低体重や過体重，肥満と連関した健康問題による死亡率と大きく相関することが示されている（図 8.4）。

$$BMI = 体重(kg)/身長^2(m^2) \quad (8.4)$$

BMI の計算は 1800 年代初期にさかのぼる。ベルギーの社会科学者であるアドルフ・ケトレー（Adolphe Quetelet, 1796 ～ 1874）は，成長中の体重は身長の2乗の関数として変化することをみいだした。ケトレー指数と呼ばれていたこの指数は，健康と肥満の連関の測定として限定的に使用された。その理由はおもに，その時代の一般人口では肥満はほとんど知られていなかったからだ。生命保険会社で働いている統計学者により，ある集団の平均体重より体重が多いと死亡率がわずかに高いことが気づかれたのは，第二次世界大戦後であった。これは身長－体重表の発達や，ある身長に対する理想体重の概念をもたらした。しかしのちに，理想体重を算出した集団の中でも個々の大きなばらつきがあり，身長－体重表を医師が健康の尺度として使用するには不正確すぎると判明した。

1972 年にアンセル・キーズ（Ancel Keys，1904 ～ 2004）はケトレー指数が体脂肪の最もよい尺度であり，肥満に関わる健康問題を議論するために医師にとって簡単な方法として使用できると初めて指摘した。キーズは「ボディマス指数」という名前を大衆化した。20 世紀の最後の 20 年の間に実施されたいくつかの調査結果より，健康上の問題と BMI の間の密接な関連性が示された。これらの発見により，米国国立衛生研究所（NIH）の健全な体重のガイドラインとして具体的な BMI 値が設定された（図 8.4 参照）。

NIH の BMI 値は，老齢世代では調整する必要があることが明らかとなった。いくつかの縦断研究は 25 ～ 28 の範囲（NIH ガイドラインによると過体重であり，健康問題のリスクがより高いと考えられる範囲）の BMI は，75 歳以上では健康リスクを上昇させないとわかった（図 8.5）。しかしながら，18.9 未満の BMI 値（低体重と思われる）は，高齢者でも健康問題の**リスク因子**（risk factor）であり続ける。多くの臨床専門家は，より老齢の世代では肥満より体重不足が健康問題の大きなリスクであると同意する。多くの臨床医は，75 歳以上のケースでは，BMI 値が 25 ～ 30 以内は美容の理由を除いて体重減少の計画の対象としてはならないし，BMI 値を 22 以下に決して落としてはならないと述べている。

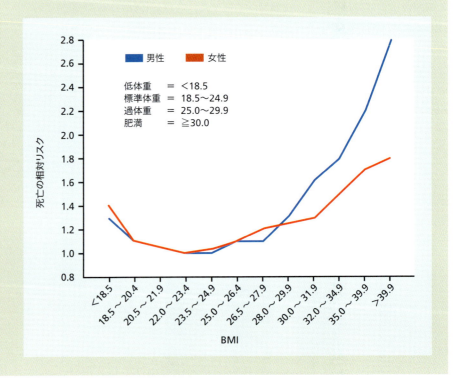

図 8.4 ボディマス指数（BMI）と死亡の相対リスクの関係

1984 ～ 1996 年までに収集された 457,758 人の男性および 588,369 人の女性からのデータにもとづくこれらのグラフは，体重不足または過体重の人々がより死亡のリスクが高いことをはっきりと示している。BMI 分類（曲線の上のリスト）は 20 歳以上の健常な成人で，脂肪量と関連する可能性のある健康問題に関して，年齢と関係のないマーカーとして通常用いられる。（E.E. Calle et al., N. Engl. J. Med. 341:1097-1105, 1999 より。New England Journal of Medicine の許諾を得て掲載）

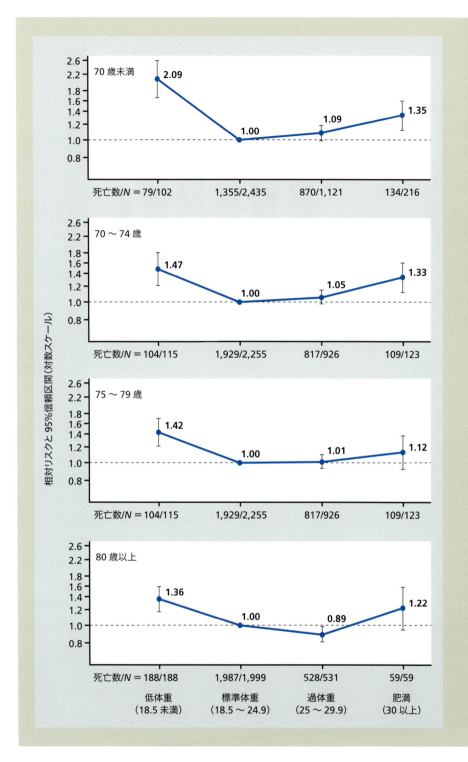

図8.5　45〜101歳の間のグループでのBMIと死亡の相対リスクの関係

70歳未満の群から80歳以上の群にかけて，体重超過での相対リスクが徐々に低下していく点に注目。多くの専門家は，これらの知見を考慮に入れて体重不足を予防するために，高齢集団では，一般的集団で用いられるBMI値と違うものを推奨している。この知見および多くの他の調査から，低体重（BMI 18.5未満）と肥満（BMI 30以上）は高齢集団でも早期死亡のリスクが残されたままである。横軸中の死亡者/総数Nは，各BMI分類においての，対象者Nの中での死亡数を示す。(M.M. Corrada et al., *Am. J. Epidemiol.* 163:938-949, 2006 より。Oxford University Pressの許諾を得て掲載)

のさらなる増加傾向が認められる。このような近年のカロリー消費の増加にもかかわらず，加齢により消費は減少する。加えて，年配の人は若い人ほど自発的な身体活動を行わない傾向にある（図8.6）。エネルギー摂取が年齢とともに減少するので，体重の加齢性増加の唯一の論理的な説明は，エネルギー摂取の減少より長期にわたるエネルギー消費の減少のほうが大きいということであり，図8.6のデータはこの結論を支持する。また，身体活動の不足は，通常の加齢性筋肉減少（サルコペニアとして知られ，本章で後述する）を上回る筋肉組織の

図 8.6　体脂肪量に影響する十分な強度の規則正しい余暇身体活動に従事する人の割合

規則正しい余暇身体活動の定義とは，30 分以上で 1 週間あたり 5 回以上の強度の高い身体活動か，20 分以上で 1 週間あたり 3 回以上の適度な身体活動である。（データは J.R. Pleis, B.W. Ward, and J.W. Lucas, *Vital Health Stat.* 10:217, 2010；C.A. Schoenborn, J.L. Vickerie, and E. Powell-Griner, Health Characteristics of Adults 55 years and Over: United States, 2000-2003, Hyattsville, MD: National Center for Health Statistics, 2006 より）

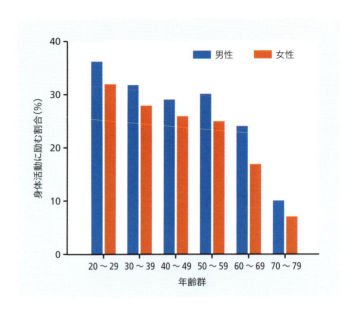

減少も引き起こす。身体活動低下による筋肉量の減少は REE の減少を導き，加齢に伴うエネルギー消費減少を悪化させる。後で議論するが，70 歳以降の体重の減少は，一生の終わり近くでのカロリー摂取減少に最も相関する。

一生の終わり近くの体重の過剰な減少は死亡率を増大させる

ヒトの生涯のほとんどを通じて体重は増えるにもかかわらず，体重が減りはじめるときがくる。この現象は図 8.2 に認められ，70 歳以上の体重は若い世代のグループより少ない。この年齢群での体重減少は，一生の終わり近くの人のデータが含まれることを反映している。一生の終わりの体重減少は加齢に伴う現象としてようやく最近認められてきているが，その背景にあるメカニズムはまだ同定されていない。しかしながら，この時期に，脂肪量と筋肉量の両方が減少することが知られている。

最近のデータでは，食物摂取の減少が寿命の終わりでの体重減少と相関し，**老化による拒食症**(anorexia of aging) として知られる臨床状態をもたらす可能性がある。老化による拒食症の 4 つの特徴とは，過剰な体重減少，食欲減退，栄養不良，活動低下である。これらは，**老衰**(geriatric failure to thrive) としてより広く一般的に知られる症候群の初期に予期できる症状でもある。この多因子症候群はしばしば一生の終わりを意味し，身体機能の低下，栄養失調，うつ，認知障害を含む。老衰と診断するアルゴリズムは確立されており，苦しみをのばすだけの不必要な介入を防ぐために，医師が患者やその家族と一生の終わりの選択肢について話し合うという時期となる（**図 8.7**）。

サルコペニアとは加齢に伴う骨格筋量減少である

サルコペニア(sarcopenia) として知られている加齢に伴う骨格筋量減少は，ヒトの一生の成熟期にみられる。この減少は，例えば身体活動増強などの筋肉量を増加させる因子に関係なく起こる。加齢に伴う筋肉組織減少は，筋肉細胞の数および細胞の大きさ両方の減少であり，女性よりも男性のほうがその減少はより大きい。細胞数および大きさの両方の縮小であるサルコペニアは，細胞

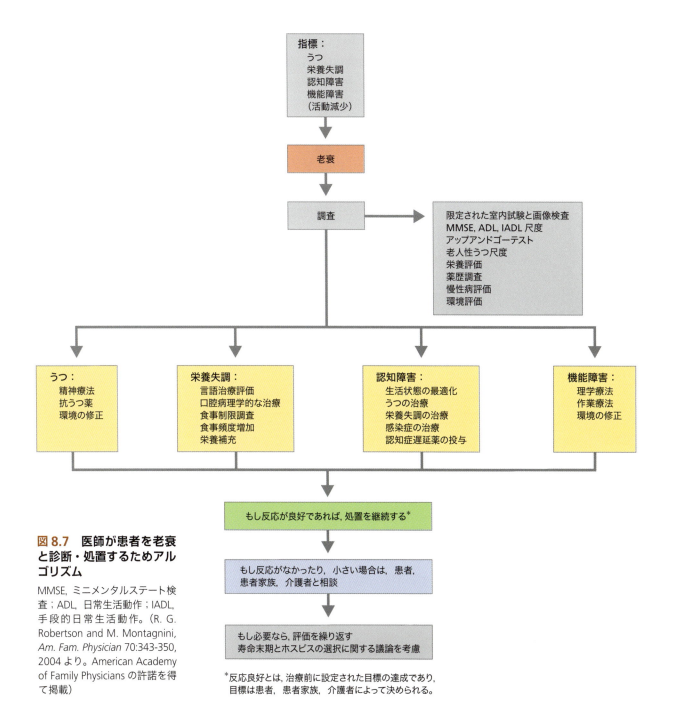

図 8.7 医師が患者を老衰と診断・処置するためアルゴリズム

MMSE，ミニメンタルステート検査；ADL，日常生活動作；IADL，手段的日常生活動作。(R. G. Robertson and M. Montagnini, *Am. Fam. Physician* 70:343-350, 2004 より。American Academy of Family Physicians の許諾を得て掲載)

の大きさのみが減少する廃用性筋肉量減少とは区別される。一連の横断研究および縦断研究より，40歳をすぎると，男性で10年ごとに約2〜3％，女性で10年ごとに1〜2％の割合で筋肉量が低下することが示されている。

サルコペニアの原因を調査する研究においていくつかの変化が常に観察されているが，サルコペニアの基礎メカニズムはほとんど解明されていない。脂肪沈着と結合組織が筋肉の収縮部位に置き換わっているようにみえる。筋細胞または筋線維だけが収縮力を発生できるので，筋肉内の脂肪および結合組織の増加は収縮力を低下させる。

サルコペニアの影響を受けるのは特定の**筋線維**(muscle fiber)であると思われる。筋細胞は，収縮タンパク質である**ミオシン**(myosin)のアイソフォーム

の含有量にもとづいて分類される。遅い収縮をもたらすミオシンアイソフォームの割合が高い細胞は、**Ⅰ型線維**(type Ⅰ fiber，遅筋線維とも呼ばれる)として知られており、速い収縮をもたらすミオシンアイソフォームが多い筋線維は、**Ⅱ型線維**(type Ⅱ fiber，速筋線維とも呼ばれる)として知られている。サルコペニアに関連した筋線維縮小は、Ⅰ型よりⅡ型線維のほうが大きい影響を受ける。それゆえに、例えば手やその他の微細運動制御領域の高速収縮を必要とする筋肉のほうが、大きな筋肉群よりもサルコペニアの影響を受けやすい。興味深いことに、最近の研究から、第3の筋線維であるⅡX型線維(type ⅡX fiber)が発見され、これは老化時にのみ現れる。この型はⅠ型線維およびⅡ型線維の特徴を両方有しているが、サルコペニアにおけるⅡX型線維の役割は、今後の研究課題である。

ヒトの老化モデルとしての齧歯類に関する近年の観察から、神経筋接合部や**運動終板**(motor end plate)の数と機能が、年齢とともに低下することがわかっている。運動終板は収縮にどれぐらい多くの筋線維が使用されるのかを制御しており、神経による支配下の運動終板の数が多いほど、収縮力は強くなる。したがって、運動終板が加齢によって減少することで、廃用性萎縮や**アポトーシス**(apoptosis)の開始シグナルが誘導される。ヒトでのサルコペニアにおける廃用性萎縮とアポトーシスの直接的な証拠はまだ報告されていないが、若年成人をベッド上で絶対安静にする研究(実験的に誘導された安静状態)や宇宙空間(無重力状態)での長期滞在から戻ってきた人での研究により、運動終板活性の低下に関連したアポトーシスが起こることが示されている。

筋肉組織の縮小は健康への重大な影響をもたらす。筋肉はその形態を維持し、収縮のための準備状態でいるために安静時でもかなりのエネルギー量を消費する。筋肉は安静時エネルギー消費量(REE)の半分以上を消費する。このように、筋肉量が減少すると安静時代謝率が下がり、エネルギー摂取量を同程度に削減しなければ、脂肪が蓄積する。男性は10年ごとに安静代謝率が約2.5％減少するのに対し、女性はやや緩徐で10年ごとに1.5％である(図8.8)。これらの値は、加齢によって失われる筋肉量に著しく近似している。身体活動が不足すると、筋肉組織がさらに縮小し、加齢による安静時エネルギー消費量の低下を加速する。

ヒトの骨格筋はおもな役割として、身体に強度と安定性をもたらす。もし筋肉量が低下すると、あるレベルの強度および安定性を必要とする状況に対処する能力も低下してしまう。歩行という単純な動作を考えてみよう。歩道の縁でバランスを崩したり、凸凹の面を踏んだりして、初めてわれわれは歩くことを真剣に意識する。青年期は、状況に応じて反応してバランスを維持するのに十分な筋肉量があるので、バランスを崩して怪我をする可能性は低い。加齢によって筋肉量が低下すると、つまずいたときに直立を維持する筋力が不十分になる。実際、加齢による筋肉量低下に起因する転倒は、罹患率および死亡率の主要なリスク因子なのである。

皮膚の変化

ヒトの皮膚は、体の中で最大の器官であり、われわれの体と外界との間の境

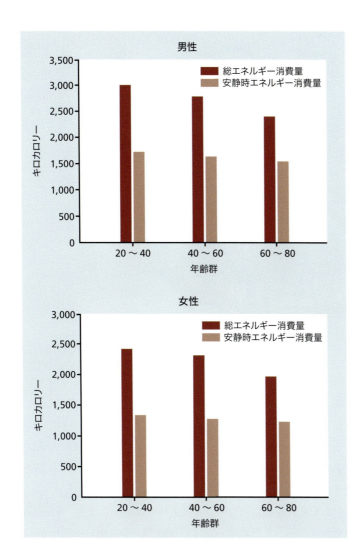

図 8.8 男性と女性のさまざまな年齢における総エネルギー消費量および安静時エネルギー消費量

（データは S.B. Roberts and G.E. Dallal, *Public Health Nutr.* 8:1028-1036, 2005 より）

界として機能している．皮膚はわれわれの体内成分を包含するだけでなく，ときには厳しく有害な外部環境から保護している．例えば，紫外線（UV）のような有害な太陽光線は，ヒトの皮膚レベルより深く侵入できない．われわれの皮膚は有毒物質の侵入に対して障壁となることで，自然免疫系にも関与している（本章で後述）．このような保護の役割に加えて，皮膚は体温調節系の器官および接触したときの感覚器官として機能している．本項では，皮膚の基本構造や，老化が皮膚に対してどのように影響するか，そして皮膚の加齢性変化における環境因子の役割について説明する．免疫系における皮膚の役割については，後述の「免疫系の変化」の項で簡単に説明する．

皮膚は 3 層で構成される

　皮膚には**表皮**（epidermis），**真皮**（dermis）および**皮下脂肪組織**（subcutaneous fat tissue）の 3 層が存在する（**図 8.9**）．表皮は，皮膚の外層として，角質層，透明層，顆粒層，有棘層，基底層の 5 つの層で構成されている．各層が特定の機能を有するが，表皮の総体的な役割は，基底層で生成される生きた皮膚細胞である**角化細胞**（keratinocyte）から，角質層の扁平様の硬い死細胞を形成することである．この死細胞はおよそ 2 週間ではがれ落ち，層を通って上方に

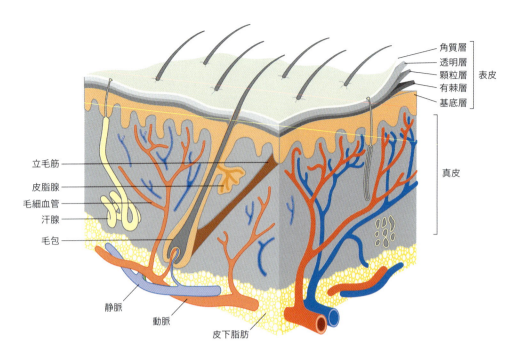

図 8.9 ヒト皮膚の断面図
皮膚の3層構造は表皮，真皮および皮下脂肪組織であり，環境障害から内部器官を保護し，触覚を担い，汗（暑いとき）と血管収縮（寒いとき）により体温維持を補助する。

移動した新しい角質に置き換わる。この過程を通じて，太陽放射または他の傷害により損傷を受けた細胞は剥離し，下層は保護される。表皮には，色素を生産する**メラノサイト**（melanocyte），免疫系において役割を果たす**ランゲルハンス細胞**（Langerhans cell）や，感覚受容器の一形態である**メルケル細胞**（Merkel cell）のようないくつかの特殊な細胞も含まれる。

真皮はおもに結合組織からなり，表皮よりもはるかに厚く，外分泌腺（汗腺），毛包，皮脂腺（油腺），毛細血管，および神経終末が皮膚の小器官として含まれる。これらの構造は，弾性タンパク質である**コラーゲン**（collagen）およびエラスチン線維のマトリックスで支えられている（コラーゲンは真皮の乾燥重量の約70％を占めている）。真皮は皮膚の柔軟性に関与し，接触と圧力の感覚を伝達するのに役立っており，体温の調節にも関与している。汗腺は，体内温度が上昇した際に，皮膚の表面に水分を放出し，蒸発させることで冷却する。反対に，寒冷曝露の際は，皮膚の血管が収縮し，血液をシャント（短絡）させて内部器官に流す。

皮下脂肪組織は，皮膚の最下層を構成する脂肪組織および血管を含んでおり，脂肪層は緩衝性と絶縁性をもっている。また，皮膚自体と身体の両方の温度を調節するのにも役立っている。

皺は皮膚の弾力性と皮下脂肪が失われることによって引き起こされる

皺は老化の中で最も視覚的な現象の1つであり，すべてのヒトにおいて，また身体の全部分で起こるものである。皺の基本原因は，真皮によってつくられた皮膚細胞数の減少，皮膚細胞の正常機能の変化，皮下脂肪の減少である。加齢によって皮膚細胞の数が減少することで皮膚が薄くなるが，これはおもに表皮においてみられる。細胞減少は，テロメアの短縮による細胞分裂の減速に起因すると考えられている（第4章参照）。いくつかの研究によると，基底層に

おける分裂細胞の数が，年齢とともに減少することも観察されている。皮膚細胞減少の結果として，エラスチンおよびコラーゲンの産生が低下し，皮膚は著しく弾力性を失う。皮膚は，コラーゲンの非酵素的架橋結合の増加によっても弾力性を失う(BOX 8.2)。おのおのの新しい架橋結合に伴い，タンパク質の弾性特性は弱くなり，真皮は平坦化する。弾力性の喪失により，表皮は下層の真皮と皮下脂肪の凹凸をもはや上手く覆い隠せない。

　加齢に伴って生じる皮膚の凹凸形状の最も重要な原因は，皮下脂肪層の脂肪貯蔵の低下である。平均的な成人の体脂肪の大部分は皮下脂肪である。若年成人(20〜40歳)は，体全体に均等に脂肪を貯蔵する傾向があり，50歳代を超えると，貯蔵脂肪が腹部(男性)，殿部(女性)，および腰部(男女ともに)により多く分布する。さらに，いまだに原因不明だが，顔，腕，脚の皮下脂肪は減少する。年をとることでこれらの領域における皮下脂肪が失われて凹凸が生じ，また，これらの領域は比較的非弾性の表皮で覆われているため，結果として皺となる。

紫外線は時間とともに皮膚に重大な損傷を引き起こす

　汚染物質やタバコの煙，過度のアルコール摂取などのような外的要因は，皮膚に重大な損傷を与える原因となりうる。しかし，皮膚への時間依存的な環境損傷の90％以上は，太陽にさらされることが原因である。UV光による皮膚への長期的なダメージである**光老化**(photoaging)はおもに真皮内で起こり，臨床的に**日光弾性線維症**(solar elastosis)として知られる状態である，異常な弾性組織の蓄積が原因である。損傷した弾性線維とコラーゲン線維の蓄積によって細胞外マトリックス機能障害が起こり，皮膚の弾性の消失，皺形成，および**毛細血管拡張症**(telangiectasia，皮膚表面の小血管が拡張した状態のこと)につながる。また，太陽光に過剰にさらされること(いわゆる，日焼けのこと)を繰り返すと，メラノサイトが障害される。メラノサイトの機能および構造の変化は，遺伝的リスクのある人において**黒色腫**(melanoma，メラノーマ)と呼ばれる皮膚がんを形成しうる。明るい色の皮膚より浅黒い皮膚のほうが光老化の速度がはるかに遅いという事実から，メラノサイトが皮膚を保護するメラニン色素を産生する能力は明らかに重要である。

　光老化および日光弾性線維症の病因は，まだ確定されていない。多くの研究によって，UVによって生成された活性酸素種(reactive oxygen species：ROS，酸素ラジカルとも呼ばれる)が中心的な役割を担っていることが示されている。第4章で述べたように，ROSの不対電子が他の分子と即座に反応し，**タンパク質の構造**(protein structure)および機能を変化させる。コラーゲンとエラスチンは非常に代謝回転が遅いので，損傷した弾性線維は，真皮のマトリックス中に蓄積する傾向がある。弾性線維の損傷は免疫応答(252ページを参照)も惹起し，真皮へのさらなる損傷を引き起こす可能性がある。多くの研究により，ROS損傷を受けた組織に対して繰り返される免疫反応が，皮膚老化を加速することが示されている。

　太陽または日焼けマシンの有害なUV光を避けることで，光老化は完全に防止できるが，多くの人にとって，このような極端な選択は難しいか望んでいない。よって，太陽の下ですごす時間を制限し，日焼け止めを使用することで

BOX 8.2 メイラード反応と老化

加齢による生理機能の減退の大部分は，食品を加熱すると褐色になる過程と多くの類似点を有する，タンパク質の生化学的再構成の結果かもしれない。食物の褐色化の生化学的経路は，**メイラード反応**(Maillard reaction, この経路を発見したルイ・カミーユ・マイヤール〔メイラード〕(Louis Camille Maillard)にちなんで命名）として知られており，われわれの動脈を硬くし，関節の動きを減少させ，眼の水晶体を厚くするほか，生命を脅かすほどではない他の多くの変化に関わっている。ここでは，メイラード反応の生化学とヒトの老化への影響を簡潔に論じる。

メイラード反応は3段階からなる。

まず，グルコースまたはフルクトース分子がアミノ酸と反応し，アミノ基の窒素原子がグルコースまたはフルクトースの炭素原子に二重結合した有機化合物である**シッフ塩基**(Schiff base)を形成する（図8.10）。シッフ塩基の酵素的形成と分解は，正常な生化学的反応のなかで重要な合成とシグナ

図8.10 メイラード反応と終末糖化産物（AGE）の非酵素的形成

(A)リシンのようなアミノ酸は，フルクトースなどのアルドースと二重結合し，シッフ塩基（フルクトシルアミン）を形成する。(B)シッフ塩基は再構成を受け，アマドリ生成物（ここではフルクトリシン）と呼ばれるより安定なケトンを形成する。シッフ塩基とは違い，アマドリ生成物は細胞に蓄積される。(C)時間が経過すると，あるタンパク質分子（あるいはサブユニットタンパク質）に結合したアマドリ生成物が，別のタンパク質分子と結合して架橋を形成し，終末糖化産物（AGE）となる（2つのタンパク質間の結合は説明のためのもので，化学的に正しいものではない）。AGE形成は不可逆であり，タンパク質の不活性化をもたらす。

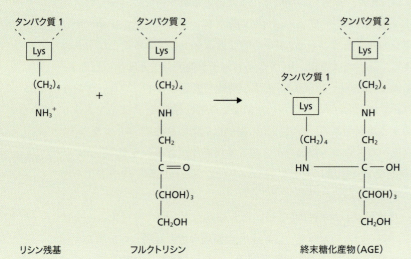

ル伝達機能を担っており，高度に調節されている。しかし，シッフ塩基は制御されていない非酵素的プロセスを経て形成することもあり，非分解性の細胞代謝産物の蓄積をもたらす。

メイラード反応の第2段階では，シッフ塩基が非酵素的転位により，**アマドリ生成物**(Amadori product)を形成する。アマドリ生成物は，シッフ塩基よりもはるかに安定しており，細胞内に蓄積しうる。メイラード反応の第3段階，すなわち最終段階では，2つの別個のタンパク質分子がアマドリ生成物によって1つに連結された**終末糖化産物**(advanced glycation end product：AGE)が形成される。架橋と呼ばれるこの結合は，タンパク質構造を変更し，その機能を変化させる。AGEは非常に難溶性であり，容易に分解できない。これらの産物が加熱されると，褐色化が起こる。

AGEは，酵素的に架橋された通常の生成物とは異なり，加齢性の生理機能障害をもたらしうる。例えば，コラーゲンはわれわれの体中の全タンパク質の25%以上を構成しており，細胞同士を結び付ける物質である細胞外マトリックスのタンパク質の大部分に相当する。コラーゲン原線維は3つのα鎖がねじれた三重らせん構造をなし，水素結合によって結び付いている(図8.11)。翻訳中にコラーゲン原線維を合成する際，リシルオキシダーゼという酵素は，通常はグルコースまたはフルクトース内のアルドースのアルデヒド基にタンパク質中のリシン残基を結合する反応を触媒し，グリコシル化されたリシン残基を形成する。一部のコラーゲン原線維のグリコシル化リシン残基は，自発的に結合してコラーゲン線維を形成する。そして，コラーゲン線維は互いに結合してコラーゲン束を形成する。原線維と別の線維が酵素で結合することで，コラーゲンは独特な強度と弾性を獲得する。

コラーゲンの形成は，弾力性を維持しつつも十分な強度を提供するのに過不足のない架橋を伴って起こる(皮下筋肉から皮膚を引き離すと，コラーゲンの弾性によってもとの場所に戻ろうとする)。コラーゲンの代謝回転は非常に遅く，臓器に発生中のコラーゲンが生涯無傷のまま残っているのをみつけることは珍しいことではない。コラーゲンのこの特性により，ランダムで無秩序なプロセスである非酵素的糖鎖付加およびAGEの形成が非常に起こりやすくなる。コラーゲン線維で形成された非酵素的架橋は，コラーゲンの強度を増加させ(コラーゲンは堅くなる)，その弾力性を減少させる(柔軟性が減退する)。

タンパク質の不活性化におけるAGE形成の重要性は，いくら強調してもしすぎることはない。AGEの異化経路は知られておらず，これらの生成物の蓄積によって，細胞および生理学的機能障害が引き起こされることが示唆されている。本章と第9章でみるように，非酵素的架橋やAGEの形成は，加齢に伴う生理的機能減退の原因である可能性が示唆されている。

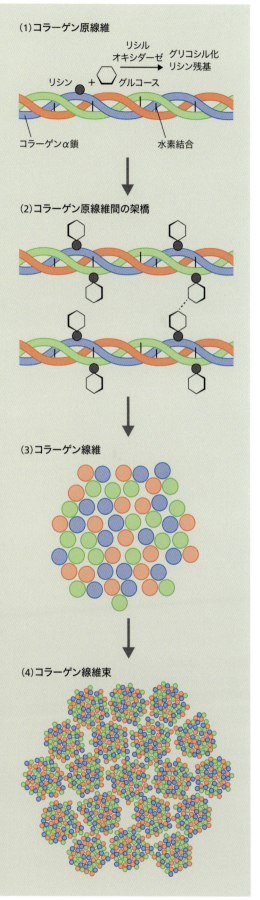

図8.11 コラーゲン線維の酵素的架橋
(1)コラーゲン線維の基本ユニットであるコラーゲン原線維は3つのα鎖がらせん状にねじれ，水素結合によって保持されている。リシルオキシダーゼはα鎖のリシン残基とアルデヒドの反応を触媒する。ここでは，グルコースからグリコシル化リシン残基が形成される様子を示す。(2)グリコシル化リシン残基は他のグリコシル化リシン残基と自発的に結合し，コラーゲン原線維間で架橋を形成する。(3)いくつかの架橋コラーゲン原線維によって，コラーゲン線維が形成される。(4)いくつかのコラーゲン線維が結合し，最終産物であるコラーゲン線維束となる。

光老化や皮膚がんのリスクを減らすこともできる。

感覚の変化：聴覚，視覚，味覚，嗅覚

聴覚と視覚の2つは，すべての人において加齢に伴い機能が減退する数少ない生理器官である。しかしながら，補聴器で音量を増加したり音の高低を調整したり，老視鏡によって近くのものを見る視力を改善するなど，医科学により加齢に伴う損失を効果的に補う治療法が開発された。よって，いずれの機能減退においても必ずしも日常生活に重大な障害が発生するわけではない。味覚と嗅覚は，2つの化学感覚である。一般に信じられているのとは対照的に，味蕾と嗅覚中枢の加齢による変化はわずかである。本項では，われわれが年をとるに従って感覚器官がどのように変化し，それによって知覚および外界との相互作用がどう変わるのかを分析する。

聴覚は音の物理特性にもとづいている

聴覚の生理学と加齢に伴って起こりうる変化を理解するには，まず音の物理特性を理解する必要がある。物体が媒質中(気体，液体，固体)で振動すると，音の波が作り出される。自然界では，振動は周期性のある振幅である。つまり，振動が周囲の媒体中で分子の**圧縮**(compression)と圧力の増加を引き起こし，物体の静止状態を超えて外側に押し進むのである。その後，振動の外向きの動きは，媒質中の圧力の低下または**希薄化**(rarefaction)を引き起こし，物体の静止状態を超えて後退する。

圧縮ピークと希薄ピークの高さの差により，音波の**振幅**(amplitude)が定義される(図8.12)。音の大きさは，波の振幅に正比例し，音波が振動を作り出す物体から外に広がって離れるほど，振幅が小さく，音が小さくなる。音の大きさは，**デシベル**(dB)で測定される。dBはヒトの耳にかろうじて聞こえる音の何倍の大きさであるかを対数的に表したものである。ヒトの耳は，0～130 dBの間の音を許容でき，130 dBを超える音は痛みを引き起こす。圧縮ま

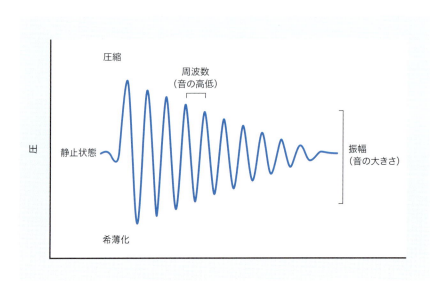

図8.12　音波の成分

振動物体の外側への前進は，媒体の周りで分子間の距離を減らして圧を増加させる(圧縮)。振動物体の内部への収縮は，媒体の分子間の距離を増加させて圧を減らす(希薄化)。圧縮と希薄化のピークの間の距離は音波の振幅を規定する。音の大きさは振幅に直接比例する。波の周波数，すなわち物体がいかに速く振動するかは，音の高低を決定する。

たは希薄いずれかの連続するピーク間の距離として定義される振動の**周波数**（frequency）は，音の**高低**（pitch）を決定する。周波数が高いほど，音の高低が高くなり，周波数が低いほど，音の高低が低くなる。ヒトの耳は 20 〜 20,000 Hz（ヘルツ，1 秒あたりのサイクル数）の間の音を聞くことが可能だが，最もよく検知できるのは 1,000 〜 4,000 Hz の音である。

ヒトの耳での音の伝達は 3 つのステップで起こる

音を聞くための，ヒトの耳の役割は，(1) 耳の聴力部分に音波を向ける，(2) 音の振動によって生じる空気圧の変動を感知する，(3) この圧力変動を脳が理解できる信号に変換する，の 3 つである。これらの役割は，耳のそれぞれ別の部分によって担われる。

音の伝達の最初のステップは，**耳介**（pinna），外耳道，**鼓膜**（tympanic membrane）からなる外耳が関与する（図 8.13）。耳介は，音波を「収集」し，外耳道を介して鼓膜へ誘導する。音波の振動と同じ周波数の振動が鼓膜で発生し，鼓膜は加えられた圧力に比例した距離だけ内側に押し下げられる。このように，鼓膜によって移動した距離が，われわれが聞く音の大きさを決定する。

鼓膜は外耳道を横切るようにのびており，中耳と外耳を分けている。鼓膜の振動は中耳の 3 つの骨である**ツチ骨**（malleus），**キヌタ骨**（incus），**アブミ骨**（stapes）へと伝えられる。音波は内耳に入る前に，これらの骨によって増幅される。内耳には液体が含まれており，その液体を介して音波を送信することは空気を介して送信するより難しいが，中耳の卵円窓の単位面積あたりの力は，鼓膜の単位面積あたりの力に比べてかなり大きいので，その結果音が増幅される。中耳は**耳管**（eustachian tube）への開口部をもつ。耳管は，中耳と外部環境の圧力を等しくする。

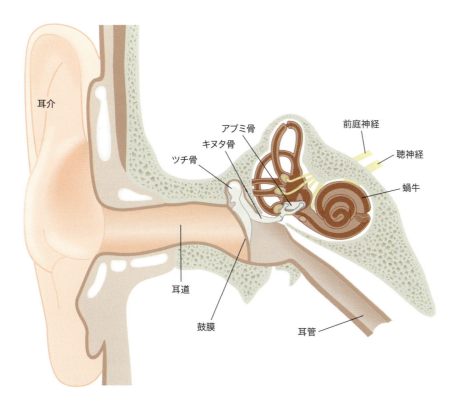

図 8.13　ヒトの耳の構造

図 8.14　内耳の構成要素
(A)液が充満した蝸牛。(B)蝸牛は器官を貫く3つの管からなる。音波の振動は卵円窓で蝸牛の液体に伝えられる。この液体の振動は蝸牛の壁に対する圧を変化させ，蝸牛管のコルチ器によって検出される。(C)コルチ器の有毛細胞は毛のように突出した不動毛を持ち，これは蝸牛の液体による圧と直接比例する距離を動く。(D)不動毛の動きは電位依存性チャネルを開き，細胞内へのカルシウムの流入により神経伝達物質が放出される。これによって，電気信号が生じる。

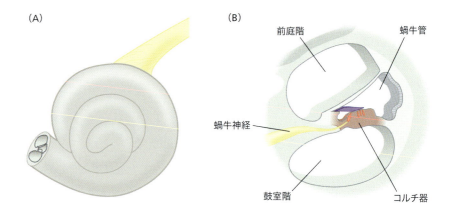

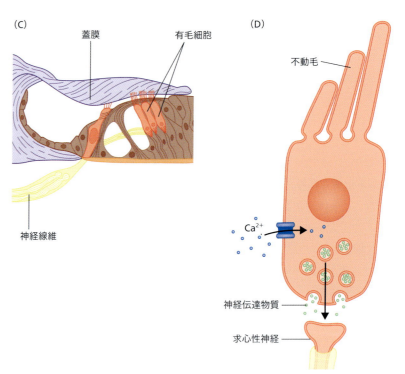

　音波から神経インパルスへの変換は内耳で起こる。アブミ骨は卵円窓で振動し，その振動が液体で満たされた蝸牛管を通って，**蝸牛**(cochlea)に伝達される(**図 8.14**)。蝸牛は**不動毛**(stereocilia)と呼ばれる毛のような突起物をもつ高度に特化した受容細胞を含む**コルチ器**(organ of Corti)を内蔵している。不動毛は，蝸牛内の流体の振動に正比例した距離を移動する。不動毛が動くと，その運動の圧力によって受容細胞膜の電位依存性カルシウムチャネルが開き，受容細胞はつぎつぎに蝸牛神経を刺激する神経伝達物質を放出し，その信号は脳の聴覚中枢に送信される。こうして，われわれは音を聞くのである。

不動毛の消失は加齢性難聴の原因となる

　老人性難聴(presbycusis)として知られる加齢性聴力低下のおもな原因は内耳の変化である，という点で多くの専門家の意見は一致しているが，その変化の理由は不明である。内耳における多くの変化の中で最も注目すべきは，コルチ器における有毛細胞や不動毛の喪失である。各細胞における不動毛の数が減

少すると，神経伝達物質の放出速度が低下し，結果的に音の大きさおよび高い音を検出する能力が低下する。その他の変化としては，聴覚路のニューロンの脱落，毛細管壁の肥厚(血流を減速させる)がある。老人性難聴は鼓膜と内耳の骨の動きが弱まることから起こることもある。音波は鼓膜への音の振動の伝達を介して，中耳の骨が圧力に直接比例して移動するという生理学的事象を引き起こすことを前述した。これらの骨の動きが弱まることで，実際の音波とわれわれが聞く音の間に乖離が生じる。ツチ骨，キヌタ骨，アブミ骨は，それらの靭帯や腱が可動できる分だけ動く。年をとると，靭帯や腱の主要なタンパク質であるコラーゲンは，非酵素的架橋および AGE の形成の結果，より硬くなる(BOX 8.2 参照)。これらの靭帯および腱におけるこのようなコラーゲンの架橋は，中耳構造による移動距離と速度の両方を減退させる。したがって，後生殖期において音の大きさ(振幅)と高い音(高い周波数)を検出する能力は低下する。

視覚は光の物理特性にもとづく

ヒトの眼では，2つの主要構成要素が共同して働き，視覚を形成している。周囲の環境にさらされる眼の外側部分は，物体へ焦点を合わせるための光学的性質をもち，瞳孔，角膜，虹彩，水晶体，毛様体を含む(図 8.15)。眼の内側部分は，光を神経インパルスに変換する構造をもち，網膜，網膜中心窩，視神経乳頭，視神経を含む。

物体から反射する光はすべての方向に直線的に進む。光波をとらえ，被写体の画像を作り出す能力は，反射した光の多くの光線を1点に集中することができる光学系を必要とする。ヒトの眼の光学系である**角膜**(cornea)と**水晶体**(lens)は，**網膜**(retina)上の1点に外部光源からの光を集中し，網膜は光を脳に届く電気インパルスに変換する。網膜の**中心窩**(fovea centralis)の一帯において光の焦点を合わせるためには，角膜は光線を曲げなければならない(屈折)。光の曲がる量は**屈折力**(refractive power)と呼ばれ，曲がる量が大きければ大きいほど，屈折力は大きい。

ヒトの水晶体は**小帯線維**(zonular fiber)によって，括約筋状(環状)の筋肉で

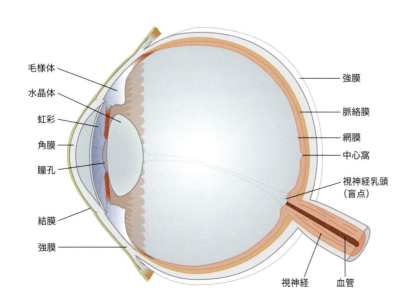

図 8.15 ヒトの眼の構造

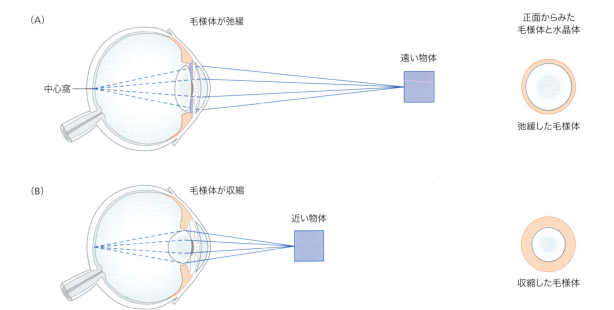

図8.16 屈折と遠近調節のメカニズム

ヒトの眼において焦点を合わせるには，網膜や中心窩の1点へ光線を集中させる必要がある。遠い物体からの光（A）は近くの物体（B）より小さい角度で角膜に到達し，必要となる屈折も小さい。レンズは角膜を補助するような調節をせず，平らな形である。近くの物体に焦点するときは，レンズはより球形になる。近くの物体に焦点を合わせるには，適切な屈折のために，レンズによるかなりの調節が必要となる。

ある**毛様体**（ciliary body）に取り付けられている。毛様体の弛緩（筋肉の伸長）は，小帯線維をのばし，結果として水晶体をのばす（図8.16）。毛様体の収縮（筋肉の短縮）は小帯線維を緩和し，水晶体がもつ弾性の性質により球状になる。水晶体は形を変えることで，近・遠両方の物体を見ることが可能となる。遠くにある物体を見るとき，水晶体は毛様体の弛緩によって平らな形状をしており，すべての屈折は角膜で起こる。近くの物体からの光は，より大きな角度で角膜に衝突し，より大きな屈折力を必要とする。毛様体が収縮することで，水晶体が球状になり，光の屈折が増加する。これによって，水晶体は角膜の屈曲を補助する。水晶体が変形するこの過程は，**遠近調節**（accommodation）として知られている。

老視は水晶体の屈折力が加齢によって変化することによって説明できる

50歳以上のすべての人は，眼の光学部分が変化し，近い物体に焦点を合わせる能力が影響される（**老視**〔presbyopia〕と呼ばれる状態）。40〜50歳以上の人が，印刷物に焦点を合わせるために読みものを目から離してもっている光景をしばしば見掛ける。この行為は，水晶体が球状に変化して，近くの物体に焦点を合わせるために十分なほど屈折力を増加できないことが直接の理由である。老視の正確な原因はいまだに明確に証明されていないが，いくつかの要因が関与することが知られている。まず，水晶体の細胞がいったん形成されると，それらが置き換わることはない。すなわち，それらは**最終分化**（terminally differentiated）形である。最終分化によって，水晶体細胞内の小器官も失われる。その結果として，水晶体の損傷した細胞の交換または修復ができないので，弾力性が失われる。つぎに，細胞を保持し，水晶体にその弾力性を与えるコラーゲンは，前述のように加齢に伴って硬くなり，そのため，近い物体に焦点を合わせるために水晶体を球状に縮めることができなくなる。最後に，毛様体の平滑筋細胞数がわずかに減少するので，これによって，収縮の強さが減少し，屈

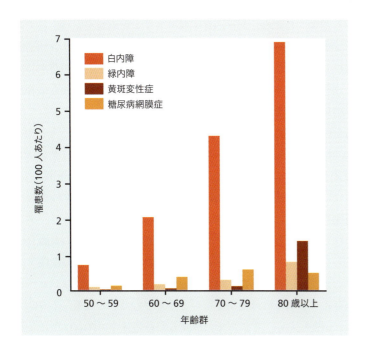

図 8.17　視覚の加齢性疾患の罹患率

研究対象集団での人数が少ないので，80 歳以上のグループのデータは過大評価の可能性がある。(Eye Disease and Prevention Group, *Arch. Ophthalmol.* 122:487-494, 552-563, 564-572, 2004 より。The Eye Disease and Prevention Group の許諾を得て掲載)

折が減少する。

水晶体細胞の最終分化は白内障の形成をもたらす

　60 歳以上の人の約 3.9％は，弱視や失明に通じる視覚障害をもっている(図 8.17)。白内障は，高齢者に影響を与える最も一般的な視覚疾患で，正常な老化と疾病との境界に位置する。すなわち，水晶体の透明性は加齢に伴って低下する一方で，白内障を発症するのは，60 歳以上の人のわずか 3.5％である。

　白内障(cataract)は，眼の水晶体内のあらゆる混濁と定義することができる(図 8.18)。加齢に伴う白内障の原因は不明だが，例えば，光酸化などのような長期的な環境ストレスが浸透圧を増加させたり，他のストレスが混濁悪化の原因となることが知られている。多くの組織では，細胞への障害は，細胞小器官の働きによって防止または修復されており，深刻な障害は，アポトーシスおよび細胞死を引き起こす。水晶体細胞は，最終分化しているため，アポトーシスを起こすことはない。また，水晶体の透明性を維持するには細胞小器官を機能させることが必要であるが，前述のように細胞小器官は年齢とともに数が減少する。このように，環境による老化した水晶体への損傷を修復することは不可能なのである。

　環境から受ける水晶体の損傷は，加齢に伴う白内障をどのように引き起こすのだろうか？　この質問に対する明確な答えはまだないが，最近の知見より，タンパク質のミスフォールディングと不溶性タンパク質凝集体の発生が，加齢による水晶体混濁の増加をもたらす 1 つの原因とされている。ヒトの水晶体には，タンパク質である**クリスタリン**(crystallin)が多量に含まれていて，その結晶の三次構造によって水晶体の透明度が維持されている。すべてのタンパク質に共通しているように，クリスタリンもときどき変性する(フォールディングがほどける)。他の組織では，シャペロンタンパク質の助けを借りて，タンパク質の変性を修復するが，ヒトの水晶体はシャペロンタンパク質を合成す

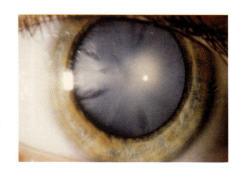

図 8.18　加齢に伴う白内障によって引き起こされる水晶体の混濁

(Biophoto Associates/PR Science/Visual Photos の厚意による)

る装置をもたず，むしろ，シャペロン様ドメインをもつタンパク質であるαクリスタリンを含んでいる。若い人の水晶体では，αクリスタリンの補助によって，再度折りたたまれ，その機能を取り戻すことができ，透明な水晶体を維持できる。αクリスタリンやシャペロンドメインの量は年齢とともに著しく減少し，その結果，変性クリスタリンタンパク質は，再度折りたたまれて機能性の三次構造を回復することができず，透明性が低下する。

これは，加齢によるミスフォールディング（または変性した）タンパク質の増加がどのようにして白内障を引き起こすのか，というさらなる疑問につながる。この点についても，基本的なメカニズムは不明のままだが，変性タンパク質は不溶性凝集物を非常に形成しやすく，白内障の化学分析によって，タンパク質凝集体の存在が判明している。タンパク質が変性すると，その表面上に，通常では存在しないアミノ酸が露出する。これらのアミノ酸は他の変性タンパク質分子のアミノ酸と結合することができるが，このような結合はシャペロンタンパク質が存在する場合には発生しないと推測される。つまり，2つのタンパク質はともに結合しあい，それらを分解するためのメカニズムは存在しないということである。この過程が何度も起こり，タンパク質凝集体が形成される（タンパク質の凝集体形成については，第9章で詳述する）。

白内障は視力に甚大な影響を及ぼすが，外科的に治癒することが可能となっている。超音波水晶体乳化吸引術と水晶体嚢外摘出術と呼ばれる2種類の白内障手術がある。**超音波水晶体乳化吸引術**（phacoemulsification）は最も一般的な手法で，超音波で水晶体を乳化する（可溶性にする）。水晶体が可溶性になると，吸引によって除去することが可能となる。超音波水晶体乳化吸引術では，水晶体嚢は除去されない。**水晶体嚢外摘出術**（extracapsular cataract extraction）は，水晶体を保護している弾性嚢を部分的にそのままの状態で残しつつ水晶体を除去する方法である。弾性嚢を残しておくと，人工的な水晶体の移植が可能になる。両手術ともに，人工的な水晶体が角膜内に挿入される。人工的な水晶体は縮めたりのばしたりできず，遠近調節はできない。現在，遠近調節のできる人工的な水晶体がいくつか開発中である。白内障手術は，米国で非常に一般的になっており，加齢に伴って白内障を発症した60歳以上の人の3.5%のうち，95%が白内障手術を受けている。

味覚と嗅覚は老化でわずかに変化する

口と鼻はわれわれに味覚の快楽の感覚を与える。この感覚は，空腹時に食べることをわれわれに促す生命維持に必要な感覚である（このことを疑うのであれば，鼻風邪に罹ったときに，食べることがどれほど不愉快で退屈だったか思い出してみよう）。味覚とは，味と匂いという2つの化学的感覚から生まれる。味の感覚器である**味蕾**（taste bud）は，おもに舌のうえにあるが，口蓋にもある。味蕾による味の検出は5つの一般的なカテゴリー，すなわち，塩味，甘味，苦味，酸味，**うま味**（umami, グルタミン酸や他のアミノ酸塩に関連する味のこと）に分類される。味蕾は食物に反応し，塩味・酸味はイオン濃度の変化を，甘味・苦味・うま味はそれぞれ特異的な受容体の刺激を介して検出し，味の種類についての信号を脳へ送る。

食物による風味の約80%は嗅覚に由来する。上部鼻腔上皮の**嗅細胞**

図 8.19 嗅覚系と咽頭構造の解剖学的位置

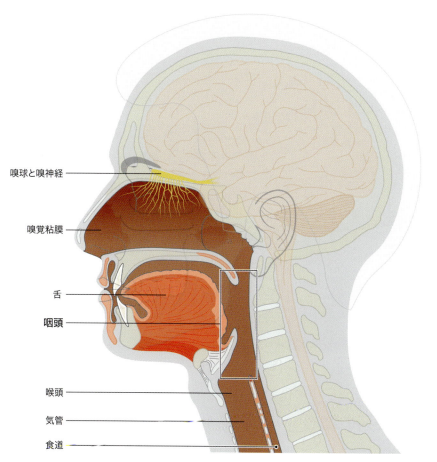

（olfactory neuron）は，食物中のにおい物質を化学構造にもとづき検出する（図 8.19）。ヒトはにおい分子のグループに特異的な 1,000 以上の異なる嗅覚受容体をもつ。1つの嗅細胞には，1〜4個の受容体が存在する。におい分子は受容体に結合すると，神経信号を**嗅球**（olfactory bulb）に送る。嗅球は信号を解読し，どの受容体がどれくらい刺激されたかを同定し，その情報を嗅神経（第Ⅰ脳神経）を介して脳の嗅覚中枢へ送る（図 8.20）。嗅覚中枢からの信号は，においが好ましいか有害であるかを決定する脳の**辺縁系**（limbic system）へと伝達される。辺縁系領域もまた，においと味の信号を統合し，全体的な味覚をわれわれに伝える。

　老化の味覚への影響に関する早期の調査では，味蕾と嗅覚構造の両方の生理機能に影響を及ぼす疾患をもつ人をしばしば対象としていた。その結果，味覚は年齢とともに衰弱すると一般に信じられてきた。しかし，最近のより適切にデザインされた研究では，味蕾および嗅覚中枢の加齢性変化は非常に限定的であることが示された。現在までの研究では，味蕾や嗅球の神経活動やその数，嗅神経の再生において，有意な加齢性変化は検出されていない。ある研究では，嗅球を刺激するのに必要な分子数（「閾値」と呼ばれる）は年齢によって増えることを示唆している。しかし，閾値の変化は小さいようにみえる。また，その変化は特定の疾患と関連し，生理学的重要性はないかもしれない。一部の人ではにおいを区別する能力が減衰するが，この場合は，嗅覚受容体と脳の嗅覚中枢をつなぐ神経回路が破壊されていることが示唆される。このような変化は一般

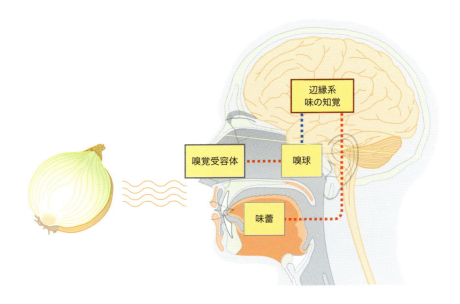

図 8.20　味とにおいの関係

ヒトの味の感覚は嗅覚(におい)系と味蕾系の両方に依存し，においの感覚は味の感覚の約80％に影響を及ぼしている。食物が存在すると，におい物質は鼻の嗅細胞にある1,000以上の特異的受容体の1つに結合する。におい分子の結合により嗅球に信号が送られ，解読される。つぎにその情報は，脳の辺縁系の嗅覚中枢に送られる。同時に，味蕾は食物中の化学成分により刺激される。味蕾からの信号は脳に中継され，嗅覚中枢からのシグナルと統合されて，われわれは味を感じる。

集団では通常認められないので，老化よりも疾患の過程とより関連しているのかもしれない。

消化器系の変化

　ヒトの消化器系，すなわち胃腸系は口腔から肛門まで連続する1本の長い管で構成されている(図 8.21)。この消化器系の唯一の目的は，食物から生命維持に必要なエネルギーや栄養を抽出し，吸収できない固形物を排出することにある。すべての多細胞動物は消化管を有し，その基本的な構造はヒトと変わらない。ミミズとヒトの消化管の違いは付属する器官や調節機構による。すなわち，ヒトでは肝臓，膵臓，免疫系，神経調節などが消化の過程を支えている。このような臓器のおかげでヒトは他の生物よりも多様な食物の摂取が可能である。実際，多様な食物を摂取する能力がヒトの繁栄をもたらした1つの理由といえるかもしれない。ヒトは地球上のあらゆる地域で生存し繁栄することができる唯一の種である。北極のイヌイットは魚や海洋性哺乳類を栄養源とし，東南アジア内陸部では大部分が菜食によって生存繁栄を遂げたのである。

　概して，消化器系の加齢による機能低下はほとんど認められない。加齢に伴う変化のほとんどは，がん・糖尿病などの疾患や食生活の乱れに関連するものである。ただし，加齢が消化器系に影響を与えないわけではない。胃炎，下痢，便秘など消化管の問題は高齢者で生じやすい。しかし，加齢に伴う胃腸機能低下が全身の身体的な変化によるものなのか，経年的な食生活の乱れの蓄積によるものなのかについては明らかでない。本項では，口腔から小腸までの加齢性の変化について解説する。高齢者の大腸や直腸，肛門機能の変化は加齢ではなく疾患に伴うものであり，本項では触れない。

口腔や食道の加齢性変化は消化機能を低下させない

　消化は食物の口腔での咀嚼や**唾液腺**(salivary gland)による前処理によって始まる。咀嚼は食物を細かく砕くことで飲み込みやすくし，表面積を増やすこ

図 8.21　ヒトの消化管の主要臓器

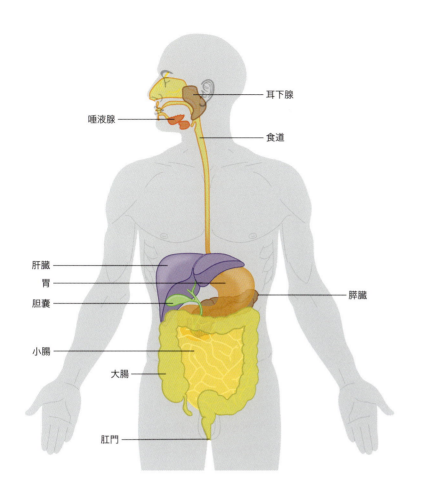

とで消化酵素による分解を助ける。加齢による歯の喪失は適切な消化を妨げ，摂取可能な食物を減らすことで低栄養を引き起こす可能性がある。加齢に伴う歯の喪失の原因については議論が分かれる。加齢により（顎の）骨量低下や歯を固定する靱帯の弱体化といった解剖学的な変化が生じるが，継続的に歯の衛生を保つことでこのような問題を打ち消すことができる。現代の歯学は歯の不衛生に伴う加齢性の問題の多くを排除したため，加齢性の歯の喪失は先進国に住む大半の人々にとって消化機能に影響する問題とはなっていない。高齢者に生じる歯の問題はほとんどの場合，生物学的な老化よりも歯のケアや歯の健康への知識の欠如に起因する。

　唾液腺は，胃や小腸による食物の消化に備えるためのいくつかの機能を有する。唾液腺で産生される**唾液**（saliva）は水分と電解質，粘液，抗菌物質，種々の酵素により構成される。唾液は食物を潤滑にすることで，食道の通過を助ける。唾液の水分は乾燥した食物を溶解しやすくすることで味覚に必要なにおい物質の放出を助ける。また，唾液は2つの重要な酵素，**リゾチーム**（lysozyme）と**α-アミラーゼ**（α-amylase）を含んでいる。リゾチームは多種の細菌を殺し，口腔内での細菌叢発達を予防する。α-アミラーゼはグルコースの長鎖を，グルコース2分子が結合した**マルトース**（maltose）に分解することでデンプンの消化を始める。唾液量は加齢により少し減少するが，唾液中のリゾチームやα-アミラーゼの濃度は変化せず，唾液量の低下は通常，消化機能を低下させない。しかし，脳梗塞やアルツハイマー病といった神経疾患によって消化機能

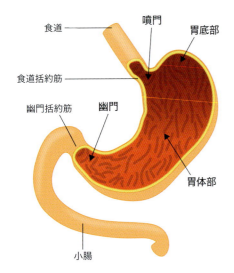

図8.22 ヒトの胃の構造

が低下するほど唾液量が減ることがある。

いったん食物が咀嚼され，唾液が付着すると，舌が食塊をもち上げ**咽頭**(pharynx)に押し込むことで嚥下が開始される。咽頭は口腔と**食道**(esophagus)を接続し，**気管**(trachea)と食道を隔てる喉頭を含む。咽頭内の食物は食道の蠕動性の収縮を引き起こし，その平滑筋のリズミカルな収縮によって食物は胃に送り込まれる。嚥下の問題を引き起こす舌や食道の加齢性の変化は比較的まれである(そのような変化は年齢によらないため)。嚥下の問題の多くは心理的な問題や，唾液腺の機能不全を引き起こすような神経疾患に起因する。

加齢性の胃機能低下の大半は萎縮性胃炎に関連する

ヒトの胃は消化機構における以下の4つの基本的な機能を有する。(1)摂取した大量の食物をゆっくりと十二指腸に送り出すための貯蔵庫として機能する。(2)消化管に入る前に食物を液状化する。(3)酵素や他の分子により食物の消化を続ける。(4)**外分泌ホルモン**(exocrine hormone)の分泌により，その先の消化管が食物の到来に備えることを促す。

胃は食道と小腸の間にあり，異なる機能をもつ以下の4つの部位に分けられる。(1)食道から食物が流入する噴門部，(2)胃の弯曲部に位置し消化液を食物に注ぐ胃底部，(3)中心に位置し食物と消化液が混ざり合う胃体部，(4)食物をさらに混ぜ小腸に送り込む幽門部(図8.22)。胃壁の細胞からは塩酸(HCl)や消化に必要な酵素が分泌される(図8.23)。粘膜層には塩酸や他の消化酵素を分泌する腺が存在する。結合組織からなる粘膜下層は血管構造を形成する。筋層の平滑筋は食物を混ぜるために胃を収縮させる。漿膜は胃と他の消化管臓器との障壁として存在する。胃壁の細胞は**胃小窩**(gastric pit)と呼ばれる腺組織を形成し，ここで食物が塩酸や消化酵素と触れる。胃の各部位は，胃腺の配列が多少異なり，胃腺を構成する細胞も部位により異なる(表8.2)。

食物が胃に入ると，壁細胞から塩酸が分泌される。塩酸は食物の塊を細かく分解し，小腸に入る前に**キームス**(chyme，糜粥)と呼ばれる半固形状の液体に変化させる。それに加えて，胃の酸性環境は大きなタンパク質の構造をほどく(**変性**〔denaturation〕)。これにより，胃から分泌される酵素のペプシンはより効率的にアミノ酸間の結合を切断することができる(1〜3アミノ酸のペプチドのみ腸管の細胞から吸収可能である)。また，塩酸の分泌は適切な消化に必要な他の酵素やホルモンの分泌も促す。

加齢に伴う胃の解剖的，生理的な機能低下を評価するのは困難であるが，これは**萎縮性胃炎**(atrophic gastritis)という状態が評価を妨げていることが大きい。萎縮性胃炎では胃粘膜の炎症によって，壁細胞や主細胞の減少が引き起こされ，これらの細胞は線維組織で置き換えられる。その結果，塩酸やペプシン，内因子などの必須な物質の分泌が妨げられる。萎縮性胃炎は深刻な消化の問題や栄養障害の原因となりうる。例えば，壁細胞からの内因子分泌の減少はビタミンB_{12}吸収不全から巨赤芽球性貧血(未発達な赤血球形成)を引き起こしうる。萎縮性胃炎には多くの原因があるが，約90%は***Helicobacter pylori***(*H. pylori*，ヘリコバクター・ピロリ)菌の持続感染を原因とする。適切な抗菌治療によって，萎縮性胃炎は治療可能であり，疾患に伴う種々の問題は軽減しうる。しかし，高齢者に *H. pylori* 感染者が多い理由については明らかではなく，

表 8.2　胃の細胞によって分泌される物質

分泌物質	分泌細胞種	分泌物質のおもな機能
アルカリ粘液	粘膜細胞	胃酸による有害作用から胃壁を保護する；液状化過程を助ける
塩酸	傍細胞	大きい食塊を破壊し液状化過程を助ける；特に，大きいタンパク質を変性させるのに重要
レンニン（キモシン）	主細胞	乳を凝固させる酵素で，乳中のタンパク質を抽出するのに必要
ペプシン	主細胞	タンパク質中のアミノ酸のペプチド結合を破壊する酵素
内因子	傍細胞	胃内のタンパク質に反応して分泌される因子；ビタミン B_{12} の適切な吸収に必要（萎縮性胃炎の項を参照）
ガストリン	G 細胞	胃内のタンパク質に反応して塩酸の分泌を促進する内分泌ホルモン
コレシストキニン	粘膜細胞	胆汁や膵臓消化酵素の小腸内への分泌を刺激するホルモン；胃の充満時に脳へ信号を送るといわれる

今後の検討が必要である。

小腸機能の変化は消化や栄養吸収に影響する

　食物の消化や栄養の吸収はおもに小腸で行われ，小腸の働きは質量作用の過程としてよくいい表される。水と食物と消化液の混合物であるキームスは，小腸の蠕動運動により管腔内を移動する。また，蠕動運動はキームスを混ぜ合わせることで，消化酵素を栄養分子と近接させる。キームスが胃から小腸に入ると，膵臓からの消化酵素分泌や胆嚢からの**胆汁酸塩**（bile salt）分泌を誘導するホルモンの分泌が刺激される（図 8.24）。脂肪の消化は，肝臓から胆嚢を経て小腸に放出される胆汁酸塩が脂質を乳化し，溶解性を高めることから始まる。胆汁酸塩による脂質の表面積の増加は，膵臓から分泌される**リパーゼ**（lipase）の効果を高め，リパーゼは脂質の大分子を遊離脂肪酸に分解する。膵酵素は物質間の結合を切断する反応を媒介し，炭水化物を糖に，タンパク質をアミノ酸に，脂質を脂肪酸に分解する。

　小腸壁は，小腸の表面積を増やし吸収を高める**絨毛**（villus）と呼ぶ構造を有している（図 8.25）。絨毛の上皮細胞は細胞膜上に微絨毛と呼ばれる突起構造を有し，**刷子縁**（brush border）を形成する。これにより，小腸の表面積はさらに大きくなる。

　ヒトの消化器系は食物を最小単位の基礎栄養素（脂肪酸，単糖類，**二糖類**〔disaccharides〕，アミノ酸，ビタミン，ミネラル）に分解し，吸収を促進するように進化した。小腸には受動拡散，イオンチャネル，担体輸送という 3 種類の吸収機構がある。第 4 章で述べたように，細胞膜（形質膜）は（無電荷の）無極性の脂質で形成される。小腸のキームス中の無極性の小分子である遊離脂

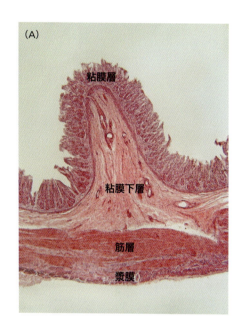

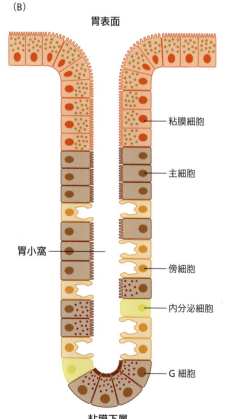

図 8.23　胃壁の層

（A）4 層からなる胃底部胃壁の横断面の顕微鏡写真。（B）胃小窩を形成する粘膜層の腺組織中の細胞配列。胃の腺組織は部位によって 4 種類の胃細胞（表 8.2 参照）を異なる比率で有するが，解剖学的な配列は同一である。保護作用をもつアルカリ粘液を分泌する粘膜細胞は最上部に位置する。主細胞，傍細胞と続き，腺の底部には G 細胞が位置する。（A，J. Harshaw/Shutterstock の厚意による）

図 8.24 小腸での消化

キームスが胃から小腸に流入すると，胃小腸間の境界の細胞を刺激し（青矢印），胆嚢から胆汁酸塩（緑矢印），膵臓から消化酵素（赤矢印）の分泌を刺激するホルモンが放出される。胆汁酸塩は脂肪の溶解性を増加させ，消化酵素は脂質やタンパク質，炭水化物の大分子をそれぞれ最小単位である，脂肪酸，アミノ酸，単糖類にまで分解する。ビタミンやミネラルは通常，これらの大分子に結合しており消化過程で放出される。

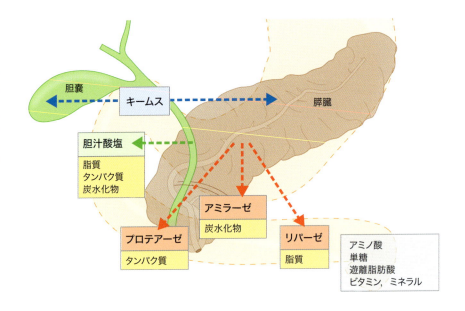

肪酸やビタミン，数種のアミノ酸は無極性の細胞膜との親和性が高く，**受動拡散**（passive diffusion）により吸収される。つまり，これらの分子は膜タンパク質を介さず細胞膜を通過し，腸管の細胞中に拡散する（図 8.26）。

図 8.25 小腸のマクロとミクロの構造

小腸の内部表面（左）には，絨毛で覆われた，内腔へ向かってのびる突起が存在する。絨毛は小腸の表面積を増やすことで吸収を増加させる。各絨毛（右）の表面は，表面積をさらに増加させる突起（刷子縁を形成する微絨毛）を有する上皮細胞で覆われる。吸収された栄養素は上皮細胞を通過し，絨毛中の毛細血管を経て体循環に入る。

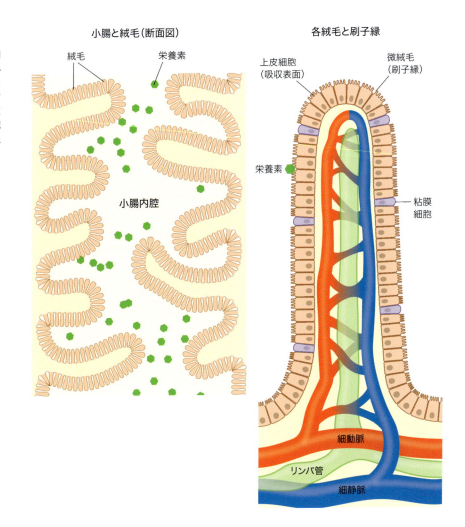

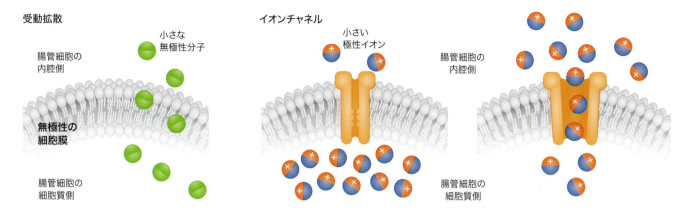

図 8.26 受動拡散とイオンチャネル
細胞膜は無極性であるため，無極性の小分子は腸管上皮細胞の細胞膜を妨げられることなく通過する。小さいが極性を有するイオンは，腸管細胞にイオンチャネルを介して吸収される。チャネルは（腸管内腔の）キームス中のイオン濃度が細胞内濃度を上回るとき開口する。

　イオンは小さいが高い極性（正電荷か負電荷）を有しており，受動拡散によって吸収されない。イオンは細胞膜上のチャネルを介して吸収される（図8.26）。イオンチャネルの透過性は腸間腔のキームスと腸管細胞の細胞質の間の濃度勾配により決定される。キームス中のイオン濃度が腸管細胞中より高い場合，チャネルは開口しイオンは細胞膜を通過する。腸管細胞中のイオン濃度がキームス中の濃度を上回ればチャネルは閉鎖する。

　担体輸送（mediated transport）は，特異的な膜タンパク質を用いて大きい無極性分子の細胞膜通過を行う方式である。担体輸送には促進拡散と能動輸送の2種類がある。**促進拡散**（facilitated diffusion）は，キームス中の分子濃度が細胞質中濃度を上回るときに起こる。促進拡散は，分子が細胞膜上の特異的な輸送タンパク質に結合し細胞中に移動する1段階の機構である。単糖類のフルクトースの促進拡散を**図8.27**Aに示す。**能動輸送**（active transport）も膜タンパク質を利用して大分子の細胞膜通過を行うが，促進拡散と違い2段階の機構である（図8.27B）。1段階目で，輸送される分子はキームス中の濃度が細胞中より低い状態で細胞膜上の輸送タンパク質に結合する。細胞中濃度がキームス中より高いことから，その分子は助力なしに負の濃度勾配に逆らって移動することはできない。その助力は通常，細胞質中よりキームス中で高い，正の濃度勾配をもつ小イオンによって与えられる。そのイオンの容易な移動を利用して，負の濃度勾配をもつ大分子は細胞質中に移動する。しかし，そのイオン濃度が細胞質中で増加すると，イオンが細胞から除去されない限り，最終的には

図 8.27 促進拡散と能動輸送
(A)促進拡散はフルクトースのような極性，無極性の大分子が特異的な輸送分子に結合し，細胞内に輸送される際に生じる。促進拡散は，分子濃度が腸管上皮細胞の内部より外部（キームス中）が高いときに起こる。(B)能動輸送は共輸送分子を利用する2段階の過程である。例えば，グルコースはナトリウムとともに輸送タンパク質に結合する。ナトリウムの正の濃度勾配（細胞内の濃度が低い）は，グルコースが濃度勾配に逆らって細胞内に移行するのを助ける。その後，ナトリウムはATPのエネルギーを使って細胞から汲みだされ，カリウムイオンと交換される。このナトリウム/カリウムATPポンプは多種の細胞において細胞膜電位を維持することに寄与する。

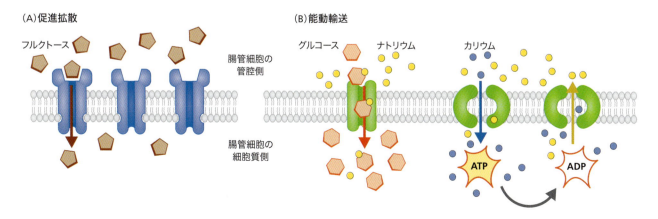

イオン輸送と，それに伴う大分子輸送は阻害される。能動輸送の第2段階では，エネルギーを用いてイオンを細胞中から腸管腔中へ濃度勾配に逆らって移動させる。

　小腸の形態や機能への老化の影響に対する見解は定まっていないが，これは，疾患や食習慣の問題が腸管機能に及ぼす影響が完全には解明されていないためである。老化が腸管機能に与える影響を検討した初期の研究の多くは，さまざまな疾患を有する患者を対象にしており，腸管組織は手術時に採取されることが多い。このような初期の研究で，老化が栄養吸収障害を含めた小腸機能への悪影響をもたらすことが示されていることは驚きに値しない。しかし，安全でほぼ痛みのない生検の導入により，健常人の小腸組織が採取されるようになった。健常人の組織を用いた調査では，絨毛の数や高さ（表面積の指標）の老化による変化は認めなかった。さらに，小腸での吸収に必須の役割を果たす上皮細胞の増殖能は，老化により変化を認めなかった。

　適切な消化吸収は，腸管が蠕動運動によってキームスを，効果的に管腔中を移動させる能力に依存する。この律動的な筋肉運動の減弱は，流量の低下と高齢者に多い便秘をもたらす。加齢による腸管平滑筋の収縮力の低下はおそらく存在し，その結果，キームスの滞在時間はわずかに増加する。しかし，このわずかな増加は，便秘や吸収不良の原因とはならない。加齢による便秘は小腸機能の生理的変化よりも，食習慣の問題を反映している。

　老化が栄養吸収に与える影響についても議論がある。これまで，**微量栄養素**（micronutrient，適切な成長や代謝にごく少量必要とされる必須ビタミンやミネラル）の吸収は老化により低下すると考えられてきた。この考え方は，微量栄養素を輸送するタンパク質が老化により減少しないという近年の知見によりゆらいでいる。一方，カルシウムの吸収は老化により女性で低下し，これはカルシウム吸収に必要なビタミンD活性の低下に関連する。老化によるビタミンD活性の低下機序は不明であるが，閉経後の骨カルシウム含量低下に強く関連する（第9章参照）。男性では老化でカルシウム吸収が低下しない事実は，カルシウム吸収不良が女性の閉経に伴うホルモンバランスの変化を反映していることを示唆する。つまり，老化によるカルシウム吸収の低下は，老化がもたらす全般的な影響よりも性別と密接に関連している。

尿路系の変化

　尿路系は2つの腎臓と2本の**尿管**(ureter)，**膀胱**(bladder)，**尿道**(urethra)で構成される（図8.28）。腎臓を除いて，尿の排出を妨げる尿路系の加齢性の変化は明らかでない。加齢に伴う**尿失禁**(urinary incontinence, 排尿の制御困難)は異常な筋力低下や，膀胱機能を制御する神経系に影響を与える病態，腎臓での過剰な尿産生に由来する。そこで本項では，おもに腎臓の加齢性変化について述べる。最初に正常な腎臓の機能について説明する。

腎臓は血液から代謝老廃物を除去する

　すべてのヒトの細胞は，血液中に代謝老廃物を放出する。これらの老廃物が除去されなければ，血液中の繊細なpHバランス（正常な代謝のためにpH 7.2

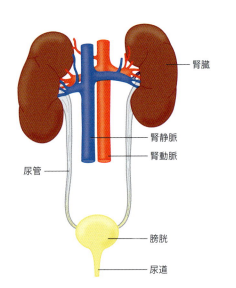

図8.28　ヒトの尿路系の構造

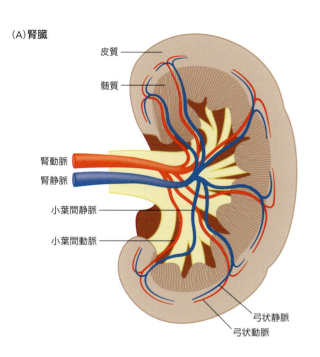
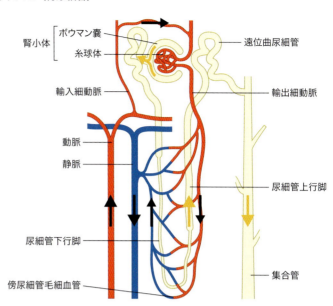

図 8.29 腎臓とネフロンの構造
(A) 腎臓の全体構造。(B) 濾過機構を示す単一のネフロン。黒矢印は細動脈，糸球体，傍尿細管毛細血管を流れる血流の方向を示す。黄矢印はボウマン嚢から集合管へ流れる原尿の方向を示す。

〜7.4 の間に保たれる)は影響を受ける。また，代謝老廃物の中には蓄積されれば毒性を有するものがある。正常な細胞機能維持のためには，ナトリウムやカリウム，カルシウム，マグネシウム，リンといった**電解質**(electrolyte)と呼ばれる特定のミネラル濃度を安定させることが必要である。したがって，腎臓は代謝老廃物の血中からの除去とともに，血中電解質・pH レベルの維持という役割を担う。

腎臓は腎動脈から血液灌流を受け，その後，血液は**ネフロン**(nephron；図 8.29)という腎臓の構造物を通過する。ネフロンでの血液濾過は，異なる部位で起こるつぎの 3 つの過程で行われる。(1) **糸球体濾過**(glomerular filtration)では，血中の水分と低分子量物質が**糸球体**(glomerulus)の毛細血管を通過して**ボーマン嚢**(Bowman's capsule)に濾過される。(2) **尿細管再吸収**(tubular reabsorption)では，**尿細管**(renal tubule)から**尿細管周囲毛細血管**(peritubular capillary)へ物質が移動する。(3) **尿細管分泌**(tubular secretion)では，尿細管周囲毛細血管から尿細管へ物質が移動する。

糸球体濾過は，糸球体毛細血管とボーマン嚢の圧較差の結果として起こる。糸球体毛細血管の内圧は 60 mmHg であり，ボーマン嚢の内圧は約 44 mmHg である。毛細血管側の内圧が上回ることにより，水分や低分子量物質が毛細血管からボーマン嚢に押し出される。**原尿**(glomerular filtrate)と呼ばれるボーマン嚢の液体成分は**血漿**(plasma)中と同じ物質濃度を有する。

尿細管再吸収と尿細管分泌は，受動拡散や担体輸送によって行われる。どの形式で行われるかは，尿細管と尿細管周囲毛細血管の間の物質濃度差に依存する。例えば，タンパク質代謝により生成される窒素代謝物である**尿素**(urea)の濃度は，原尿中と尿細管周囲毛細血管で同等である。原尿が尿細管を通過する過程で，水が再吸収され，原尿中の尿素濃度は尿細管周囲毛細血管中の濃度よりも高くなる。この濃度勾配によって尿素は受動的に原尿から尿細管周囲毛細血管に拡散する。これにより，尿素中の窒素は体循環に戻りアミノ酸産生に用

いられる。

担体輸送は，尿細管や尿細管周囲毛細血管中の物質が濃度勾配に逆らって移動するときに用いられる。担体輸送の例として，**Na^+, K^+-ATPポンプ**（Na^+, K^+-ATP pump）と呼ばれる膜チャネルを介するナトリウムの再吸収があげられる。適切な細胞機能を維持するためには，細胞内のナトリウム濃度を細胞外よりも低く保つ必要がある。逆に，細胞内のカリウム濃度は細胞外よりも高い必要がある。したがって，ナトリウムは尿細管腔から尿細管内腔の上皮細胞に受動的に拡散する。しかし，尿細管再吸収ではナトリウムは尿細管上皮細胞から尿細管周囲毛細血管へ濃度勾配に逆らって移動する。Na^+, K^+-ATPポンプはATPをエネルギー源としてナトリウムとカリウムを交換することにより，ナトリウムを濃度勾配に逆らって移動させる。

腎臓は血圧調節を担う

腎臓のもう1つの重要な働きは，血中の水分量を調節することで体血圧を維持することにある。尿細管分泌による血液から尿への水の移動は，血圧を低下させる。尿細管再吸収では，水を原尿から尿細管周囲毛細血管に移動させることで血圧を維持する。ネフロン中での水の移動はナトリウム再吸収と同時に起こり，いくつかのホルモンにより制御されている。前述のように，ナトリウムは尿細管腔から尿細管上皮細胞へと受動拡散によって移動する。これによるナトリウムの喪失は原尿の浸透圧を低下させ，水は受動的に尿細管上皮細胞に拡散する，つまり，水はナトリウムとともに動く。尿細管周囲毛細血管の浸透圧が原尿より低ければ，水は尿細管周囲毛細血管から尿細管に移動する。水とナトリウム再吸収の協調は，尿の色調変化の説明となる。水分摂取が不足すれば，腎臓は水を再吸収し，尿は溶質濃度の上昇により黄色くなる。水分を必要以上に飲めば，尿細管分泌によって水が原尿へ移動し，溶質濃度が低下して尿は透明になる。

腎臓で再吸収される水分量は尿細管の透過性にも依存する。尿細管の透過性は下垂体から分泌されるホルモンの**バソプレシン**（vasopressin），すなわち**抗利尿ホルモン**（antidiuretic hormone：ADH）により生理的な調節を受けている。脳の視床下部が循環血液量の低下を感知すると，下垂体に信号が送られ，ADHが血中に分泌される。ADHは尿細管上皮細胞の水チャネルを開口させ，水の再吸収が増加する。逆に，循環血液量の増加はADHの分泌を抑制し，尿細管中の水が増加することで尿中の水分濃度が高くなる。

老化に伴う腎血流と腎機能の低下

腎血流は，総量と心拍出量（心臓から拍出される血液量）の比率の両面で，老化に伴い低下する。腎血流の低下は，腎内血管の総数の減少と血管の狭小化を反映している。老化による血管の喪失は腎臓のすべての領域で起こるが，糸球体で最も顕著であると考えられる。30歳代前半から糸球体の血管数は10年に10%程度減少する。それに加えて，残存する血管は不規則で蛇行し，糸球体の血流はさらに制限される。

老化した腎臓にみられる動脈の変化の多くは他の臓器と類似しており，動脈硬化や動脈内壁の肥厚などを含む（詳細は第9章参照）。他の臓器と比較して

腎臓でみられやすい血管の加齢性変化は，**線維内膜性過形成**(fibrointimal hyperplasia)という動脈壁の内層の異常増殖である．この病変は血管壁への血漿タンパク質の蓄積(**染み込み**〔insudation〕と呼ばれる)により生じ，その結果，血管狭小化や血流低下が引き起こされる．

糸球体毛細血管の数的，機能的な加齢性の低下は，糸球体からボーマン嚢への血液濾過率の低下にもつながる．時間あたりの濾過量は**糸球体濾過量**(glomerular filtration rate：GFR)として知られる．60〜70 kg の若年者のGFR は約 180 L/日である．総血液量が平均約 3 L であると考えると，体内のすべての血液は 1 日に 60 回濾過されていることになる．このような大きな濾過量は，腎臓が多量の代謝老廃物に反応し素早く除去するのに必要である．老化による濾過量の低下は個人によるばらつきが大きく，正常 GFR のおよそ 0〜20％の範囲である．しかし，どの程度の GFR の変化であっても血液や体の恒常性は影響を受ける．

GFR 低下の要因は，**糸球体硬化**(glomerulosclerosis)という糸球体の退行性瘢痕化である．80 歳の時点で糸球体の 30〜40％が糸球体硬化により機能喪失していることが示唆されている．糸球体硬化が正常な加齢性の変化によるのか，あるいは高血圧に起因するのかについては議論が分かれる．加齢性の糸球体硬化は，若年者の高血圧性の糸球体硬化と区別することはできない．さらに，糸球体硬化はほぼすべての高齢高血圧患者で認められる．したがって，加齢性の糸球体硬化が高血圧に先行するのか続発するのかについては明らかでない．

免疫系の変化

老化生物学の草分け的な研究者であるロイ・ウォルフォード(Roy Walford, 1924〜2004)は，免疫機能の低下が正常な老化を引き起こすことを 40 年前に提唱した．老化の免疫理論と呼ばれるこの仮説はまだ完全には解明されていないが，感染症による死亡率が 65 歳以上では若年者に対し 3〜4 倍に上昇することは事実である．さらに，65 歳以上の新型インフルエンザワクチンによる免疫獲得率は若年者の約半分である．このように，老化がヒトの免疫系の効率を悪化させることは明らかである．

この項では免疫系の生理について述べたあと，潜在的に有害な異物による攻撃への防御力に対して，老化がどのように影響するかについて論じる．ヒトの免疫はきわめて複雑な機能を有し，感染を協調的に防御する重複した機構を含んでいる．この複雑な機構を本項で詳細に説明することは避ける．代わりに，老化によって低下するいくつかの免疫機能に焦点を絞りたい．

自然免疫は感染に対する第 1 段階の防御である

ヒトは**自然免疫**(innate immunity)と**獲得免疫**(acquired immunity，**適応免疫**〔adaptive immunity〕とも呼ばれる)という 2 つの重要な免疫系を有する．ヒトは生まれながらに，感染を防ぎ異物に素早く反応する生来の，すなわち自然の免疫系を有している．自然免疫では皮膚や体腔表面の粘膜，胃酸，プロテアーゼなどのバリアによって感染を防御する．外来物質がこれらのバリアを通過した場合，自然免疫系は異物を貪食する過程である**食作用**(phagocytosis)を

表 8.3 免疫系の細胞

細胞種	産生場所と産生機構	機能
好中球	骨髄	食作用 炎症に関与する化学物質(血管拡張物質や各種のタンパク質分解物質)の放出
マクロファージ	骨髄。組織中で単球(白血球の一種)から分化	食作用 ヘルパーT細胞への抗原の提示
ナイーブT細胞	骨髄で産生。胸腺でさらに成熟	リンパ組織に貯蔵され,特定の抗原へ曝露されるまで待機する
ヘルパーT細胞	ナイーブT細胞から形成	B細胞と他の種類のT細胞を活性化させるサイトカインを分泌する
ナチュラルキラー(NK)細胞	ナイーブT細胞から形成	ウイルス感染した細胞やがん細胞に結合し,毒素を注入し,細胞を殺す
細胞傷害性T細胞	ナイーブT細胞から形成	ウイルス感染した細胞やがん細胞の細胞膜上の抗原と結合し,細胞を殺す
B細胞	骨髄。リンパ組織に貯蔵される	抗体による免疫応答を惹起する
形質細胞	B細胞から形成される。最終分化細胞	抗体を分泌する

促す。食作用は,**好中球**(neutrophil)や**マクロファージ**(macrophage)などの血液や組織由来の特殊な細胞によって行われる(**表 8.3**)。

　好中球は血中を循環し,外来物質が侵入した体組織に凝集する。好中球とマクロファージはともに食作用を行うが,組織マクロファージは好中球よりも大きく,より大きい異物を貪食する。マクロファージが消化した異物の小片は,**樹状細胞**(dendritic cell)という特殊な細胞によってリンパ組織に運ばれる。樹状細胞は獲得免疫を活性化する。

　組織の傷害が起こると,そこからヒスタミンやプロスタグランジンといった物質が放出されて血流や毛細血管透過性が上昇し,好中球の凝集が生じる。総じて,このような反応は炎症の性質を有し,自然免疫の食作用を活性化する(**図 8.30**)。細菌や他の異物が傷口に入ると,組織マクロファージは異物を分単位で取り囲み,食作用を開始する。また,マクロファージは**サイトカイン**(cytokine)や**ケモカイン**(chemokine)を分泌することで,好中球などの白血球を**化学走性**(chemotaxis)によって傷口に誘導する。組織のマクロファージ濃度は低いため,好中球は炎症部位での最初の数時間における食作用の大半を担う。

獲得免疫は抗原に反応するリンパ球によって働く

　呼吸や摂食といった生命維持活動は,同時にヒトを無数の有害な細菌やウイルス,毒素に曝露する。自然免疫がこのような異物の侵入に対する効果的なバリアになる一方,環境中の多くの有害物質が簡単にこのシステムを乗り越え,自然免疫による防御に打ち勝つ。このような状況がいったん起こると,生体の感染を防御する役割は,獲得免疫系の**リンパ球**(lymphocyte)である**T細胞**(T cell)と**B細胞**(B cell)に譲られる。

　T細胞は骨髄でつくられる小さな白血球(リンパ球)で,リンパ組織に蓄えら

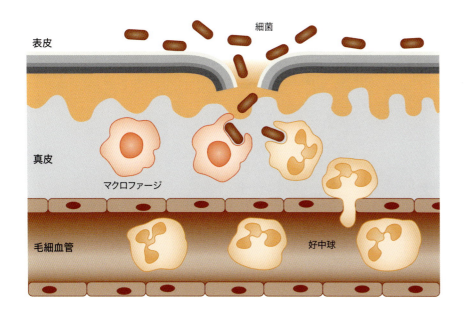

図 8.30 炎症と自然免疫

細菌が自然免疫系の保護バリアを侵すと（表皮の傷で図示），侵入箇所周囲の領域は炎症を起こす。組織マクロファージは侵入した細菌への最初の防御線となり，数分以内に食作用を開始する。炎症はまた，毛細血管の透過性を増加させ，好中球の組織への浸潤を促進する。化学走性によって起こる好中球の浸潤とそれに続く食作用活性化は受傷後1時間以内に始まり，2～3日は持続する。

れる前に**胸腺**（thymus gland）で成熟する。この段階でのT細胞は**ナイーブT細胞**（naive T cell）と呼ばれ，侵入物に接着し殺す免疫細胞には転換していない。T細胞は，マクロファージが消化した異物の断片を運ぶ樹状細胞がリンパ組織に入ったときに活性化される。これらの断片が特定のT細胞の表面受容体に結合すると，リンパ組織で3種類のT細胞のクローン産生と放出が行われる。これらのT細胞クローンは侵入した抗原（特定の免疫応答を起こしうる物質）を破壊する役割を負う。

リンパ組織から放出される活性化されたT細胞クローンの大半（75～80％）は**ヘルパーT細胞**（helper T cell）である。その名が示すとおり，ヘルパーT細胞は免疫系が侵入物質に適切に応答することを助ける。ヘルパーT細胞が直接抗原を攻撃することはない。代わりにこの細胞は，抗原を実際に攻撃する他の細胞の増殖や分化を刺激する**リンホカイン**（lymphokine，インターロイキンとインターフェロンを含む）と呼ばれる物質を分泌する（図8.31）。例えば，ヘルパーT細胞によって分泌されたリンホカインは，B細胞が抗原に特異的な抗体を合成し分泌するよう誘導する。他の重要な2種類のT細胞は，非常に特異的な目的で産生される**細胞傷害性T細胞**（cytotoxic T cell）と**ナチュラルキラー細胞**（natural killer cell：NK細胞）である。

概説すると，リンパ組織に侵入した抗原はマクロファージで破壊され，抗原の断片はナイーブT細胞に提示される（図8.31）。ナイーブT細胞の表面に抗原断片が結合すると，ヘルパーT細胞やNK細胞，細胞傷害性T細胞への分化や増殖が誘導される。ヘルパーT細胞は，活性化B細胞による抗体産生を刺激するリンホカインを分泌する。NK細胞はウイルスに感染した細胞の細胞膜上の抗原に接着し，細胞を破壊する毒性タンパク質を注入する。ナイーブB細胞はマクロファージで産生された抗原の断片を貪食することで，抗体を産生する**形質細胞**（plasma cell）に分化する。この抗体は抗原と著しく強く結合することで抗原の形態を変化させる。その結果，抗原は体細胞と結合して傷害を与えることができなくなる。また，抗体は抗原が他の免疫細胞によって分解されるための標識となる。

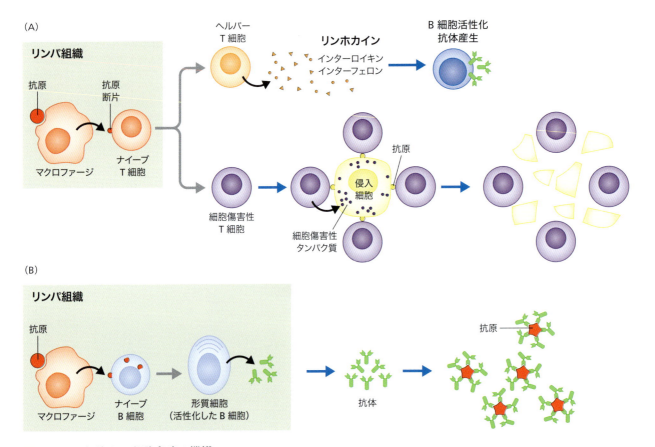

図 8.31　T 細胞と B 細胞免疫の機構
(A)感染組織からのマクロファージは，部分的に消化した抗原断片をナイーブ T 細胞に提示する。ナイーブ T 細胞はヘルパー T 細胞，細胞傷害性 T 細胞(それぞれ図示)，NK 細胞に転換される。(B)ヘルパー T 細胞は B 細胞を活性化し，形質細胞(抗体を分泌する免疫細胞)に転換する。抗原は抗体との強い結合により固定化される。

　身体が最初に抗原に曝露されてから，それを中和するために十分な T 細胞と B 細胞を産生するまでには数日かかる。抗原が除去されて身体への脅威ではなくなると，大多数の T 細胞や B 細胞は破壊される。しかし，T 細胞や B 細胞の一部は最初の抗原曝露の後にも残り，これらは**メモリー細胞**(memory cell)と呼ばれる。メモリー細胞は除去された抗原に特異的な表面受容体を有しており，抗原に再度遭遇したときにすばやくクローンを産生することが可能である。実際，再曝露時には，抗原を効率的に除去するのに十分なクローンが 1 日で産生される。

好中球やマクロファージの食作用能は老化により低下する

　自然免疫系の効率性は，大部分が好中球やマクロファージが感染領域に浸潤する能力に依存する。自然免疫を担う好中球やマクロファージの数は老化によって減少せず，骨髄の造血幹細胞によるこれらの細胞の産生は，一生を通じて維持されるものと考えられる。したがって，老化による自然免疫の機能低下は，好中球やマクロファージの食作用能の低下を反映している可能性が高い(**表 8.4**)。

　自然免疫系の食作用能低下は，高齢者での創傷治癒が若年者より時間を要する原因となる。この創傷治癒の遅延は，マクロファージによるケモカインやサイトカインの産生低下にも起因する。前述のように，マクロファージはサイトカイン産生によって骨髄に貯蔵された好中球の放出を刺激し，ケモカイン放出によって好中球を創傷部位へ移動させる。ケモカインやサイトカイン放出能の低下は，創傷部位へ到達する好中球の数を減らしたり，好中球が到達する時間

表 8.4 自然免疫系の加齢性の変化

細胞種	加齢性変化
好中球	循環中，骨髄中の数は不変 骨髄からの放出遅延 食作用能の軽度低下 化学走性の軽度低下
マクロファージ	数は不変 食作用能の低下 サイトカイン，ケモカイン産生の低下
ナチュラルキラー（NK）細胞	数の増加 結合能や細胞傷害性は不変 ケモカイン産生は不変

を遅らせたりする。それに加え，他の2つの加齢性変化が創傷治癒遅延の原因となる。1つ目は，皮膚の血管や毛細血管密度が老化により低下することである。皮膚の創傷治癒は，毛細血管から傷害された組織への好中球の拡散能に依存するため，血管や毛細血管密度の減少は創傷部位に到達する好中球の総数を減少させる。2つ目は，皮膚の修復が線維芽細胞の，再生した細胞を結合するのに必要な結合組織の分泌能に依存することである。本章の最初のほうに記述したとおり，老化した皮膚細胞の増殖能は低下するため，新しい結合組織となるタンパク質を供給する線維芽細胞は減少する。このように，血管密度と線維芽細胞の減少は治癒時間の延長と感染リスクの増大につながる。

ナイーブT細胞産生，B細胞数，抗体の効果は老化とともに低下する

前述のように，胸骨のすぐ後ろにある小さな腺組織である胸腺において，T細胞は発達する。老化は胸腺の著しい萎縮をもたらし，その結果，ナイーブT細胞の産生低下が引き起こされる。胸腺の退縮は，T細胞発達の場である上皮空間の縮小と，成熟T細胞の大部分が結合組織に置き換わったことの反映である。胸腺の上皮空間は70歳で90％減少すると推定されている。興味深いことに，退縮胸腺内に残存する上皮細胞は，T細胞産生能低下を示さないと考えられる。つまり，老化によるT細胞産生の低下は，単に胸腺上皮細胞数の減少を反映していることになる。ナイーブT細胞産生の減少に伴い，ナイーブT細胞に対するメモリーT細胞の比率は増加する。さらに，メモリーT細胞からヘルパーT細胞へのクローン性増殖（抗原への適切な免疫応答を行うために必須の過程）の能力もまた，老化により低下しうる。

末梢ナイーブT細胞の加齢性減少とメモリーT細胞からヘルパーT細胞へのクローン増殖能の低下をあわせて考えると，加齢性の免疫能の低下は説明できる。前述のように，獲得免疫系はメモリーT細胞を異物への反応時間を短縮するために利用する。ヘルパーT細胞はまた，B細胞からの抗体放出を刺激する。メモリーT細胞が十分に機能しなければ，免疫応答は阻害され，ヒトは抗原の侵入による合併症を発症する大きなリスクを負う。加齢性のナイーブT細胞の減少は，ヒトが新たな抗原に対応する能力を減弱させる。このことは，前述したようにインフルエンザワクチンが若年者より高齢者で効果が弱

いことを説明するだろう。

　骨髄での産生低下を反映して，成熟B細胞数も老化により低下する。このため，末梢B細胞の総数は老化によって変化しないが，成熟B細胞に対するメモリーB細胞の比率は上昇する。メモリーT細胞と同様に，メモリーB細胞のクローン増殖能は高齢者で低下する。末梢B細胞の加齢性減少に伴い，新たな病原体に対する免疫応答能は減じる。

　抗体機能もまた，ヘルパーT細胞の数や機能の低下を反映して，老化により低下する。つまり，メモリーT細胞からヘルパーT細胞へのクローン増殖能の低下はサイトカイン放出能を減少させ，そのためB細胞からの抗体放出を減少させる。加えて，高親和性の抗体（複数の抗原結合部位を有する抗体）の数は老化により減少する。これにより免疫応答は減弱するが，これは抗体の抗原結合力が抗体による異物の中和効率を決定する主要な因子であるためである。

生殖系の変化

　ヒトの生殖能の加齢性変化は，歴史的に，女性の老化と関連づけられており，これは女性の老化に伴う3つの重要な変化を反映している。1つ目は，通常50〜60歳代に起こる月経の終了と閉経の開始により，女性は妊孕性をかなり突然に失うことである。つぎに，エストロゲンやプロゲステロンなどの卵巣で産生される性ホルモンは閉経時に劇的に減少することである。最後に，老化による卵子の遺伝子の質の低下は，遺伝子に損傷のある胎児や先天異常，自然流産の発生率を増加させることである。これまでの章や第9章にあるように，女性の生殖期の終了には，他の加齢性の生理的機能不全も関連している。

　男性では，女性のように妊孕性を突然喪失することはない。このことは，男性の生殖能力が老化により低下しないということを意味するとしばしば誤解される。過去数十年間，女性と同じような加齢性の生殖能の変化の多くが男性においても起こることがみいだされてきた。男性は生殖期の終了を経験することはないが，男性の生殖能と性ホルモン産生能は老化により低下する。さらに，精子の遺伝子の質は老化により低下し，子に遺伝的な問題が生じるリスクが増加する。本項では，ホルモン産生の加齢性低下が，男性と女性の生殖能にどのように影響するかについて簡単に述べる。

閉経は性腺からの性ホルモン分泌低下により生じる

　女性の生殖系は**月経周期**（menstrual cycle）と呼ばれる28日間に1つの卵子を産生する（図**8.32**）。この周期は，下垂体から分泌される黄体形成ホルモン（luteinizing hormone：LH）と卵胞刺激ホルモン（follicle-stimulating hormone：FSH）が，成熟した**卵子**（ovum）を含む構造体である**卵胞**（ovarian follicle）を刺激して，成熟した卵子を放出させ，**エストロゲン**（estrogen）や**プロゲステロン**（progesterone）を血中に分泌することで開始される。エストロゲンやプロゲステロンはつぎの2つの働きを有する。(1)女性の性的性質や性器の機能維持に必須なホルモンとして働く。(2)卵胞内の卵子の成長を刺激するという，卵巣へのフィードバック作用を有する。LHやFSH，エストロゲンの血中濃度上昇

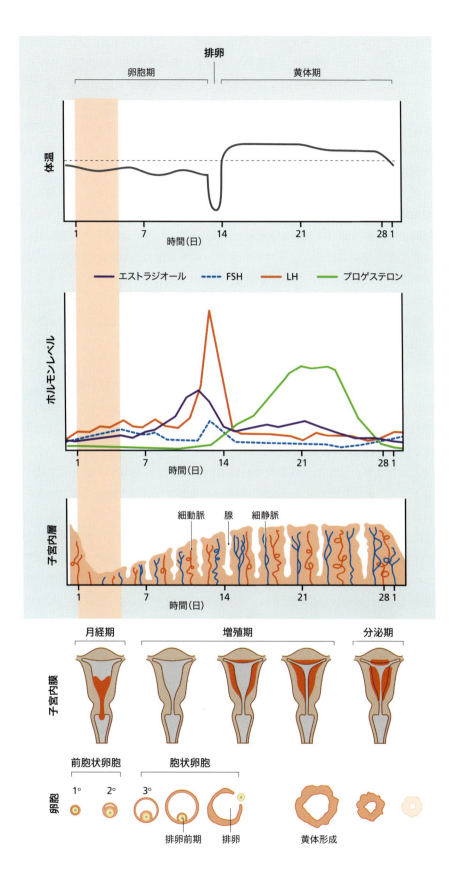

図 8.32 月経周期
図は体温，ホルモンレベル，子宮，卵胞の形態の月経周期による変化を示す。胞状卵胞（またはグラーフ卵胞とも呼ばれる）は卵胞成熟の後期で形成される。

により成長した卵胞が破裂し，卵子を放出する過程は**排卵**（ovulation）と呼ばれる。破裂した卵胞は**黄体**（corpus luteum）と呼ばれる構造物になり，プロゲステロン分泌を増加させる。エストロゲンやプロゲステロンの血中濃度上昇は

また，下垂体へのフィードバック効果ももたらし，LHやFSHの分泌を阻害することで，1つの卵胞だけが成熟した卵子を成長させることが保証される。エストロゲンとプロゲステロンは子宮内膜壁の細胞増殖や血流増加を促進することで，子宮を受精卵の着床に備えさせる。受精が起こらなければ，エストロゲンとプロゲステロンレベルは低下し，子宮内膜の肥厚した層は月経時に脱落する。エストロゲンやプロゲステロンの低下は，下垂体がLHやFSHの分泌を開始し月経周期が再開する要因にもなる。

　卵巣は未発達な卵子である**卵母細胞**(oocyte)をおよそ75万個，出生時に完全に備えている。卵母細胞の数は老化により低下し，50〜60歳代で迎える閉経時では，卵母細胞は5,000個未満しか残存していない。卵胞の数は閉経時にゼロになっている。これら2つの卵巣の加齢性変化は，最終的に性腺からのエストロゲンやプロゲステロンの分泌の中止につながる。この卵巣による2つのホルモンの産生中止は，**閉経**(menopause)の開始を示す。

　閉経によるエストロゲンやプロゲステロン産生の終了は，卵子の成長の喪失に加えて重要な加齢性変化の原因となる。月周期の卵巣ホルモンの分泌の喪失とともに，子宮は縮小しはじめ，閉経の15〜20年後には70%の大きさまで減少する。腟は縮小し，弾性が失われ，内膜壁が薄くなる。内膜の喪失に伴い，腟は摩擦に対する障壁の機能を失い，性交による痛みや傷害のリスクが増す。また，内皮組織の減少は腟へのグリコーゲンの分泌を減らす。腟内のpHは上昇し，感染の危険が上昇する。

　エストロゲンは性器以外の多くの臓器にも影響をもたらす。第9章で述べるように，正常な骨の成長はエストロゲンの影響を受ける。閉経によるエストロゲンの喪失は，著しい骨塩量の減少を引き起こす。閉経時，閉経後の多くの女性が経験する顔面潮紅は，エストロゲンによるLH分泌阻害が消失することに関連する。多くの研究により，下垂体からのLHの分泌を調節する視床下部の神経は，体温調節にも関与することが示されてきた。エストロゲンがない状態では，これらの神経は刺激され，体温調節に影響を与える。最後に，卵巣からのエストロゲンやプロゲステロン産生の喪失は心疾患やがんのリスクを増加させる。このリスク増加の機序は完全には解明されていないが，エストロゲンは出産年齢において細胞損傷に対する保護物質であると考えられている。

男性の生殖能は老化とともにわずかに低下する

　高齢男性の生殖能の加齢性変化は，研究対象としてごく最近注目を集めるようになった。今では男性の生殖能が老化によりわずかに低下することが一般的に認識されている。概して，男性の生殖能の低下は，解剖学的な変化では説明できない。**インポテンス**(impotence)，すなわち**勃起障害**(erectile dysfunction)は，勃起を起こしたり維持したりすることができなくなる状態であり，他の医学的問題に伴って起こる二次性の症状であることが多い。男性では老化により陰茎の海綿体に線維組織が増殖するが，陰茎への血流の加齢の変化は認められない。陰茎は勃起可能であったとしても，海綿体の線維組織は硬い勃起を妨げる。精巣は老化により大きさと重量が少し減少するが，その程度はさまざまである。加齢性の精巣サイズ減少の大部分は，精子やテストステロン産生に必要な構造体である**精細管**(seminiferous tubule)の細胞数減少により説明され

る。性機能の変化につながる精巣上体，精管，尿道，精嚢の加齢性の解剖学的変化は通常認められない。

　男性の生殖能の加齢性変化は精細管の細胞数の変化を最も強く反映する。男性は老化により，精子支持細胞である**セルトリ細胞**（Sertoli cell）が線維組織に置換されるため，射精ごとの総精子数が減少する。セルトリ細胞あたりの産生される精子数も減少するようであるが，この変化に関しては大きなばらつきがあると報告されている。テストステロンを産生する**ライデッヒ細胞**（Leydig cell）の数もまた，減少する。**テストステロン**（testosterone）は精子産生の開始に必要である。テストステロンはまた，健康な精子の維持にも必要である。テストステロン産生の減少は，高齢男性の精子に認められる遺伝子異常を引き起こす機序の1つと考えられている。

　血清テストステロン濃度の減少はライデッヒ細胞数の減少と相関することが示されているが，視床下部・下垂体・精巣系もまた，テストステロン産生低下に関与することを示唆する報告がある。若年男性のテストステロン産生は24時間周期の**概日リズム**（circadian rhythm）に従っている。産生は午前4時～8時に最も多く，深夜に最も少ない。テストステロンの概日リズムは，テストステロン産生を開始させる下垂体ホルモンであるLHのリズムと類似している。高齢男性ではテストステロン濃度の減少と産生の概日リズムの喪失がともに認められる。ただし，LH値はテストステロンの減少と並行して低下せず，これは老化によりLHの刺激に対するライデッヒ細胞の反応性が低下していることを示している。女性の閉経期にも同様の反応が認められることから，ライデッヒ細胞のLHへの反応性低下は**男性更年期**（andropause）と呼ばれる。

老化は性的活動の障壁ではない

　男女の生殖器の加齢性の変化は性的活動に小さな影響しか与えない。男性では，陰茎海綿体に勃起速度と陰茎硬度に影響を与えうる線維組織が蓄積する。インポテンスは，陰茎が十分に勃起しないことにより性交ができなくなる状態であり，正常の加齢性変化とは異なる。インポテンスは60歳以上の男性の15～20％にだけ生じる。精巣や精嚢，前立腺に生じる正常な加齢性の変化は妊孕性に影響し疾病リスクを確かに増加させるが，これらの臓器変化は性的活動には影響を与えないと考えられる。

　女性では腟壁厚が老化で減少し，性的活動や健康に影響する変化につながる。粘膜細胞からの分泌物減少は性交中の摩擦を増やし，疼痛や軽度の身的外傷を起こしうる。しかし，近年の研究により，定期的に性的活動を行う女性では，粘膜細胞の分泌がほとんど低下しないことが示されている。ほとんどの研究では，高齢女性の性的活動性の低下は多くの場合，心理的な問題や適切なパートナーをみつけられないことの反映であることが示されている。

本章の要点

- ヒトは完全に成長と発達を完了すると（成人になると），体重の変化は脂肪蓄積量を反映する。

- エネルギーバランス(摂取エネルギーから消費エネルギーを引いたもの)から脂肪蓄積量の変化を計算することができる。
- エネルギー摂取量は摂取する脂肪，タンパク質，炭水化物の総量で算出される。エネルギー消費量は呼気ガスから計算される。総エネルギー消費量は，安静時エネルギー消費量と身体活動と食事摂取による熱産生の総和に等しい。
- 体重は20〜70歳までに平均して約15%増加する。縦断研究では，成人の筋肉量の減少は男性で10年に約2%，女性では10年に1%未満であった。
- 終末期に体重は減少する。これは筋肉や脂肪量の減少を反映している。食事摂取量の減少は終末期の体重減少と並行し，老化による拒食症として知られる臨床状態に結び付く。
- 皮膚の皺はつぎの3つの加齢性変化により生じる。(1)皮膚細胞の数と機能の低下。(2)皮下脂肪の減少。(3)コラーゲンの非酵素的な架橋の増加。顔や腕，脚の皮下脂肪の減少は，薄く相対的に弾性のない表皮に覆われた皮膚の不規則性を生じ，結果として皺ができる。
- 皮膚の老化の大部分は，UV光への過度の露出が原因である。
- 老人性難聴と呼ばれる聴力の加齢性変化は内耳の変化により生じるが，この変化の原因は不明である。
- 50歳以上のすべての人は眼部の変化により，老視と呼ばれる近接物に焦点を合わせる能力の減弱を生じる。
- 老視はおもに2つの因子により生じると考えられる。水晶体の損傷からの修復能低下と過剰な非酵素的架橋である。
- 加齢性の味蕾や嗅覚中枢の変化はごくわずかである。
- 萎縮性胃炎は老化により増加し，*Helicobacter pylori* 感染の結果として生じる。
- 加齢性の小腸の変化はわずかで，主要な栄養素の吸収が有意に障害されることはない。
- 腎血流は総量と心拍出量との比率の両面で老化により低下する。
- 獲得免疫はおもに初期の成長期に発達し環境との相互作用に大きく依存するため，ヒトの免疫系の加齢性の機能低下を同定するのは困難である。
- 老化による自然免疫の機能低下は，好中球やマクロファージの食作用能低下とサイトカインやケモカインの分泌減少を反映している。
- 老化は胸腺の萎縮を招き，その結果，ナイーブT細胞の産生は減少する。
- 末梢B細胞数は老化により減少するが，これは骨髄でのB細胞分化経路の変化を反映している。
- 女性と男性は，老化により生殖能の有意な変化が起こる。女性の妊孕性は50〜60歳代に起こる月経の中止と閉経の開始により消失する。卵巣の性ホルモン産生は劇的に減少する。男性の生殖能と性ホルモンの産生は老化により低下する。精子の遺伝子の質もまた老化により低下し，胎児の遺伝的問題のリスクを増加させる。

考察のための設問

Q8.1 オベルタは 10,460 kJ/日のエネルギーを摂取し，1日の総エネルギー消費量(TEE)は 9,623 kJ である。オベルタのエネルギーバランスは負か正か？ もしオベルタがこのエネルギー摂取／エネルギー消費比を維持したら，彼女の体重は5年間で何kg増加するか？

Q8.2 エネルギー摂取の増加よりも，エネルギー消費の減少が高齢者の体重増加や肥満のおもな原因であるという命題を支持する証拠を示せ。

Q8.3 萎縮性胃炎を簡潔に定義せよ。高齢者の萎縮性胃炎のおもな原因と治療も述べよ。萎縮性胃炎は消化にどのような影響を与えるか？

Q8.4 不動毛の加齢性喪失が聴力にどのように影響するかを述べよ。音波の物理的な性質が神経信号に変換され，脳が音を解釈するのに使われる仕組みについても述べること。

Q8.5 終末糖化産物(AGE)とは何か？ AGE はタンパク質や他の生体構造にどのような機能的影響を与えるか？

Q8.6 眼の焦点を合わせる調節機構について述べよ。調節機構の加齢性の変化につながる因子や，それらがもたらす視覚的変化について述べよ。

Q8.7 獲得免疫系の加齢性の変化が，ワクチンへの反応減弱をどのようにもたらすかについて簡単に説明せよ。

Q8.8 高齢者の創傷治癒時間の延長につながる因子について簡単に述べよ。

Q8.9 糸球体濾過率(GFR)の定義を述べよ。腎血流の加齢性の変化が GFR の低下につながる理由を説明せよ。

Q8.10 閉経の開始を誘発する2つの加齢性変化とは何か？

参考文献

身体組成とエネルギー代謝の変化

Byrd-Bredbenner C, Moe G, Beshgetoor D & Berning J (2009) Wardlaw's Perspectives in Nutrition, 8th ed. Boston: McGraw Hill, pp 313-359.

Calle EE, Thun MJ, Petrelli JM et al (1999) Body-mass index and mortality in a prospective cohort of U.S. adults. *N Engl J Med* 341:1097-1105.

Narici MV & Maffulli N (2010) Sarcopenia: characteristics, mechanisms and functional significance. *Br Med Bull* 95:139-159.

Roberts SB & Dallal GE (2005) Energy requirements and aging. *Public Health Nutr* 8:1028-1036.

Robertson RG & Montagnini M (2004) Geriatric failure to thrive. *Am Fam Physician* 70:343-350.

U.S. Department of Health and Human Services (2010) Summary Health Statistics for U.S. Adults: National Health Interview Survey, 2009. Hyattsville, MD: U.S. Department of Health and Human Services. www.cdc.gov/nchs/data/series/sr_10/sr10_249.pdf

皮膚の変化

Buckingham EM & Klingelhutz AJ (2011) The role of telomeres in the ageing of human skin. *Exp Dermatol* 20:297-302.

Prunier C, Masson-Genteuil G, Ugolin N et al. (2012) Aging and photo-aging DNA repair phenotype of skin cells: evidence toward an effect of chronic sunexposure. *Mutat Res* 736:48-55.

Puizina-Ivic N (2008) Skin aging. *Acta Dermatovenerol Alp Panonica Adriat* 17:47-54.

感覚の変化：聴覚，視覚，味覚，嗅覚

Croft MA, Glasser A & Kaufman PL (2001) Accommodation and presbyopia. *Int Ophthalmol Clin* 41:33-46.

Eye Disease Prevalence Research Group (2004) Causes and prevalence of visual impairment among adults in the United States. *Arch Ophthalmol* 122:477-485.

Huang Q & Tang J (2010) Age-related hearing loss or presbycusis. *Eur Arch Otorhinolaryngol* 267:1179-1191.

Murphy CC (2008) The chemical senses and nutrition in older adults. *J Nutr Elderly* 27:247-264.

Van Eyken E, Van Camp G & Van Laer L (2007) The complexity of age-related hearing impairment: contributing environmental and genetic factors. *Audiol Neurootol* 12:345-358.

Widmaier EP, Raff H & Strang KT (2004) Human Physiology: Mechanisms of Body Functions, 9th ed. Boston: McGraw Hill, pp 231-241.

消化器系の変化

Byrd-Bredbenner C, Moe G, Beshgetoor D & Berning J (2009) Wardlaw's Perspectives in Nutrition, 8th ed. Boston: McGraw Hill, pp 116-151.

Drozdowski L & Thomson AB (2006) Aging and the intestine. *World J Gastroenterol* 12:7578-7584.

Holt PR (2007) Intestinal malabsorption in the elderly. *Dig Dis* 25:144-150.

Kandulski A, Selgrad M & Malfertheiner P (2008) *Helicobacter pylori* infection: a clinical overview. *Dig Liver Dis* 40:619-626.

尿路系の変化

Esposito C & Dal Canton A (2010) Functional changes in the aging kidney. *J Nephrol* 23 suppl 15:S41-45.

Martin JE & Sheaff MT (2007) Renal ageing. *J Pathol* 211:198-205.

Pannarale G, Carbone R, Del Mastro G et al (2010) The aging kidney: structural changes. *J Nephrol* 23 suppl 15:S37-40.

Widmaier EP, Raff H & Strang KT (2004) Human Physiology: Mechanisms of Body Functions, 9th ed. Boston: McGraw Hill, pp 513-562.

免疫系の変化

Gruver AL, Hudson LL & Sempowski GD (2007) Immunosenescence of ageing. *J Pathol* 211:144-156.

Plowden J, Renshaw-Hoelscher M, Engleman C et al (2004) Innate immunity in aging: impact on macrophage function. *Aging Cell* 3:161-167.

Widmaier EP, Raff H & Strang KT (2004) Human Physiology: Mechanisms of Body Functions, 9th ed. Boston: McGraw Hill, pp 695-738.

生殖系の変化

Kuhnert B & Nieschlag E (2004) Reproductive functions of the ageing male. *Hum Reprod Update* 10:327-339.

Widmaier EP, Raff H & Strang KT (2004) Human Physiology: Mechanisms of Body Functions, 9th ed. Boston: McGraw Hill, pp 643-694.

ヒトの加齢性疾患

9章

「年をとることに対する治療はない」

ジョン・グレン，宇宙飛行士・元米上院議員（1921～）

　第1章では，老化と疾患の差異について論じた。そこでは，疾患は細胞の物質的および生化学的な機能崩壊のプロセスを反映しているのに対し，生物学的な老化は正常な細胞の機能の範囲内として起こることを述べた。両者の違いを定義づけることで，生物学的老化を論じる際の用語は明確になり，実験的研究にとっての境界線を設定することができる。しかし，実際の高齢者の世界では，正常な老化による機能喪失と明らかな疾患との間に，厳密な線引きをすることはできない。

　多くの疾患の発症率は，年齢とともに増加する。この事実には異論がない。老化と疾患についての現実的な問題は，なぜ正常な老化による機能喪失が疾患と結び付くのか，ということである。発生期から成熟期まで，多くの生理的機能は正常と異常の違いを容易に区別できるレベルで働いている。しかし，老化するにつれ，両者の違いは区別しにくくなる。例えば，本章でこれから学ぶように，70歳以上のすべての高齢者は，心血管系にある程度の機能喪失がある。多くの場合，全体的な生理的機能や日常生活が大きく変化するには至らないが，一部の人では，心血管系の機能低下は，うっ血性心不全と呼ばれる致死的疾患へと移行する。

　本章では，発症が後生殖期にほぼ限定されている疾患に焦点をあて，高齢者の疾患として最も代表的なアルツハイマー病，パーキンソン病，心血管疾患，2型糖尿病，骨粗鬆症の5つの疾患を対象とする。それぞれの疾患について，ある特定の臓器や生理的システムの正常な老化が，どのようにして明らかに病的な状態へと移行するのかについて学んでいく。ここではがんは対象外である。なぜなら，がんはどの年齢にもみられるからである。

　肝臓や気道のような一部の臓器系では，老化それ自体よりも，環境からの悪影響や生活様式の結果として，加齢性疾患がより頻繁に起こる。例えば，喫煙は，肺の加齢性疾患の原因第1位になっている。

本章の内容

- 神経系と神経信号
- 脳の加齢性疾患：アルツハイマー病およびパーキンソン病
- 心血管系
- 心血管系の加齢性疾患：心血管疾患
- 内分泌系と糖制御
- 内分泌系の加齢性疾患：2型糖尿病
- 骨格系と骨カルシウム代謝
- 加齢に伴う骨の疾患：骨粗鬆症

神経系と神経信号

　神経系は，人体の中で最も複雑なシステムである。あらゆる動作，呼吸，心

拍，感覚知覚が神経系から開始する。われわれの神経系は，感覚入力，統合，運動出力という3つの機能の重ね合わせで成り立っている。各機能は，刺激の受け手である脳や脊髄，感覚受容器と，刺激に対して身体的反応を起こす効果細胞，そして，体の各所へ情報を運ぶ神経ネットワークによって実行される。

脳と脊髄は**中枢神経系**（central nervous system：CNS）を構成し，その他の神経は**末梢神経系**（peripheral nervous system：PNS）を構成している（図 9.1）。すべての神経は，それぞれの神経細胞の細胞膜でイオンが交換することで生じた，電気的信号と化学的信号の組み合わせを通して，CNS と残りの身体との間の連絡を行っている。この項では，ヒトの神経系を概観し，正常に機能している系での神経信号の性質について検討する。

神経系は神経細胞と支持細胞から構成されている

神経細胞，すなわち**ニューロン**（neuron）は，神経系の情報交換経路に沿っ

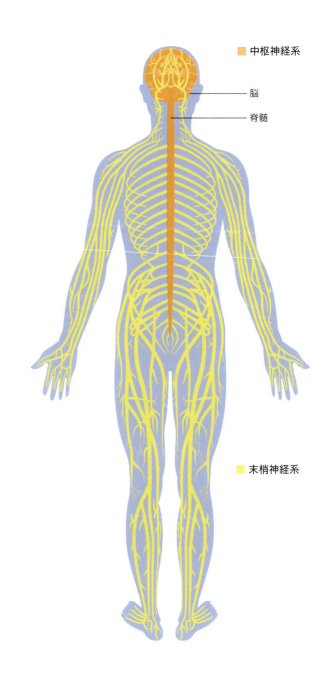

図 9.1 ヒト神経系の肉眼解剖図
中枢神経系（CNS）は脳と脊髄から構成されている。CNS 以外の神経が末梢神経系（PNS）をつくりあげている。

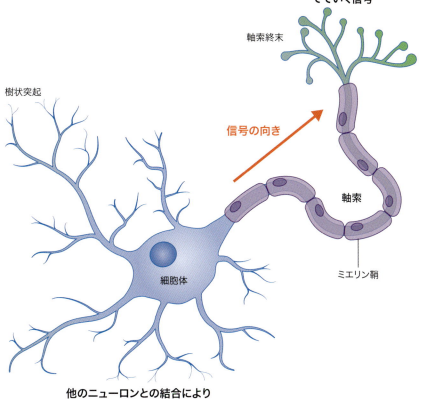

図 9.2 ニューロンの構造

て信号を伝達する細胞である。ニューロンには 3 種類あり，内外からの感覚入力を CNS へ運ぶ**感覚ニューロン**(sensory neuron)，CNS から**効果細胞**(effector cell, 筋細胞や腺細胞)へと運動出力をする**運動ニューロン**(motor neuron)，そして感覚入力と運動出力を統合する**介在ニューロン**(interneuron)に分類することができる。ニューロンの構造は，その機能に応じて多少異なるものの，細胞体，樹状突起，軸索の 3 つの要素からなるという点ではほとんど同じである(図 9.2)。

細胞体(cell body)には，核と，細胞を正常に機能させるためのさまざまな細胞小器官が含まれている。**樹状突起**(dendrite)は，細胞体からのびた枝状の構造をしており，ニューロンの表面積を拡張している。樹状突起は，他のニューロンや感覚受容器から信号を受け取り，それをニューロンの残りの部分へと運ぶ。**軸索**(axon)は，細胞体からその先端である軸索終末まで，信号を運ぶ長い管状の構造物である。軸索終末は，他のニューロンの樹状突起と結合する。ほとんどのニューロンは 1 本しか軸索をもっていないが，その長さはさまざまである。例えば，指の細かい動きをコントロールしている細胞の軸索は，脊髄内の細胞体から発し，手の先まで達しているが，他のニューロンの軸索には，長さ 1 mm にも満たないものもある。また，軸索は枝分かれすることもあり，その枝の 1 つ 1 つが**シナプス終末**(synaptic terminal)と呼ばれる特殊化した末端をつくる。このシナプス終末と他の細胞との接触部位を**シナプス**(synapse)と呼ぶ。後述するが，シナプスはニューロン同士のコミュニケーションの場である。

軸索には，**ミエリン鞘**(myelin sheath)と呼ばれる絶縁層に覆われているものも多くみられる。ミエリン鞘は，PNSでは支持細胞である**シュワン細胞**(Schwann cell)により形成され，CNSでは同じく支持細胞である**オリゴデンドロサイト**(oligodendrocyte，希突起グリア細胞とも呼ばれる)により形成されている。

膜電位が神経信号伝達の状態を規定する

あらゆる神経がインパルスという電気信号を発し，身体の他の部分へ情報を伝達している。インパルスの発生は，ニューロンの細胞膜を横切るイオンの流れによって決まる。生きた細胞の細胞膜はすべて，内外で異なる電荷を帯びている。**膜電位**(membrane potential)とは，細胞の内側と外側の電圧の差，すなわち電位差のことである。膜電位は，細胞内液と細胞外液のイオンの濃度差で決まる。細胞外液にはナトリウムイオン(Na^+)と塩化物イオン(Cl^-)がより高濃度に存在し，細胞内液(サイトゾル)にはカリウムイオン(K^+)がより高濃度に存在している。

このように，すべての細胞には膜電位があるが，その中でもニューロンと筋細胞だけが膜を興奮させ，膜電位を変化させることができる。膜電位の大きさが，膜の興奮しやすさ，つまり電気信号を伝播する能力を決定する。つまり，膜電位が大きくなるほど，電気的イベントが発生しやすくなる。ニューロンが興奮していない，すなわち静止状態では，典型的な**静止膜電位**(resting membrane potential)は$-70\,mV$である。慣習的に細胞外の電圧を0とするので，負の膜電位は，細胞の内側のほうが外側よりも負に荷電していることを示している(図9.3)。静止膜電位より分極が少なくなった膜の状態(内側の負の度合いが減る)を**脱分極**(depolarization)といい，分極が進んだ状態を**過分極**(hyperpolarization)という。

第4，8章で説明したように，細胞膜はリン脂質二重層で構成される。イオンには電荷があるので，膜の脂質を越えて直接拡散することはできない。ニュー

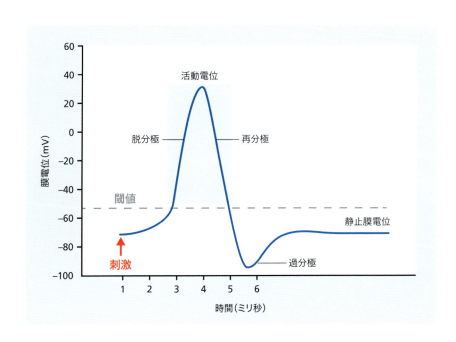

図9.3　膜電位と閾値

ニューロンの静止膜電位は$-70\,mV$で，大きく分極して電気的変化を起こしやすい状態に保たれている。何らかのきっかけとなる事象(刺激)が起こると，膜電位はゆっくりと正の方向(細胞内側の負の度合いが減る)に変化しはじめる。$-55\,mV$付近で閾値に達し，Na^+チャネルが開き，急速に脱分極を起こす。$+30\,mV$で脱分極は止まり，反転(再分極)しはじめ，(いったん過分極してから)静止膜電位に戻る。

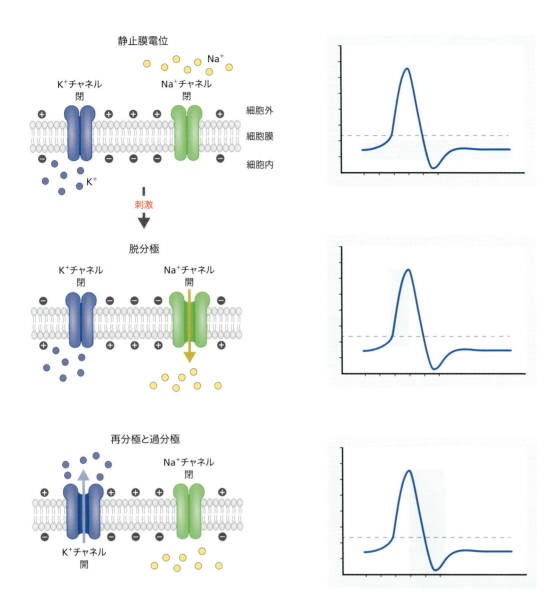

図 9.4　電位依存性イオンチャネルの働きと膜電位の変化

刺激により，緩やかに脱分極するにつれて，Na^+に対する膜の透過性が亢進する。膜電位が－55 mV に達すると Na^+ チャネルが開く。脱分極は，活動電位が＋30 mV に達するまで続く。その後，Na^+ チャネルは閉じ，K^+ チャネルが開く。K^+ は細胞外にでて，脱分極の逆転が進む（再分極）。膜電位が－80 mV になると，K^+ チャネルは閉じ，静止膜電位まで戻る。

ロンの細胞膜には**電位依存性イオンチャネル**（voltage-gated ion channel）が存在し，細胞の内や外に Na^+ や K^+ を移動させるのに役立っている。この種のチャネルは，電気信号に応じて開閉する。それにより，細胞は受け取った刺激に応答して膜電位を変えることが可能になる（図 9.4）。例えば，人差し指を動かそうとする脳の思考を，細胞膜の小さな一部が刺激として受け取り，**活動電位**（action potential）が引き起こされる。刺激が膜の Na^+ 透過性を亢進させ，膜を通って細胞内に流入しはじめ，脱分極が始まる。－55 mV 付近の閾値まで，電位は緩やかに上昇していく。閾値に達すると Na^+ チャネルが開いて爆発的に脱分極し，活動電位を形成する。活動電位が＋30 mV に達すると，K^+ チャネルが開いて細胞外へと K^+ が流出し，再分極へのプロセスが開始する。膜のある一部で活動電位が終了することは，つぎの活動電位を開始する刺激となる。

神経伝達物質はニューロン同士をシナプスで化学的に結合している

軸索終末は樹状突起と直接接触はしない。軸索終末は，別のニューロンの樹状突起と化学的に接合する（図 9.5）。伝達する側の細胞を**シナプス前ニューロン**（presynaptic neuron）と呼び，受け取り側を**シナプス後ニューロン**（postsynaptic neuron）と呼ぶ。両者の間の空間は**シナプス間隙**（synaptic cleft）という。これら 3 つの部位によりシナプスは形成されている。前シナプス細胞の末端をシナプス小頭と呼び，ここにはシナプス小胞が含まれている。それぞれの小胞には数千もの神経伝達物質分子が入っており，これらの化学物質は活動電位に反応してシナプス間隙に放出される。

神経伝達物質の種類は 50 ～ 100 種類にも及ぶ。ここからは，脳の加齢性疾患に関係する 2 つの神経伝達物質，**アセチルコリン**（acetylcholine：Ach）と**カテコールアミン**（catecholamine）について簡単に説明する。アセチルコリンは PNS にも CNS にも存在している。シナプス後ニューロンにある受容体の種類によって，抑制性にも興奮性にも作用する。**ニコチン性受容体**（nicotinic receptor）として知られるアセチルコリン受容体は，シナプス後ニューロンにある Na^+ チャネルが開くことにより信号が伝播する。脳内のニコチン性受容体は，注意，学習，記憶に関する重要な機能をもっている。ニコチン性受容体をもつニューロンの脱落は，アルツハイマー病の進行に関係している。もう 1 つのアセチルコリン受容体である**ムスカリン性受容体**（muscarinic receptor）は，G タンパク質とともに機能し，おもに PNS の信号伝播を担っている。心臓では，ムスカリン性受容体の減少が老化に関連した機能低下の一因と考えられている。

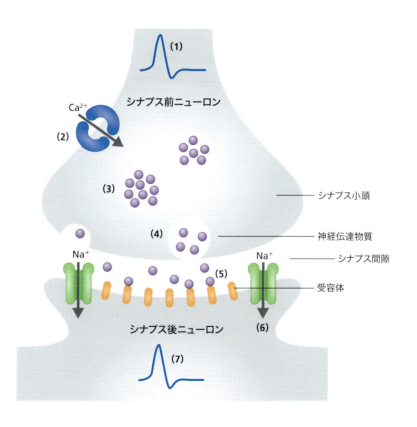

図 9.5 ニューロン間の信号伝達メカニズム
(1) シナプス前細胞で活動電位が発生すると，(2) Ca^{2+} チャネルが開く。シナプス小頭に Ca^{2+} が流入し，(3) シナプス小胞が膜に移動して，(4) 神経伝達物質の分子をシナプス間隙に放出する開口分泌が起こる。(5) シナプス後ニューロンの受容体に神経伝達物質の分子が結合すると，(6) Na^+ チャネルが開き，(7) 活動電位が発生する。

カテコールアミンは，カテコール基をもつモノアミンである。カテコールアミンは，**ドーパミン**(dopamine)，**ノルアドレナリン**(noradrenaline)，**アドレナリン**(adrenaline)の3種に分類される。ノルアドレナリンもアドレナリンも，かつてはアドレナリンという1種類の神経伝達物質だと考えられていた。そのため，アドレナリンを放出するニューロンとノルアドレナリンを放出するニューロンはどちらも**アドレナリン作動性ニューロン**(adrenergic neuron)と呼ばれ，これらを結合する受容体は**アドレナリン受容体**(adrenergic receptor)と呼ばれている。脳に関しては後述するが，ノルアドレナリン放出ニューロンはおもに，生命の基本機能を制御する脳の中心に存在する。アドレナリン放出ニューロンはおもにPNSに存在し，「闘争-逃走反応」を担う(つまり，何かに脅えて飛びあがる行為は，アドレナリンの作用によるものである)。ドーパミン放出ニューロンは，脳の中心に存在し，動作を調整している。どのカテコールアミンも2種類の受容体に結合する。**アドレナリンα受容体**(adrenergic α-receptor)は，イオンチャネルを変化させ活動電位を起こす。**アドレナリンβ受容体**(adrenergic β-receptor)は，ムスカリン性受容体と同様に，Gタンパク質共役型のシグナル伝達をする。次項で説明するように，アドレナリン作動性ニューロンの機能喪失はパーキンソン病のおもな病因である。

ヒトの脳は異なる領域と細胞種の集合体である

ヒト成人の脳の重さは約1.3〜1.5 kgである。われわれは，脳は1つの器官にすぎないと考えがちだが，実際は別々の神経中枢の集合体であり，それぞれが特化した機能をもっている(**図9.6**)。脳には数百もの異なる神経組織および中枢がある。**表9.1**には神経の構造体とその機能をまとめており，老化と神経病理学的な進行の結び付きについては後述する。

脳の組織は，ニューロンと**グリア細胞**(glial cell，神経膠細胞とも呼ばれる)の2種類の細胞から成り立っている。脳のニューロンは，あらかじめ特定の領域で特定の働きをするようにできており，1度形成されると置き換えができない。つまり，脳ニューロンは最終的な分化をしたものである。最終分化をすることにより，あらかじめ決められていた機能を果たすことが保証され，別種のニューロンに置き換えられることもない。ヒト成人の脳にあるニューロンの数はヒトによって異なるが，多くの場合，1×10^{12}程度と推定されている。

神経学的にニューロンとは別種の細胞であるグリア細胞(ギリシャ語の「膠」に由来)は，ニューロンの支持と維持を行い，ニューロンの10倍多く存在している。グリア細胞は，その特殊な機能により細分化される。グリア細胞の中で最も多いのは，アストロサイト(星状膠細胞)である。アストロサイトは，細胞外環境をニューロンにとって適切な状態に保つよう，イオン濃度の調節や神経伝達物質の回収を行っている。最近の報告では，アストロサイトは，血管の収縮と拡張を調節することで血液脳関門の基盤をつくっている可能性も示唆されている。別のグリア細胞であるオリゴデンドロサイトは，軸索を覆って絶縁体となり電気的伝導を改善するタンパク質，ミエリンをつくる。

ミクログリアは食作用をもち，炎症反応を起こす移動性神経マクロファージである。ミクログリアは脳内の全細胞の15％未満でしかないが，傷ついている，もしくは機能していないニューロンを除去することで傷害に対処するという，

図 9.6　ヒト脳で老化による影響を受けやすい部位

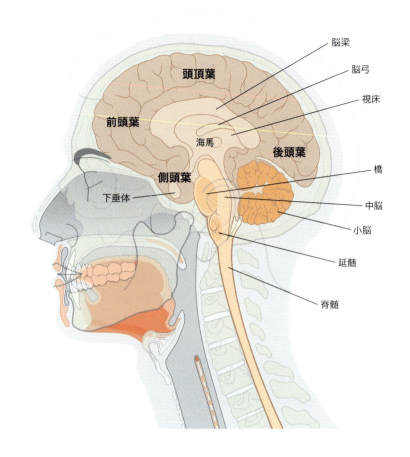

表 9.1　ヒト脳で加齢性疾患に関わる部位

組織	機能
皮質（大脳）	
前頭葉	推論，計画，発話の一部，動作，情動，問題解決
側頭葉	聴覚刺激の知覚と認知，記憶，発話
頭頂葉	動作，見当識，認知，刺激の知覚
後頭葉	視覚処理
辺縁系	
視床下部	体温調節，摂食，水分調節，概日リズム
視床	感覚入力と運動の処理の中心。脳の他の領域へ進行を中継
扁桃体	情動，恐怖，記憶
海馬	記憶，学習
嗅内皮質	大脳と海馬の連絡，記憶
脳弓	視床下部と記憶中枢の連絡
大脳基底核/脳幹	
中脳	視覚に対する運動反応，眼球運動，瞳孔拡張，聴覚
橋	睡眠と覚醒，さまざまな自律機能の中継点，大脳皮質と小脳の中継点。ノルアドレナリンを産生し，ストレスとパニックを制御する青斑核を含む
延髄	自律機能，脳と脊髄の中継
黒質	随意運動を制御する際の大脳皮質と脳幹の連絡。おそらく気分や嗜癖に関与
その他の組織	
小脳	感覚知覚と運動制御の調整，感覚のフィードバックに応じた運動の微調整

老化にとって重要な機能を果たしている。傷害を受けた脳組織を除去し損ねると，老化に関連したさまざまな神経疾患へつながっていくと考えられる。

グリア細胞のほかにも，脳を損傷から守る生理的メカニズムとして，血液脳関門がある。これは，循環血液と脳組織の間の障壁になっている。血液脳関門は，脳内の毛細血管の透過性を変え，血中の大きな分子や細菌のような粒子が入らないようにしている。そのため，脳で感染症が起こることはまれである。脳の毛細血管の透過性の変化は，密着結合と呼ばれる構造に起因するものである。密着結合は，脳毛細血管の内皮細胞同士では結合点を増し，毛管の壁を通って拡散する余地を減らす。近年，血液脳関門の変化がアルツハイマー病の発症に関与することを示唆する証拠が報告されている。

脳の加齢性疾患：アルツハイマー病およびパーキンソン病

脳の機能は他臓器に比べ解明が進んでおらず，まして老化が脳の機能にどのような影響を及ぼすかについてはさらに不明な点が多い。とはいえ，成人期の大部分を通じて健常者の脳は機能を保持しており，構造が変化することはほとんどないことがわかっている。加齢性に何らかの変化が生じた場合でも，機能障害の程度は個人差が大きく，さらに脳内の解剖学的な変化も個人によって大きなばらつきがある。このため，脳における加齢性の機能低下を一般化することは困難である。しかし，脳で生じるこれらの加齢性変化には，神経病理学的な異常を引き起こす可能性が潜んでいるのである。

本項では中枢神経系の2つの代表的な加齢性疾患，アルツハイマー病とパーキンソン病を取り上げる（末梢神経系の加齢性疾患については研究が進んでおらず，ここでは割愛する）。

老化により脳に生じる構造と神経伝達の微小な変化

高齢者の脳の構造変化はほとんどない上，個人差が大きく，そして変化の解剖学的な部位も一致しない。さらに，神経細胞同士が新しくネットワークを形成する能力（いわゆる**神経可塑性**〔neuroplasticity〕）は高齢であってもしっかりと保たれている。実際，磁気共鳴画像法（magnetic resonance imaging：MRI）による研究で，老化に伴う脳容積の変化はほとんどないことがわかっている。脳萎縮がないことは，(1)神経細胞数は成人期を通してほぼ変化しない，(2)老化に伴い，（グリオーシスの過程の中で）グリア細胞の構造はわずかに増加する，という一般的な所見を反映している。神経細胞脱落が起こったとしても，海馬や青斑核，小脳といった脳の深部に限局すると考えられている。わずかな神経細胞脱落は脳の機能低下にあまり相関せず，老化に伴う神経細胞脱落が脳機能に与える影響は未解明のままである。

神経伝達に関与するシナプスの密度や大きさ，シナプス間隙の容積の加齢性変化は小さいと考えられている。この変化を大規模に研究するのは技術的に困難である。後生殖期におけるシナプスの質の低下に関する報告は剖検から得られるものに限られるが，シナプスの大きさや数は海馬以外ではよく保たれている。そして，これらの変化による機能低下はほとんどみられない。

近年の報告では，アセチルコリンやノルアドレナリン，アドレナリン，ドーパミンといった神経伝達物質の濃度も，老化によって大きく低下することはないといわれている．しかし，大規模な神経伝達物質濃度の測定は血液や尿を検体とした間接的測定でしかない．標識プローブとイメージング技術とを用いた新しい測定法が開発されているが，被験者になりうる高齢者が少ないため，確たる結論には至っていないのが現状である．

老化した脳に蓄積するアミロイド斑と神経原線維変化

ヒトの脳は老化すると変性タンパク質の除去能が低下し，毒性をもつ化合物が蓄積すると考えられている．アミロイド斑と神経原線維変化は神経毒性を有する化合物の代表であり，アルツハイマー病やパーキンソン病といった神経疾患の前兆となる物質とされている（図9.7）．しかし，多くの場合はこれらの化合物が健常高齢者の脳に蓄積しても脳機能に明らかな影響はなく，約10～20％のみがこれらの蓄積による神経疾患に移行する．

150年以上前，現代病理学の父であるルドルフ・ウィルヒョウ（Rudolf Virchow）は，高齢者の脳でデンプン様に観察される「蝋状物質」について言及しており，これをアミロイドと命名した（アミロイドタンパク質は炭水化物ではないが，アミロイドという名前は引き継がれた）．その130年後，アミロイド斑に関する論文が発表され，そして1984年には，アミロイド斑を構成する**Aβタンパク質**（Aβ protein）のアミノ酸配列が解明された．βはアミロイドタンパク質の二次構造である**βシート**（β-sheet）を指しており，この構造は図9.8に示すように強固な水素結合によって形成される．Aβタンパク質は凝集し，不溶性のアミロイド線維（斑）となる．ヒトの脳では，正常な加齢性変化としてAβタンパク質からのアミロイド斑形成が観察される．

アミノ酸配列から，Aβタンパク質をコードする遺伝子が発見された．この遺伝子は21番染色体上に位置し，**アミロイド前駆体タンパク質**（amyloid

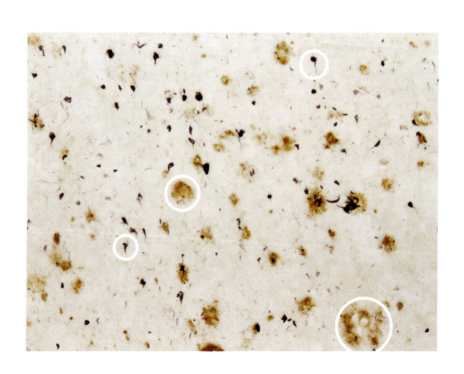

図9.7 アルツハイマー病患者の脳におけるアミロイド斑（大きな丸）と神経原線維変化（小さな丸）

(E.G. McGeer and P.L. McGeer, *Mol. Interv.* 1:22-29, 2001 より。American Society for Pharmacology and Experimental Therapeutics の許諾を得て掲載)

precursor protein：APP）をコードする。APP は親水性の長鎖細胞外ドメイン，23 のアミノ酸配列からなる膜貫通ドメイン，短い細胞内ドメインにより構成される（図 9.9）。APP は神経組織と非神経組織の両方で発現し，その機能は完全には解明されていないものの，生理学的研究から神経突起伸長やシナプス形成促進，血小板活性阻害に関わっていると考えられ，おそらく銅輸送タンパク質として機能している。

　神経組織において，APP は小胞体で合成され，細胞膜への輸送途中で翻訳後修飾を受けた後，細胞膜上で 2 通りのタンパク質切断プロセシングを受ける（図 9.9）。アミロイド非産生経路（α経路）では p3（3kD）と呼ばれるタンパク質が産生されるが，その機能や代謝経路は解明されていない。Aβタンパク質はアミロイド産生経路（β経路）で産生される。セクレターゼと呼ばれる酵素によってどちらの経路をたどるかが決まり，非神経組織ではα-セクレターゼ（α-secretase）が優位であり，毒性のない p3 タンパク質が産生される。一方，神経組織では，β-セクレターゼ（β-secretase，β-site APP cleavage enzyme〔BACE1〕としても知られる）が優位なため，神経毒性を有する Aβタンパク質が産生されることとなる。

　神経組織で産生された Aβタンパク質は重合して不溶性のアミロイド斑を形成するが，その異化経路は明らかになっていない（図 9.10）。Aβが重合してアミロイド斑を形成する機序についても詳細はわかっていないが，その概要は明らかになってきている。Aβは二量体，四量体，長鎖オリゴマーと逐次重合すると考えられている。オリゴマーは層状に凝集してクロスβ構造と呼ばれる形態をとり，原線維を形成する。さらに原線維同士が凝集してアミロイド斑となる。Aβの重合を触媒する酵素は発見されていないことから，Aβの凝集は酵素反応によらず，濃度依存性であると考えられている。AβアミロイドまはAPP のプロセシング機序を反映し，まず細胞外に出現するが，近年の研究では，細胞内のゴルジ体や小胞体で低濃度の Aβアミロイド斑が認められるという報告もある。

　アミロイド斑形成機序に不明な部分が多いのは，Aβタンパク質の重合様式

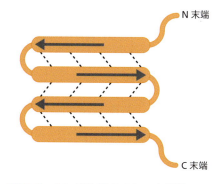

図 9.8　タンパク質のβシート構造
矢印はアミノ酸配列の方向を示す（N 末端から C 末端への方向）。破線はシート同士を結び付ける水素結合を表す。水素結合を形成する各アミノ酸配列は互いに逆向き（逆平行）に配置しており，βシート構造が強固になっている。

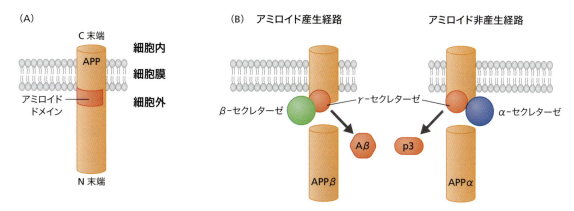

図 9.9　アミロイド前駆体タンパク質（APP）と Aβタンパク質産生
（A）APP 内には，おもに細胞外に位置し，細胞膜内に小さな疎水性部分を有するアミロイドドメイン（40〜42 アミノ酸残基）が含まれる。（B）おもに神経組織に存在するβ-セクレターゼが APP をアミロイドドメイン直下で切断すると，Aβタンパク質を形成する構造を含む細胞膜内タンパク質が残される。非神経組織に存在するα-セクレターゼによる切断では，毒性をもたない p3 タンパク質が産生される。（訳注：γ-セクレターゼによる切断は膜内で起こる）

図 9.10　アミロイド斑の形成

APP から切断された Aβ$_{42}$（図 9.9 参照）は高濃度になると逐次的重合が起き，凝集体となる。その結果，タンパク質分解を受けないクロスβ構造を有する線維が生じ，さらに凝集してアミロイド斑を形成する。

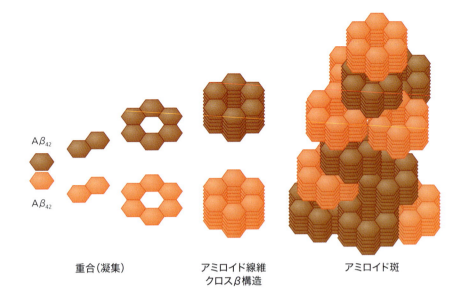

が独特なためである。生体内において，タンパク質の重合は前駆タンパク質の異常なフォールディングによって生じるような例外的なものである。他のタンパク質と混同されることなく正確にフォールディングが行われるよう，細胞からは多くのエネルギーが供給され，タンパク質の構造−機能関係を保つために正確な調節機構も必要となる。フォールディングが正常に行われるよう，細胞質内タンパク質（大部分はシャペロンファミリーに属する）は，重合を阻害したり，凝集体となるタンパク質を分子的に標識し分解したりするが，Aβ タンパク質に対するシャペロンタンパク質は発見されておらず，その結果，アミロイド斑が形成されるものと考えられている。

神経原線維変化（neurofibrillary tangle：NFT）は脳神経細胞内に蓄積する，ねじれた形をした不溶性線維である。細胞小器官やタンパク質分子は，**細胞骨格**（cytoskeleton）内の**微小管**（microtubule）の働きで，細胞体から軸索へ輸送・配置される。通常，**τ タンパク質**（τ protein）が微小管に結合し，細胞骨格を安定化している（図 9.11）。τ タンパク質のリン酸化の割合は，さまざまなリン酸化酵素や脱リン酸化酵素によって制御されており，それによって τ タンパク質の機能は変化する。正常な τ タンパク質のリン酸化は 1 分子あたり 2〜3 部位である。しかし，神経学的に健常な高齢者の脳組織では，通常の 4〜5 倍リン酸化された τ タンパク質がわずかに蓄積することがわかっている。過剰リン酸化 τ は微小管の機能を障害し，神経変性のリスクを高め，そして NFT を形成する。

顕微鏡下で，過剰リン酸化 τ タンパク質によって構成される**対らせんフィラメント**（paired helical filament：PHF）が観察できる。さらに重合した PHF は，微小管構造や細胞内分子輸送能を障害する。そして，ニューロンの正常な機能を維持していた細胞小器官が破綻し，神経細胞変性および機能障害が引き起こされる。最終的に，PHF は微小管ネットワークを置き換えてしまい，神経細胞は完全に変性する。

PHF は不溶性でミクログリアによる分解も受けず，脳細胞外マトリックスに蓄積する。脳機能に対する影響については議論が続いており，これらの線維

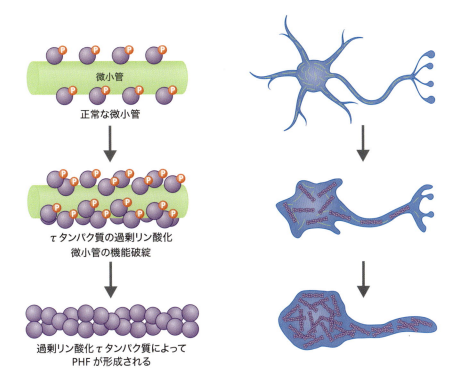

図9.11 神経原線維変化と神経変性を引き起こす対らせんフィラメントの形成

細胞骨格内の微小管はτタンパク質のような微小管関連タンパク質(microtubule-associated protein：MAP)によって正常な機能を維持している。τタンパク質は微小管の表面に結合し，キナーゼやホスファターゼによってリン酸化や脱リン酸化を受けながら機能する。τタンパク質が過剰リン酸化されると微小管の機能が破綻し，神経変性が生じる。過剰リン酸化τタンパク質は不溶性の対らせんフィラメント(PHF)となり，神経原線維変化を形成する。

は活性をもたず，単に加齢性神経変性の結果であるという説と，正常な神経細胞に対し細胞毒性があり，さらなるPHFの形成を惹起するという説とがある。

アルツハイマー病は加齢性の不可逆的脳機能障害である

　アルツハイマー病(Alzheimer disease)はアロイス・アルツハイマー(Alois Alzheimer，1864〜1915)によって発見された疾患で，記憶，思考，行動に障害が生じる加齢性の認知症の1つである。早期発症型，晩期発症型，家族性の3型に分類される。早期発症型は65歳未満で発症するまれなタイプで，40〜50歳代の患者の多くはダウン症であり，21番染色体上の遺伝子変異が関与すると考えられている。他の2型よりも急速に進行し，晩期発症型ではみられない脳の神経病理学的異常が観察される。晩期発症型は全体の80〜90%を占める最も多いタイプで，65歳以降に発症する(表9.2)。晩期発症型アルツハイマー病に遺伝的要因の関与があるかどうかは結論がでていない。疫学

表9.2　米国における晩期発症型アルツハイマー病の患者数(2002〜2005年)

年齢	総計	男性	女性
71〜79歳	332,000 (2.32)	148,000 (2.30)	184,000 (2.33)
80〜89歳	1,493,000 (18.1)	409,000 (12.33)	1,084,000 (21.34)
90歳以上	558,000 (29.7)	190,000 (33.89)	368,000 (28.15)
計(71歳以上)	2,383,000 (9.7)	747,000 (7.05)	1,636,000 (11.48)

B.L. Plassman, K.M. Langa, G.G. Fisher et al., *Neuroepidemiology* 29:125-132, 2007 より
注：カッコ内の値は人口に占めるアルツハイマー病患者の割合(%)を示す。診断時平均年齢は75歳。診断後平均生存期間は10年。全アルツハイマー病患者にかかる介護コストは年間5億〜10億ドル。アルツハイマー病患者1人あたりにかかるコストは年間18,000〜36,000ドル。2040年の予想アルツハイマー病患者数は600〜700万人。

研究の多くでも，晩期発症型においてはっきりとした家族歴は指摘されていない。一方，家族性アルツハイマー病(familial Alzheimer disease：FAD)はアルツハイマー病の5％未満であるが，遺伝性を示す。FADは40歳代前半に発症することが多く，関連遺伝子は1，14，21番染色体上にあると考えられている。

いずれのタイプでも典型的な症候は共通しておりよく知られているが，その原因は多因子でタイプによって異なり，不明な点が多い。前述のように，1，14，21番染色体上の遺伝子変異はアルツハイマー病に関連しているとされているが，これらはFADにのみあてはまることである。FAD関連の遺伝子変異はすべてAPPのプロセシングに関与しており，アミロイド斑の蓄積を引き起こすと考えられている。晩期発症型では遺伝子，家族歴のいずれも強い関連性はみられない。ただし，19番染色体におけるアレルの変異による遺伝子**多型**(polymorphism)が，アルツハイマー病発症のリスクと関連することは判明している。他の原因として，炎症，酸化ストレス，神経伝達物質産生障害の可能性が指摘されている。しかし，これらがアルツハイマー病に直接関与するという確たる証拠は示されていないのが現状である。

アルツハイマー病は嗅内皮質から始まり皮質へと進展する

アルツハイマー病のいずれのタイプも，症状や脳病理変化の進展は類似している(図9.12)。早期，または発症前の段階での病理変化は嗅内皮質に起こる。嗅内皮質は海馬の基部にある小構造で，皮質と海馬の間で情報を中継する。発症の10～15年前から病理学的変化は生じているという報告がある。発症前の段階でみられる軽度な海馬の機能障害により軽い記銘力障害が生じるが，症状が進行してアルツハイマー病の診断を受けた後に初めて初発症状であったと気づかれる程度のものである。病期が進行すると，大脳皮質の萎縮が前頭葉，側頭葉，後頭葉で生じ，臨床症状は萎縮部位を反映する(表9.1参照)。大脳皮質各領域での神経細胞脱落は失語(側頭葉)，理解力低下(前頭葉)，幻覚(後頭葉)といった症状となって現れる。また，概日リズム障害によって昼夜逆転が生じることがあるが，病期の進行につれて解消することが多い。軽度の段階で，人格の変化が現れたり，社会との関わりに困難が生じたりする。アミロイド斑と

図9.12　発症前から重度までのアルツハイマー病の進行

アルツハイマー病は海馬基部の嗅内皮質から，無症状で始まる。軽度から中等度になると，海馬の萎縮が進行し，神経原線維変化とアミロイド斑は大脳皮質に進展する。中等度の段階で脳幹上部も傷害される。重度になると，大脳皮質の大半に病変が及び，自律神経の中枢である延髄に達すると呼吸障害が生じる。肺炎や心不全が死因となることが多い。

発症前から軽度　　　軽度から中等度　　　重度

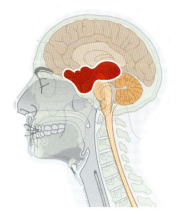
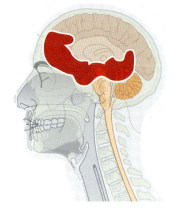
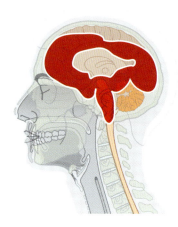

NFTが脳幹に進展すると自律神経障害が現れ，なかでも，橋の青斑核に病変が及ぶとストレスやパニックに対処する能力が障害される。

　アルツハイマー病の終末期では，海馬の容積は正常の2分の1に萎縮し，記憶力は完全に障害される。大脳皮質の高度の神経変性のため言語障害が生じ，コミュニケーションをとることができなくなる。患者は自己を認識することが困難となり，小脳萎縮による運動障害によって寝たきりの状態になる。死の2〜3カ月前には，神経変性は延髄に達し，排便・排尿機能や心拍数，嚥下，呼吸をコントロールする自律神経が障害される。呼吸機能や喀出能の低下から肺炎，そして死亡につながることが多い。

アポリポタンパク質Eのε4アレルは晩期発症型アルツハイマー病のリスク因子である

　アルツハイマー病の原因は未解明であるが，脂質結合タンパク質である**アポリポタンパク質E**(apolipoprotein E：ApoE)の遺伝子変異が晩期発症型アルツハイマー病患者に多く認められている。APOE遺伝子は19番染色体上に位置し，3つのアレルが存在する。アルツハイマー病の保護アレルであるε2，白人で最も頻度が高いε3，アルツハイマー病のリスク因子とされるε4である。ApoEは肝臓で合成され，血中のコレステロール輸送に関与している(ApoEの心血管に対する作用は本章で後述する)。脳内では，ApoEはアストロサイトやミクログリアによって産生され，細胞外での脂質輸送および微小血管の維持に重要な役割を担っている。

　ε4アレルを1コピー以上有する人のうち，約40〜60％が晩期発症型アルツハイマー病を発症する。つまり，ε4アレルはリスクを高めるが，アルツハイマー病の原因ではないといえる。アルツハイマー病の発症リスクはε4アレル数に依存し，ε4アレルを1コピー持つと持たない場合に比べ30％，両親から1コピーずつε4アレルが遺伝した場合は，50〜60％増加する。ε4アレルをもたない場合の生涯発症率は9％であり，ε4は重要なリスク因子と思われる。しかし，ApoEがアルツハイマー病発症にどのように関与するかは，ほとんどわかっていない。

神経伝達やアミロイド斑の形成予防・分解を標的としたアルツハイマー病治療戦略

　現在使用されているアルツハイマー病治療薬の目的は，限られた期間，症状の進行を遅らせ悪化を予防することであり，治癒や疾患の進行を止めることはできない。記憶や認知機能に重要な役割を果たすアセチルコリンの分解を阻害する，コリンエステラーゼ阻害薬が軽度から中等度のアルツハイマー病患者に処方されている。代表的なコリンエステラーゼ阻害薬はガランタミン，リバスチグミン，ドネペジルの3種である。アルツハイマー病では脳のアセチルコリン合成能が進行性に低下するため，コリンエステラーゼ阻害薬の効果が得られる期間は限られる。中等度から重度ではメマンチンが使用される。メマンチンの作用機序は完全には解明されていないが，シナプス間隙へのグルタミン酸の集積を阻害することが知られている。グルタミン酸は認知機能に関与する部位に発現する神経伝達物質で，多量では神経毒性を有する。

研究中の新規抗アルツハイマー病薬は，異常タンパク質の凝集阻害や産生された凝集体の分解に焦点を合わせている。アミロイド斑形成は免疫機能の異常によるという仮説がある。この仮説は，Aβタンパク質を過剰発現しアミロイド斑が蓄積しているトランスジェニックマウスに抗Aβ抗体を注射すると，プラセボを注射したマウスに比べアミロイド斑の濃度が有意に減少する，という実験で検証された。現在，同様の手法で，ヒトを対象とした臨床試験が行われている。

最新の研究の一部は，アルツハイマー病発症における2つの大きな疑問に結び付いたものである。その2つの疑問とは，(1)老化によって健常者でも脳にアミロイド斑は生じるが，その中のごく一部でアミロイド斑が広範囲に蓄積し，アルツハイマー病を発症するのはなぜか。(2)APOE遺伝子のε4アレル(APOE4)がアルツハイマー病のリスクを大きくするメカニズムは何か，である。血液脳関門の異常にその答えがありそうだ。血液脳関門は脳への大きな分子の流入を防いでいるが，一般的なアレルであるε2(APOE2)は血管を維持するタンパク質を産生する一方，APOE4の遺伝子産物は毛細血管細胞を損傷するようである。この知見を背景とした研究で，APOE4を過剰発現したトランスジェニックマウスでは，APOE2トランスジェニックマウスに比べ，血液脳関門を形成する密着結合の細胞が大きく障害されることがわかった。その結果，密着結合に穴が開き，Aβタンパク質のような大きな分子が血液脳関門を通過して脳に入る。もしこれが正しければ，なぜアルツハイマー病患者の脳でアミロイド斑が過剰蓄積するのか，という謎を解く鍵になるかもしれない。最も重要なことは，トランスジェニックマウスに薬物治療を行った結果，APOE4が産生するタンパク質による障害に対し，良好な反応が認められたことである。ヒトにも同様の機序の治療薬が開発される可能性が秘められている。

パーキンソン病の原因はドーパミン作動性ニューロンの減少である

パーキンソン病は老化とともに生じる運動器障害で，一般的に50歳以上で発症する疾患である。大脳基底核黒質のドーパミン産生ニューロン脱落によって，振戦(手や腕，下肢，顎，顔面のふるえ)，**動作緩慢**(bradykinesia)，筋固縮，姿勢保持障害といった初発症状が生じる(図9.13)。筋力低下や振戦は片側性に生じることが多く，なかには大型の筋群の深部が「震えている感覚」をもつ患者もいる。振戦は性的刺激や不安のような感情の興奮とともに増悪し，興奮が落ち着くと改善する。パーキンソン病の初期から，感情に応じた表情を表出できず，また声が少し変化するといった症状もみられるが，これらは頭頸部の筋肉の固縮，動作緩慢によって生じる。発症初期から少し病期が進行すると，軽度の前屈姿勢が認められ，バランス障害や歩行障害の原因となる。

パーキンソン病が中等度となると，運動器症状がさらに進行し，筋固縮や筋痙攣によって疼痛が生じる。ドーパミンを合成する黒質ニューロンの障害によって生じるこれらの症状には薬物療法が著効するが，大脳基底核におけるアセチルコリンやノルアドレナリンの産生能は徐々に障害されていく。パーキンソン病患者は便秘や唾液分泌過多(流涎)，排尿障害，体温調節能障害に悩まされることが多い。さらに，夜間覚醒し日中睡眠するパターン，いわゆる昼夜逆転の睡眠障害をきたす場合もある。

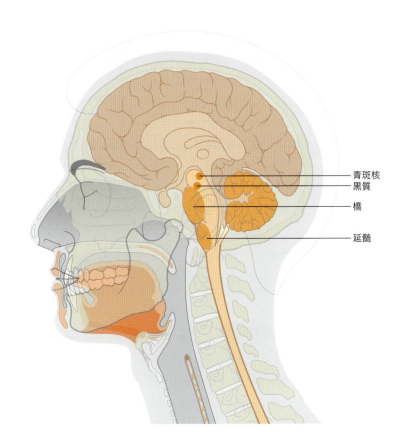

図 9.13　黒質と青斑核の位置

黒質と青斑核は近接している。黒質でのドーパミン合成減少によってパーキンソン病の初期症状が出現する。アルツハイマー病では青斑核でのノルアドレナリン産生ニューロン数が減少する。アルツハイマー病患者がパーキンソン病を発症したり，逆にパーキンソン病患者がアルツハイマー病を発症することも多い。

　大規模な疫学研究の結果はでていないが，小規模な研究結果を統合すると，世界各地のパーキンソン病の**有病率**(prevalence)は50歳以降に高くなることがわかっている。さらに，老化は広く認められている唯一のリスク因子である。50歳未満で発症する場合は，遺伝性・家族性パーキンソン病であり，1，4，6番染色体上の遺伝子変異によって引き起こされる。民族・人種，性別による有病率の違いに関しては議論が続いている。例えば，米国ではアフリカ系米国人での有病率が最も高いが，一方でナイジェリアはパーキンソン病の有病率が最も低い国であり，このことから人種以外のリスク因子が存在すると予想される。そして，同一年齢におけるパーキンソン病有病率には明らかな男女差は認められていない。

パーキンソン病のおもな治療目標は脳内のドーパミン濃度をあげることである

　パーキンソン病の原因は神経伝達物質であるドーパミンの欠乏であり，これをもとに戻したり，治癒したりする方法はない。脳内のドーパミン濃度を高くすることでパーキンソン病の症状を改善できるが，これには代表的な2つの治療法がある。初期の段階ではドーパミン作動薬が多用される。ドーパミン作動薬は，通常はドーパミンにより刺激を受ける受容体を刺激し，症状を改善する。しかし，この薬物はドーパミン受容体が十分量残存している病初期にしか効果がなく，パーキンソン病が進行しドーパミン受容体数が減少すると，ドーパミン作動薬の効果は減弱してしまう。この段階になると，治療の焦点は脳内のドーパミン濃度を高くする薬物療法へと切り替わる。ただし，ドーパミンは

血液脳関門を通過できないため，ドーパミンの前駆物質である**レボドーパ**(levodopa，L-ドーパとも呼ばれる)を投与する。レボドーパは血液脳関門を通過し，脳内でドーパデカルボキシラーゼによってドーパミンへ変換され，脳内のドーパミン濃度を高くする。しかし，この変化は末梢神経系でも生じ，悪心や嘔吐といった副作用を引き起こすため，通常レボドーパは末梢のドーパデカルボキシラーゼ阻害薬である**カルビドーパ**(carbidopa)と併せて投与される。

レボドーパとカルビドーパの併用療法はパーキンソン病の症状に非常に効果があるが，進行性の副作用がある。最も頻度が高い副作用はしかめ面やチック，口をもぐもぐさせる動作といった不随意運動で，また長期間使用すると低血圧や発疹，抑うつ，睡眠覚醒リズム障害が生じることがある。レボドーパ-カルビドーパ併用療法もまた，パーキンソン病の進行およびドーパミン受容体の減少とともに効果が減弱してしまう。

パーキンソン病の病理学的特徴：レヴィ小体

パーキンソン病の原因，すなわちドーパミン作動性ニューロンが変性する理由は不明であり，また，緩徐進行性で臨床症状が他の神経障害と類似するため，パーキンソン病の早期診断は困難である。われわれはこれまで，損傷を受けたりミスフォールディングしたタンパク質の蓄積が，老化および加齢性疾患ではどのくらいの頻度で生じるかをみてきた。同様の異常タンパク質の蓄積はパーキンソン病でも認められる。これは**レヴィ小体**(Lewy body)と呼ばれる，ニューロンの細胞質内に出現する不溶性の線維性タンパク質である。レヴィ小体はパーキンソン病に罹患していない健常高齢者でも認められるが，黒質や青斑核への蓄積はパーキンソン病の病理学的特徴である。レヴィ小体の主要構成成分は**ユビキチン**(ubiquitin)と**α-シヌクレイン**(α-synuclein)であり，これらは通常，タンパク質構造の維持管理に働いている。ユビキチンは76アミノ酸配列からなる小さな熱ショックタンパク質で，損傷やミスフォールディングを起こしたタンパク質に結合し，分解されるための標識となる。α-シヌクレインの明確な機能は解明されていないが，シナプス終末におけるドーパミン小胞の維持と制御に重要な役割を果たすと考えられている。α-シヌクレインのβシート構造は特定のアミノ酸残基を有しており，分解されない場合，βシート同士の凝集を惹起し，レヴィ小体の主要要素となる。アルツハイマー病におけるアミロイド斑の蓄積が疾患の誘因と考えられているのとは異なり，パーキンソン病でのレヴィ小体の蓄積は疾患の結果であるととらえられている。

早発性パーキンソン病には種々の遺伝子が関与する

50歳未満で発症する早発性パーキンソン病は，パーキンソン病患者数の1%以下の頻度であり，家族歴といくつかの遺伝子変異が大きく関与する。早発性パーキンソン病の原因となる遺伝子変異はさまざまな遺伝子座で発見されているが，最も研究されているのはレヴィ小体形成に直接関与するユビキチン(6番染色体上の*Parkin*遺伝子)およびα-シヌクレイン(4番染色体上)である。*Parkin*遺伝子が産生するタンパク質は，ユビキチンを他のタンパク質へと結合させるユビキチンリガーゼの一部を構成する。*Parkin*遺伝子が変異すると，

分解すべき異常タンパク質の標識が妨げられ，異常タンパク質の蓄積，凝集が引き起こされる。しかし興味深いことに，パーキンソン病で最初に凝集するとされるレヴィ小体は，*Parkin*遺伝子変異を有する患者の神経細胞では観察されないことがわかっている。最新の研究では，*Parkin*遺伝子の変異はミトコンドリアの機能異常を引き起こし，活性酸素種が過剰に産生され，細胞死が引き起こされるのではないかといわれている。

*Parkin*遺伝子，α-シヌクレイン遺伝子といった代表的な遺伝子の変異は，早発性パーキンソン病の約50％のみでみられるが，一方，遅発性パーキンソン病の場合では，99％の患者では認められない。

パーキンソン病の誘発因子

このように，パーキンソン病の明確な原因は特定されていない。おそらくパーキンソン病は遺伝的因子，環境因子が関与する多因子疾患である。遺伝子変異が早発性パーキンソン病を引き起こすことは，遺伝的因子の関与を強く支持する。環境因子の関与が明らかになったきっかけは，薬物中毒者がペチジンというモルヒネ様物質を合成しようとした際に，誤って神経毒であるメチルフェニルテトラヒドロピリジン（methyl-phenyl-tetrahydropyridine：MPTP）を合成したことだった。MPTPは青斑核や他の脳幹部のドーパミン作動性ニューロンを選択的に傷害するため，薬物中毒者がペチジンと思いMPTPを摂取したところ，不可逆性のパーキンソン病様症状を呈したのである。その後の研究で，MPTPはミトコンドリアが酸化障害からニューロンを保護する生化学的経路を阻害し，パーキンソン症状を引き起こすことが判明した。酸化障害とパーキンソン症状との関係は，相関があるとしかいえない段階だが，パラコートや高濃度の鉄・マンガンといった酸化ストレスを増やす物質も，パーキンソン症状を引き起こすリスクを高めることがわかっている。

心血管系

この項では，正常に機能している心血管系における，血流を支配する基本的な生理的特性と，血流による組織への酸素供給について考える。なぜなら，老化や疾患に関連した多くの器官や組織の衰えは，血流（およびその結果としての酸素供給）に対する抵抗が，おもな要因となっているからである。

心血管系の液体輸送システムは閉鎖系である

心血管系は，あらゆる閉鎖系の液体輸送システムと同様に中心ポンプ（心臓）とパイプ（動脈と静脈）から成り立っており，液体を標的構造物（細胞）へと運んではポンプへと戻す。心臓は，2つのポンプからなる。右側は，肺に酸素の少ない血液を届け，左側は，全身に酸素の豊富な血液を供給する（図9.14）。心臓の左側右側それぞれには，**心房**（atrium）と**心室**（ventricle）の2つの部屋がある。心房は，心室に送る血液の量を調整する。右心房は，**上大静脈**（superior vena cava）から酸素の少ない血液を受け取り，左心房は，**肺静脈**（pulmonary vein）から酸素の豊富な血液を受け取る。心房は，より広く力強い心室と，流れを一方向にする弁（右側は**三尖弁**〔tricuspid valve〕，左側は**僧帽弁**〔mitral

図 9.14　ヒト心臓の肉眼解剖図

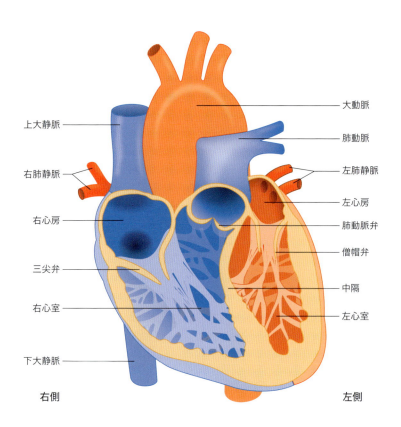

valve])によって隔てられている。心室は，左側にある**大動脈弁**(aortic valve)と右側の**肺動脈弁**(pulmonary valve)を経由して，心臓から血液を送り出す。

　循環系も，心臓同様に，隔たれているがつながりのある2つの系，すなわち**肺循環**(pulmonary circulation)と**体循環**(systemic circulation)とで構成されている(図9.15)。心臓からでる血管を**動脈**(artery)，入っていく血管を**静脈**(vein)という。循環系は，血流の進行に沿って，動脈はしだいに小さく，静脈はしだいに大きくなるようにつくられている。この配置は，赤血球と組織細胞の間で効率的にガス交換が行われるよう進化してきたものである。毛細血管(最小の血管)の壁は半透性でガス交換が行われる。内径は赤血球1個分であり，ガス交換が行われない余分な空間はほとんどない。

　動脈の構造は静脈に比べてかなり複雑で，血圧を維持し，組織への流れを保つようにできている(図9.16)。動脈には大量の環状平滑筋が存在し，収縮すると内腔が狭まる。平滑筋は，全身の血圧を上げる必要がある場合や，四肢への血流を閉ざす必要がある場合(寒冷曝露など；第8章参照)に，脳からの神経信号に応答する。静脈は，血液を心臓に戻すのに圧力を利用せず，一方向の弁によって流れを維持している。心臓が収縮し，血液を送り出すと，**収縮期圧**(systolic pressure)と呼ばれる動脈圧によって弁を開いて血流を通し，心臓が弛緩状態になると，**拡張期圧**(diastolic pressure)と呼ばれる状態まで動脈圧は低下し，弁を閉じて，静脈血の逆流を防ぐ。骨格筋の収縮も，心臓から離れたところで静脈が血液を「汲みだす」のを助けている。老化に伴う動脈の平滑筋や末梢の静脈弁の異常は，うっ血性心不全として知られる加齢性疾患につながる。

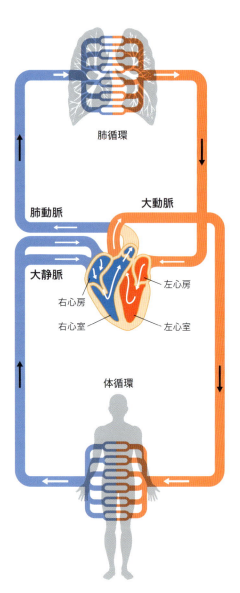

図 9.15　体循環と肺循環
高酸素の血液を赤色，低酸素の血液を青色で示す。

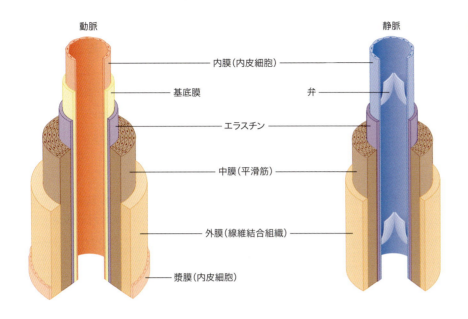

図 9.16 動脈と静脈との解剖図
動脈は静脈に比べ，はるかに弾力性の高い結合組織で構成されている。平滑筋に富むこの組織は，以下の2つの機能を備えている。(1)動脈が心臓からの血圧と血流を維持できるようにする。(2)血管構造そのものを維持する。静脈の結合組織と平滑筋も血管の構造を維持している。

心臓と動脈は興奮性組織である

　心臓と動脈は，どちらも血圧と血流をつくるのに筋組織の収縮を利用する。筋組織は，神経組織同様に興奮性組織であり，筋細胞から筋細胞へ収縮を伝播するために活動電位を発生する。心臓の筋肉である心筋が最高の性能を発揮するには，正確な収縮パターンを繰り返す必要がある。右心房上端にある特殊心筋である**洞房結節**（sinus node または sinoatrial node）が，活動電位を発生させることで拍動が開始する（図9.17）。活動電位は，隣接する心筋細胞に広がり，左右の心房を同時に収縮させる。**房室結節**（atrioventricular node：AV node）は，電気刺激を受け取ると，ヒス束を通って，ヒス束枝へと信号を伝達する。ヒス束を通る活動電位の広がりは，直接接触している心室と心房の筋線維に比べ，約6分の1秒の遅れを生じる。この遅延によって，心室は収縮前に血液を満たすことができる。心臓組織の収縮，すなわち拍動の制御は，主として脳幹から神経線維を介して起こるが，カテコールアミンのようなホルモンによっても調整される。

　心筋の収縮は神経刺激によって制御されているが，動脈の平滑筋の収縮はホルモンと動脈周辺で発生するイベントによっておもに制御されている（表9.3）。

表 9.3　動脈血流に影響する血管拡張因子と血管収縮因子

作用因子	種別	効果
交感神経	神経性	収縮性
一酸化窒素	神経性	拡張性
アドレナリン	ホルモン性	拡張性
アンギオテンシンII	ホルモン性	収縮性
ノルアドレナリン	神経性	収縮性
酸素濃度低下	局所	拡張性
血圧低下	局所	収縮性
二酸化炭素	局所	拡張性
血中カリウム濃度の上昇	局所	拡張性

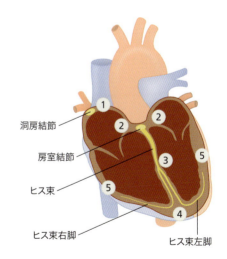

図 9.17　心臓における刺激伝導
刺激伝導は，(1)洞房結節の活動電位に始まり，心房と同時に(2)ヒス束に伝播していく。活動電位は，ヒス束から(3)ヒス束枝へと下行し，6分の1秒遅れて心室を収縮させる。この遅れは，心室が満たされるのに十分な時間となる。心室の内膜下(4)から上部(5)までの活動電位の広がりは，（プルキンエ線維により）非常に高速で伝達されるので，収縮は実質的に同時に起こる。

動脈の平滑筋が収縮する**血管収縮**（vasoconstriction）は内腔直径を縮め，平滑筋が弛緩する**血管拡張**（vasodilation）は内径を広げる。器官が必要とする血液を供給するために血管収縮と血管拡張がどのように協調して働いているのか，代謝活動の増加を例にとって説明する。骨格筋の動脈は，安静時には部分的に血管収縮している。言い換えれば，安静時は血流の必要性が比較的低い。運動を開始し，筋肉が収縮しはじめると，カテコールアミンが放出され，アドレナリンα受容体と結合し，動脈の血管拡張を引き起こして血流を増やす。この神経ホルモンによる反応は，運動の最初の数秒から数分の間だけ起こる。運動を続けている間の血管拡張や血流増加は，動脈床・静脈床での酸素量の減少や細胞の呼吸による血中代謝物の増加といった局所イベントに反応して維持される。運動をやめると，血圧の低下や，カテコールアミンとアドレナリンβ受容体の結合といった血管収縮作用によって，血流は減少する。

心臓は心拍出量を調節することで血流と血圧を制御する

　心臓から循環へと送り出される酸素が豊富な血液の量は**心拍出量**（cardiac output）と呼ばれ，1回の収縮（**収縮期**〔systole〕）で駆出される血液の量である**1回心拍出量**（stroke volume）と1分あたりの拍動数である**心拍数**（heart rate）の積で定義されている（式9.1）。心拍出量は，全組織の必要とする血液の総量に一致する。つまり，組織が100単位の血液を必要とすれば，心臓は100単位の血液を駆出するということである。組織の必要量は，静脈から心臓へと**静脈還流**（venous return）する血液量で決まる。

心拍出量＝1回心拍出量×心拍数　　　　　　　　　　　　　　　　　　　　　　　（9.1）
ここで，
1回心拍出量＝1回の心収縮（1心拍）で，左心室より駆出される血液量（mL）
心拍数＝1分あたりの拍動数

　例えば，階段をのぼりはじめるような場合，筋肉を動かしはじめると，神経ホルモン因子は心拍数を増加させ，筋運動に必要な余分の酸素を全身に供給する。心拍出量の増加は，さらに心室により多くの血液を満たし，より多くの静脈還流をもたらす。心室周辺の筋肉が伸展し，筋細胞をのばす。これは，**コンプライアンス**（compliance，伸展度）として知られる特性である。これにより，より大きな収縮力を発する**収縮性**（contractility）をもたらし，1回の拍動でより多くの血液を駆出することができる。収縮性は，収縮前の心室の血液量である**拡張末期容量**（end diastolic volume）を超えるコンプライアンスに匹敵し，静脈還流の指標となる。つまり，心臓から拍出される血液量は，静脈還流量に匹敵する。しかし，筋細胞には最適長があり，心室のさらなる伸展は収縮性を減少させ，1回心拍出量も減少することになる。心筋のコンプライアンスと収縮性を，長さと張力の関係で表したフランク–スターリングの法則は，通常の生理的状態における筋細胞の最適長の範囲で成り立つ（図9.18）。本章の後半で，最適長を超えた筋細胞の伸展がうっ血性心不全の一因となることを紹介する。

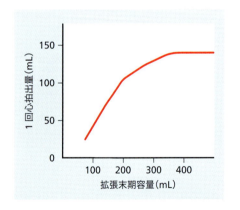

図9.18　フランク–スターリングの法則の関係図

静脈還流量が増えると，心室の拡張末期容量も増える。拡張末期容量の増加は，心室を伸展させ，心筋をのばし，収縮性を増加する。さらに，収縮性が大きくなるほど，より多くの血液を駆出するのに必要なより大きな力を生み出す。とはいえ，長さと張力の関係には限界がある。最終的に，筋細胞が適切に収縮力を発生できる伸展度を超えると，収縮性は失われていく。

すべての血流は流体力学に従う

　ここまで論じてきたように，心臓と脈管系のそれぞれに血流量の制御メカニズムが存在し，心臓においては心拍出量，動脈においては血管拡張と血管収縮である。こうした組織や器官に特有の血流調整メカニズムは，全体的な血流を調節するために，流体力学の基本原理にのっとって，協調して働いている。最も重要なのは，流れと圧力と抵抗の関係である。血流は，その系の圧力差に正比例し，抵抗に反比例する(式9.2，9.3，9.4)。式9.3を例にとると，抵抗(R)と血流(F)のどちらかが増加すれば，血圧(ΔP)は増加する。圧力を基礎レベルに戻すには，心拍出量を減らすか，血管収縮を減少(または血管拡張を増加)させなければならない。

$F = \Delta P/R$ 　　　　　　　　　　　　　　　　　　　　　　(9.2)
$\Delta P = F \times R$ 　　　　　　　　　　　　　　　　　　　　　(9.3)
$R = \Delta P/F$ 　　　　　　　　　　　　　　　　　　　　　　(9.4)

ここで，
$F =$ 血流
$\Delta P =$ 血管の両端の圧力差
$R =$ 抵抗

　動脈は，直径が赤血球1つ分しかない毛細血管に至るまで，徐々に狭くなっていくことを思い出して欲しい。管腔が小さくなるにつれて，血管を損傷しないよう圧力は減少する(表9.4)。つまり，大きな動脈は，心臓近くの100 mmHgの圧力に耐えられるが，最も小さな動脈である細動脈や毛細血管には無理だということである。では，どのようにして心血管系は，流体力学の法則に従いながら，血管径が小さくなるにつれ，圧力を減少させるのだろうか？

　その答えは，壁を引きのばして内腔の直径を広げることができる血管の能力と，流体力学のもう1つの基本的な物理法則である四乗法則(ハーゲン-ポアズイユの法則)にある。四乗法則によると，血流は，血管径の4乗に比例して増減する。これは，直径の小さな変化が血流に大きな変化をもたらすことを意味する。例えば，心拍出量が増加し，その結果，末梢に向かってより大きな流れができたと仮定する。動脈壁は，増加した血液量に対応するために拡大する。管腔の直径が大きくなると，抵抗は減少し，動脈の血流は増大し，血圧は維持される。管径サイズを増減する動脈の能力は，アテローム性動脈硬化症について検討するような場合，より重要な要素となる。

心血管系の加齢性疾患：心血管疾患

　本章と第8章において述べられている他の生理的なシステムと同じように，心血管系は老化に伴い軽度から中等度の機能低下を認める。たいていの場合，機能低下は日常の活動を妨げるものではないが，ストレスや過負荷に対する反応能力を低下させることもある。本章の最初のほうで神経病理について述べたように，老化と心血管系については，どんな変化が起こったかではなく，なぜ

表9.4　血管の平均圧力

動脈・静脈	平均圧(mmHg)
大動脈	100
大きな動脈	100
小さな動脈	80
細動脈	60
毛細血管	20
細静脈	10
小さな静脈	0
大静脈	0

これらの変化が，ある人では病状を進行させ，ある人ではそうではないのかを問うことが重要である。そして，神経病理に関しては，老化生物学者はこの質問にまだ答えられていない。

この項において，われわれは心血管系における3つの主要な加齢性疾患，冠動脈疾患（**アテローム性動脈硬化**〔atherosclerosis〕），脳卒中（**脳血管障害**〔cerebrovascular incident〕），**高血圧**（hypertension）についてみていく。心血管系に影響を与える環境因子の簡単な解説から始める。

老化に伴う心血管系の衰退に影響を与える環境因子

心血管系において，疾患ではない加齢性の変化を定義づけることは難しい。なぜならば，食事，運動，喫煙のような環境因子が，心血管系の老化の速度に影響を与えるからだ。例えば，大動脈や他の大血管の弾力性やコンプライアンスは加齢とともに減少し，収縮期血圧の上昇と高血圧に発展していく。しかしながら，いくつかの報告では，積極的に運動する高齢者は，同年代の座りがちな生活をする人々と比較して，収縮期血圧が明らかに低かった。喫煙は，非喫煙者や座りがちな生活をする高齢者と比べて，大動脈のコンプライアンスの低下をより悪化させ，収縮期血圧を増加させる。

全身における血流需要の増加に対する心臓の生理的な反応は，老化とともに変化し，また，環境因子の影響を受けないかもしれない。前述のように，組織の酸素必要度にもとづき，心臓は拍出量を調整する。運動のように血流を増加させる初期の要求の間，心拍数の増加の結果として心拍出量は増加するが，一方で，1回拍出量は同じである。心拍数の増加は，神経ホルモン因子が洞房結節を刺激し，活動電位の発生の頻度を増加させることによって引き起こされる。老化とともに，洞房結節のアドレナリン受容体（アドレナリン，ノルアドレナリンと結合する受容体）の数は減少すると考えられる。この結果，老化に関連した2つの変化が心機能に生じる。第1は，代謝的要求の増加に対する，初期段階の心拍数増加は，老化とともに遅くなる。したがって，高齢者では代謝的要求の増加に対応するためにより長い時間が必要になる。第2は，老化によるアドレナリン受容体の減少は，可能な最大心拍数の減少を引き起こす。このことは，激しい運動の間の総心拍出量の低下を意味する。つまり，運動中の最大の活動量は老化とともに減少する。心臓は老化に伴う最大心拍数低下を，1回拍出量の増加により代償する。しかしながら，フランク-スターリングの法則により，1回拍出量の絶対量は制限される。この代償機構では，最大心拍数の減少による総心拍出量の減少を相殺することはできない。

動脈や静脈の老化に伴う変化もまた，環境因子による影響を受ける。第8章の皮膚の項の議論を思い出して欲しい。これらの変化の多くは，コラーゲン線維の架橋の増加によるものであった。架橋は結合組織の弾力性を減少させ，より強固な構造とする。図9.16を参照し，動脈や静脈は相当量のコラーゲンを含む結合組織からなることに注意して欲しい。さらに，内側と外側の弾性膜は強く架橋が可能なエラスチンより成り立っており，同様にコンプライアンスは減少する。動脈はそれ自体の拡張や収縮に比例して，血流や血圧の制御に貢献するので，コンプライアンスの減少は，血流や血圧に影響を与える。血管の拡張・収縮力の軽度低下は，正常な加齢性変化として広く受け入れられているが，

身体活動が不足するとこの低下は悪化する。喫煙や不健康な食生活は，血管の機能に明らかに影響を与える。

動脈プラークはアテローム性動脈硬化や虚血性疾患につながる

　60歳以上のたいていの人は，動脈壁の内側の脂肪蓄積物，**動脈プラーク**（arterial plaque）をもっている。剖検の結果が示すように，プラークの形成は，生後6カ月頃と早い時期に，心臓の主要な動脈での脂肪線条として始まる。大多数の人にとって，動脈プラークは血流を妨げるのに十分な大きさにはならない。しかしながら，理由は依然として明らかではないが，動脈プラークはアテローム性動脈硬化へと進展し，血流を妨げる。もしアテローム性動脈硬化が重大であれば，血流は止められ，組織への酸素運搬は減少し，**虚血**（ischemia）に陥る（図9.19）。虚血は組織壊死につながる。

　動脈硬化部位は典型的には動脈分岐部の下流に形成され，つぎの2つの方法により，動脈を閉塞させる。(1)もとの場所（病巣の中心となる場所）に形成された血栓による。(2)もとの場所から下流に流れ，動脈の狭い部分を閉塞させるはがれやすい血栓の一部，すなわち**塞栓**（embolus）による（図9.20）。しかしながら，すべての動脈硬化部位が虚血に陥るわけではない。例えば，剖検によれば，ある部位が破裂し塞栓を放出しても，かなり小さいと虚血疾患は起こらないことが示されている。プラークは修復され，再度破裂すると，より大きな塞栓を放出する。ある場合では，プラークは閉塞部位の周りに新しい血管を成長させ，臨床的に顕在化しない病変となる。

　ヒトにおいて，動脈硬化プラークが形成されて大きくなり虚血性疾患を起こすには，40～50年かかる。動脈壁の脂肪線条は，おもに酸化した**低密度リポタンパク質**（low-density lipoprotein：LDL）からなるコレステロールを含んでいる。LDLの血管内膜への侵入は内皮細胞へ損傷を与え，炎症反応を引き起こす。免疫細胞（大部分はT細胞とマクロファージ）とコレステロール蓄積物の混合により，泡沫細胞として知られる新しい構造物を形成する。泡沫細胞は動脈壁を弱め，平滑筋細胞が脂肪プラークに侵入するのを許して泡沫細胞を覆

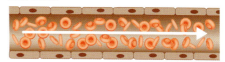
健康な動脈

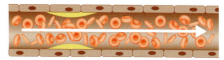
プラークの発生

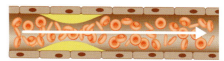
プラークの成長

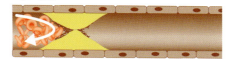
プラークによる閉塞
血栓の形成

図9.19　アテローム性動脈硬化による閉塞の段階

プラークの形成は主要な動脈の脂肪線条として始まる。プラークが形成されるにつれて，閉塞を引き起こす。虚血性疾患を引き起こすためには，プラークは血管を少なくとも85％狭窄させる必要がある。血管の閉塞は，たいていはプラークの破裂と血栓の遊離による虚血性疾患を引き起こす。

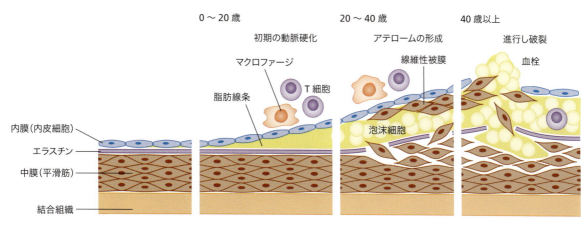

図9.20　生涯にわたるアテローム性動脈硬化の機序

初期の段階は生後6カ月頃の早い時期から観察される。内膜に脂肪物質が蓄積し，内皮細胞下に脂肪線条として現れる。免疫系は壁肥厚を抗原と認識し，T細胞とマクロファージをその場所に誘導する。免疫細胞の攻撃により，内膜と中膜の間の弾性層板は破裂し，平滑筋細胞が侵入し，高度に血栓形成性の泡沫細胞の上に線維性被膜を形成する。動脈壁の膨張はアテロームと呼ばれる。

図 9.21　冠動脈

冠動脈は大動脈より直接下行しており，酸素が非常に豊富な血液を運搬している。この動脈の1つが閉塞すると心筋梗塞となり，酸素欠乏によって組織が壊死し，心拍出量が低下する。

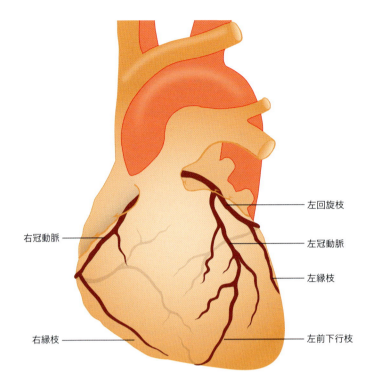

う線維性被膜を形成させる（皮膚の創傷部位に形成されるかさぶたのように）。プラークは20〜30年かけて成長するにつれて，コラーゲンをおもに含む，石灰化した独自のマトリックスを形成する。これは，動脈硬化プラークが高度に血栓形成性になることを意味する。線維性被膜の破裂と塞栓の放出の理由は，いまだに不明な部分も多いが，破裂はたいてい，マクロファージの度重なる曝露と平滑筋細胞死による領域の脆弱化が関係している。

虚血性心疾患（ischemic heart disease）は，心臓の太い血管である3本の冠動脈（図9.21）のうちの1つが，動脈硬化病変により閉塞し，心筋組織への血流が低下したときに起こる。もし通常の85％以上血流が低下すると，酸素の欠乏が心筋組織の壊死をもたらす。人によっては心臓発作，すなわち**心筋梗塞**（myocardial infarction）としてこれを経験する。つぎに，正常な心臓の電気的伝導が阻害され，心臓は収縮不全となり，心拍出量の明らかな低下をきたし，身体の他の部位にも影響を与える。もし，非常に広範囲に心筋組織が血流不全の影響を受けると，心拍のリズムが阻害され，**細動**（fibrillation）となり制御不能な非同期なリズムに至る。心房細動あるいは心室細動は心拍出量の完全喪失を招き，死に至る。

脳卒中，すなわち脳血管障害に至るメカニズムも，場所が脳であることを除くと，虚血性心疾患と似ている。たいていの場合，閉塞による脳梗塞は，頸動脈の動脈硬化巣より剥がれた塞栓により生じる。しかしながら，脳卒中の中には，頭蓋内の動脈の破裂により起こる脳出血によるものもある。身体にどのような機能障害が起こるかは，脳の障害を受けた領域による。脳卒中は脳のどの領域でも起こるが，典型的には，右もしくは左の脳半球のどちらの損傷によるかで特徴づけられる。右脳半球の脳卒中は，身体の左側の運動機能に影響を与え，腕や脚の麻痺をきたすことが多い。距離や空間的な関係の判断が困難とな

るとともに，一部分が全体とどう関連しているかを理解することもできなくなる。一方，左脳半球の脳卒中は身体の右側の運動機能低下をきたす。また，広範囲の発語・言語障害を生じ，ときどきゆっくりとして慎重な行動になる。脳卒中は小脳や脳幹でも起こる。小脳は動きを調整しているので，この領域ではバランスの調整や協調運動，反射に影響を与える。脳幹は，呼吸，血圧，心拍を含む大部分の自律機能を制御しており，この部位の脳卒中はしばしば致命的となる。

動脈硬化のリスク因子は遺伝的・環境的条件が混在している

　動脈プラークがアテローム性動脈硬化疾患を引き起こすメカニズムは，まだ明らかにはなっていないが，年齢，喫煙，高コレステロール血症(**高脂血症**〔hyperlipidemia〕)，高血圧の4つの因子が，動脈硬化の進展のおもなリスク因子と考えられている。これら4つのリスク因子は，独立して動脈硬化を導くことから，主要なリスク因子とみなされている。肥満，運動不足，精神的ストレスのような他の因子は，二次的なリスク因子として知られている。これらの因子は，動脈硬化の進行に際し，主要な4つのリスク因子の1つと共同して作用する。アテローム性動脈硬化のリスク因子は，制御可能なもの(環境にもとづくもの)と制御不能なもの(遺伝にもとづくもの)に分類されることも多い。喫煙，肥満，運動不足，精神的ストレスは明確に制御可能なリスク因子である。年齢は制御不能である。高脂血症と高血圧は，遺伝的に影響を受けやすい人が，環境要因の影響を受けた結果である。

スタチンは肝臓におけるコレステロール合成を減少させ血清コレステロールを低下させる

　前述のように，動脈硬化プラークはコレステロールを主として含む脂肪線条から始まる。いくつかの調査により，血清コレステロールが上昇すると，アテローム性動脈硬化進展のリスクと関連疾患による死亡リスクも上昇することが示されている(図 9.22)。食物ではおもに肉類にコレステロールが含まれているので，摂取するコレステロールや総脂肪を減少させることは，血清コレステロールを低下させるためには効率的な方法である(血清コレステロールがリスク因子であり，食物中のコレステロールではない)。これは，1970年代～80年代に行われたいくつかの研究により支持された。しかしながら，のちの研究結果により，血清コレステロールに対する食事療法は，血清高コレステロールの遺伝的素因のある人，すなわちアテローム性動脈硬化によくみられるコレステロールであるLDLを過剰に合成している人に限って効果があると改められた。LDLの主要な役割は，血中のコレステロールを肝臓から身体の細胞に輸送することである。

　コレステロールは，細胞膜の維持に必要な成分であり，リン脂質二重層の安定をもたらす。すべての細胞はコレステロールを合成することができるが，70～80%のLDL合成は肝臓において行われる。したがって，遺伝的に血清高コレステロールの素因のある人は，**スタチン**(statin)という薬物で肝臓でのLDL合成を抑制することにより，アテローム性動脈硬化のリスクを低下させる効果のあることが証明されている。スタチンはコレステロール合成に関係す

図 9.22　血清コレステロールと冠動脈疾患死亡のリスク

（データは J.I. Cleeman and C. Lenfant, *JAMA* 280:2099-2104, 1998 より。The American Medical Association の許諾を得て掲載）

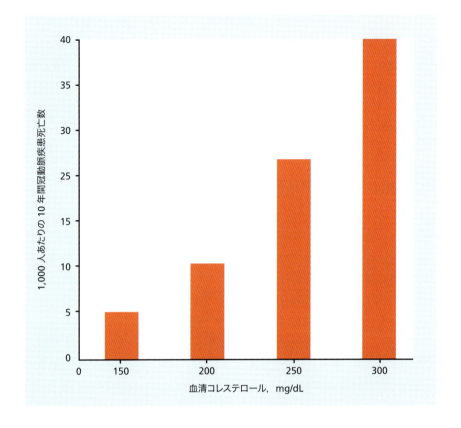

る酵素を阻害することにより働く。この合成経路では，脂肪酸分解の最終産物であるアセチル CoA（図 4.19 参照）は，一連の反応によって 3-ヒドロキシ-3-メチルグルタリル CoA（HMG-CoA）に変換される（**図 9.23**）。HMG-CoA レダクターゼはこの反応の律速段階である，HMG-CoA からコレステロールの前駆物質であるメバロン酸への反応を触媒する酵素である。HMG-CoA レダクターゼの阻害は，コレステロール産生を抑制する。

スタチンにはさらに 2 つ効果が認められる。第 1 は，肝臓でのコレステロール合成低下により，肝臓の LDL 受容体の発現量を増やす。それによって，肝臓における血清 LDL の取り込みが増加し，血清 LDL の値は低下する。第 2 は，スタチンは**高密度リポタンパク質**（high-density lipoprotein：HDL）の値を約 5% 上昇させるが，その機序は不明である。HDL は血中のコレステロールを取り除き，肝臓に輸送して異化するため，スタチンによる血清総コレステロールの低下は，この HDL 関連のメカニズムによるのかもしれない。

すべての薬物と同様に，スタチンにも副作用はあるが，深刻な生理的問題というよりは不快な症状が多く，使用者の約 5% のみに影響する。これらの副作用には，頭痛，記憶障害，筋肉痛，筋力低下，体重増加が含まれる。より深刻な副作用は，使用者の 1% 未満に出現し，個人により症状が異なる。

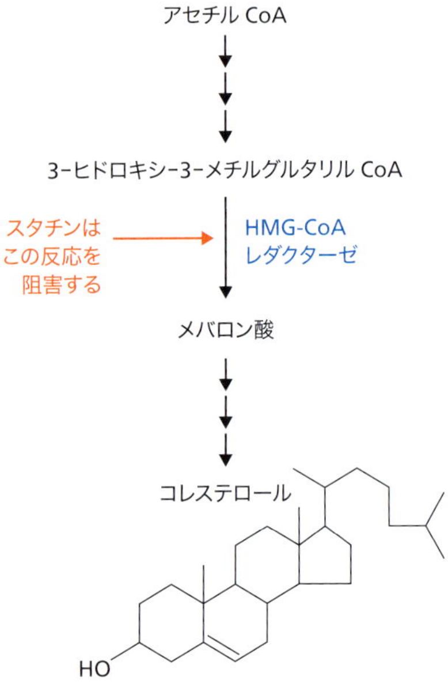

高血圧は高齢者において最もありふれた慢性的状態である

米国において，65 歳以上の高齢者の 50% 以上が高血圧に罹患している。高血圧は収縮期血圧 140 mmHg 以上または拡張期血圧 90 mmHg 以上（140/90）と定義される。高血圧進展の機序の詳細は不明である。しかし，1 回拍出量は老化に伴い増加しないため，圧力の増加は流れの抵抗（動脈の硬化）を反映した

図 9.23　コレステロール合成とコレステロール合成減少のためのスタチンの作用

連続した矢印は，表示を省略した反応段階を表す。

ものと結論づけられる。高血圧の病因はいまだ詳細不明であるが、いくつかの生理的因子、環境因子が関連していることが知られており、これには、動脈のコンプライアンスの低下(硬化の増加)、アドレナリン機能の低下、腎臓病、肥満、運動不足、喫煙が含まれる。高血圧による死亡率は低いが(米国では10万人あたり58人)、高血圧は他の心疾患のリスク上昇につながる。例えば、多くの研究によると、10〜15 mmHgの収縮期血圧低下は、虚血性疾患のリスクを45%程度減少させると報告されている。

　高血圧に対する治療には、塩分摂取量を減らす、運動量を増やす、血管収縮や循環血液量を減らす薬物が含まれる。高血圧改善のために、塩分摂取量を減らし、運動量を増やすことの有効性はまだ確立していない。いくつかの研究では、これら2つの介入は一部の人にとっては効果的だが、反応しない人も多い。さらに、運動量の増加や塩分摂取量の減少による血圧の低下はあまり大きくなく、たいていは収縮期血圧、拡張期血圧とも10%を超えない。全人口に対するこれらの介入による血圧低下が限定的なことは、高血圧は遺伝的な要因も大きいことを示している。

　薬物療法は、血圧をコントロールするには最良な方法であることが実証されている。高血圧治療に用いる薬物は数種類ある。3つの主要な薬物は、**β遮断薬**(β-blocker)、**アンギオテンシン変換酵素阻害薬**(angiotensin-converting enzyme inhibitor：ACE阻害薬)、**利尿薬**(diuretic)である。β遮断薬はアドレナリンβ受容体を遮断する。ACE阻害薬はアンギオテンシンIからアンギオテンシンIIへの変換を阻害する。ノルアドレナリンとアンギオテンシンIIは、両方とも強力な血管収縮因子であることを思い出して欲しい(表9.3参照)。利尿薬は、典型的には、血液から尿への水分移行を抑制するホルモン、抗利尿ホルモン(バソプレシン)の生成を阻害する。したがって、利尿薬は(尿中への)水分排出を増加させ、血液量を減少させる。これら3つの薬物すべてが、血流の抵抗を低下させ、本章の初めに述べた流体力学の法則に従って作用する。抵抗が減少すると圧力が低下するのである(式9.3参照)。

心不全による心拍出量の低下

　心不全(**うっ血性心不全**〔congestive heart failure〕)は、虚血関連の障害が原因だと明確に定義することはできない。心不全は、心筋の感染から塩分や水分のうっ滞など、さまざまな状況から生じる。それにもかかわらず、原因が何であれ、心不全に至る心筋の物理的特性の悪化は同じである。すべての場合において、心不全は、身体が必要とする酸素に足りる分の血液を送り出せるように、心筋が収縮することができないことと定義される。つまり、異常な心拍出量の低下である。

　心不全は2種類に分類される。心臓を満たすのが困難な場合(拡張不全)と、心臓から血液を送り出すのが困難な場合(収縮不全)である。拡張不全は、大部分は心室壁が硬化したときに起こり、その結果、コンプライアンスと拡張末期容量が低下する。心臓の収縮性は影響を受けないこともよくある。つまり、心臓の細胞は正常に機能しているが、心筋が静脈還流量に見合うように十分に拡張できないのである。拡張末期容量の低下は、収縮力と収縮時の血液駆出量の低下を引き起こす。しだいに、末梢組織は、細胞が必要とする酸素を十分に受

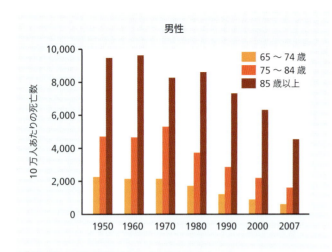
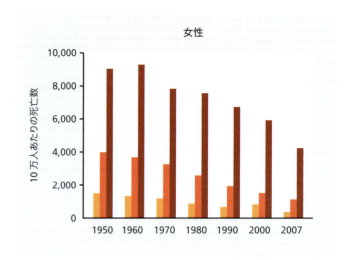

図 9.24 1950〜2007 年の米国の 65 歳以上の高齢者に関して，心臓病（虚血性心疾患）による男女別の 10 万人あたりの死亡数

（データは National Center for Health Statistics, Health, United States, 2010: With Special Feature on Death and Dying, Hyattsville, MD: Centers for Disease Control and Prevention, 2011 より）

け取ることができなくなる。

収縮不全はおもに心筋の障害，つまり心筋梗塞によって起こる。収縮不全は拡張末期容量に関わらず，拡張不全と同じように，1 回拍出量の低下をきたす。しかしながら，1 回拍出量低下の機序は拡張不全によるものとは異なる。梗塞による心筋組織の減少は，収縮期に収縮する心筋細胞数の低下をきたし，心臓の収縮性は低下する。コンプライアンスは変わらずそのままであろう。

心不全に対する生理的な反応は，拡張不全であれ収縮不全であれ，たいていの場合は水分のうっ滞，すなわち**浮腫**（edema）へと進展する。心不全により浮腫が引き起こされる機序は複雑であるが，簡単に説明すると，静脈内の血液が滞ることである。浸透圧上昇の結果，静脈から液体が漏出し，間質空間に流入することになる。浮腫による影響が最も深刻なのは肺であり，肺水腫として知られている。心不全の患者は文字通り，自分自身を体液に浸してしまう。

心血管疾患の指標には死亡率より有病率のほうが適している

1950〜2007 年の間の米国において，65 歳以上の人の心疾患による死亡は，男性で 41%，女性で 39% 低下した（図 9.24）。それにもかかわらず，米国や途上国の高齢者にとって，虚血性心疾患は死因の第 1 位であり，年齢とともに死亡率は上昇する。虚血性心疾患患者の死亡を抑制する医療科学がいまだ発達していないので，死亡率は老化に伴う心血管疾患発症の指標と定義されてきた。しかしながら今日では，診断技術向上により，心血管疾患による死亡は明らかに減少している。バイパス手術や血管形成術，ステント挿入術の導入，また，疾患発症抑制のための食事の重要性に対する認識が高まり，現在，心血管疾患の大部分は致死的ではなく，慢性的となっている。したがって，死亡率よりむしろ有病率が，高齢集団における心血管疾患の影響を予想するのに適しているだろう（図 9.25）。

内分泌系と糖制御

内分泌系（endocrine system）は離れた器官や腺の間において，ホルモンを直接血液に分泌する仕組みである（図 9.26）。ホルモンには特異的な標的細胞が

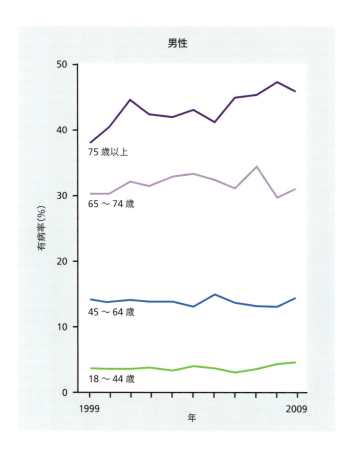
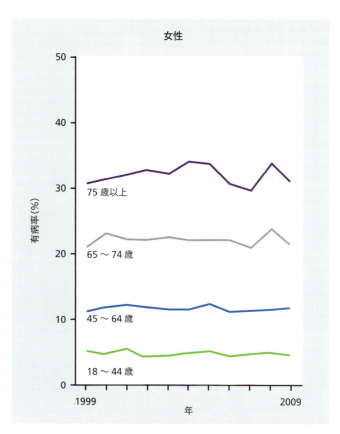

図 9.25 1999〜2009 年における米国男性・女性の心疾患の有病率

心疾患の有病率は，横ばいか，わずかに上昇している。同じ時期に死亡率は低下している（図 9.24 参照）。死亡率低下と有病率上昇は，医療の発展により寿命がのびたことと関連している。（データは National Center for Health Statistics, Health, United States, 2010: With Special Feature on Death and Dying, Hyattsville, MD: Centers for Disease Control and Prevention, 2011 より）

あり，特定のホルモンにこれらの細胞が反応することで，組織に特異的機能が発現する（表 9.5）。内分泌系は，代謝，成長，発達，さまざまな組織の機能，血糖値の維持などを含む，多くの生体内の機能を制御している。図 9.26 に記載したような，以前から知られている内分泌器官・内分泌腺に加えて，現在では複数の機能を併せもつ組織・器官が内分泌系の一部として認識されており，それらには肝臓，心臓，小腸，脂肪組織，皮膚が含まれる。

動物実験により，すべての内分泌器官や内分泌腺は，実際に加齢性の機能低下をきたすことが示されている。しかしながら，実験動物を用いた高度な対照実験により得られた結果は，ほとんどの場合，ヒトにおいてまだ確証は得られていない。実験動物とヒトとの間に知見の相違がある理由は，これまでの議論と同じである。ヒトを対象とする研究においては環境の影響の制御ができない，標本母集団に疾患罹患者が含まれる，研究の数が少ない，それぞれの研究に含まれている人数が少ない，種間で本質的に遺伝的に違っている，などの理由である。そのため，ここでは，老化に伴う変化が疾患を進行させることを示唆する十分な知見がある，血糖と骨カルシウムの制御という 2 つの内分泌系に限定して議論をする。本項と続く項では，血糖と骨カルシウム制御に関する生化学的，生理的な機序，およびこれらに関連する 2 型糖尿病（血糖制御の障害）と骨粗鬆症（骨カルシウム制御の障害）について説明する。

血糖濃度は狭い範囲で維持されなければならない

先の章で，グルコースは身体のエネルギーとして必要なものであると述べた。大部分の組織は，エネルギー産生のために必要なグルコースを，細胞内に貯蔵

図 9.26　内分泌系における主要な器官と腺

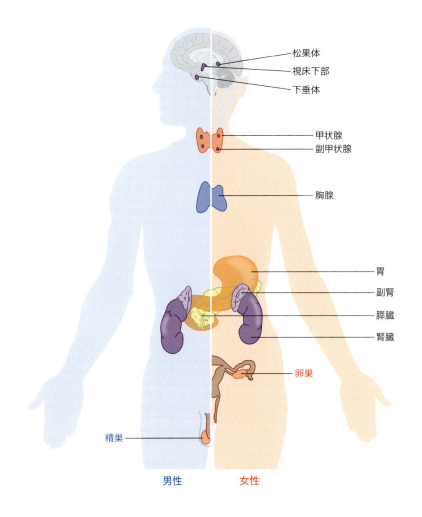

　したグリコーゲン(glycogen)から得ている。しかしながら，脳はグリコーゲンを貯蔵する能力がなく，エネルギーのための脂質代謝も容易にはできない。したがって，脳にグルコースを常時供給するのを確実にするために，血糖濃度は通常，90〜120 mg/dL の間で維持されている。

　血糖値を 90〜120 mg/dL と狭い範囲で維持する機序には，膵臓より生成される 2 つのホルモン，**インスリン**(insulin)と**グルカゴン**(glucagon)の拮抗作用が関係している。膵臓の内分泌細胞は**ランゲルハンス島**(islet of Langerhans)に存在する(図 9.27)。インスリンは血糖値が 120 mg/dL 以上となると，血中からグルコースを取り除き，肝臓や筋肉でのグリコーゲン合成を刺激する。その逆に，血糖値が 90 mg/dL 未満となると，グルカゴンが，肝臓でのグリコーゲンからグルコースへの分解を刺激することにより，血液へのグルコース供給を増加させる。しかしながら，人体はエネルギーとして用いることができるグリコーゲンを 24 時間分しかもっていない。食間に分解されエネルギーとして用いられた貯蔵グリコーゲンを補うため，食物よりグルコースを摂取する必要がある。非炭水化物の炭素源よりグルコースを合成する**糖新生**(gluconeogenesis)は，哺乳類で認められるが，飢餓状態が長く続くときのみにみられる。

表 9.5 内分泌系の主要な腺と器官

内分泌腺・器官	分泌されるホルモン	標的細胞の場所	主要な生理的機能
松果体	メラトニン	下垂体，生殖器，免疫系	生体リズムの調節
視床下部	7種類の放出・抑制ホルモン	下垂体前葉	7種類の下垂体前葉ホルモンの放出を制御する
下垂体後葉	バソプレシン（抗利尿ホルモン：ADH）	尿細管	水分再吸収の増加
	オキシトシン	細動脈 子宮	血管収縮 子宮収縮
下垂体前葉	甲状腺刺激ホルモン（TSH）	甲状腺	甲状腺ホルモンの放出刺激
	副腎皮質刺激ホルモン（ACTH）	副腎皮質	コルチゾールの分泌刺激
	成長ホルモン（GH）	ほとんどすべての組織	成長刺激
	卵胞刺激ホルモン（FSH）	卵胞，精巣	卵胞の成長，エストロゲン分泌，精子産生
	黄体形成ホルモン（LH）	卵胞，精巣	排卵刺激，テストステロン分泌
	プロラクチン	乳腺	乳汁の分泌刺激
甲状腺	甲状腺ホルモン	ほとんどすべての組織	代謝率増加（正常な成長に不可欠）
	カルシトニン	骨	血漿カルシウム濃度減少
副甲状腺	副甲状腺ホルモン（PTH）	骨，腎臓，小腸	血中カルシウム濃度増加
胸腺	サイモポエチン	T細胞	T細胞機能に影響（機能の詳細は不明）
胃	ガストリン	膵臓，肝臓，胆嚢	消化酵素と胆汁の分泌刺激
膵臓のランゲルハンス島	インスリン	ほとんどすべての組織	グルコース貯蔵増加
	グルカゴン	ほとんどすべての組織	貯蔵グルコースの血中への放出刺激
	ソマトスタチン	消化器系	消化と栄養素の吸収の抑制
副腎皮質	アルドステロン	尿細管	ナトリウム再吸収とカリウム分泌の増加
	コルチゾール	ほとんどすべての組織	タンパク質と脂質のグルコースへの変換
	デヒドロエピアンドロステロン（DHEA）	骨と性関連組織	思春期の成長刺激と女性の性欲亢進
副腎髄質	アドレナリンとノルアドレナリン	全身の神経受容体	ストレス適応と血圧の制御
腎臓	レニン	副腎	アルドステロン分泌刺激
卵巣	エストロゲン	女性の性関連組織	卵胞成長の刺激，二次性徴の制御
精巣	テストステロン	男性の性関連組織	精子形成の刺激，二次性徴の制御

インスリンは肝臓や筋肉や脂肪細胞へのグルコース取り込みを促進する

　肝臓，筋肉，脂肪組織の細胞膜では，たいていの場合，グルコースは通過できない。神経組織や腎臓の細胞膜ではグルコースの受動拡散が起こる。したがって，グルコースが肝臓，筋肉，脂肪組織細胞へ運搬されるためには，担体タンパク質が必要である。グルコースに特化した担体タンパク質は，グルコース輸送体4（glucose transporter 4：GLUT4）と呼ばれており，インスリン存在下でのみグルコース輸送を促進する。このことにより，インスリン分泌が刺激される血糖値を下回っても（120 mg/dL 未満），脳は血中グルコースを利用できることが保証される。筋肉，肝臓，脂肪組織におけるインスリンのおもな作用を**表 9.6** に示した。

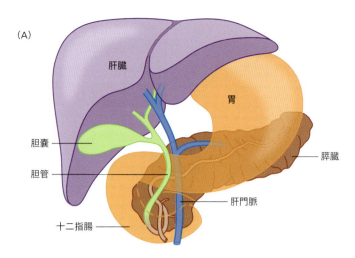
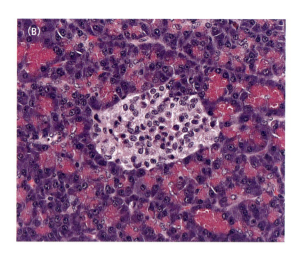

図 9.27　膵臓とランゲルハンス島
(A)膵臓の解剖学的位置。(B)膵組織の顕微鏡写真。ランゲルハンス島(明るい領域)の周りにある青色構造物は，小腸に消化酵素を分泌する細胞，膵腺房である。(B, vetpathologist/Shutterstock の厚意による)

　食後のような血中のグルコースが増加する状況では，膵臓の B 細胞よりインスリンが分泌される(図 9.28)。細胞表面の受容体型チロシンキナーゼにインスリンが結合すると，リン酸化を伴う一連のシグナル伝達が開始され，グルコースを取り込むように作用する。この膜貫通型受容体の細胞表面側にインスリンが結合すると，チロシンキナーゼが活性化する。チロシンキナーゼはタンパク質上のチロシン残基をリン酸化し，GLUT4 分子を細胞質から細胞表面に移動させる。これにより，グルコースが GLUT4 を通って膜を通過できるようになる。また，インスリンがインスリン受容体に結合することにより，インスリン関連基質をリン酸化するいくつかの別のキナーゼも活性化される。その結果，グルコース関連の代謝に必要とされる遺伝子の発現，および，いくつかのグルコース代謝経路(**解糖**〔glycolysis〕とグリコーゲン合成〔glycogenesis〕)が活性化される。

　インスリンは炭水化物代謝を制御するホルモンとして知られているが，タンパク質や脂質の代謝にも影響し，グルコースが過剰な間はこれらのエネルギー基質を温存する効果がある。例えば，インスリンは脂肪組織中の**ホルモン感受性リパーゼ**(hormone-sensitive lipase)の作用を抑制し，その結果，中性脂肪(ト

表 9.6　グルコース，脂肪，タンパク質の代謝におけるインスリンの影響の要点

栄養素	組織	効果
グルコース	筋肉	グルコース取り込み刺激 グリコーゲン合成の増加 脂肪酸酸化抑制
	脂肪組織	グルコースからグリセロール(中性脂肪形成に使用される)への変換 少量は脂肪酸へ変換
	肝臓	グリコーゲン合成の刺激
脂肪酸	脂肪組織	ホルモン感受性リパーゼの阻害による脂肪酸放出抑制
	肝臓	脂肪酸合成の刺激と，グリコーゲン合成が最大に達した後の中性脂肪形成を促進
タンパク質	筋肉と肝臓	アミノ酸の輸送を促進 リボソーム活性の促進 タンパク質異化の抑制
	肝臓	糖新生抑制によるアミノ酸の温存

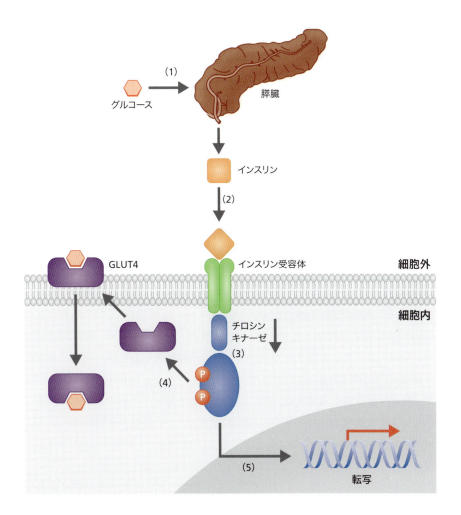

図 9.28 インスリンによるグルコース取り込みの促進
(1)血糖値の上昇によって，膵臓のB細胞からのインスリン分泌が刺激される。(2)インスリンは膜貫通型チロシンキナーゼ受容体に結合し，(3)チロシンキナーゼを活性化し，タンパク質基質をリン酸化する。(4)これらの基質のリン酸化により，GLUT4分子は細胞質から細胞表面に移動し，グルコースの取り込みを行う。(5)また，チロシンキナーゼはいくつかの他の基質もリン酸化し，グルコース代謝経路と遺伝子発現を活性化する。

リアシルグリセロール〔triacylglycerol〕)の分解による遊離脂肪酸の血中放出を妨げる。これにより，脂肪からのエネルギー量が制限され，細胞はグルコースをエネルギーとして使用するようになる。肝臓においては，過剰なインスリン刺激によるグルコース取り込み（肝臓のグリコーゲン貯蔵の能力を超える）は，脂肪酸やコレステロールの前駆物質であるアセチルCoAの蓄積をもたらす。したがって，インスリンは肝臓での脂肪酸合成を刺激する。新しく生成された脂肪酸は通常，中性脂肪として存在し，肝臓から血中へ放出され，脂肪組織に輸送されて蓄積される。

　インスリンはいくつかの方法により，さまざまな細胞のタンパク質の合成を刺激できる。第1に，インスリンは食後のアミノ酸の取り込みを刺激し，タンパク質の合成に必要なアミノ酸を細胞に供給する。第2に，インスリンはリボソーム活性を増加させ，mRNAの翻訳を促進できる。第3に，インスリンは炭水化物，脂質，タンパク質の蓄積を促進する酵素をコードするDNAからの転写速度を増加させる。最後に，インスリンはタンパク質異化を抑制し，糖新生に使用できるアミノ酸の量を制限する。

内分泌系の加齢性疾患：2型糖尿病

　糖尿病（diabetes mellitus）は，細胞がグルコースを取り込めなくなることに

より起こる．グルコース取り込みの変化は，膵臓からのインスリン分泌が不十分(**1型糖尿病**〔type 1 diabetes mellitus〕)か，インスリン作用に対する抵抗の増大(**2型糖尿病**〔type 2 diabetes mellitus〕)による．1型糖尿病は10歳以下で発症することが多く，大部分は，遺伝的要因やウイルスによる原因が影響している．2型糖尿病は，たいていの場合40歳以降に発症し，環境要因に由来するが，いくらかの遺伝的要因も同定されている．ここでは，2型糖尿病に焦点をあてる．

インスリン抵抗性は2型糖尿病の前兆である

インスリン抵抗性は，インスリン分泌が正常であっても，インスリンがグルコースを効果的に肝臓や筋肉，脂肪組織に取り込ませる能力が低下することを示す．米国糖尿病学会は，**インスリン抵抗性**(insulin resistance，**耐糖能障害**〔glucose intolerance〕としても知られる)を，安静時は正常な血糖値で，**経口グルコース負荷試験**(oral glucose tolerance test：OGTT)の2時間後の値が140 mg/dL以上の状態と定義している(図9.29)．OGTTでは，空腹時，およびグルコース(75 g)を香りをつけた水とともに経口摂取した後に血中グルコース濃度を測定する．6〜10回程度，2時間にわたり血糖値測定が行われる．インスリン抵抗性を示す人は，はじめの血糖値上昇が，インスリン抵抗性を示さない人より典型的にはわずかに急勾配である．1時間後の血糖値低下は，インスリン抵抗性を示す人では正常より遅く，血糖値は2時間で安静時の値に戻らない．

近年，2型糖尿病の第2の診断基準として糖鎖付加された**ヘモグロビンA1c**(hemoglobin A1c：HbA1c)の値が追加された．これは，より長期にわたる血糖値の指標とされている．第8章で述べた，タンパク質の非酵素的糖鎖付加を思い出して欲しい．非酵素的糖鎖付加には異化経路がないため，タンパク質は1度糖鎖付加されると，分解されるまでその状態で存在する．安静時の平均血糖値が120 mg/dL未満の糖尿病でない人においては，HbA1cの値は6.5%以

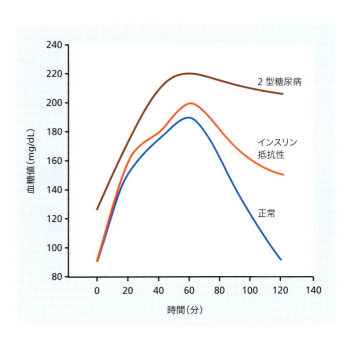

図9.29　正常，インスリン抵抗性，2型糖尿病における経口グルコース負荷試験(OGTT)の結果

下である。長期間の血糖値が 120 mg/dL を超える人は，HbA1c の値は 6.5％ 以上である。糖尿病の人にとって，HbA1c の値は，血糖値が目標を達成したかどうかの治療効果判定に，便利で容易なバイオマーカーである。

　インスリン抵抗性の機序は完全には説明されておらず，また，老化による耐糖能障害の最新の知見は動物実験によるものである。一般的に，インスリン受容体の数と親和性は一生を通じて変化がないと考えられる。老化に伴う受容体の下流の情報伝達への影響については，情報が限られている。GLUT4 の細胞内濃度は変化しないが，高齢の動物において，血糖値が上昇した時に細胞膜に存在する GLUT4 の量は，明らかに低下する。GLUT4 タンパク質の細胞膜表面への移行の減少は，細胞内へのグルコース取り込みを減少させ，血糖値上昇を招く。薬物治療や生活習慣の改善がないと，インスリン抵抗性は 2 型糖尿病へ発展する。

2 型糖尿病は微小血管の血流を障害する

　米国糖尿病学会では，2 型糖尿病は，空腹時血糖値が 126 mg/dL 以上と定義している。2 型糖尿病の診断は，OGTT の血糖 2 時間値が 200 mg/dL との基準でもなされる。コントロール不良の 2 型糖尿病では，心血管疾患，神経障害，腎障害，網膜症などの病態に至る。2 型糖尿病に合併する病態の進展機序はいまだはっきりしていないが，主たる要因としては，細胞の血液量の低下が広く知られている。組織への適切な血流が失われるのは，大部分は，結合組織の糖鎖付加が増加するために微小血管のコンプライアンスが減少することによる。心拍出量の変化に反応する血管の収縮・拡張能がなくなることで，組織には十分な量の血流が供給されず，組織の酸素化は障害される。酸素化の低下により ATP 産生も低下し，それによって多くの細胞内反応が制限され，細胞機能不全や細胞死に至る。

　血流の欠如と，その結果として起こる感覚神経の障害は，2 型糖尿病がどのように組織障害を引き起こすかを示すよい例である。2 型糖尿病で感覚神経障害のある患者が，小さなガラスのかけらを踏んでいる状況を想像して欲しい。感覚神経は，創傷が足底に生じたことを脳に伝達できなくなる。患者は痛みを感じなくなり，ガラスを取り除いて，創部を消毒するといった適切な行動ができなくなる。このような処置は，2 型糖尿病の患者にとって特に重要なことである，なぜなら，血流の減少により，正常な炎症 / 免疫系の機序が失われているからである。免疫系による適切な創部の「洗浄」がないと，感染リスクが明らかに増大する。感染を治療しないと，広範囲に壊死，壊疽を起こし，手足の切断が必要になる。

グルコース代謝の変化は 2 型糖尿病患者の細胞障害を増大させる

　腎臓，網膜，ニューロンはグルコース取り込みにインスリンを必要としない。グルコースは自由に細胞内へ移動できる。正常な血糖値の人では，これらの細胞へグルコースが入るのは，もっぱら，急にエネルギーが必要となった場合（解糖），または将来のエネルギー（グリコーゲン合成）として使用される場合である。しかしながら，糖尿病においては，血糖値は細胞が必要とするエネルギーに見合う量を上回る。過剰なグルコースは他の経路を活性化させ，容易に代謝

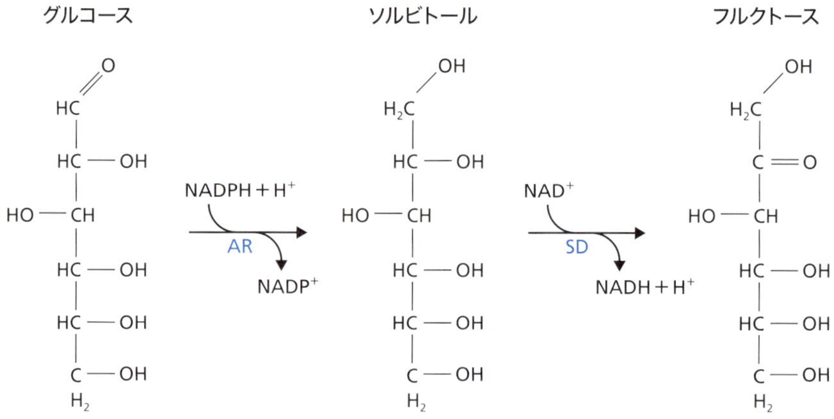

図9.30　ポリオール経路
細胞内グルコース濃度が，細胞のエネルギー必要量を超えたとき，アルドースレダクターゼ（AR）は還元型NADP（NADPH＋H$^+$）が供与する水素イオンにより，グルコースからソルビトールへの還元を触媒する。ソルビトールデヒドロゲナーゼ（SD）はNAD$^+$に水素イオンを供与することにより，ソルビトールからフルクトースへの酸化を触媒する。

されない化合物を蓄積させる。この経路はポリオール経路であり，グルコースからソルビトールを経由してフルクトースへ変換する（図9.30）。ソルビトールとフルクトースは細胞代謝を変化させる力があり，細胞の障害を増加させる。ソルビトール（アルコールの一種）は親水性であるため，細胞膜を通過して拡散することができず，細胞に蓄積する。その結果，浸透圧によって正常な膜電位が妨げられ，多くの細胞内反応が減速・停止される。さらに，グルコースからソルビトールへの還元は，細胞内の還元型グルタチオン（glutathione：GSH）濃度の維持に重要な電子運搬体である，還元型ニコチンアミドアデニンジヌクレオチドリン酸（reduced nicotinamide adenine dinucleotide phosphate：NADPH＋H$^+$）濃度を減少させる。還元型グルタチオンは，ヒドロキシルラジカル（・OH）を除去することにより，過酸化脂質の形成から細胞膜を保護する。フルクトースは，細胞内では通常，非常に低濃度で存在する糖であるが，終末糖化産物をグルコースの100倍も効率的に形成する。このようにポリオール経路は，2型糖尿病においてすでに高い頻度にあるタンパク質糖鎖付加を，さらに増加させる可能性がある。

　ポリオール経路の活性の増加は，ヒト糖尿病の優れたモデル動物である2型糖尿病のイヌに，網膜症を引き起こすことが示されている。これらの知見により，ソルビトール・フルクトースが引き起こす障害を制御する手段として，アルドースレダクターゼを阻害する薬物の試験を，多くの臨床研究チームが行った。残念ながら，実験動物やヒトに対する研究では，限られた成果しか得られなかった。つまり，アルドースレダクターゼ阻害薬はポリオール経路の活性を低下させるが，網膜症は減らせなかった。最近の研究では，ポリオール経路によるフルクトースの形成を抑制する他の薬物の評価が行われている。

糖尿病のリスク因子として加齢，肥満，遺伝的要因がある

　高齢者における2型糖尿病の原因はいまだ明らかではない。高齢者における2型糖尿病進展のリスク因子がいくつか同定されており，加齢，肥満，運動不足，遺伝的要因／家族歴が含まれる。すべての因子が重要な役割を果たすと考えられるが，これらはしばしば重複している。2型糖尿病と診断される人の割合は年齢とともに増加し，ここ数十年で，あらゆる年代で明らかに増加している（図9.31）。2型糖尿病と診断される人の増加の要因はわかっていないが，

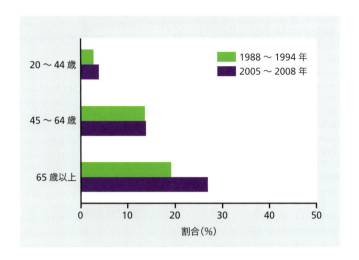

図9.31 米国の成人における2型糖尿病の有病率

(データはNational Center for Health Statistics, Health, United States, 2010: With Special Feature on Death and Dying, Hyattsville, MD: Centers for Disease Control and Prevention, 2011より)

同時期の肥満の増加は，この疾患の増加と明らかに関連があると推測される(図9.32)。実際，現在多くの専門医が，新規2型糖尿病の原因の80%を肥満が占めると考えている(BOX 9.1)。

遺伝子も糖尿病に関連する。肥満が関与していない場合，特にアジアやアフリカの家系では，2型糖尿病の発症が家族内でみられる。2型糖尿病への遺伝的寄与は異なると推測されるが，10〜20%の2型糖尿病患者は遺伝的要因があると専門医は合意している。遺伝的背景は，冠動脈疾患や脳卒中，糖尿病を含むさまざまな疾患のリスクを増大させる，メタボリック症候群として知られる病態の一部分と結び付いているのかもしれない。メタボリック症候群は，高中性脂肪，高LDL，低HDL血症，高血圧，安静時血糖値が120〜135 mg/dLであると定義される。メタボリック症候群は，遺伝子や遺伝子群の変異によるものではないだろう。むしろ2型糖尿病と同様に，メタボリック症候群は，脂質代謝の欠陥(肥満)や運動不足の人によく認められる。

図9.32 米国における男性と女性の肥満の割合

肥満はBMIが30を超えた場合と定義した。1988年以前のデータには75歳以上は含まれていない。(データはNational Center for Health Statistics, Health, United States, 2010: With Special Feature on Death and Dying, Hyattsville, MD: Centers for Disease Control and Prevention, 2011より)

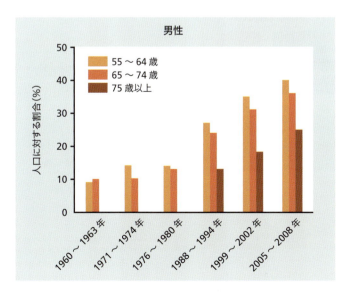
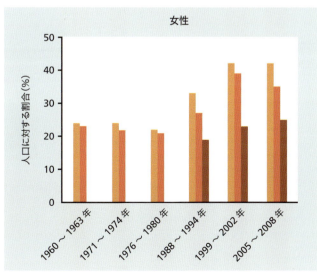

BOX 9.1　肥満と2型糖尿病：糖尿病予防プログラムの研究成果

　加齢は明らかに2型糖尿病の発症を増加させる。2型糖尿病に罹患している65歳以上の高齢者は，1975年の詳細な記録開始から1990年代初期までは，8％程度であった。その後，65歳以上の高齢者で2型糖尿病と診断された人の割合は増加しはじめ，現在では18％に迫っている。興味深いことに，高齢者の肥満の割合もほぼ同時期に増加を始めている。この関連により，多くの研究者は，肥満は2型糖尿病の病因に重要な役割を果たしていると提唱した。

　医師は長い間，肥満と2型糖尿病の関連を認識してきたが，フード・ガイド・ピラミッド（図9.33）のような食生活指針は，肥満者の体重減少には効果的でないと証明されている。肥満と2型糖尿病の割合は両方とも1990年代を通して，また21世紀に入っても増加している。明るい面をみると，1994年に新しい種類の薬物，ビグアニドが導入され，大きな副作用を引き起こさず血糖値を効果的にコントロールできるようになった。2型糖尿病で血糖値がコントロールできないことによる合併症は減少を始めた。しかしながら，メトホルミンのようなビグアニド系薬物は，2型糖尿病の治療のために用いられたが，予防はしない。多くの医療従事者が，たいていのインスリン抵抗性の患者にとって，予防は治療よりもよい選択肢であると確信している。さらに，高名な栄養士の一部は，国立の健康機関（米国農務省（USDA），米国国立衛生研究所（NIH）など）の推奨よりさらに積極的な体重減少プログラムを肥満予防のために使用するべきで，肥満減少の結果，2型糖尿病発症を減少させると提唱している。

　ヒトを対象としたいくつかの小規模な研究では，肥満基準以下（BMIが30未満）の体重に減量できれば2型糖尿病を予防できることを示していたが，大規模臨床試験において確認する必要があった。この目的を達成するために，全米の29の独立した機関の研究者が一丸となり，インスリン抵抗性のある肥満者が減少すると，2型糖尿病の発症が予防できるかどうかの試験を行った。この糖尿病予防プログラムの研究グループ（Diabetes Prevention Program Research Group）は4年間にわたり，さまざまな年代・人種の耐糖能障害のある男女において新規発症の2型糖尿病症例を登録した。登録者はつぎの3つの治療群に分けられた。(1)メトホルミン（ビグアニド系薬物）850 mg＋食生活指針に示すような標準食事療法，(2)標準食事療法＋プラセボ，(3)運動増強により7％の体重減少を目標とする強化体重減少プログラム＋低カロリー食。

　結果は単純でわかりやすかった（図9.34）。強化体重減少群における体重減少は，標準食事療法群に比べると大幅に大きかった。4年間で，強化体重減少群は平均5.6 kgの体重減少を認めた。標準食事療法＋プラセボ投与群は，同じ期間で，体重減少を認めなかった。また，メトホルミン投与群は平均2.6 kgの体重減少を認めた。同様に，強化体重減少群における2型糖尿病発症は，標準食事療法＋プラセボ群より，58％低かった。メトホルミン投与群は，プラセボ群と比較し，2型糖尿病発症が抑制されたが，強化体重減少群よりはるかに効果は劣った。実際，メトホルミンは，60歳以上の2型糖尿病発症を減少させなかった。強化体重減少群のみが，60歳以上の2型糖尿病を有意に減少させた。

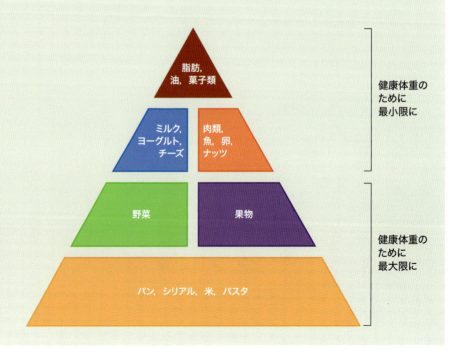

図9.33　フード・ガイド・ピラミッド
この食生活指針を開発した米国農務省（USDA）は，健康体重を達成・維持するために，この指針が役立つと提唱している。

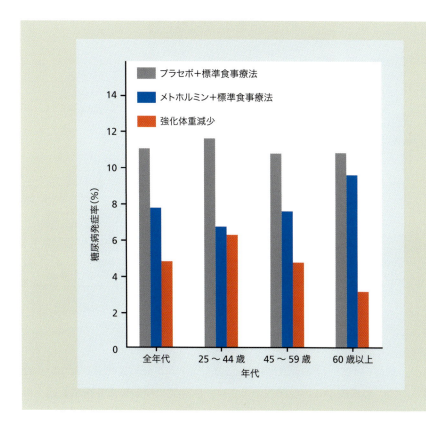

図 9.34 糖尿病予防プログラム研究の参加者における 4 年間の 2 型糖尿病累積発症率
(Diabetes Prevention Program Research Group, Reduction in the incidence of type 2 diabetes with lifestyle intervention or metformin. *N Engl J Med* 326:393-403, 2002 より)

骨格系と骨カルシウム代謝

　ヒトの骨には 3 つの主要な機能がある。(1)体を構成するための強度と構造を与える，(2)血液細胞産生の場となる，(3)カルシウムを貯蔵し，血清カルシウム濃度の制御に関わる。カルシウムは体内で最も豊富なミネラルである。リンと相互に作用し，骨や歯を形成する，かたく密度の高い物質，リン酸カルシウムを形成する。実際，ヒトの骨格は，体内のカルシウムの 99％を含む。残りのカルシウムは，血清カルシウムイオン(Ca^{2+})の形で存在する。血清カルシウムは，神経や筋肉の正常な機能に不可欠であり，血液凝固や多くの酵素作用に重要な役割を果たす。ここでは，血清カルシウムとカルシウム制御の重要性を述べる。次項では加齢性の骨量減少についてみていく。

副甲状腺ホルモンと甲状腺ホルモンは血中カルシウムの平衡を保つ

　血清カルシウム濃度は，約 9 〜 10 mg/dL の狭い範囲で維持される必要がある。この Ca^{2+} 濃度の維持は重要で，その制御を唯一の機能とする腺として**副甲状腺**(parathyroid gland)が進化した(図 **9.35**)。もし，Ca^{2+} の濃度が 9 mg/dL 以下に低下すると，副甲状腺は**副甲状腺ホルモン**(parathyroid hormone：PTH)を分泌する。このホルモンにより，骨からのカルシウム放出の増加，腸管からの Ca^{2+} 吸収の増加，尿細管による Ca^{2+} 再吸収増加が起こり，血清 Ca^{2+} 濃度が上昇する。もし，Ca^{2+} の濃度が 11 〜 12 mg/dL 以上に増加した場合，甲状腺からホルモンの**カルシトニン**(calcitonin)が分泌される。カルシトニンは PTH と反対の作用をもち，骨からのカルシウム放出を抑制する。カルシトニンは Ca^{2+} の腸管からの吸収や尿細管からの再吸収にはほとんど作用しない。

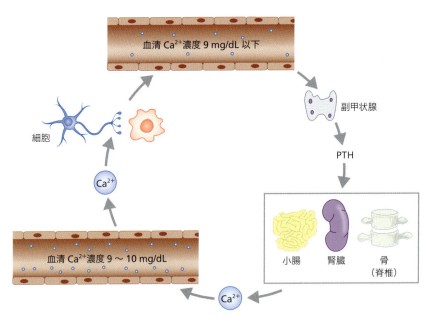

図 9.35 副甲状腺ホルモン（PTH）による血清カルシウム（Ca^{2+}）の制御

副甲状腺は，頸部上方にある甲状腺の真上と背面に存在し，血中 Ca^{2+} 濃度が 9 mg/dL 以下に低下するとPTHを分泌する。PTHの増加により，尿細管からの Ca^{2+} 再吸収，骨からのカルシウム放出，小腸からの Ca^{2+} 吸収が増加する。血清 Ca^{2+} は血中より抽出され，神経伝達，筋収縮，細胞内シグナル伝達の維持を含むさまざまな生理的機能に利用される。

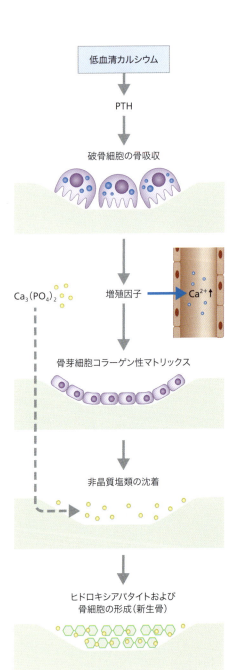

Ca^{2+} の濃度が 10 〜 11 mg/dL の間は，カルシトニン分泌は刺激されない。むしろ，Ca^{2+} の濃度がこの範囲内のときは，尿排泄の増加により正常範囲へ低下する。

ホルモンは骨塩沈着と吸収のバランスを制御する

ホルモンは**骨リモデリング**（bone remodeling）の過程，すなわち成人の骨組織の継続的な破壊と再生も制御する（図 9.36）。骨には海綿骨と緻密骨の 2 種類が存在する。海綿骨は血管に富み，この構造は骨と血管の接触領域の大部分を構成している。つまり，Ca^{2+} は，緻密骨より海綿骨のほうで容易に骨に出入りできる。リモデリングに関わる骨の細胞には，**骨芽細胞**（osteoblast），**破骨細胞**（osteoclast），そしてこれらほどではないが**骨細胞**（osteocyte）がある。PTHへの反応において，破骨細胞は，**ヒドロキシアパタイト**（hydroxyapatite, $Ca_{10}(PO_4)_6(OH)_2$）を含むコラーゲン基質を分解するタンパク質分解酵素を分泌する。ヒドロキシアパタイトにより，骨は硬くなり，強度が増す。破骨細胞は，ヒドロキシアパタイト分子をさまざまな非晶質カルシウム塩類，おもにリン酸カルシウム $Ca_3(PO_4)_2$ に分解する酸も分泌する。この非晶質塩類の形成は，2 つの決定的な役割を果たしている。第 1 に，塩類は PTH に速やかに反応して放出される Ca^{2+} プールを供給する。第 2 に，塩類は新しい骨組織を形成するときに骨芽細胞によって利用される。

図 9.36 骨のリモデリングの過程

血清 Ca^{2+} 濃度が 9 mg/dL 以下に低下すると，副甲状腺から破骨細胞を活性化させる副甲状腺ホルモン（PTH）が分泌される。破骨細胞は骨のマトリックスを消化し，非晶質塩類，増殖因子，Ca^{2+} を放出する。増殖因子は前骨芽細胞から成熟した骨芽細胞への転換を刺激し，骨芽細胞はコラーゲン性マトリックスで再吸収領域を満たす。骨細胞はアルカリホスファターゼを放出し，新しく形成されたコラーゲン性マトリックスへの非晶質塩類の沈着を助ける。時間とともに，非晶質塩類はヒドロキシアパタイトを形成し，骨細胞と新生骨の産生につながる。

表 9.7　骨石灰化に対する代表的なホルモンの効果

ホルモン	影響を受ける骨の細胞	骨塩に対するおもな効果	分泌の加齢性の増減
副甲状腺ホルモン（PTH）	破骨細胞	骨吸収の増加	変化なし
エストロゲン	骨芽細胞 破骨細胞	骨沈着の増加 骨吸収の減少	閉経後，減少
テストステロン	骨芽細胞	骨沈着の増加	最大骨量に達した後，減少
インスリン/IGF-1	骨芽細胞	骨沈着の増加	思春期後，減少
成長ホルモン	骨芽細胞	骨沈着の増加	思春期後，減少
カルシトニン	骨芽細胞	骨沈着の増加	変化なし
甲状腺ホルモン	骨芽細胞	骨沈着の増加	50〜60歳以降，減少

　破骨細胞の活性化による骨 Ca^{2+} の吸収により，ヒドロキシアパタイト結晶により占有されていた骨に穴があくようになる。新しい骨組織の形成がないと，骨塩量は低下し，骨全体の強度も減弱するだろう。新しい骨形成は，マクロファージが破骨細胞活性化の産物を「一掃する」ときに，増殖因子を放出することで開始される。この増殖因子には，形質転換増殖因子β（transforming growth factor-β：TGF-β），血小板由来増殖因子（platelet-derived growth factor：PDGF），インスリン様増殖因子 1 と 2（insulin-like growth factor〔IGF〕-1, 2）が含まれ，前骨芽細胞から成熟した骨芽細胞への分化を刺激する。成熟した骨芽細胞はマトリックス物質，主としてコラーゲンを骨吸収された領域に分泌する。骨芽細胞は，新しく形成されたマトリックスへの非晶質塩類の沈着を助ける酵素，**アルカリホスファターゼ**（alkaline phosphatase）も分泌する。その後 2,3 カ月にわたり，確率的プロセスにより非晶質 $Ca_3(PO_4)_2$ はヒドロキシアパタイト結晶へ変換され，骨のリモデリングサイクルは終了する。

　骨のリモデリングは一生を通して継続して起こり，いくつかのホルモンと増殖因子により制御される（**表 9.7**）。発達の初期段階（思春前期）の，より大きな骨の石灰化は，成長ホルモン，インスリン，IGF-1，カルシトリオール（ビタミン D_3）のような成長を引き起こすホルモンや増殖因子の骨芽細胞への刺激作用による。男女ともテストステロンとエストロゲンは，思春期の骨成長を促進する。テストステロンは前骨芽細胞から成熟した骨芽細胞への分化を刺激するとみられる。テストステロン高値の女性は，思春期開始後の骨成長期間が長く，したがって最大骨量はより大きくなる。エストロゲンは 2 つの方法で骨成長を促進する。(1) 骨芽細胞の活性を刺激する，(2) 破骨細胞の活性を抑制する。エストロゲンが破骨細胞の活性を抑制する詳しい機序は不明であるが，エストロゲンは，破骨細胞のタンパク質分解酵素の分泌を抑制するタンパク質（オステオプロテゲリン）を骨芽細胞から放出させるよう促すことで作用するとみられる。

加齢に伴う骨の疾患：骨粗鬆症

　50 歳をすぎると男女とも平均身長は低くなる。身長が低くなるのは，人生

図 9.37　男女の全身骨塩量の年齢による変化

女性は男性に比較して若年で最大骨量に達する。骨塩量は最大に達した後，50歳ごろ（女性は閉経）まで男女とも緩やかに減少する。注目すべきは，50歳をすぎると女性では骨塩量の減少が加速されることである。（データはWorld Health Organization, Prevention and Management of Osteoporosis, WHO Technical Report Series 921, Geneva: World Health Organization, 2003 より）

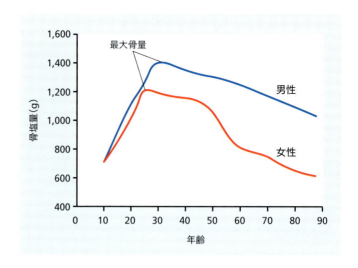

のある時期に最大値に到達した骨密度が減少することが原因で，椎骨が徐々に圧迫されるからである（図 9.37, 9.38）。女性で50歳以降の閉経後に骨密度の減少が加速されるのは，エストロゲン分泌が減ることが原因であり，**骨粗鬆症**（osteoporosis）のリスクが顕著に大きくなる。骨粗鬆症は骨密度が減少し骨強度が弱くなる疾患であり，骨折のリスクが高まる。実際，骨粗鬆症罹患者の80％は女性である。男性も年齢とともに骨密度は低くなるが，一般的に90〜110歳にならないと原発性骨粗鬆症（加齢性の骨密度減少のみが原因の骨粗鬆症）には至らない。しかし，若年男性でも薬物，がん，腎臓病が原因で**二次性骨粗鬆症**（secondary osteoporosis）を発症することがある。

図 9.38　身長低下の原因になる女性の椎骨密度の低下

加齢性の骨カルシウムの減少によって椎体が圧迫され，骨柱全体が縮み，身長が低くなる。椎骨の骨量低下は骨粗鬆症や，老人性円背として知られる脊椎の弯曲を招く。

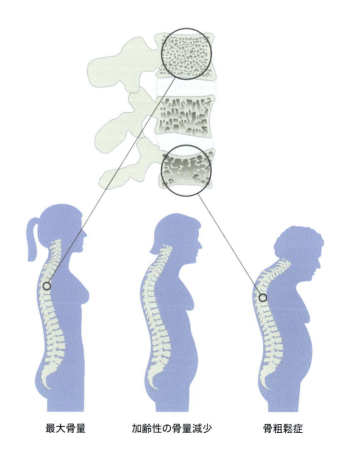

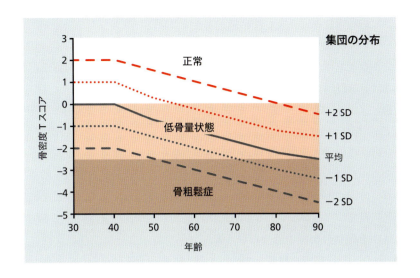

図 9.39　WHO：女性の骨粗鬆症の診断基準

骨粗鬆症は大腿骨頸部または脊椎の骨密度（BMD, g/cm^2）が健常若年者平均（基準となる，閉経前 30〜40 歳女性）と比較して 2.5 SD 以下となることである．この値は T スコアとして示されている（左側 Y 軸）．グラフの線は各年齢の女性の BMD の分布を示す（右側 Y 軸）．（データは World Health Organization, Prevention and Management of Osteoporosis, WHO Technical Report Series 921, Geneva: World Health Organization, 2003 より）

　閉経後女性の骨密度の減少速度増大を考えることは，ヒトにおける加齢性の喪失と生殖可能期間の関係を考える貴重な機会である．この項では，閉経後女性の骨塩喪失がどのように骨粗鬆症を招くかをみていき，女性の生殖的老化の観点から原発性骨粗鬆症の進行を議論する．

閉経後の骨塩喪失の加速は骨粗鬆症を引き起こしうる

　女性の閉経後の骨塩喪失亢進は，骨粗鬆症発症の明らかなリスク因子と考えられる．WHO の骨粗鬆症診断基準では，大腿骨頸部または脊椎の**骨密度**（bone mineral density：BMD, g/cm^2）が健常若年者平均より 2.5 標準偏差（SD）以下の場合を骨粗鬆症としている（**図 9.39**）．世代間の比較を簡単にするために，WHO では健常若年者の平均から何 SD 離れているかを表す T スコアで表現している．T スコアが -1 以上は正常で，骨粗鬆症の発症のリスクが高まることはない．$-2.5 <$ T スコア < -1 は低骨量状態であり，臨床的には**骨減少症**（osteopenia）に相当し，骨粗鬆症の発症のリスクが高まる．興味深いことに，60 歳以上の女性の正常骨塩量は，低骨塩量まで減少する．このことは，年齢が骨粗鬆症のおもなリスク因子であることを示唆している．また，WHO によると 90 歳以上の女性はたいてい骨粗鬆症であるが，この世代のデータは限られており信頼性に乏しい．

環境因子が骨粗鬆症の発症に影響する

　100 年以上前にドイツの外科医ウォルフ（Julius Wolff）は，骨に負荷をかけると太くなる，つまり BMD が増加することを発見した．この発見は，ウォルフの法則「骨は負荷をかけただけ大きくなる」へと発展した．例えば，プロのテニスプレイヤーの利き腕の橈骨（前腕の長骨）の BMD は，反対の腕より明らかに大きい．集中的な負荷持続運動は BMD を増加させ，骨に負荷をかけないと BMD は減少する．このことは以前から，長期臥床の患者や無重力状態で長く過ごす宇宙飛行士に観察されていた．このように，身体活動がないと骨粗鬆症の発症のリスクが増す可能性がある．しかし，適度の運動が BMD を増加させる効果はまだはっきりしていない．閉経後の座りがちな生活の女性が，軽度か

ら中等度の荷重負荷運動をした結果，大きく BMD が改善したが，定期的に運動をしていた女性では，BMD の改善は少なかった．

　エストロゲンは，骨芽細胞の骨塩形成を刺激し，破骨細胞の骨吸収を抑制することで，PTH による骨吸収を修飾していることはすでに述べた．閉経中，閉経後にエストロゲン濃度が下がると大量の Ca^{2+} が骨から血漿中に流出し，血漿 Ca^{2+} を 9〜10 mg/dL に保つために尿へのカルシウムの排泄が増える．しばしば，この尿へのカルシウム排泄量が食事から摂取する量を上回り，これは負のカルシウム平衡として知られている．カルシウムの経口摂取を増やすことは若い，閉経前の女性の負のカルシウム平衡を解消し，また，骨量を維持することに役立つことが多い．しかし，閉経後の女性が同じようにしても閉経前の BMD を保つのには十分でない．米国科学アカデミーは閉経後女性に 1 日 1,200 mg の Ca^{2+} 摂取を推奨している．過去にあまり運動をしたことがない人が，この量のカルシウム摂取と併せて運動量を増やすと効果的であることが示されている．

　経口摂取された Ca^{2+} の小腸での吸収には，ビタミン D が必要である．高齢者の食事量減少や紫外線曝露の制限（紫外線曝露により皮膚でビタミン D が合成される）があると，Ca^{2+} 吸収に必要なビタミン D 量が足りなくなる．閉経後の女性で経口摂取するビタミン D が増えると，Ca^{2+} の吸収が多くなることが示されている．しかし，ビタミン D を摂取することで Ca^{2+} の吸収が増えても，骨粗鬆症に罹患していない閉経後の女性で BMD が上昇することは示されていない．データは賛否両論に分かれるが，それにもかかわらず臨床家は予防策として Ca^{2+} とともにビタミン D の摂取を増やすことを勧めている．

　女性の骨密度は 25 歳までにピークに達する．その後，骨密度は閉経までゆっくりと減少し，閉経時から骨密度減少の割合は急激に大きくなる．閉経前後の骨密度減少の割合は，骨量ピーク時の骨密度とは関連がない．この現象は図 9.39 にわかりやすく示されている．ピーク時に平均より 1 SD 高い骨密度をもつ女性のグループも他のグループと同様の割合で骨密度の減少がみられるが，これらの女性は生涯，骨粗鬆症の診断域に達することはない．実際，並はずれた骨密度（平均より 2 SD 以上）の女性は生涯，低骨塩量の診断域にさえ達しないだろう．言い換えれば，ピーク時の骨塩量が多いほど，その後の人生での骨塩量が多くなるのである．ピーク時に限界まで骨塩量を高めておくことが，骨粗鬆症の発症のリスクを下げる一次予防として広く認められている．

　若年女性が骨量ピーク時に最大の骨量を得るためにほとんどの場合に勧められているのは，食事からの Ca^{2+} とビタミン D 摂取を改善するとともに，荷重負荷運動を行うことである．米国科学アカデミーの食品栄養委員会の推奨に従えば，若年女性が最大の骨量を得る可能性はいっそう高まる．この推奨では，18 歳以下の女性は 1 日に少なくとも 1,300 mg の Ca^{2+} と 5 mg のビタミン D の摂取を勧めている．多くのビタミンやミネラル摂取に加えて，荷重負荷運動を同時に行うべきである．

薬物治療は閉経後女性の骨密度減少を遅らせる

　若年女性での予防策に注目するのは，年配女性では運動や食生活の改善から利益がないということではない．荷重負荷運動や Ca^{2+}・ビタミン D 摂取を増

やすことは，閉経前であれ後であれ，女性の骨密度減少を遅らせるが，防ぐことはできない。骨密度が最大に達した後や閉経後に骨密度減少を止めたり，増やしたりできるのは薬物治療だけである。しかし，薬物治療に加え，Ca^{2+}やビタミンDの摂取を増やし身体活動を増すと，薬物治療のみより明らかに骨密度は保たれ，骨折の割合が減少する。ここでは，閉経後女性の骨密度を増加する目的で一般的に使用される3つの薬物，エストロゲン，選択的エストロゲン受容体調節薬(selective estrogen receptor modulator：SERM)，ビスホスホネートを取り上げる。

エストロゲンは骨芽細胞の活性(骨形成)を刺激し，破骨細胞の活性(骨吸収)を抑制するので，エストロゲンの補充(ホルモン補充療法〔hormone replacement therapy：HRT〕として知られる)が閉経後女性の骨量低下を予防する治療薬として取り上げられるのは驚きではない。骨粗鬆症の治療としてホルモン補充治療を用いたほぼすべての研究で，骨量の増加と(または)骨折率の減少が認められている。しかし残念ながら最近の研究では，骨密度の増加が望まれるレベルでのHRTの使用は，乳がん罹患のリスクを高めることが示されている。乳がん罹患リスクの上昇のため，エストロゲンを骨量低下や骨粗鬆症の第1選択薬として使用することは明らかに減っている。骨粗鬆症の予防や治療を目的としたエストロゲン補充は，現在，他の治療の効果がない場合やがん罹患よりも骨折による健康障害が重要視されるときに限定されている。

SERMはエストロゲンのαまたはβ受容体のどちらかに選択的に作用する化学物質の一群である。例えば，タモキシフェンは骨芽細胞活性を刺激して骨密度を上昇させるが，内因性エストロゲンがエストロゲン受容体に結合することを阻害して，乳がん組織の発達を抑制する。タモキシフェンは強い副作用をもち，骨への作用が比較的弱いので，おもに乳がん治療薬として使用されている。ラロキシフェンは最近乳がんハイリスクの女性の治療薬として承認されたが，骨粗鬆症の治療のために開発された薬物である。臨床試験では，ラロキシフェンはタモキシフェンと比較して大腿骨頸部骨折や椎骨骨折を減少させることが示されているが，エストロゲンよりは効果が低い。ラロキシフェンでは，タモキシフェン使用時にみられる尿路感染症や泌尿器系がんのような重篤な副作用はみられない。

ビスホスホネートは破骨細胞のアポトーシスを誘導することで骨吸収を阻害する化合物群である。ビスホスホネートは酸素-リン酸結合を炭素-リン酸結合に置換することで，正常なATPの合成を阻害する。ATPアーゼは酸素-リン酸結合しか分解できないので，炭素-リン酸結合のATPは破骨細胞にとって毒性レベルまで上昇し，アポトーシスが誘導される。米国食品医薬品局(FDA)に承認された3つのビスホスホネートは，アレンドロン酸，イバンドロン酸，リセドロン酸である。これら3つのビスホスホネートはすべて同等に閉経後女性の骨塩喪失を遅らせ，大腿骨頸部骨折，椎骨骨折を減らす。ビスホスホネートが骨密度を上昇させるのに役立つのか，あるいは単に骨量減少を止めるだけなのかについては，まだ議論の余地がある。

本章の要点

- ヒトの神経系は脳と脊髄で構成される中枢神経系（CNS）と，中枢神経系以外のすべての神経で構成される末梢神経系（PNS）からなる。
- 神経細胞は樹状突起，細胞体，軸索の3つの要素でつくられている。
- 神経伝達は，神経細胞膜の限局した部位が短時間で脱分極して生じる活動電位を介して行われる。
- 神経伝達物質は電気信号を1つの神経細胞からもう1つの神経細胞へとシナプスを介して中継する。シナプスはシナプス前神経細胞の軸索終末とシナプス後神経細胞の樹状突起，シナプス間隙からなる。
- ヒトの脳の加齢性変化は少なく，明らかな脳機能への影響がないように思われる。
- ヒトの脳にみられる，アミロイド斑と神経原線維変化という2つの凝集タンパク質の蓄積は，正常な加齢現象と思われる。
- アルツハイマー病の原因はわかっていないが，アルツハイマー病では高濃度のアミロイド斑や神経原線維変化が観察されている。
- アルツハイマー病は早期発症型，晩期発症型，家族性の3つに分類される。早期発症型と家族性のアルツハイマー病は発症が遺伝性であるが，晩期発症型は遺伝性ではないようである。
- パーキンソン病は基底核の黒質体でドーパミン産生神経細胞が減少すると発症する。
- 心臓は2つの独立したポンプからなる。右側は酸素濃度が低い血液を肺循環系（肺）に送る。左側は酸素濃度が高い血液を体循環に送る。
- 心臓や動脈の筋肉は刺激に反応しやすい組織である。例えば，心筋や動脈平滑筋は神経やホルモンの刺激に反応して，活動電位を発生している。
- 心拍出量は心臓に戻ってくる血液量によって決定される。静脈還流に反応して心筋が伸展し，心室から血液を駆出するのに必要な力を決定する。
- 動脈内のコレステロールに満たされた脂肪性沈着の蓄積である動脈プラークは，高齢者では100％にみられる。動脈プラークの過剰な蓄積はアテローム性動脈硬化症の原因になる。
- 加齢，喫煙，高血圧，高脂血症は，冠動脈疾患のおもなリスク因子である。
- 高血圧を収縮期血圧140 mmHg以上または拡張期血圧90 mmHg以上と定義すると，65歳以上では50％以上が高血圧である。
- 心不全は体の酸素要求に見合う血液量を駆出するのに必要な心筋の収縮力を発生できない状態である。つまり，心拍出量の異常な低下である。
- 血中グルコースは90〜120 mg/dLの狭い範囲で，膵臓の内分泌細胞から産生される2つのホルモン，インスリンとグルカゴンの競合的作用で保たれている。血糖値がこの範囲内で保たれなければならないのは，脳がエネルギーとして血中グルコースのみを使用するからである。
- インスリンは細胞内のシグナルカスケードを惹起して，グルコースを細胞内に取り込むことを促進する。インスリンは脂肪やタンパク質の制御も行っている。
- インスリン抵抗性とは，インスリンが細胞内へのグルコースの取り込みを

効率的に促進できないことである。インスリン抵抗性は 2 型糖尿病のおもなリスク因子である。
- 2 型糖尿病のおもな転帰は，微小血管血流の損傷である。適切な血流が得られないと組織は障害を受け，組織の壊死を招く。
- 新規 2 型糖尿病の 80％以上が肥満に原因があると推定される。健康的な体重を維持することが最高の予防法と考えられている。
- 男女とも生殖期後に骨密度は低下するが，女性のほうが明らかに大きく低下する。
- エストロゲンは骨芽細胞を活性化し，破骨細胞を非活性化することで骨成長を促進する。したがって，閉経を迎えると，25 〜 50 歳にみられた通常の骨密度減少が加速する。
- 骨密度の減少が過剰になると骨粗鬆症になり，明らかに骨折のリスクが上昇する。骨粗鬆症に罹患するのは 80％が女性である。
- 運動とカルシウム・ビタミン D 摂取が骨密度に影響する。閉経後でも，運動やカルシウム摂取を多くすることは骨塩喪失を遅らせるのに効果的であることは証明されているが，この運動とカルシウム摂取の併用の効果は閉経後ではわずかであり，骨粗鬆症進行に大きな影響を及ぼさない。
- 骨粗鬆症の一次予防は，女性では 14 〜 30 歳の間にできるだけ高い骨密度を得るために，運動とカルシウム摂取を多くすることが推奨される。

考察のための設問

Q9.1 これまでの章で学んだように，損傷タンパク質の蓄積が老化の症候かもしれない。この理論を，老化した脳や，アルツハイマー病・パーキンソン病の進行に適用してみよう。なぜ，タンパク質の β シート構造がアミロイド斑のようなタンパク質凝集の形をつくりやすいのかも含めて説明せよ。

Q9.2 アルツハイマー病の 3 つの種類をあげよ。どの種類が強い遺伝的背景があるか？　また，どの種類が最も一般的か？

Q9.3 動脈の解剖学的構造を考察してみよう。動脈構造の加齢性変化は，どのようにして血流や血圧の変化をもたらすか。流体力学も含めて説明せよ。

Q9.4 次ページのフランク-スターリングの法則のグラフを評価してみよう。この法則を用いると，うっ血性心不全の原因はどのように説明ができるだろうか。

Q9.5 冠動脈疾患は，どのようにして心室細動や死亡の原因となるか説明せよ。

Q9.6 心血管疾患では，有病率が死亡率よりよい指標となるのはなぜか，簡単に述べよ。

Q9.7 2 型糖尿病の診断では，経口グルコース負荷試験が施行される。2 型糖尿病の診断に用いられるグルコース負荷試験と診断基準を簡単に説明せよ。また，インスリン抵抗性の診断基準を述べよ。

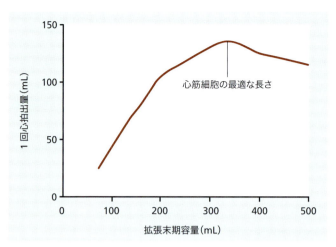

図 9.40

Q9.8 終末糖化産物（AGE）の増加と 2 型糖尿病が原因の障害との関係を説明せよ。

Q9.9 骨粗鬆症の予防計画では，どうして閉経後女性より若年女性（14 〜 30 歳）が対象になるのか，説明せよ。

Q9.10 骨密度が減少することは正常な加齢性の現象であるが，骨密度減少の割合は，一般的に，閉経後女性のほうが同年齢の男性より大きい。理由を説明せよ。

参考文献

神経系と神経信号

Widmaier EP, Raff H & Strang KT (2004) Neuronal signaling and the structure of the nervous system. In Human Physiology: Mechanisms of Body Functions, 9th ed. Boston: McGraw Hill, pp 153-204.

脳の加齢性疾患：アルツハイマー病およびパーキンソン病

Dawbarn D & Allen SJ (eds) (2007) Neurobiology of Alzheimer's Disease, 3rd ed. London: Oxford University Press.

Devine MJ & Lewis PA (2008) Emerging pathways in genetic Parkinson's disease: tangles, Lewy bodies and LRRK2. *FEBS J* 275:5748-5757.

Mobbs C (2006) Aging of the brain. In Principles and Practice of Geriatric Medicine (Pathy MSJ, Sinclair AJ, Morley JE eds), 4th ed. Hoboken, NJ: Wiley, p 47-51.

National Institute on Aging (2008) Alzheimer's Disease: Unraveling the Mystery. www.nia.nih.gov/sites/default/files/alzheimers_disease_unraveling_the_mystery.pdf.

Nourhashemi F, Sinclair AJ & Vellas B (2006) Clinical Aspects of Alzheimer's Disease. In Principles and Practice of Geriatric Medicine (Pathy MSJ, Sinclair AJ, Morley JE eds), 4th ed. Hoboken, NJ: Wiley, pp 1083-1093.

Parkinson J (2002) Classic articles: an essay on shaking palsy. *J Neuropsychiatry Clin Neurosci* 14:223-236.

Plassman BL, Langa KM, Fisher GG et al (2007) Prevalence of dementia in the United States: the aging, demographics, and memory study. *Neuroepidemiology* 29:125-132.

Playfer JR (2006) Parkinson's disease and parkinsonism in the elderly. In

Principles and Practice of Geriatric Medicine (Pathy MSJ, Sinclair AJ, Morley JE eds), 4th ed. Hoboken, NJ: Wiley, pp 765-776.

Shenk D (2001) The Forgetting: Alzheimer's, Portrait of an Epidemic. New York: Random House.

Verhey FRJ (2009) Alois Alzheimer (1864-1915). *J Neurol* 256:502-503.

Wong PC, Price L & Tanzi RE (2008) Alzheimer's disease: genetics, pathogenesis, models, and experimental therapeutic. In Molecular Biology of Aging (Guarente LP, Partridge L, Wallace DC eds). Cold Spring Harbor, NY: Cold Spring Harbor Laboratory Press, pp 371-407.

Yoshikai S, Sasaki H, Doh-ura K et al (1990) Genomic organization of the human amyloid beta-protein precursor gene. *Gene* 87:257-263.

心血管系

Widmaier EP, Raff H & Strang KT (2004) Cardiovascular physiology. In Human Physiology: Mechanisms of Body Functions, 9th ed. Boston: McGraw Hill, pp 375-466.

心血管系の加齢性疾患：心血管疾患

Lakatta EG (2003) Arterial and cardiac aging: major shareholders in cardiovascular disease enterprises. Part III: cellular and molecular clues to heart and arterial aging. *Circulation* 107:490-497.

Lakatta EG & Levy D (2003) Arterial and cardiac aging: major shareholders in cardiovascular disease enterprises. Part I: aging arteries—a "set up" for vascular disease. *Circulation* 107:139-146.

Lakatta EG & Levy D (2003) Arterial and cardiac aging: major shareholders in cardiovascular disease enterprises. Part II: the aging heart in health—links to heart disease. *Circulation* 107:346-354.

National Center for Health Statistics (2011) Health, United States, 2010: With Special Feature on Death and Dying. Hyattsville, MD: Centers for Disease Control and Prevention, p 563.

Patterson C (2006) In Handbook of Models for Human Aging (Conn PM ed). Boston: Elsevier, pp 865-871.

Stott DJ (2006) In Principles and Practice of Geriatric Medicine (Pathy MSJ, Sinclair AJ, Morley JE eds), 4th ed. Hoboken, NJ: Wiley, p 96.

内分泌系と糖制御

Widmaier EP, Raff H & Strang KT (2004) Chapters 11 and 16. In Human Physiology: The Mechanisms of Body Function, 9th ed. Boston: McGraw Hill, pp 331-374; 605-642.

内分泌系の加齢性疾患：2 型糖尿病

American Diabetes Association. www.diabetes.org.

Diabetes Prevention Program Research Group (2002) Reduction in the incidence of type 2 diabetes with lifestyle intervention or metformin. *N Engl J Med* 326:393-403.

Gregg EW, Cheng YJ, Narayan KM et al (2007) The relative contributions of different levels of overweight and obesity to the increased prevalence of diabetes in the United States: 1976-2004. *Prev Med* 45:348-352.

Magkos F, Yannakoulia M, Chan JL & Mantzoros CS (2009) Management of the metabolic syndrome and type 2 diabetes through lifestyle modification. *Annu Rev Nutr* 29:223-256.

Whitlock G, Lewington S, Sherliker P et al (2009) Body-mass index and cause-specific mortality in 900,000 adults: collaborative analyses of 57 prospective studies. *Lancet* 373:1083-1096.

骨格系と骨カルシウム代謝

Guyton AC & Hall JE (2001) Parathyroid hormone, calcitonin, calcium and phosphate metabolism, vitamin D. Bone, and teeth. In Textbook of Medical Physiology, 10th ed. Philadelphia: W. B. Saunders Company, pp 899-915.

加齢に伴う骨の疾患：骨粗鬆症

Beck BR & Snow CM (2003) Bone health across the lifespan—exercising our options. *Exerc Sport Sci Rev* 31:117-122.

Frost HM (2001) From Wolff's law to the Utah paradigm: insights about bone physiology and its clinical applications. *Anat Rec* 262:398-419.

Seeman E (2003) Invited review: Pathogenesis of osteoporosis. *J Appl Physiol* 95:2142-2151.

Standing Committee on the Scientific Evaluation of Dietary Reference Intakes, Food and Nutrition Board, Institute of Medicine (1997) Institute of Medicine Dietary Reference Intakes for Calcium, Phosphorus, Magnesium, Vitamin D, and Fluoride. Washington, DC: National Academies Press.

Suzuki A, Sekiguchi S, Asano S & Itoh M (2008) Pharmacological topics of bone metabolism: recent advances in pharmacological management of osteoporosis. *J Pharmacol Sci* 106:530-535.

Troen BR (2003) Molecular mechanisms underlying osteoclast formation and activation. *Exp Gerontol* 38:605-614.

World Health Organization (2003) Prevention and Management of Osteoporosis. WHO Technical Report Series 921. Geneva: World Health Organization.

不老長寿の実現

10章

「可能な限り若さを保ったまま死に至る，それが理想である」
アシュリー・モンタギュー，人類学者（1905〜1999）

本章の内容

- 生物学的老化現象を調節する
- 寿命の調節：カロリー制限
- 老化の速度を調節する：身体活動
- 未来に向けて：老化の調節と長寿の意味
- 老化生物学の未来

　人間は有史以来，若返りの泉を探し続けてきた。古代の文化や信仰では，定められた寿命から解き放たれた人々について語られている。イスラム教，ユダヤ教，キリスト教の始祖であるアブラハムは200歳まで生きたとされている。旧約聖書に記されるメトセラが969歳まで存命であったことに比べれば，アブラハムは若者にすぎない。また，多くの宗教教義では，老化に伴う苦痛からの解放の地として，天国や極楽浄土などが語られてきた。長く生きることと苦痛からの解放は，われわれの最も基本的な本能である，生存本能を反映している。

　科学者も，われわれのもつ長寿に対する文化的，本能的願望の影響を受けずにはいられない。老化生物学者の一部は，老化や寿命の調節が近い将来実現する，そういう時代にわれわれは生きていると考えている。これらの研究者は，例えば幹細胞研究の進歩によって，老化のために傷ついた臓器をわれわれ自身のDNAから新しくつくった臓器で置き換えることで治すことができる，といったことを示唆している。一般紙のみならず科学文献ですら，100歳まで生きる長寿の話やなぜ100歳まで生きることが例外的なことでなくなるのか，という予測にあふれている。

　寿命延長に関するこれらの予測は，現在の研究の現実的な解釈にもとづいたものといえるのだろうか？　あるいは単に人類が地球上に存在する時間をのばそうとする願望にすぎないのだろうか？　本章では老化や寿命の調節に関する現代科学の進捗状況について考察する。まず，生物学的老化について考えたうえで，老化の速度や寿命を調整できることが科学的に確立しているただ2つの介入，すなわち(1)カロリー制限，(2)生涯にわたる身体活動量維持，に焦点をあてる。最後に，ヒトの老化停止や寿命延長の可能性に関して，今後の展望を述べる。

生物学的老化現象を調節する

　これまでの章でみてきたように，老化と寿命のメカニズムが最近になってずいぶんわかっている。ランダムで確率論的に起こる細胞分子の損傷により，細

胞機能の障害に至った状態が老化の本態である。寿命は一生の長さであるが，これは老化とは別のものである。寿命は繁殖成功のために選択された遺伝子の副産物として生じる。寿命や老化の生物学的，生理学的メカニズムはいまだ完全に解明されたわけではない。それにもかかわらず，多くの老化生物学者は，老化速度や寿命の変化は，損傷を受けたタンパク質の細胞内蓄積を反映している，という点で意見が一致している。

本項では，老化を調節すること自体は不可能（つまり不老長寿を実現することは不可能）であることの理由，そして老化の生物現象をよりよく理解するためには，どのような研究が行われるべきなのかについてみていきたい。

老化は避けられない

われわれは生きている。そして，年をとる。われわれにとって，老化は止めるか，せめて減速させたい現象ではあるが，老化は避けられないという点は否定しがたい事実である。この事実を理解するために，これまでの章で述べたつぎの3つの生物学的原理を受け入れなければならない。(1)老化を克服する進化が起こらなかったこと，(2)生物とはいえ無生物物質と同様に熱力学の法則に従っていること，(3)熱力学第2法則はランダムに，継続的に働いていること。老化を克服する進化が起こらなかったため，老化を制御する遺伝子はない。すなわち，老化はランダムに生じている。老化のランダム性は熱力学第2法則によりもたらされている。生体の中では無数の化学反応が生じているが，それぞれの反応は熱力学第1法則および第2法則に従っている。万物がこの事実を無視できない。この力により，すべての化学反応では，わずかかもしれないがエントロピーと無秩序さの増大がもたらされる。どの生物においても，エントロピー増大により自由エネルギー放出を起こす系で化学反応は始まろうとする。これによって分子のフィデリティ（厳密さ）が失われ，損傷タンパク質が蓄積し，最終的にこの連鎖反応によって，細胞機能の喪失へと至る。人はこの宇宙の基本原理を変えることはできていないし，今後も変えることはできないだろう。

しかしながら，熱力学の法則は環境からの流入をもたない閉鎖系でのみあてはまる，との反論がなされるかもしれない。生物は開放系で常に環境と関わっていることから，われわれは熱力学第2法則を相殺できるように介入できる可能性がある。実際，19世紀に平均余命は空前の増加を示したが，これは熱力学第2法則との戦いに成功をおさめたからであるとの議論もある。しかしながら，よくみてみれば，過去100年の平均余命増加は，疾患との闘いにおいて前進しただけであったと示唆される。老化現象は変えられないままなのである。図 **10.1** に示すように，20世紀から21世紀最初の10年にかけて平均余命が急速に増加していることがわかる。しかし，1900〜1950年までの平均余命の増加は，乳幼児死亡率の減少，小児疾患による死亡の減少，生殖年齢末期に至るまでの主たる死亡原因である感染症の克服により達成された。1960年以降の緩やかな平均余命の増加は，高齢に至る前の中年の主たる死亡原因が医学の進歩により減少したことに起因する。例をあげると，心臓発作により50〜60歳代で亡くなっていた人々が，診断と治療技術の進歩により死に至らず，70〜80歳代まで生存できるようになったことなどである。したがって，

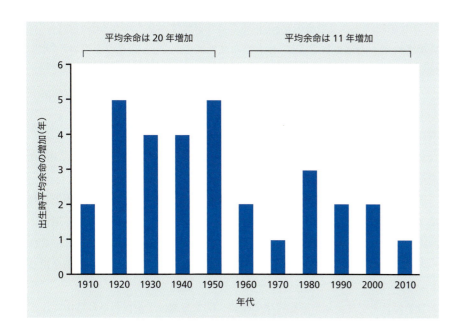

図 10.1 1910～2010 年の 10 年ごとの出生時平均余命の増加

平均余命延長のうち 60％は，幼児死亡率低下や疾病対策改善の結果により，20 世紀前半に獲得されたものであることに注意せよ。（データは F.C. Bell and M.L. Miller, Life Tables for the United States Social Security Area 1900-2100, Washington, DC: Social Security Administration, 2005, p 194 より）

20 世紀の平均余命増加は老化の調節ではなく，加齢性疾患の調節により達成されたといえる。

　バイオテクノロジーの急激な進歩によって，アンチエイジング治療がもたらされるのではないかと主張する科学者もいる。幹細胞研究の進歩は，老化による機能障害からの回復を強く期待させる。われわれ自身の細胞を用いて *in vitro* で作成された臓器で，老化や疾患によって損傷を受けた臓器を置き換えることも示唆されている。両者は間違いなく将来実現され，平均余命を延長させるであろう。しかし，われわれの目の前にある疑問は，「これらの介入は老化を調整しているといっていいのか？」ということである。その答えは明らかに「No」である。これらの介入は必然を遠ざけているにすぎない。ある組織や臓器の問題を解決したとしても，他の臓器が続々と障害に至ってしまう。人工膝関節置換術は高齢者では一般的な手術であるが，腎不全の進行を止めることはできない。人が永久機関を構築することが不可能であることは，19 世紀の物理学者が熱力学の法則によって述べたとおりなのだ。

分子のフィデリティを失わせるメカニズムは将来防止できるようになるかもしれない

　老化生物学者は研究当初より，既存の損傷を修復することにより老化プロセスを止めることに終始してきた。このアプローチで老化を防ぐことは不可能であろう。なぜなら，エントロピーの増大は宇宙の根源的法則の 1 つであり，すべての現象はエネルギー的均衡状態を保とうとするからである。しかしながら，分子のフィデリティを乱すメカニズムを調整することにより老化のスピードを変えることはできるだろう。

　すべての加齢性疾患はいつの日か治癒可能となり，死の原因としてはエントロピーの増大以外何も残らないときが来るだろう。老化の速度を調節しよう（遅らそう）とするならば，老化生物学は加齢性疾患のメカニズムではなく，老化のメカニズムに焦点を合わせるべきである。老化生物学は，熱力学の法則の下

で「なぜ生物は生きているのか」ということを評価すべきなのかもしれない。言い換えれば，老化生物学者は「ヒトはなぜ死ぬのか？」と問うのをやめ，「ヒトはなぜ生きるのか？」を問いはじめるべきであろう。

「ヒトはなぜ生きるのか」をテーマとした場合に，いったいどのような研究をしていけばよいのかを予想することは困難である。生物学の飛躍的進歩により，現在の予想が明日には時代遅れとなっているかもしれないからである。しかしながら，老化速度の調整を研究する場合に焦点を合わせるべき研究領域が存在する。それは遺伝学や遺伝子の制御システムなどである。

進化の過程で，われわれの遺伝子は生殖年齢まで生存できるように選択されてきたために，分子のフィデリティや細胞の秩序を維持する遺伝子群・遺伝子調節システムに大きな注目が集まってきたのは当然であろう。一般的に，これらの遺伝子はDNA修復, タンパク質修復, 損傷した細胞構成成分の除去を担っている。

分子のフィデリティや細胞秩序の維持に関する遺伝子が注目される中で，どのようなときにどのシステムが熱力学第2法則の影響を受けやすいかが研究されるようになった。進化論的な考え方により，修復や維持に関わるシステムは，生殖年齢到達後が第2法則によって脆弱になりはじめるタイミングだろう，との答えが得られる。したがって，老化研究で一般的に用いられるモデルは大きく変更されるべきである。すなわち，老化生物学者は若年の，生殖年齢に至る前の群と生殖年齢群を比較するべきであり，高齢者(生殖年齢以降)と比較するのはやめるべきである。高齢者との比較は，若い世代において第2法則に対して脆弱な遺伝子経路や遺伝制御システムに関する理解が進んだあとに行われるべきだろう。そうすれば，これらのシステムが老化の速度に関して影響を与えているかどうかを検討する研究がはじめられる。

どのシステムが第2法則によるエントロピーの増大に脆弱であるかという命題に答えることは，現在の遺伝子工学の技術では，第2法則のランダム性により困難である。老化生物学者が，どの遺伝子経路が老化の速度を調節するために重要であるかを同定するには，第5章で述べたようなゲノム研究が飛躍的に進歩する必要があるだろう(無脊椎動物では一部始まっている)。このような研究には，老化生物学にはあまり用いられてこなかった数学的なモデルが必須であり，若い世代での遺伝子発現(あるいは未発現)による老化に関連した機能喪失の予測に有用だろう。

老化に関連した機能喪失におけるエントロピー増大の影響を調べる手段が，ゲノム研究によりもたらされるまでの間，短期的には特定の分野の研究が老化生物学者にとって有用であるかもしれない。一般的な医学研究や老化生物学の研究により，心血管系が他の臓器と比べて早く衰えることがわかっている。動脈における脂肪線条は，損傷タンパク質の蓄積により動脈内腔の狭窄が起こる前兆であるが，生後6カ月という若齢でも発見されることがある。心血管系の研究により, 分子のフィデリティが喪失していく過程を調べることができる。また，若年で好発するような，ある種のがんを研究することにより，なぜ損傷や修復を制御する遺伝子経路が変化してしまうのかの手がかりになるかもしれない。

寿命の調節：カロリー制限

　新聞や雑誌には，特定の食品や栄養素が寿命を延長し，健康を増進するという話がよくでてくる。130〜140歳という長寿がアプリコットやヨーグルト，「特別な」パンといった特定の食事によって達成されたとの主張が報じられてきた。ビタミンE，A，B_{12}，Cによる寿命延長やアンチエイジング効果に対する個人的証言が本や雑誌によくでてくる。しかしながら，厳格な科学的検証では，欠乏症に対する補充を除けば，個々の食品や栄養素に寿命の延長効果や健康上の利益があることは示されていない（BOX 10.1）。唯一，一般に**カロリー制限**（calorie restriction：CR），あるいは**食事制限**（dietary restriction：DR）と呼ばれる，摂取カロリーを減らすことだけが，集団の平均寿命と最大寿命を延長することが示されている。

　カロリー制限の効果は酵母，線虫，ハエ，齧歯類といったヒト以外の試されたすべての種において確認されている。遺伝子改変された一部の生物では，カロリー制限が無効になることも報告された。最近になって，非ヒト霊長類においてカロリー制限が，寿命の延長と加齢性疾患の予防や発症遅延をもたらすことが報告された。このことから，カロリー制限はヒトにおいても老化の速度を調整したり寿命を延長する有力なメカニズムになりうるといえる。この項では，寿命調節の方法としてのカロリー制限が，ヒトにおける寿命延長や健康増進に効果があるかどうかをみていく。

カロリー制限は齧歯類において寿命を延長し老化速度を減速させる

　McCay，Crowell，Maynardらの1935年の報告で，はじめて寿命延長を引き起こす介入が述べられた。この研究では，好きなだけ食べることができる**自由摂食**（*ad libitum* feeding）群と比較して，カロリー制限食群では平均寿命，最大寿命がともに延長することが発見された（図10.2）。この研究が先行研究と異なっていたのは，ビタミンやミネラルが欠乏しないように調整し，カロリーのみを減少させた点にある。それ以前の研究では，カロリー制限よりも食事制限が寿命を延長させると報告されていた。食事制限により長寿を達成する個体

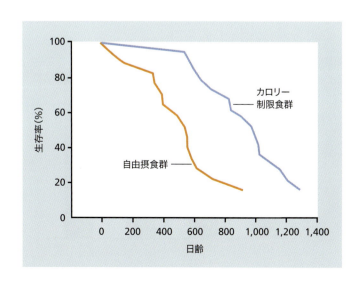

図10.2　雄のラットにおける非カロリー制限食群（自由摂食群）と40％カロリー制限食群の寿命比較

1935年にMcCayらは，齧歯類において栄養素欠乏のないカロリー制限食が寿命を延長することをはじめて示した。（データはC.M. McCay, M.F. Crowell, and L.A. Maynard, *J. Nutr.* 10:63-79, 1935 より。American Society for Nutritionの許諾を得て掲載）

はでてくるが，多くの個体が栄養素欠乏により早期に死んでしまっていた。したがってMcCayらは，カロリー制限が寿命を延長するのであって，食事制限では栄養素欠乏に耐性のある個体が長生きしていただけであることを示したのである。

McCayや他の多くの研究者はマウスやラットの3週齢程度，すなわち離乳期よりカロリー制限を行っていた。その結果，カロリー制限されたマウスやラットは自由摂食群と比べて体重もサイズも小さくなっていた。このため多くの研究者は，カロリー制限による寿命延長効果は成長や発達の遅滞と関連するのではないか，との結論に至っていた。月齢18カ月のマウスやラットのような成長が完了している動物にカロリー制限を開始しても，平均寿命，最大寿命ともに延長することがはじめて確認されたのは，1980年代初頭のことである。

多くの初期の研究ではかなり厳しいカロリー制限がなされ，自由摂食群の60〜70％のカロリー摂取条件が設定された。このカロリー量は，飢餓により若年期に死亡に至らずに寿命延長が最大となる量として実験的に決定された。ヒトにおいて40％のカロリー制限達成は困難であること（この項で後述するヒトにおけるカロリー制限を参照）から，40％の制限が妥当であるか議論がなされた。この疑問に答えるために，異なるレベルのカロリー制限を比較する実験が行われた。この実験で，カロリー制限が厳しいほど寿命を延長させることがわかった（図10.3）。一方，5〜10％のカロリー制限も弱いながら寿命を延長させることが示された。これらの研究結果は，ヒトにおいても適切な量のカロリー制限が寿命を延長させる可能性を示唆する。

今日用いられるカロリー制限プロトコルは，十分量のビタミン，ミネラルを投与して欠乏症や栄養失調をきたさないように配慮されている。さらに，多くの研究から，必要量をはるかに上回るビタミンやミネラルを食べさせても，寿命を延長させないこともわかっている。これらの事実は，個々の栄養素ではなく，総摂取カロリーが少ないことがカロリー制限により寿命延長するメカニズムであることを強く示唆している。

カロリーはタンパク質，脂肪（脂質），炭水化物（デンプンと糖）の3大**主要栄養素**（macronutrient）によって供給される。カロリー制限を実施するには，これら3大主要栄養素の量が調整される。これらの栄養素はカロリー源とし

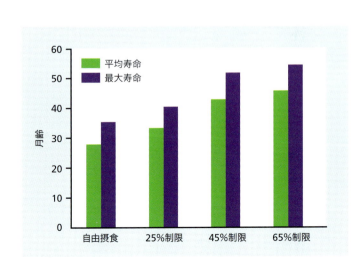

図10.3 雄のラットにおけるさまざまなレベルのカロリー制限食での平均寿命および最大寿命

25％カロリー制限群と45％カロリー制限群の平均寿命・最大寿命の差は，45％カロリー制限群と65％カロリー制限群での差よりも大きい。実際，65％カロリー制限食群では飢餓死が増加するため，50％以上のカロリー制限は推奨されない。それにもかかわらず，カロリー制限の強度増加は寿命をより延長させる。（データは R. Weindruch et al., *J. Nutr.* 116:641-654, 1986より。American Society for Nutrition の許諾を得て掲載）

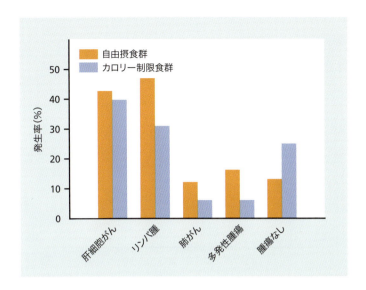

図10.4　カロリー制限食群と自由摂食群のマウスの死亡時におけるがん発生率の比較

カロリー制限食を月齢12カ月（中年期）から開始しても，加齢性疾患に多大な影響を与える。（データはR. Weindruch and R.L. Walford, *Science* 215: 1415-1418, 1982より。AAASの許諾を得て掲載）

てのみならず，生体内でカロリー源以外の個々の役割を担っていることから，これらの栄養素の分量・組み合わせの違いがカロリー制限による寿命延長の因子であるかもしれない。しかしながら，いくつかの研究が3大主要栄養素の組成による違いを検討したものの，栄養素ではなく，カロリー制限自体が齧歯類の寿命延長に重要であると結論づけている。

　齧歯類において，カロリー制限によって寿命が延長するメカニズムは完全に解明されたわけではないが，すべての臓器の生理的な機能低下が自由摂食群と比較して鈍化している。この生理的機能には，代謝速度，神経内分泌の変化，糖代謝，体温調節，免疫，概日リズムなどが含まれる。カロリー制限群にみられる老化の減速は，細胞内の酸化ストレスや損傷タンパク質を生み出す過程の減少と関連している。齧歯類におけるカロリー制限において，さまざまなシャペロンタンパク質の発現上昇が多くの研究で一貫して報告されている点は興味深い。シャペロンタンパク質は，ミスフォールディングを起こしたり損傷を受けたりしたタンパク質を細胞から除去するメカニズムとしてよく知られている。したがって，損傷の蓄積を減少させることがカロリー制限により老化が減速するメカニズムの1つなのだろう。

　カロリー制限は加齢性疾患の発症を遅らせたり予防したりする。ラットでは，糸球体腎炎は腎不全を起こし，自然死の原因第1位であるが，自由摂食群に対してカロリー制限群では糸球体腎炎が約50％に減少する。加えて，カロリー制限ラットでは糸球体腎炎の発症が明らかに遅延する。がんやその他の腫瘍も自由摂食のマウスと比べカロリー制限群では減少する（図10.4）。

単純な生物におけるカロリー制限は遺伝学的メカニズム・分子メカニズムの解明に使用できる

　カロリー制限の研究の多くはマウスやラットで行われたが，これらの生物は一般的にいって，遺伝学的メカニズムや分子メカニズムの解明には向かないモデル生物であった。そこで，老化生物学者はカロリー制限のメカニズム解明のため，酵母や線虫，ショウジョウバエなどのより単純な生物を用いた研究に転じた（図10.5）。これらの結果のほとんどは，現代の進化的，遺伝学的な寿命

図 10.5　線虫やショウジョウバエに対するカロリー制限の効果

線虫のカロリー制限は培地内の大腸菌濃度を自由摂食群の50％に減らして行った。ショウジョウバエ成虫のカロリー制限は自由摂食群の50％の濃度でスクロースと酵母を与えた。

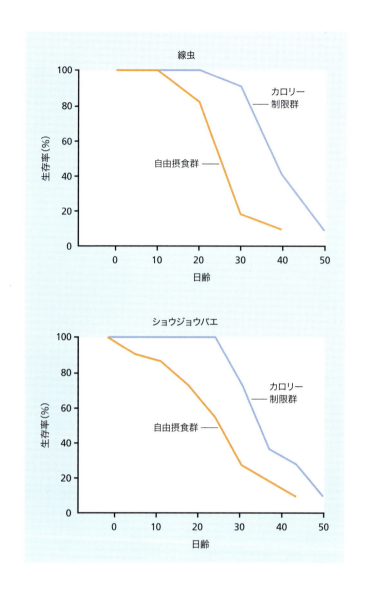

の理解と一致している．線虫とショウジョウバエにおける，カロリー制限による寿命延長は，生殖開始の遅延と関連している．さらに，自由摂食群に比較してカロリー制限された線虫やショウジョウバエは明らかに繁殖力が低下している．これらの観察は生殖と寿命のトレードオフに関する数学的モデルや実験結果と一致している．この点は第3章で述べたとおりである．

単純な生物におけるカロリー制限の研究は数年前より始まったばかりで，現在も進行中であるが，寿命延長の遺伝学的・分子メカニズムには不明な点が多い．これまでに，寿命に関する遺伝学的メカニズムについては酵母と線虫，ショウジョウバエで一致した結果が得られていることを第5章で述べた．酵母において，そのメカニズムには *SIR* 遺伝子による好気的代謝が関与しているようである．実際 SIR2 過剰発現を行ったマウスでは，カロリー制限を行っても寿命のさらなる延長は起こらない．単純な生物におけるより詳細な研究が期待される．

BOX 10.1　神話から科学まで：食物のもつ癒しと健康への力

　カロリー制限が老化速度を遅らせ，多くの加齢性疾患のリスクを低下させることが厳密な科学研究により裏づけられてきた。しかしながら，健康や老化に対する低カロリー食による恩恵には根拠があるにもかかわらず，米国人の約70％が過体重や肥満であるという現状がある。健康を改善させ，加齢性疾患を遅延させ，老化速度を低下させるために低カロリー食は単純で低コストな手法であるという疑う余地のない科学的根拠を受け入れることに，多くの米国人は明らかに難色を示している。

　一方で，米国人は健康食品やサプリメントに対して莫大な費用を費やしている。これらの商品は個人の感想や基礎研究の成果を単純にあてはめたり，科学的なデータを曲解することにより健康によいとされているものである。サプリメント関連会社の最近のあるインターネット広告には，ウィートグラス（小麦若葉）について「葉緑素は太陽光よりつくられる最初の物質であり，他のどの成分より光エネルギーを多く含んでいます」といった文言とともに40に及ぶ効能が掲載されている。言い換えれば，ウィートグラスを摂取することで光エネルギーが手に入ることになる。これはすごい！　今のところ，1つの食品や1つの栄養素のみを摂取することで，疾患を予防，遅延，治癒させたり，老化速度を遅らせるという信頼性のある科学的根拠は存在しない。

　科学的根拠がないにもかかわらず，われわれはなぜ，いとも簡単に食品の健康効果に関する荒唐無稽な宣伝文句に乗ってしまうのだろうか。ヒトの生存心理や健康心理は複雑であるがために，多くの解釈が考えられる。食品のもつ健康や癒しへの力は文化的，宗教的伝統に深く根づいているという点は重要であろう。今日われわれが使用できるような安全で効果的な薬品が出はじめたのは19世紀後半以降である。つまり，人類が医薬と食品を分けて考えるようになってわずか100年余りしかたっておらず，食に対する価値観の変化を受け入れるには短すぎるのである。そこで，どのようにして食品を薬としてとらえるようになったのか，科学はどのようにして薬と食品を分けるようになったのかについて述べる。

医薬としての食

　「食は汝の医薬であり，医薬は汝の食である（医食同源）」この言葉は，西洋医学の父として広く知られるヒポクラテス（Hippocrates, 紀元前460〜370年）により書かれたものである。ヒポクラテスの治療法は，自然界と人体の密接な関係を基礎としたものであった。当時のギリシャでは，食と4つの気質（粘液，血液，黄胆汁，黒胆汁）を含むすべての要素は4元素（土，気，火，水）で構成されており，これら元素のバランスの乱れが体質（疾患）を含むすべての機能異常を引き起こすと考えられていた。ヒポクラテスの治療は，どの元素がバランスを乱しているか診断し，対となる元素を高濃度含む食品を与えて体のバランスをもとに戻すものであった。

　食に重点をおくヒポクラテスの治療はインド-西洋医学として確立され，18世紀初頭まで用いられていた。著名なローマ人医師ガレノス（Galen, 129〜200）は『食の力』という数巻からなる書物を著したが，ヒポクラテスに強い影響を受けていた。この書物には，疾患の治療のためにどのように穀物，果実，野菜，生肉を利用するかについて記載している。食事療法は常に最初に行うべき治療であり，その後に薬物や，最後の手段としての手術を考えるべきと論じている。ローマ皇帝たちにガレノス医学は受け入れられ，ローマ帝国時代を通して，医薬としての食が標準的な医学的治療となった。

　ローマ帝国の衰退後，アラブやペルシャ文化のイスラム医学が発展したが，ここでも医薬としての食が重用された。著名なイスラム医師イブン・シーナー（Ibn Sinā, アウィケンナ）はヒポクラテスやガレノスの医学書をアラビア語に翻訳するとともに，その後何世紀にもわたってイスラム医学の基礎となる独自の技法を追記した。イブン・シーナーは，食による癒しの力は人類に対するアラーの恵みであると論じている。この記述により，イスラム聖職者の中には，食を通じて健康維持することは聖者になる1つの手段であると認識している人もいる。

　食療（shi liao）として知られている伝統的中国医学は，紀元前1000年の黄帝内経と呼ばれる医学書に端を発する。ヒポクラテスと同様に，黄帝内経でも体のバランス保持を最重要視している。食を冷，湿，温，乾に分類して，宇宙は2つの相補の力で成り立つとする陰陽の概念のもとで疾患を治すために用いた。黄帝内経では，「温ならば冷を，冷ならば温を，乾なら湿を，湿なら乾を」と定められている。陰の食物＝陰食（果実，海産物，豆類，野菜など）は冷と湿に該当し，エネルギーを減らして体の水分量を増加させる働きがある。陽の食物＝陽食（ショウガ，タマネギ，アルコール，大部分の肉類など）は温と乾に該当し，エネルギーを増やして体の水分量を減少させる働きがある。陽食のエネルギー増強効果は，陰食と比べて陽食は脂肪とタンパク質に富んでおりエネルギー量が高いという考えにもとづいている。伝統的中国医学は，現在も中国のみならず世界中で用いられている。

　西洋において医薬としての食は，啓蒙思想における科学的手法の出現とともに変わりはじめた。例えば，顕微鏡の発明により，当時の人々の死因が食ではなく微生物であることが明らかになった。皮肉なことに，1920年まで子どもの主要な死因の1つであった下痢症の微生物感染源は腐った食物や汚染された水であることが発見された。18〜19世紀の間に，生命科学や医学は細胞や病原微生物の化学的，生化学的性質を重点的に調べることで，疾

患に対する内科的治療が最も有効であることが発見された。ヒポクラテスやガレノス，イブン・シーナーが推奨した食を基盤とした治療は，疾患に対する特異的治療からかけ離れたものであった。

生命科学としての栄養学の誕生と医薬としての食の衰退

西洋医学では疾患治療を薬物に頼るようになったことで，科学者の食研究へのアプローチに変化がもたらされた。20世紀前半，食の薬効特性よりも物理的，生物学的特性が研究対象となり，栄養学が生命科学の中でも成長を遂げた。この新たな生物学的視点により，成長，生殖，生体機能の維持に関連した代謝は，食物の栄養素によって支えられて機能していることが明らかとなった。個々の食物や栄養素は，現在も死因の大部分を占める感染症を直接引き起こしたり，治すことがないことも明らかとなった。

1950年代に入ると多くの人々が60歳以上まで生きるようになり，栄養素と疾患の関連性にふたたび関心の目が向けられた。現代の科学者は5,000年前とは逆に，個々の食物や栄養素が疾患を引き起こすかどうかを調べるために科学的手法を用いた。1950～1980年にかけて，食品コレステロール，飽和脂肪，赤肉などの食物や栄養素が，心臓病やがんのリスクを高めることが複数の疫学研究で報告された。反対に，脂肪が少なく抗酸化物質を多く含む食事をする人々では，心臓病のリスクは低下する。疫学的な証拠は，動物実験や小規模で短期間の介入試験により検証された。しかしながら，短期間の臨床試験では，例えば，がん発症率や心臓病に関する転帰を実測することはできない。むしろ，疾患転帰に関連していると予測される生物学的マーカーで評価を行っている。例えば，悪性腫瘍に対するビタミンEの効能についての短期間の臨床試験では，被験者のがん発生率の実数ではなく，サプリメント摂取数カ月後の血中抗酸化物質レベルで報告を行っていることが

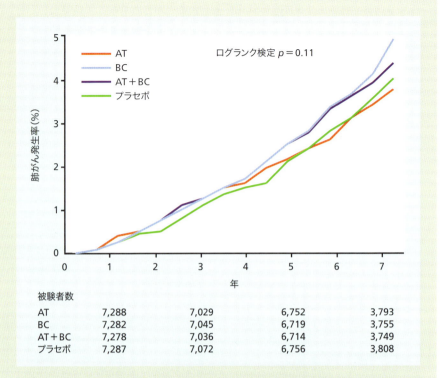

図10.6　ビタミンEとβ-カロテンの肺がん発生率への効果
α-トコフェロール（ビタミンE）単独（AT），β-カロテン単独（BC），α-トコフェロールとβ-カロテンの併用（AT＋BC），プラセボの4つの群について，肺がん累積発生率のデータを示す。（データはD. Albanes et al., *J. Natl Cancer Inst.* 88: 1560-1570, 1996より。Oxford University Pressの許諾を得て掲載）（訳注：β-カロテン有と無で比較すると，$p=0.02$と有意にβ-カロテン有で肺がん発生リスクが高かった）

多い。疫学研究，動物実験，小規模な介入研究の結果を総合して，政府や栄養関連団体，食品会社による「疾病のリスクを低下させるために，特定の食物や個々の栄養素摂取を増減すべきである」という錯乱した勧告を世にださせたのである。

抗酸化物質はがんを防ぐ！　いやいや，ちょっと待て，逆にがんのリスクが高まるぞ！

個々の食品や栄養素が医学的あるいは健康上の利点を有すると結論づけるのは，残念ながら時期尚早であり，科学者もマスコミも因果関係を証明するのに必要な研究を完了しないまま結論を発表するという過ちを犯している。例えば，1970～1980年代に，抗酸化物質であるビタミンE（α-トコフェロール）とβ-カロテン（ビタミンAの前駆体）を多く摂取する人々は，摂取の少ない人々よりも，がん発生率が有意に低いことが多くの疫学研究で報告された。実験動物を用いた研究では，これらのビタミンを必要量の数倍を食事に加えることで腫瘍の成長を妨げることが報告された。疫学研究や動物実験の結果を検証するために何百もの小規模な介入研究が実施され，がんの生物学的マーカーの変化が報告された。これらの結果をもとに，食品会社は製品ラベルやコマーシャルでビタミンEやβ-カロテンの効能を宣伝しはじめ，サプリメントの売り上げは急上昇した。ビタミンEやβ-カロテンががんを防ぐという定説は米国文化に浸透していった。

1990年代に入ってβ-カロテンとビタミンEにはがんに対する効能はないという報道がでると，この定説は消滅した。1994年には，フィンランド男性喫煙者に対するがん予防研究に

おいて，β-カロテンは肺がんを予防しないばかりか，発がんリスクを増加させると報告されている(図10.6)。この研究結果は，リスクなしの一般人ではなく喫煙者が対象者であったことで多くの批判を浴びた。そこで，非喫煙者を対象に多数の研究が引き続き行われ，ビタミンEやβ-カロテンには死亡率低下作用がないことが報告された。ほぼ同時期に，マウスにビタミンEを含む食事を与えてもがん発生率や寿命には影響を与えないことも確認された。これらの研究結果により，多くの政府機関や米国がん協会はβ-カロテンの安全性に関する警告を発し，β-カロテンは発がんリスク減少や寿命延長の効果がないことを明確に宣言した。

基本的な栄養アドバイスははじめから正しかった

β-カロテンやビタミンE，あるいは最近効果を否定された栄養素ほどの研究が，すべての食品や栄養素について実施されたわけではない。個々の食物や栄養素が疾患に特異的な効果を示さないと決めつけるのは，現時点では無責任であるかもしれない。しかしながら，栄養学者や公衆衛生の専門家，他の医療関係者は，疾患に対する食の効能に対して明確なビジョンをもちはじめている。食の健康効果の研究に何百万ドルもの大金を費やした末に，栄養学者が長らくいい続けてきた「野菜を食べなさい，すべてを適度に食べなさい，幅広い種類の食品を食べなさい」という結論にたどりついたのだった。

非ヒト霊長類におけるカロリー制限は加齢性疾患の発症を遅らせるかもしれない

アカゲザルにおけるカロリー制限の介入は1980年代に開始され，現在も進行中である。自由摂食のアカゲザルの平均寿命は25年，最大寿命が40年以上であるため，カロリー制限のサルは45～50歳まで生きることが予想される。したがって，寿命への影響があることを結論づけるにはさらに数年を要するであろう。自由摂食の70%程度にカロリー制限されたサルは自由摂食よりもわずかに長く生きているとの結果が出はじめているが，他の種でみられたような大きな差ではないと思われる。非ヒト霊長類におけるカロリー制限を行う研究者たちはいかなる結論をだすことにも躊躇しているようである(訳注：その後2012年には，別のグループよりサルではカロリー制限による寿命延長効果はないという報告がなされており，議論が分かれる)。

寿命への影響は結論がでていないが，カロリー制限は加齢性疾患のマーカーに対しては有効のようである。予想されるように，カロリー制限は自由摂食のサルに比して体重を減少させる。この体重差は脂肪量と筋肉量の差を反映している。加えて，カロリー制限群では空腹時血糖や空腹時インスリンの値が低く，インスリン感受性は増加している。脂肪量の減少とあわせて，カロリー制限群は自由摂食群のサルよりも2型糖尿病発症のリスクが低い。血中中性脂肪，低密度リポタンパク質(LDL)コレステロール，血圧はいずれもカロリー制限により低下し，心血管疾患のリスクが減少しているといえる。

ヒトにおけるカロリー制限の効果はいまだ解明されておらず議論の渦中にある

低カロリー食が過体重や肥満者に対して有用であることはよく知られている。しかし，カロリー制限が正常体重の人に与える効果についてはよくわかっていない。正常体重者における短期間カロリー制限が有用であるとの報告もいくつかあるものの，実現が困難であるために効果を少なく見積もらざるをえない。適切なカロリー制限といえるレベルにしようとすると，高い離脱率，サン

プルサイズ不足，食事療法の遵守不良といった困難な問題がつぎつぎと生じ，カロリー制限はヒトには無理なのでないかという疑念すら研究者は抱いてしまうのである。

ヒトにおける最大規模の介入研究が現在行われており，25％のカロリー制限遵守を2年間にわたって続けるという，これまでにない挑戦である。この課題に取り組むために，参加者は心理学者や管理栄養士による度重なる指導を受ける。この度重なる指導は，ヒトにおけるカロリー制限についての最大の疑問である「食べるものすべてのカロリーに注意を払い，喜びをもたらす多くの食べ物（アイスクリーム，ケーキ，チョコレートなど）をまったく食べずに我慢することが一般の人々にできるのか？」という命題に影響されているのである。われわれの答えは「無理だ！」としかいえない。進化により，われわれは味わうことと喜びを結び付けて食べるようになった。そのため，25％のカロリー制限を人生を通じて維持するということはおそらくできないのである。

老化の速度を調節する：身体活動

定期的な運動が健康に役立つことについては，よく理解されている。定期的に有酸素運動を行っている成人では，運動習慣のない同年齢の人と比べて，すべての年齢層で安静時心拍数，血圧，血中中性脂肪および悪玉であるLDLコレステロールは低値であり，善玉である高密度リポタンパク質（HDL）コレステロールは高値を示す（**表10.1**）。有酸素運動を増やすことにより体脂肪が減り，その結果として2型糖尿病やある種のがんのリスクが有意に低下する。さらに，長期間の定期的な運動とアルツハイマー病・パーキンソン病の発症率低下の関連を示す報告もでてきている。

表10.1　定期的な身体活動が65歳以上の人々に与える効果の例

運動による変化	効能
心血管	
1回拍出量の増加	組織血流量の増加
動脈血管抵抗の減少	血圧の低下
LDLコレステロールの低下	冠動脈疾患のリスク低下
血液量の増加	静脈還流の増加。うっ血性心不全のリスク低下
筋	
ミトコンドリア濃度の増加	ATP合成に必要な有酸素能の増加
毛細血管密度の増加	酸素運搬能の増加
インスリン感受性の増加／糖吸収の増加	2型糖尿病のリスク低下
筋線維増加／活動電位閾値の増加	筋収縮力の増強
身体組成	
体脂肪の低下	冠動脈疾患，2型糖尿病，ある種のがんのリスク低下
除脂肪筋肉量の増加	筋力，安定性，安静代謝率の増加
肺と呼吸	
肺毛細血管の増加	換気血流の増加
肋間筋強度の増加	呼吸の改善
肺組織弾性の維持	呼吸の改善
肺胞サイズの維持	死腔形成の予防。拡散に必要な表面積の維持
骨格系	
骨塩濃度の増加	骨強度の増加と骨粗鬆症リスクの低下
赤血球と白血球産生の改善（骨髄）	血液の酸素運搬能の増加。自然免疫能の改善

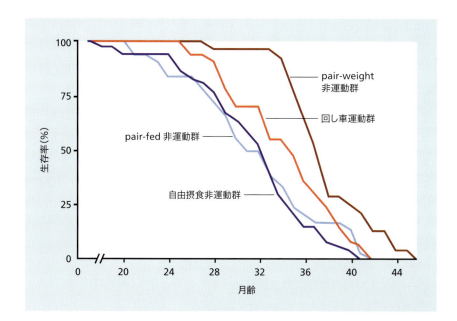

図 10.7　回し車の有無による雄のラットの生存曲線
回し車運動群のラットが摂取したのと同量の食事を非運動群ラット（pair-fed 非運動群ラット）に与えた。運動群ラットと同体重になるように 30%のカロリー制限食を非運動群ラット（pair-weight 非運動群ラット）に与えた。平均寿命は pair-fed 非運動群ラットの 31 カ月および自由摂食非運動群ラットの 31 カ月と比べて，運動群ラットでは 34 カ月と長かった。しかし，pair-weight 非運動群ラットの 37 カ月よりは短かった。この結果から，非運動群と比較して回し車による自発的運動は平均寿命を延長させるが，最大寿命には影響しないといえる。一方で，カロリー制限は他の群と比べて平均寿命と最大寿命をともに延長させる。（データは J.O. Holloszy et al., *J. Appl. Physiol.* 59:826-831, 1985 より。American Physiological Society の許諾を得て掲載）

　定期的な運動は加齢性疾患のリスクを低下させ，平均寿命を延長させる。しかし，運動が最大寿命を延長させることはない。この寿命に対する効果については，1980 年代に行われた 2 つの古典的な研究の中で報告されている。1 つ目の研究では，種々の程度の食事制限を行った運動をさせないラットと，回し車を与え積極的に運動させたラットの寿命を比較している。非運動群と比べて，回し車を与えた運動群で軽度の平均寿命延長（最大寿命には変化なし）を認めた（図 10.7）。興味深いことに，食事制限を行った非運動ラット群で平均寿命および最大寿命が最も長かった。このことから，身体活動は老化速度のみを変化させるが，一方でカロリー制限は老化速度と寿命の両方を変化させると結論づけられる。この結論に矛盾しない知見として，後生殖期の生存期間の長さと身体活動量の直接相関を示すヒトの研究がある。定期的な身体活動を増やすほど，後生殖期の生存期間および平均寿命は延長する。これらの研究において，定期的な身体活動に伴う後生殖期の生存期間の延長は，心臓病やがんのリスク減少と最も強い相関をもつことが示された。

　この項では，定期的な身体活動により，機能向上や機能維持が起こる生物学的な基盤を検討する。まず最初に，運動生理学の基本原理を紹介する。そして，老化速度を低減すると考えられる，運動による適応反応を基本原理の観点から議論する。最後に，なぜ身体活動のような介入が老化速度を低減しうるのかについて，より一般的な観点で述べる。

運動は骨格筋の酸素需要を増加させる

　運動を始めて最初に気づく変化は，おそらく，呼吸数の増加だろう。呼吸は，呼吸生理学者が**換気**(ventilation)と呼ぶ現象である。肺の**化学受容体**(chemoreceptor，特異的な化学物質に結合する神経受容体)が末梢から戻ってきた血液中の二酸化炭素濃度の増加を感知した結果，換気を増加させる。神経インパルスが脳へと送られた後に，ふたたび肺へと信号が送られ，呼吸数を増加させる。それと同時に，骨格筋の毛細血管拡張に伴う末梢からの血液還流量

の低下を心臓の右心室は感知する。その結果，より多くの血液を送り出すために脈拍は速くなる。これらすべての生理反応は1つの理由のために起こっている。すなわち，運動というより多くの仕事（筋収縮）を実行するために，骨格筋がATP産生に多くの酸素を必要としているからである。

第4章で述べたように，筋線維収縮のためのエネルギーはATPから1つのリン酸結合が切断されることで生じる（ATP＋H_2O → ADP＋P_i＋エネルギー＋熱）。骨格筋はわずか5〜10秒分のATPしか蓄えていないため，運動中はたえずATPを合成し続ける必要がある。この過程で酸素が必要となる。さらに，ATP合成の代謝過程で生じる副産物（二酸化炭素や乳酸）は，アシドーシス（正常な細胞内化学反応を阻害するpHの低下）を防ぐために，筋細胞から除去される必要がある。

ATPは，独立しているが連結する2つの経路を介して，骨格筋内で産生されている。1つ目の経路である解糖は酸素を必要とせず（嫌気的），ATP産生の開始の基質としてグルコースのみを利用することができる。グルコースの嫌気的代謝では，産生されるATP量には限界がある。1分子のグルコースが代謝されると2分子のATPが産生される。2つ目のATP産生経路は酸化的リン酸化（第4章に記述）であり，酸素を必要とする（好気的）。酸化的リン酸化では解糖の16倍のATPを産生することができ，脂肪とグルコースの両方を利用できる。脂肪とグルコースの両者を酸素と反応させられることは，酸化的リン酸化を解糖と比べて代謝的に効率のよいものにしている。ヒトは安静時や運動時にATP産生のための両システムを並行して用いている。安静時や適度な運動の際には，酸化的リン酸化により遊離脂肪酸を優先して利用する。急なエネルギー需要やATP必要量が細胞の酸素供給能力を上回るときには，解糖が優位となる。

有酸素運動の効果や過剰負荷による酸化的リン酸化への影響を理解することは，どのように運動が老化速度を減少させるのか，また表10.1に示したような有益な作用をもたらすのかを理解する鍵となる。そのために，一連の運動時における細胞の生理的反応をみておくことが役立つ。長年運動習慣のない人を，速度をあげながら1マイル（約1.6 km）走らせてみたとする。走りはじめて5〜10秒のわずかの間は，細胞内に貯蔵されたATPが筋収縮のエネルギーとして利用される（図10.8）。細胞内に貯蔵されたATP量には限度があり，筋細胞は新たなレベルの筋収縮を維持するためにより多くのATPを必要とする。筋肉にとってATP産生のために酸化的リン酸化を利用することはより効率的ではあるが，増加した酸素需要を認識して末梢組織への血流を増加させていたのではATP需要に間に合わない。不足しているATPは酸素を必要としない解糖で産生される。しかし，ATPを解糖で産生すると速度の代わりにかなりの代償を払うこととなる。1分子のグルコースの代謝により2分子のATPが供給されるが，解糖では最終的に乳酸が産生される。ヒトでは乳酸を中和することは非常に効率が悪く，もしATP産生に解糖だけを利用し続ければ，細胞内および血液のpHの低下により，筋収縮はすぐに中断してしまう。

運動しながら会話が可能な程度の適度な運動をおよそ1〜2分ほど行うと，体は血流を増加（酸素運搬の増加）させて筋活動の増加反応を示す。増加した酸素供給により酸化的リン酸化反応が開始され，解糖への依存を減らしてエネ

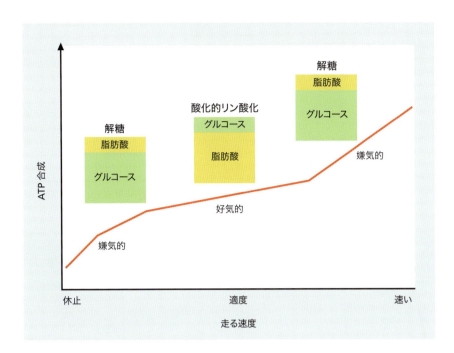

図10.8　種々の速度における一連の運動中の代謝経路とATP合成に使われるエネルギー基質

ギー基質として脂肪の利用を増やす。この適度なレベルの運動を続ける限り，有害な代謝産物を伴わずにATP産生と運動を継続することができる。

　さて，長年運動習慣がない人が，運動速度を増加させようとしたとする。速度の増加は，ATP産生を増加させるための酸素需要増加に応じた脈拍や呼吸数増加を引き起こす。しかし，このシステムには限界があるため，運動速度を無制限に増加させることは不可能である。長期間にわたり運動をしていない人では，筋細胞が座りがちな生活に見合う代謝能力しか有していない。心臓と肺は筋肉に十分な酸素を供給することが可能であるが，筋細胞には酸素を利用する能力が十分にそなわっていないためにATPを産生できない。結局，酸化的リン酸化経路を介したATP産生が需要に追いつくことはできない。この時点で，ATPの大部分が解糖によって供給されはじめる。

細胞内酸化的リン酸化経路の過負荷はATP産生能力を高める

　長年運動習慣がない人は，座りがちの生活に必要な筋収縮を維持する程度の好気的代謝能力しかもたない。しかし，長期間にわたり毎日有酸素運動を繰り返し行えば，筋肉のATP産生能力を増加させることが可能である。すべての人において，血液量や赤血球の産生増加，解糖系および酸素的リン酸化反応に関連したタンパク質および酵素の発現増加などの生理的応答，細胞応答が有酸素運動により誘導される（図10.9）。数週間にわたり毎日有酸素運動を繰り返すことで，安静時でもこれらの反応が維持される。有酸素運動によって過負荷がATP産生経路に与えられ続ける限り，この代謝は維持される。

　有酸素運動により血流および赤血球数が増加することで，末梢に流れる単位血液あたりの酸素量は増加する。加えて，有酸素運動により筋肉の代謝能が増加した結果，筋細胞の血中からの酸素取り込みがより効率的となる。その結果，心臓はこれまで身体活動時に必要であった血流量増加が不要となる。心血管系は，筋肉の効率が改善した状態にみあった安静時心拍数や血圧に下げることに

図 10.9　運動効果

運動中に ATP 合成の必要性が増大することが，定期的な運動によって得られる効能の原動力である。ATP 合成能力の増加は，脂肪蓄積を減少させるだけでなく，安静時心拍数や血圧を低下させて心血管機能の改善をもたらす。運動効果の恩恵は，すべての年齢層で得られる。

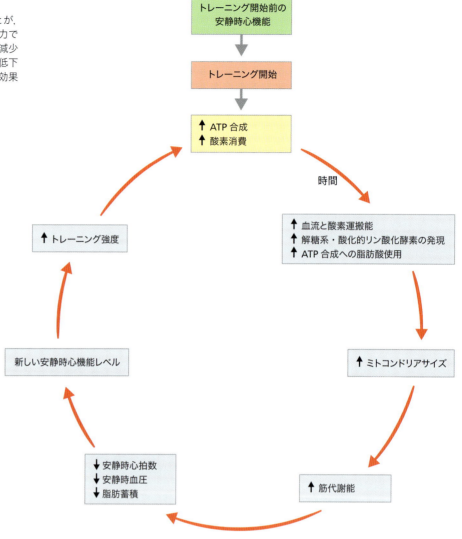

よって順応し，結果的に心臓の仕事量は減少する。また，酸化的代謝に対する能力を高めることは，脂肪をエネルギー基質としてより多く用いることを意味する。脂肪は脂肪組織に蓄えられているため，摂取カロリーが増えなければ定期的な運動により体重は減る。多くの研究で，体重減少は 2 型糖尿病および冠動脈疾患のリスクを低下させることが示されている。

定期的な運動は細胞の予備能の低下を防ぐ

　これまでに，定期的な身体活動によって老化の生物学的過程を緩徐にすることは可能だが，防ぐことはできないと論じた。すでに述べたとおり，ATP を産生するシステムに過負荷をかけることは，心血管機能の改善，体脂肪の減少，ある種の疾患リスク低下といった結果をもたらす。言い換えれば，身体活動を行うことはエントロピー増加による臓器障害の速度，つまり老化速度を減速させる。これらの議論は，定期的な運動による介入がどのように老化速度を低下させるのかという簡潔な説明となっている。ここでは，その理由について目を向けてみよう。なぜ身体活動は，老化による機能低下速度を遅らせるのだろうか？

定期的な身体活動はさまざまな生理的システムにおける予備能を維持することで老化速度を遅らせる。予備能あるいは冗長能は，疾患や事故，環境障害といった機能の基底状態を超えるようなストレスから守ることによって，生殖年齢までヒトが生存しやすいようにしている。進化論的観点から考えると，生殖年齢に到達できるために最も優れた予備能をもっていた者が選択されたといえる。しかしいうまでもなく，生殖年齢に到達した後にその予備能を維持することには，生殖的利点はない。生殖年齢に到達すると，予備能は低下しはじめることとなる。

　生理的システムの予備能低下率は，個体が生殖年齢の時点で獲得していた能力によっておもに決まる。予備能が高いほど，老化速度はより緩徐となる。第9章で，女性にとって閉経前の骨塩量の予備能が，閉経後の骨塩の過剰な喪失をいかにして予防しているかについて述べた。一方で，多くの生理的システムは生在期間を通じて予備能を再度増加させる能力を有している。再度増加した予備能は，老化速度の低下をもたらす。

　身体活動がいかにして老化速度を低下させるかを説明するために，ヒトの体温調節システムの予備能を例に取り上げてみる。一定の体温（ヒトでは37℃）を維持するための能力は生存に有用である。内部温度の上昇・下降を外的環境に依存する必要がない体温調節システムを獲得したことにより，ヒトは地球上のほぼすべての場所で生存することが可能となった。このことは十分な食料を獲得できるために繁殖上の利点をもたらした。ヒトは生化学反応による熱産生を通して，一定の内部温度を維持している。環境温度（気温）が20〜25℃の間であれば，体温維持には基礎代謝レベルで十分である。この範囲から気温がずれた場合，低体温・高体温を防ぐために生理的調節が必要となる。例えば，気温が35℃であった場合に体温を一定に保つためには，体の熱を大気に放散できるように皮膚への血流を増加し，血液中に貯め込んだ熱を発汗による皮膚からの蒸散で冷却している。熱放散のためのメカニズムは，多くの生理的システムの予備能力に依存している。心拍数の増加は血流を増加させる。体温上昇が起こっていることを皮膚の血管に情報伝達するためにストレスホルモンは分泌され，その結果，より多くの皮膚毛細血管や血管が拡張する。寒冷環境の中で体温を保つときにも同様に，熱を保つためのさまざまな生理的反応を必要とする。体温調節能力は予備能の大きさに直接影響を受け，この予備能が生存に決定的な意味合いをもつ。

　運動は環境変化に対して体温を維持する予備能を増加させる。定期的な運動に取り組むことは，筋や皮膚の毛細血管密度を維持あるいは増加させ，四肢への血流比率，心拍出量，酸化的代謝能力を高める。言い換えれば，身体が健康である人は運動不足の人と比べて，温度変化に対してより迅速にまた効率的に対応することが可能である。定期的な運動に取り組む高齢者では，運動不足の群と比べて，温度変化に対して順応力が高いことが多くの研究で示されている。

　運動の定期的な習慣を維持することは心血管系の予備能を増加または維持し，さまざまな生理的システムの老化速度を低下させることが証明されている。身体活動中に起こるこれらの順応は，ヒトの老化速度を低下させる能力の根底にあるメカニズムを研究するために利用されている。これらの研究から得られた結果はいまだに予備的なものであるが，分子のフィデリティの維持が老化速

度に関連しているとの仮説に一致したものである。例えば，筋組織の加齢性萎縮には，組織修復関連遺伝子の損傷が関与しているようである。これらの遺伝子は，老化した筋肉では若い筋肉ほどは発現していない。老化した筋線維では損傷タンパク質が蓄積し，分子のフィデリティが減っているようである。身体活動が損傷組織の修復に関連した遺伝子の発現を誘導するのかどうかは不明である。それにもかかわらず，分子のフィデリティの維持と老化速度との関連を研究するための適切なモデル構築に，身体活動が有用である可能性がある。

未来に向けて：老化の調節と長寿の意味

　老化生物学は1990年代末に重要な節目を迎えた。老化および長寿の根本的な原因を同定するために，老化を定義する目的の観察研究から，老化速度の低下および寿命延長の機序を探究する実験的研究へと重点が移された。これまでみてきたように，低カロリー食および身体活動の増加が老化速度を低下させることは証明されたが，すべての人がこの手法を受け入れ可能というわけではない。このことは，薬物を服用する，遺伝子治療を受けるといった，医療者によって行われるより受動的な，人々にとって簡便な方法が必要であることを強く示唆する。

　しかしながら，現在のところヒトの老化を遅延・停止させたり，若返らせたりするような，信頼できる科学的証拠を有した医学的治療はない。反対に，商品を販売するために誤解を与えるような内容，狂信的なグループがみずからの理論を押し広げようとする内容は散在している。とはいえ，老化生物学の研究に応用されるようになった新しいバイオテクノロジーは，医学的介入による老化速度の低下および平均寿命の延長が，そう遠くない将来に実現可能となる大きな希望を与えてくれる。現在の平均余命がどの程度延長するのか正確な年数は予測困難ではあるが，老年学や人口統計学の権威はしばしば，平均寿命が100～120歳まで延長すると推測している。

　バイオテクノロジー革命から予期される寿命や若さの延長は，人類を未知の領域に踏み込ませ，社会の基本構造に大きな変化を与えるだろう。伝統的に社会の基盤を形成している若者集団にとって代わる高齢者集団の，要求やニーズ，欲求に対して歴史上はじめて社会は配慮する必要がでてくる。この新たな社会秩序が何をもたらすかは予測不可能である。われわれの社会がどのようなものになるのかについての議論や，この新しい体制の影響は少なからず始まっている。ここでは，生命倫理学者や社会学者，生物学者，他の専門家がこの新たな社会について議論している内容について，簡単に検討してみる。おもに，個人の長寿が文化や社会構造に対してどんな意味合いをもつかについて，焦点をあてる。

　本項の目的は，この重要な議論に参加するための枠組みを与えることであり，社会がどんな風になるのかについて具体的な答えを提供するものではない。本書の第1章のはじめの数ページで述べたように，「健康の改善と寿命の延長につながる老化生物学の研究が，たとえどんなに特定の加齢に伴う機能不全の治療に成功したとしても，老化して死ぬということが各自にとって終点であるという事実を甘んじて受け入れなくてはならない」。老化生物学者は専門分野の

エキスパートであるだけでなく，高齢者の健康と福祉への心理的，社会的，経済的影響についての議論に積極的に参加する必要がある．

若さの延長と罹患期間の短縮は将来の老化を特徴づける

　長寿およびその影響の探究は，文明と同じくらい古いものである．ギリシャ神話の中では，アポロ神はクマエのシビュラという巫女に処女性との引き換えに永遠の命を与えたと語られている．しかし，巫女は永遠の若さも一緒に願うのを忘れ，老いの障害に長い期間苦しむこととなった．古代ギリシャ神話は，われわれの多くが健康なしにただ長寿であることを望んでいないことを気づかせてくれる．意味のある寿命の延長は，若さの延長と高齢での比較的良好な健康状態が共存するべきである．

　寿命の延長はゴムバンドの伸張に似ているだろうと予測されてきた．この場合，人生の終わりの前にしばしば先行して起こる疾病増加の時期を含めて，生物学的な人生の全段階が延長する．大半の未来志向の老化生物学者は，このゴムバンドのたとえに賛同していない．むしろ，人生の終わりでの疾病増加はせいぜい数カ月(現在では数カ月程度だが，より短い期間の可能性もある)しか続かないと考えている．したがって，一生のうち，加齢性疾患の罹患に費やす時間の割合は減少する(**罹患期間の短縮**〔compression of morbidity〕として知られる現象)といえる．

　若さが長続きし，罹患期間が短縮するとの見込みにより，健康保険・社会保障制度への多大な負荷によりもたらされる経済的破綻についての不安を大幅に取り除くことができる．それによって，議論の焦点を，高齢化社会の倫理的で文化的な問題にしぼることができる．健康管理への総支出は寿命の延長とともに増えると予測できる(疾患の治癒により，診断法や治療手技に対する支出が減るとの主張もあるが)．しかし，この健康管理費用の増加は，最高年齢層の健康障害によるものというより，むしろ高齢層の拡大による全人口の増加の結果として起こるといえる．したがって，議論の内容は今日なされているのと同様に，どうやって健康管理費用の増大と上手く向き合うのか，ということである．同様に，もし加入者への対策(BOX 7.1 で述べたような)に変化がなければ，米国の社会保障制度の破綻が起こる可能性があるということである．さらに，このことは政治的課題であり，社会，特に民主主義社会では，これらの問題は解決できることが幾度となく立証されてきた．全員の満足が得られたわけではなく，痛みが伴わなかったわけではないが，解決してきたのである．

長寿がもたらす個人の目標達成および進化した社会の認識の変化

　多くの人がきわめて楽観的に長寿や若さの延長の可能性に思いをめぐらし，新たなチャンスが増えるとの可能性を考えている．短命だったときには目標達成のために優先順位を意識しなければならなかった一方，長寿が見込まれると，到達しえないプロジェクトや新しい事業へ従事できるようになるだろう．失敗は，自分の個性や願望に合った新たな仕事を選ぶための，単なる後押しとなるかもしれない．もし違った30〜40年を過ごせる可能性があれば，70歳や80歳でもそのような変更は至って簡単に行える．120年の健康寿命が期待できれば，若者がより前向きにリスクを伴う職業や趣味に取り組める．同じ事業にふ

たたびチャレンジしたり，新たな冒険をはじめる時間ができることを意味するかもしれない。リスクは発見と進歩に不可欠なものであり，社会は利益を得る。

　一方，生命倫理学者の中には，健康寿命の延長が個人の目標達成に対してもつ意味合いを，より悲観的に考える者もいる。彼らは，若さの延長は緊迫感を取り去り，結果として目標と願望への関心を低下させると論じている。もし，やり直しの機会があることを知っていれば，事業に全身全霊で身を投じるための意欲が低下するかもしれない。頑張り続ける姿勢から，時期尚早に事業を諦める方向に変わるかもしれない。そうなると，やり直しが人生の歩み方の1つとなってしまう。今日われわれが理解している目標，願望，そして個人の目標達成の価値はその意味を失い，歴史的にそうであったように，進化した社会というよりはむしろ，現状維持の社会へとわれわれを導くのかもしれない。

寿命の延長は種の存続への責任を変化させる

　寿命の延長は，種の存続に対する個人の責任感を狂わせさえする。この見解の支持者は，20世紀の寿命の延長により出生率低下や高齢出産が広がった事実を指摘する。子どもを早くもちたいという感覚は，子どもをもつのを遅らせて若いうちに豊かな暮らしの時間を十分にとっても，後で安定した家庭生活を過ごすだけの十分な時間があるとの考えに変化してきている。しかし，多くの夫婦にとって子どもを育てる責任を伴わない豊かな暮らしを諦めることに非常に抵抗があり，出産に至らない。加えて，出産時期を遅らせた場合，生殖寿命の後期に赤ん坊を授かりたいという意思があっても，生殖系の生理的機能はそれに応えてくれないかもしれない。生殖期間の終わりに近づくため，男女ともに妊孕性は低下する。さらに，女性にとって，35歳以上の出産では先天異常が増加するという事実は，赤ん坊をもちたいとの思いに対して非常に高いハードルとなるかもしれない。出生率の低下は，単純に生物学的な性質を反映しているのだろう。

　出生率は寿命とほとんど関係ないと考える人もいる。それどころか，出生率は経済的繁栄（農業社会から産業化社会への移り変わり）との関係が強く，長寿は産業化によってもたらされた利益の1つにすぎないとも考えられている。20世紀初頭までは世界中でみられた農業社会では，子どもは農業の労働力源として家族に恩恵を与えると認識されていた。産業化社会での子どもは，子育てに資金を要する扶養家族である。歴史的に，農業社会では子どもの4人に1人は生殖年齢に達する前に亡くなり，そのため多くの夫婦は労働力の損失の保険としてたくさんの子どもを育てていた。今日，先進国では疾患や事故で子どもを失う夫婦はまれである。子どもの健康管理が充実した産業化社会において，夫婦はより少ない子どもをもつのがふつうである。

　21世紀の出生率の低下は，種を進化させる願望の低下というよりは，安定した環境に住んでいる集団に起こる自然な進化の結果かもしれない。第3章で学んだように，変化に富んだ環境に生きる生物に比べて，安定した環境で生きる生物の出生数は明らかに低いのである。多くの経済的先進国では，大部分の人が食事，住居，衣服，医療，その他の基本的な生活必需品を手にしているという特徴があり，これは安定した環境といえる。劣悪な環境による将来の家族減少を補うための保険として子どもを増やす必要がない。そのような社会は

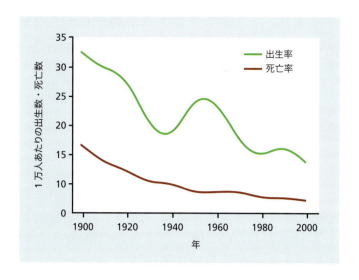

図 10.10 1900～2000年の米国での出生率と死亡率

(死亡率は Department of Health and Human Services, National Center for Health Statistics, *Natl Vital Stat. Rep.* 55(19):1-120, 2007 より。出生率は U.S. National Center for Health Statistics, U.S. Public Health Service, Vital Statistics of the United States, Vols. I and II, 1971-2001 より)

死亡率に出生率が近づいて安定していく(図 10.10)。この人口の安定性は，若さの持続と長寿の状況下でさえ維持される可能性がきわめて高い。

若さの維持と長寿における個人の生殖能力の問題も議論されている。本書を通して学んだように，生殖と寿命は密接につながっている。寿命の変化は，生殖能力や生殖期間の変化を意味している。若さの持続と寿命の延長は人生の前半，すなわち成長期に起こるということがおもな理由であろう(第 3, 5 章)。さらには，妊孕性の低下や先天異常に対する問題解決策は，寿命をのばす方策と比較して精力的に研究されている。生殖医療の発展と並行して，他の医療分野も進歩していくと考えられる。

低出生率と寿命の延長は世代のライフサイクルを変える可能性がある

家族と社会の構造は，各世代が明確に決められた役割を演じることが期待されるライフサイクルにより成り立っている。歴史上，現代社会に至るまで，家族のライフサイクルは子，親，祖父母の 3 世代で構成されてきた。新しい世代，すなわち子どもたちは比較的若い両親に育てられて大人になる。親は子育ての中心的役割を果たし，新しい世代に自立した大人社会で必要となる基本を教えることが期待される。祖父母は程度の差はあれ，新しい世代に対する育児には無関係であり，孫の必要とするものを補助する役割(子守をしたりプレゼントをするなど)を担う。家族構造内での祖父母は，これまでの人生の経験で得た知恵を自分の子ども(新しい世代の親)に伝える中心的で重要な役割を果たす。この 3 世代サイクルの中で祖父母から親，そして子へと知識や知恵を伝える経路はとても近いので，大きな変更なく家風は伝承される。家族は独自の個性を形成し，家族のおのおのが身内意識を感じる。

家族の 3 世代構造は一般社会の象徴として用いられ，それぞれの世代は独自の役割をもつ。新しい世代である子どもたちは，親と子の関係のように社会にでて役立つ大人になるために，社会の中で教育と訓練を受けることを期待されている。見習いから一人前の労働者へと成長し社会の一員となる中で，個々はみずからを序列の 1 番下に身をおき，世間を学ぶのである。家族構成の中

での祖父母の役割のように，序列の最高位である高齢世代たち自身が授けられた慣習が次世代に伝わるのである。社会の3世代構造は，成功をおさめ社会をよい方向に転換するように個々の者にやる気を起こさせる。学校でよい成績を残すことは，仕事や地域社会での成功を導き，権威や権力，富をもたらすということを早い段階で学ぶのである。

家族や社会の3世代ライフサイクルは寿命が60〜80歳であることを前提として発展してきた。このモデルでは，子は親へと成長し，親は祖父母へと成長することが期待できる。祖父母や高齢世代が死や病のためトップの座から降りるために，予定通り順番に成長することができる。しかし，もし若さの持続や寿命の延長によって死や病が遅れ，家族や社会のトップで「知恵」を授ける人間が過剰となったらどうだろう。例えば，平均寿命120歳の場合の家族構造を想像してみよう。今の家族構成は子と親と祖父母であるが，それが健康で活発な曽祖父母や高祖父母，ひょっとするとそのまた父母を含む家族に代わるだろう。したがって家族内の知恵を授ける人間は，祖父母4人から32人もの高祖父母の父母に増える。3世代モデルで上手くいっていた家風の継承や家族の連帯感は，知恵を授ける人間が多くなりすぎることにより弱まってしまう。家族の連帯感を失うことは過去の人間のつながりを喪失させ，世の中における自分の立ち位置に対する見方をゆるがすだろう。

出生率と死亡率が釣り合う平衡(健康高齢人口が大きな割合を占める社会が疑いようもなく継続する傾向)に近づくにつれて(図10.10を参照)，総人口の規模は停滞し，経済成長は鈍化し，雇用創出が低下する。さらに，若さの持続や高齢人口が健康であることにより，職場の上層部や年功者でリタイアする人々がさらに少なくなるだろう。最上位職の減少は，出世の階段をのぼろうとする人々の昇進を遅らせ，そして見習いから一人前の労働者に成長していく若い世代に対して仕事不足を招くことを意味する。頑張って働けば成功につながるのだというわれわれの考え方に疑いが出てくるだろう。このすべてを前提に考えると，社会を構成する生産性のあるメンバーについて再定義する必要がある。多くの専門家は，この再定義には時間がかかり，この新たな経済構造に対応するには第1世代に多くの犠牲者をだすと予言している。

老化生物学の未来

平均が100歳を超える健康寿命の社会で人々が遭遇するであろう物事に対して，楽観的な見解と悲観的な見解を述べてきた。楽観主義者はチャンスの多い社会を予想する傾向があり，その社会の中では死の現実はより遠くの存在となるため，緊迫感や時間の制約なしに新たな可能性の探索に対して非常に多くの自由な時間をかけることができると考えている。芸術や科学，医療，その他の分野において，より偉大な探究や実験は，究極的には人類の知識の拡大を導き，人類の進化を加速させる。人類すべてが利益を得ることとなる。悲観主義者は，遠くない人生の終わりから生まれる緊迫感は，個人が仕事や願望に対して一心不乱に向き合う必要性を感じさせる強い力となると示唆している。この緊迫感が社会の進歩の礎となる。長寿は緊迫感を取り去り，さらなる進歩の妨げとなるかもしれない。

社会がどうあるべきかを確信をもっていうことはできない。もちろん，これは本書の論点ではない。むしろわれわれは，読者が予想していなかった見方や知らなかった観点に対して，深い認識を得ることを望んでいる。ヒトの老化速度を遅らせることをめざしている現在から，老化遅延や寿命延長の手法に関する研究をやめてしまうという選択肢があるということを多くの人は考えもしないだろう。もし悲観的な見解が妥当なものであると考えるのなら，老化遅延に関する研究が社会に対してどんな価値をもつのかを検討するべきである。生存期間中に発症する疾患の治療や罹患率の減少に研究の重点をおくことが，人類にとってより価値のあることになるかもしれない。

　しかしながら現実は，老化を遅らせる研究は重要性が低下するよりも，むしろ増している。罹患期間をたった数カ月に短縮できる手法を発見したとしても，疾患や老いの弊害に苦しむことは多くの人類にとって受け入れがたいものとして残るだろう。人類の平均寿命はのび続けるだろうし，高齢人口の健康状態は改善するだろう。寿命延長や健康増進により，われわれの社会に新たな困難な課題がもたらされるだろう。すべての意見に対して議論や受け入れの余地を残しておけば，どのような個人への悪影響も最小限にして，非常に些細なものにできる。老化生物学はこの議論で主要な役割を担うのである。

本章の要点

- 熱力学の法則は普遍的で変更できないため，老化は調節できない。
- 老化は避けられないが，老化速度は調節できる。老化速度を調節するために，老化生物学者は，「なぜわれわれは死ぬのか」でなくむしろ「なぜわれわれは生きているのか」と問いはじめるべきである。
- どの遺伝子が熱力学第2法則を最も影響を受けやすいかを決定するためにはゲノム研究の手法が必要となる。
- 栄養失調を伴わないカロリー制限は，遺伝子改変された生物を除くと，これまで試されたすべての生物種において平均寿命，最大寿命をのばす。
- カロリー摂取制限において，食事の主要栄養素の比率の変更や，ビタミンおよびミネラルの含有量の増加は，寿命に対してほとんど影響を与えない。
- 老化生物学者は，カロリー制限による寿命延長をもたらす機序の研究に，酵母や線虫，ハエなどの単純な生物を用いている。
- 予備的な結果ではあるものの，30％のカロリー制限をしたアカゲザルは，自由摂食のサルと比べて平均寿命はわずかに増加した。一方で，最大寿命には差はなかった。カロリー制限の効果は，他の種で観察されたものより小さいものである。
- 自由摂食させたサルと比べて，カロリー制限したサルでは加齢性疾患の割合が低かった。
- ヒトにおけるカロリー制限の効果は不明であり，論争の的となっている。
- 身体活動により実現される加齢性疾患のリスク低下は，平均寿命を増加させる可能性がある。運動は最大寿命を延長させない。
- 老化速度を低下させるうえで，身体活動の主要な効果は予備能を増加させ

- 未来の高齢人口は，若さの延長と罹患期間の短縮という特徴をもつ．
- 若さの延長と罹患期間の短縮は，個人業績や種の進化の重要性，家族や社会の世代構造に対する概念に影響を与える．

考察のための設問

Q10.1 熱力学第2法則は生体システムに対して，常にランダムに影響を与える．この第2法則の特性が老化の調節を妨げる理由を説明せよ．

Q10.2 過去100年間でみられる平均余命の増加は，老化への介入に成功したためであると示唆する者もいる．これは正しいか．その理由を議論せよ．

Q10.3 カロリー制限による寿命延長が，栄養素の制限や補充によるのではなく，低カロリーを反映していることを示す証拠をリストアップせよ．

Q10.4 非ヒト霊長類とヒトの両方からの実例を用いて，なぜカロリー制限が他の種ほどヒトでは効果がないかについて述べよ．

Q10.5 会話ができる以上の強度での運動時には，ATP産生に対してなぜ脂肪酸よりもグルコースのほうが用いられるのか．

Q10.6 運動習慣は安静時心拍数や血圧を低下させ，赤血球数を増加させる．なぜか？

Q10.7 老化速度と予備能との関係について議論せよ．定期的な運動がどのように予備能を増加させるか，説明せよ．

Q10.8 農業社会から産業化社会への変遷が，どのように出生率の低下をもたらしたのか議論せよ．集団生物学の概念が出生率低下を説明するためにどのように役立つかを答えに含めよ．

Q10.9 曽祖父母が家族の世代構造へ加わることで，家族内における個人のアイデンティティーをどのように変化させる可能性があるのか．

Q10.10 われわれの社会が将来どのようになるかについての現時点での知識にもとづいて，あなたは著しく長い寿命を望みますか？ それは，なぜですか？

参考文献

生物学的老化現象を調節する

Hayflick L (2007) Entropy explains aging, genetic determinism explains longevity, and undefined terminology explains misunderstanding both. *PLoS Genet* 3:e220.

Hayflick L (2007) Biological aging is no longer an unsolved problem. *Ann N Y Acad Sci* 1100:1-13.

Lambert FL (2007) A student's approach to the second law and entropy. http//entropysite.oxy.edu/students_approach.html.

Mitteldorf J (2010) Aging is not a process of wear and tear. *Rejuvenation Res* 13:322-326.

Toussaint O, Raes M & Remacle J (1991) Aging as a multi-step process characterized by a lowering of entropy production leading the cell to a sequence of defined stages. *Mech Ageing Dev* 61:45-64.

寿命の調節：カロリー制限

Colman RJ, Anderson RM, Johnson SC et al (2009) Caloric restriction delays disease onset and mortality in rhesus monkeys. *Science* 325:201-204.

Guarente L (2005) Calorie restriction and SIR2 genes—towards a mechanism. *Mech Ageing Dev* 126:923-928.

Klass MR (1977) Aging in the nematode *Caenorhabditis elegans*: major biological and environmental factors influencing lifespan. *Mech Ageing Dev* 6:413-429.

Masoro EJ (2005) Overview of caloric restriction and ageing. *Mech Ageing Dev* 126:913-922.

Mattison JA, Black A, Huck J et al (2005) Age-related decline in caloric intake and motivation for food in rhesus monkeys. *Neurobiol Aging* 26:1117-1127.

McCay CM, Crowell MF & Maynard LA (1935) The effect of retarded growth upon the length of lifespan and upon the ultimate body size. *J Nutr* 10:63-79.

Rochon J, Bales CW, Ravussin E et al (2011) Design and conduct of the CALERIE study: Comprehensive Assessment of the Long-term Effects of Reducing Intake of Energy. *J Gerontol A Biol Sci Med Sci* 66:97-108.

Rogina B, Helfand SL & Frankel S (2002) Longevity regulation by *Drosophila* Rpd3 deacetylase and caloric restriction. *Science* 298:1745.

Weindruch R & Walford RL (1982) Dietary restriction in mice beginning at 1 year of age: effect on lifespan and spontaneous cancer incidence. *Science* 215:1415-1418.

Weindruch R, Walford RL, Fligiel S & Guthrie D (1986) The retardation of aging in mice by dietary restriction: longevity, cancer, immunity and lifetime energy intake. *J Nutr* 116:641-654.

Yu BP, Masoro EJ, Murata I et al (1982) Lifespan study of SPF Fischer 344 male rats fed ad libitum or restricted diets: longevity, growth, lean body mass and disease. *J Gerontol* 37:130-141.

老化の速度を調節する：身体活動

Brooks GA, Fahey TD & Baldwin KM (2005) Exercise Physiology: Human Bioenergetics and Its Applications, 4th ed. Boston: McGraw Hill.

Goldspink DF (2005) Ageing and activity: their effects on the functional reserve capacities of the heart and vascular smooth and skeletal muscles. *Ergonomics* 48:1334-1351.

Holloszy JO, Smith EK, Vining M & Adams S (1985) Effect of voluntary exercise on longevity of rats. *J Appl Physiol* 59:826-831.

Paffenbarger RS Jr, Hyde RT, Wing AL & Hsieh CC (1986) Physical activity, all-cause mortality, and longevity of college alumni. *N Engl J Med* 314:605-613.

未来に向けて：老化の調節と長寿の意味

Benecke M (2002) The Dream of Eternal Life: Biomedicine, Aging and Immortality. New York: Columbia University Press.

Chen NN (2009) Food, Medicine, and the Quest for Good Health: Nutrition, Medicine, and Culture. New York: Columbia University Press.

Lesnoff-Caravaglia G ed (1987) Realistic Expectations for Long Life. New York: Human Sciences Press.

President's Council on Bioethics (2003) Beyond Therapy: Biotechnology and the Pursuit of Happiness. Washington, DC: Government Printing Office.

Solomon LD (2006) The Quest for Human Longevity: Science, Business, and Public Policy. New Brunswick, NJ: Transaction Publishers.

National Vital Statistics Reports

Volume 58, Number 21   June 28, 2010

2006年米国生命表

by Elizabeth Arias, Ph.D., Division of Vital Statistics

抄録

目的：このレポートでは2006年の年齢別，人種別，性別の死亡率にもとづいた普通生命表を提示する。

方法：2006年の生命表は2006年の死亡統計（確定数），2000年に行われた10年ごとの国勢調査から推定される2006年1月1日の人口，2006年の66～100歳のメディケア（米国での高齢者向け医療保険制度）データを用いて作成された。2006年の生命表は，2005年版から適用された最新の手法を用いて推定された[1]。比較のため，2000～2004年の生命表はすべて最新の手法を用いて改めて推定された。これらは，2005年の生命表の付録として公表されている[1]。以前に公表された2000～2004年の生命表は，これらの訂正された生命表で差し替えた。

結果：2006年の全体の出生時平均余命は77.7歳で，2005年より0.3歳の増加を示した。すべてのグループで2005年と2006年の出生時平均余命を比較すると，男性では74.9歳から75.1歳へ，女性は79.9歳から80.2歳へ，白人は77.9歳から78.2歳へ，黒人は72.8歳から73.2歳へ，黒人男性は69.3歳から69.7歳へ，黒人女性は76.1歳から76.5歳へ，白人男性は75.4歳から75.7歳へ，白人女性は80.4歳から80.6歳へ増加した。

キーワード：平均余命，生存，死亡率，人種

イントロダクション

生命表には世代生命表と普通生命表の2種類がある。世代生命表は特定の出生集団（例えば，連続暦年齢で出生時からの積算年齢を示した1900年生まれのすべての人）の死亡実績を表している。世代生命表は，積算暦年齢から観察される年齢別死亡率にもとづいており，その出生集団が生まれてすべての人が亡くなるまでの死亡実績を表している。1つの完璧な世代生命表を作成するには何年ものデータが必要である。世代生命表を実際のコホートデータにもとづいて完全に作成することは，データが入手できない，不完全であるといった理由からたいてい実現不可能である[2]。例えば1970年の出生集団の死亡実績を示す生命表を作成するには，未来の死亡者数を予測するためにデータ投影技術の使用が必要である[3,4]。

世代生命表とは違い，普通生命表は実際の出生コホートの死亡実績を表していない。普通生命表は，ある時期の死亡率を全生涯にわたって仮想コホート（合成的コホート）に適用したとき，どのようになるかを表している。例えば，2006年の普通生命表は，仮想コホートに対し全生涯にわたって2006年の実際の人口で観察された年齢別死亡率を適用して推測したものである。普通生命表は最新の死亡率という「スナップショット」を使用することが特徴で，ある年に観察された年齢別死亡率の長期予想を表している。このレポートでの「生命表」は「普通生命表」のみを意味し，世代生命表ではない。

データと方法

2006年の米国生命表の作成には，2006年の最終死亡者数，国勢調査結果にもとづく2006年の推定人口，メディケア・メディケイドサービスセンターから得られた2006年における66～100歳のメディケア受給者の年齢別死亡者数と受給者数を使用した。

このレポートで生命表を評価するのに使用した母集団は，米国国勢調査局の協力による，2000年の国勢調査にもとづく人口の推定で構成されている。1997年に米国行政管理予算局（OMB）で作成されたガイドラインに従い，2000年の人口調査では，家族一人一人について適切な人種を1つ以上選べるようにして調査された[5]。1997年のOMBガイドラインでは，アジア人とハワイ先住民や他の太平洋諸島の住民を区別して報告することが規定された。先の1977年に作成されたOMBの規定では，アジア人と太平洋諸島の住民は同一グループとしてまとめられていた[6]。2003年以降の死亡について，多数の人種カテゴリーを記した死

U.S. DEPARTMENT OF HEALTH AND HUMAN SERVICES
Centers for Disease Control and Prevention
National Center for Health Statistics
National Vital Statistics System

亡診断書を発行した州もあったが，ほぼ半分の州では 1977 年の OMB ガイドラインと同様に，死亡者に対して 1 つのみの人種で登録していた（死亡診断書ではアジア人とハワイ先住民や他の太平洋諸島の住民を区別して記録していない）。これらの州の人種別死亡診断書データ（死亡率の分子）は，2000 年国勢調査の人口データ（死亡率の分母）とは，現在のところ不適合である。2006 年の死亡率を算出するには，複数人種で報告された人口データを 1 つの人種グループに戻す「変換」をすることが必要である。さらに，2000 年の人口調査の計算は 1977 年の OMB カテゴリーに合わせて変更した。つまり，アジア人，ハワイ先住民，他の太平洋諸島の住民を，アジア人または太平洋諸島の住民カテゴリーとして報告変更し，その年齢を人口調査の基準データとして表し直した[7]。変換された人口を算出する手法は公表されている[8]。1997 年 OMB ガイドラインを採用した州の複数人種のデータは，1 つの人種カテゴリーに変換された。全ての州が 1997 年 OMB ガイドラインにもとづいて人種データを集めるようになれば，変換された人口は使用しない予定である。

人種別の死亡率算出に用いられた人口データは特殊な推定方法を使用していることに，注意が必要である。これらは実数ではない。これは，2000 年の国勢調査にもとづいて作成された 2000 年の人口にもあてはまる。これらの人口を計算した推定にはある程度の誤差が含まれる[8]。今後数年で追加情報が人口推定に組み込まれる予定であり，推定手法がさらに改訂される可能性がある（Technical Notes*を参照）。

メディケアのデータは 66 歳以上の生命統計や国勢調査を補完するものとして使用された。保険制度にもとづく高齢者の死亡率は生命統計や国勢調査のデータ単独より正確と考えられる。保険受益者は給付を受け取るために出生日を証明する必要があるが，国勢調査の回答ではそのような情報は求められないからである。国勢調査のデータで高齢者の年齢が正しく報告されないことが明らかになっており，高齢者の死亡率を過小評価している（Technical Notes を参照）。

生命表は示されたデータの年齢区分間隔の長さで 2 つの方法に分類される。完全生命表は 1 歳ごとのすべての年齢データを含んでいる。簡易生命表はたいてい，5 年か 10 年の年齢区分間隔でつくられている。もちろん，完全生命表は簡単に 5 年か 10 年の年齢群に積算できる（Technical Notes の Instruction の項を参照）。10 歳間隔の生命表以外では，1997 年以前のデータにもとづいた米国生命表は，標準的な生命表からつくられた簡易生命表である[9]。2006 年米国生命表は完全生命表であり，生命統計と 66 〜 100 歳のメディケアデータを合わせた最新の方法を使用している[1]。本レポートでの，生命表の作成に使用した方法についての他の情報は Technical Notes を参照のこと。

平均余命——最も利用される生命表統計は平均余命（e_x）であり，ある年齢（x 歳）の人に残された平均生存年数である。全人口の人種別，性別に 2006 年の年齢別平均余命と他の値を表 1 〜 9 に示した。年齢別，人種別，性別の平均余命を表 A に要約した。

全人口の 2006 年の出生時平均余命（e_0）は 77.7 歳だった。これは生命表の仮想コホートに属する人が誕生したときに期待される平均生存年数を表している（表 A）。

年齢別生存者数——生命表の仮想コホートの寿命を評価するもう 1 つの方法は，特定の年齢まで生き残る人の割合を推定することである。生命表の l_x 列には，その割合の計算に必要なデータが示してある。表 B には年齢別，人種別，性別の生存者数を要約した。例を示すと，2006 年の生命表の仮想コホート 100,000 人中 54,201 人（54.2％）が 80 歳の誕生日に生存していた。言い換えれば，生まれてから 80 歳まで生きている確率は 2006 年の年齢別死亡率によると 54％だった。生存確率は，どの年齢でも単純に最終年齢の生存者数を，初めの年齢の生存者数で割ることで求められる。例えば，20 歳の人が 85 歳まで生存する確率は，85 歳時の生存者数（37,805）を 20 歳時の生存者数（98,747）で割れば，38.3％と計算できる。

生命表の各列の説明

列 1：年齢（x 歳から $x + 1$ 歳）。示された 2 つの年齢の間の年齢区分を表している。例えば「20 〜 21」は 20 歳の誕生日から 21 歳の誕生日までの 1 年間を意味する。

列 2：死亡確率（q_x）。年齢 x から $x + 1$ までに死亡する確率を表している。例えば，男性で 20 〜 21 歳の年齢区分での死亡確率は 0.001329 である（表 2）。「死亡確率」は生命表の基礎である。以降のすべて列の値は，この列に由来する。

列 3：生存数（l_x）。仮想コホートの出生 100,000 人のうち，それぞれの年齢区分の初めに生存している人の数を表す。l_x 値は q_x 値から計算される，おのおのの年齢区分の初めの年に生存している人数に対して連続的にあてはめて計算される。例えば，誕生した 100,000 人の女性の新生児のうち，99,395 人が初めの 1 年を生き残って 2 年目を迎え，99,229 人が 10 歳まで到達し，98,982 人が 20 歳まで生存し，44,685 人が 85 歳まで生存する（表 3）。

列 4：死亡数（d_x）。もとの 100,000 人の出生児のうち，それぞれの年齢区分における死亡数を表す。例えば，男性の出生児 100,000 人のうち，734 人が初めの 1 年で死亡し，20 〜 21 歳の間に 131 人が死亡する。また，100 歳に達した後は 850 人が死亡する（表 2）。列 4 のおのおのの値は列 3 の連続する 2 つの値の差になっている。

列 5：定常人口（L_x）。生命表の仮想コホートで，x 歳から $x + 1$ 歳までの定常人口，すなわち，年齢区分のはじめの誕生日に生きていた人について，その区分内で生存した期間（年）の合計を表す。例えば，年齢区分 20 〜 21 歳の男性の 98,459 の値は，20 〜 21 歳の誕生日の間で新生児男性 100,000 人のうち 20 歳の誕生日を迎えた男性 98,524（列 3）が生存した期間（年）の総和を表している（表 2）。

列 6：定常人口総数（T_x）。生命表の仮想コホートで，x 歳から $x + 1$ 歳の年齢区分の初め以降に生存する年数の合計を表している。例えば，5,532,004 の値は 20 歳になった 98,524 人の男性がその後，生存する年数の合計である（表 2）。

列 7：平均余命（e_x）。年齢別死亡率にもとづく，その年齢まで生存した人に残された平均生存年数を表す。平均余命は x 歳まで

---

*訳注：原著書および本書には，Technical Notes と表 2 〜 9 は含まれていない。興味のある読者は原著論文 Arias E (2010) United States life tables, 2006. *Natl Vital Stat. Rep.* 58(21):1-40 を参照されたい。

表 A　年齢別，人種別，性別の平均余命：米国，2006 年

年齢	全人種			白人			黒人		
	計	男性	女性	計	男性	女性	計	男性	女性
0	77.7	75.1	80.2	78.2	75.7	80.6	73.2	69.7	76.5
1	77.2	74.7	79.7	77.6	75.1	80.0	73.2	69.7	76.5
5	73.3	70.8	75.8	73.7	71.2	76.1	69.4	65.8	72.6
10	68.4	65.8	70.8	68.7	66.3	71.1	64.4	60.9	67.7
15	63.4	60.9	65.9	63.8	61.3	66.1	59.5	56.0	62.7
20	58.6	56.1	61.0	59.0	56.6	61.3	54.7	51.3	57.8
25	53.9	51.5	56.1	54.2	51.9	56.4	50.1	46.8	53.0
30	49.2	46.9	51.3	49.5	47.3	51.5	45.5	42.4	48.2
35	44.4	42.2	46.4	44.7	42.6	46.7	40.9	37.9	43.5
40	39.7	37.6	41.7	40.0	37.9	41.9	36.4	33.5	38.9
45	35.2	33.1	37.0	35.4	33.4	37.2	32.0	29.2	34.5
50	30.7	28.8	32.5	30.9	29.0	32.6	27.9	25.2	30.2
55	26.5	24.7	28.0	26.6	24.9	28.2	24.1	21.6	26.1
60	22.4	20.7	23.8	22.5	20.9	23.8	20.4	18.2	22.2
65	18.5	17.0	19.7	18.6	17.1	19.8	17.1	15.1	18.6
70	14.9	13.6	15.9	14.9	13.6	15.9	13.9	12.3	15.1
75	11.6	10.4	12.3	11.5	10.5	12.3	11.1	9.8	12.0
80	8.7	7.8	9.3	8.7	7.8	9.3	8.7	7.7	9.3
85	6.4	5.7	6.8	6.3	5.7	6.7	6.7	5.9	7.1
90	4.6	4.1	4.8	4.5	4.0	4.7	5.1	4.5	5.3
95	3.2	2.9	3.3	3.2	2.8	3.3	3.8	3.5	3.9
100	2.3	2.0	2.3	2.2	2.0	2.2	2.8	2.6	2.8

表 B　人種別，性別の年齢別生存者数（出生者 10 万人あたり）：米国，2006 年

年齢	全人種			白人			黒人		
	計	男性	女性	計	男性	女性	計	男性	女性
0	100,000	100,000	100,000	100,000	100,000	100,000	100,000	100,000	100,000
1	99,329	99,266	99,395	99,442	99,388	99,499	98,663	98,552	98,777
5	99,216	99,144	99,291	99,341	99,279	99,406	98,492	98,367	98,622
10	99,147	99,068	99,229	99,277	99,208	99,349	98,394	98,254	98,539
15	99,065	98,972	99,164	99,200	99,117	99,288	98,285	98,125	98,451
20	98,747	98,524	98,982	98,898	98,702	99,105	97,868	97,484	98,266
25	98,253	97,797	98,739	98,430	98,017	98,874	97,174	96,435	97,940
30	97,759	97,099	98,461	97,970	97,370	98,616	96,380	95,274	97,500
35	97,213	96,371	98,105	97,466	96,697	98,292	95,452	94,001	96,892
40	96,495	95,466	97,579	96,799	95,851	97,813	94,256	92,489	95,987
45	95,397	94,112	96,740	95,771	94,569	97,048	92,515	90,398	94,564
50	93,750	92,082	95,478	94,231	92,655	95,893	89,877	87,206	92,430
55	91,352	89,083	93,681	91,992	89,850	94,231	85,930	82,211	89,426
60	88,057	85,054	91,119	88,870	86,041	91,806	80,756	75,746	85,423
65	83,251	79,346	87,200	84,216	80,526	88,012	73,917	67,414	79,910
70	76,661	71,652	81,662	77,739	72,970	82,584	65,507	57,534	72,760
75	67,331	61,057	73,449	68,440	62,425	74,416	55,000	45,743	63,292
80	54,201	46,859	61,175	55,215	48,070	62,094	42,229	32,641	50,822
85	37,805	30,371	44,685	38,526	31,170	45,373	28,469	20,043	36,141
90	20,898	15,034	26,183	21,196	15,318	26,479	15,864	9,952	21,357
95	7,991	4,895	10,685	7,979	4,873	10,656	6,716	3,675	9,558
100	1,737	850	2,460	1,672	804	2,373	1,928	905	2,845

生存した人の定常人口総数を，その年齢区分まで生存した人数で割ることで得られる（T_x/l_x）。例えば，20歳になった男性の平均余命は56.1年（5,532,004/98,524）である（表2）。

結果

米国での平均余命

表1〜9では2006年の人種別（白人と黒人）と性別の完全生命表を示した。表Aと表Bでは年齢別，人種別，性別に平均余命と生存数をまとめた。2006年の出生時平均余命は，新生児が2006年の年齢別死亡率を生涯経験すると仮定したとき，新生児が生存する平均年数を表す。2006年の出生時平均余命は77.7年で，2005年の77.4年より0.3年増加した。この増加は，過去30年間の年変化平均と同程度である。過去100年を通して，米国の平均余命はゆっくりと改善傾向であり，この傾向は今世紀も持続している[10]。

年齢別・死因別死亡率の変化は，平均余命の変化に重要な影響を与える。出生時の平均余命は2005年から2006年にかけて男性で75.1年，女性で80.2年と増加し，男女の平均余命の増加は，心疾患，悪性腫瘍，慢性下気道疾患，脳卒中での死亡率の減少と相関がみられた。2005年から2006年にかけての全人口の平均余命の増加は，不慮の事故，ウイルス性肝炎，殺人，腎疾患による死亡率の増加がなければさらに大きくなっていた[11]。

性別の平均余命の違いは，2006年は5.1年で，2005年の5.0年より増加した。1900年から1975年にかけて，性別平均余命の違いは2.0から7.8年に増加した。平均余命の男女差が増え続ける原因としては，男性の多くが若年から喫煙をすることで虚血性心疾患や肺がんでの死亡率が高かったためとされる[12, 13]。1979年から2004年にかけて，平均余命の男女差は7.8年から5.0年に縮まったが，2005年から2006年にかけては5.1年へとわずかに広がった。1979年から続く，男女差が少なくなる一般的な傾向は，女性で肺がんによる死亡率増加が大きいこと，男性で心疾患による死亡率減少が大きいことを反映している[12, 13]。

2005年から2006年にかけて，黒人の平均余命は0.4年増加して73.2年，白人の平均余命は0.3年増加して78.2年であった。2006年の白人と黒人の平均余命差は5.0年で，歴史的に低くなった。白人と黒人の平均余命差は1900年の14.6年から1982年の5.7年に縮まり，1993年には7.1年に広がり1994年に再度7.0年に縮まっていた。1983年から1993年にかけての広がりは，おもに黒人男性のHIV感染と殺人の増加の結果であった[12, 13]。

図1に示すように，白人女性の平均余命が最も長く（80.6年），続いて黒人女性（76.5年），白人男性（75.7年），黒人男性（69.7年）の順であった。2005年から2006年にかけて，黒人女性の平均余命は0.4年のび（76.1年から76.5年），黒人男性も同様であった（69.3年から69.7年）。黒人男性は1984年から1989年にかけて平均余命が毎年低下する前例のない経験をした[14]が，1990〜1992年，1994〜2004年，2005〜2006年には毎年増加した。2005年から2006年にかけて，平均余命は白人男性が0.3年（75.4年から75.7年），白人女性が0.2年（80.4年から80.6年）増加した。全体として，1980年から2006年にかけて，平均余命の伸

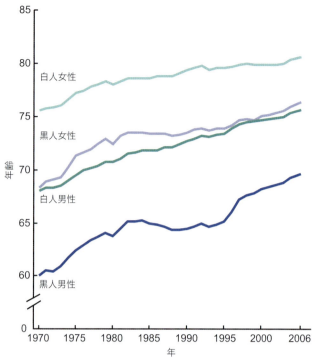

出典：CDC/NCHS, National Vital Statistics System

図1　人種別，性別の出生時平均余命：米国，1970〜2006年

びは黒人男性で5.9年，白人男性で5.0年，黒人女性で4.0年，白人女性で2.5年であった（表12）。

2006年の生命表は，新生児以降のどの年齢でも平均余命を比較するのに使用可能である。2006年の死亡率をもとにすると，65歳の人の平均余命は18.5年で，年齢と合わせて83.5歳，100歳の人の平均余命は2.3歳である（表A）。100歳の平均余命は，特に黒人では，表の数字は不正確な年齢報告に多少影響を受けている可能性があり，扱いに注意が必要である[15, 16, 17]。

米国の生存率

表Bに新生児100,000人（l_x）中の生存者数を年齢別，人種別，性別に要約した。表10には1900年から2006年の生存率の動向が示してある。2006年に米国で生まれた新生児の1年生存率は99.3％であった。これとは対照的に，1900年生まれの新生児の1年生存率は87.6％だった。2006年生命表の仮想コホートの44％が80歳まで生存し，約1.7％が100歳まで生存した。1900年では，死亡年齢の中央値は58歳で，100歳まで生存する人は0.03％のみであった。

図2と表Bに示すように，白人女性の死亡年齢中央値が最も高く，約49％が84歳まで生存した。100,000人の白人女性新生児の仮想コホートでは99.1％が20歳まで生存し，88％が65歳，45.4％が85歳まで生存した。白人男性と黒人女性の年齢別生存パターンは類似している。白人男性は黒人女性と比較してわずかに生存率が高い時期があり，20歳時点での白人男性生存率は98.7％に対し黒人女性は98.3％，65歳時点で白人男性は80.5％に対し黒人女性は79.9％であった。高齢期になると逆に黒人女性の生存率が白人男性を上回った。85歳時点での生存率

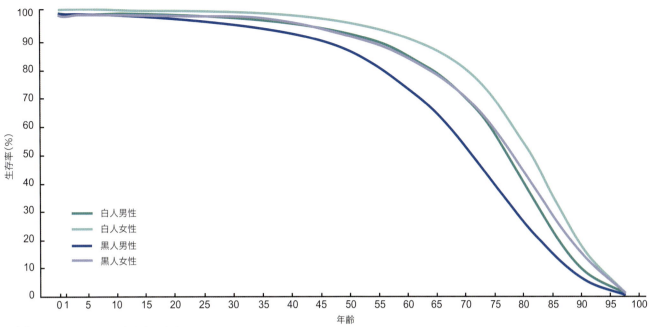

出典：CDC/NCHS, National Vital Statistics System

図2　年齢別，人種別，性別の生存率：米国，2006年

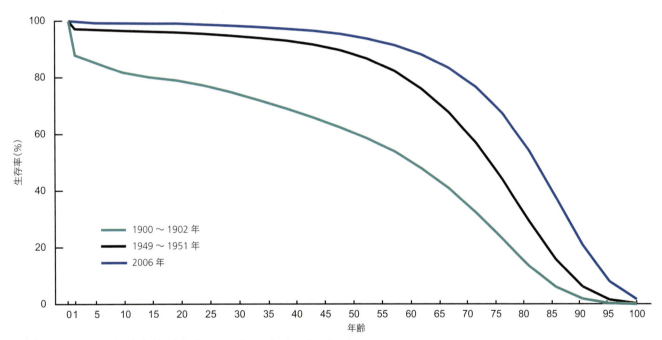

出典：CDC/NCHS, National Vital Statistics System and state death-registration data

図3　年齢別生存率：1900～02年（死亡届から），1949～51年，2006年（米国）

は白人男性は31.2％，黒人女性は36.1％であった。75歳で起こるこの逆転は，図2に明確に示されている。黒人男性の死亡年齢の中央値は73歳で，白人女性より11年低かった。黒人男性は20歳時点で97.5％，65歳時点で67.4％，85歳時点で20％が生存した。100歳時点では白人と黒人の間に生存にはほとんど差がみられなかった。100歳までの生存率は白人男性と黒人男性で1％以下，白人女性と黒人女性で2％強であった。

1900～1902年，1949～1951年，2006年の年齢別生存率をプロットすると，次第に長方形型の生存曲線となってきている（図3）。つまり，生存曲線は特に若年期の死亡率が次第に低くなることを反映して水平になり，高齢では徐々に垂直になる。1900～1902年の生存曲線は，生まれてから最初の数年で急激な低下があり，その後も比較的一定の低下がある。これとは対照的に，2006年の生存曲線は50歳頃までほぼ水平でその後，生

存曲線の低下が急速に進む．1900～1902年から1949～1951年への生存率の改善はすべての世代にみられるが，大きく改善しているのは若年世代である．1949～1951年から2006年への生存率の改善は，おもに高齢世代に起こっている．

参考文献

1. Arias E, Rostron B, Tejada-Vera B. United States life tables, 2005. National vital statistics reports; vol 58 no 10. Hyattsville, MD: National Center for Health Statistics. 2010.
2. Shryock HS, Siegel JS, et al. The methods and materials of demography, vol 2. U.S. Bureau of the Census. Washington, DC: U.S. Government Printing Office. 1971.
3. Moriyama IM, Gustavus SO. Cohort mortality and survivorship, United States death-registration States, 1900-68. National Center for Health Statistics. Vital Health Stat 3(16). 1972.
4. Preston SM, Heuveline P, Guillot M. Demography, Measuring and Modeling Population Processes. Oxford: Blackwell Publishers. 2001.
5. Office of Management and Budget. Revisions to the standards for the classification of federal data on race and ethnicity. Federal Register 62FR58782-58790. 1997. Available from: http://www.whitehouse.gov/omb/fedreg/ombdir15.html.
6. Office of Management and Budget. Race and ethnic standards for federal statistics and administrative reporting. Statistical policy directive 15. 1977.
7. U.S. Census Bureau. Age, sex, race, and Hispanic origin information from the 1990 census: A comparison of census results with results where age and race have been modified, 1990. CPH—L—74. Washington, DC: U.S. Department of Commerce. 1991.
8. Ingram DD, Weed JA, Parker JD, et al. U.S. Census 2000 with bridged race categories. National Center for Health Statistics. Vital Health Stat 2(135). 2003.
9. Sirken MG. Comparison of two methods of constructing abridged life tables by reference to a "standard" table. National Center for Health Statistics. Vital Health Stat 2(4). 1966.
10. Arias E, Curtin LR, Wei R, Anderson RN. U.S. decennial life tables for 1999-2001, United States life tables. National vital statistics reports; vol 57 no 1. Hyattsville, MD: National Center for Health Statistics. 2008.
11. Heron M, Hoyert DL, Murphy SL, et al. Deaths: Final data for 2006. National vital statistics reports; vol 57 no 14. Hyattsville, MD: National Center for Health Statistics. 2009.
12. National Center for Health Statistics. U.S. decennial life tables for 1989-91, vol 1 no 3, some trends and comparisons of United States life table data: 1900-91. Hyattsville, MD. 1999.
13. Waldron I. Recent trends in sex mortality ratios for adults in developed countries. Soc Sci Med 36(4):451-62. 1993.
14. Kochanek KD, Maurer JD, Rosenberg HM. Causes of death contributing to changes in life expectancy: United States, 1984-89. National Center for Health Statistics. Vital Health Stat 20(23). 1994.
15. Anderson RN. A method for constructing complete annual U.S. life tables. National Center for Health Statistics. Vital Health Stat 2(129). 1999.
16. Kestenbaum B. A description of the extreme aged population based on improved Medicare enrollment data. Demography 29(4):565-80. 1992.
17. Coale AJ, Kisker EE. Defects in data on old-age mortality in the United States: New procedures for calculating mortality schedules and life tables at the highest ages. Asian and Pacific Population Forum 4:1-31.1990.
18. Anderson RN, Arias E. The effect of revised populations on mortality statistics for the United States, 2000. National vital statistics reports; vol 51 no 9. Hyattsville, MD: National Center for Health Statistics. 2003.
19. Greville TNE, Carlson GA. Estimated average length of life in the death-registration states. National Center for Health Statistics. Vital statistics—special reports; vol 33 no 9. Washington, DC: Public Health Service. 1951.
20. Bell FC, Miller ML. Life tables for the United States Social Security area 1900-2100. Baltimore, MD: Social Security Administration, Office of the Chief Actuary. SSA Pub. No. 11-11536. 2005.
21. Research Data Assistance Center. Introduction to the use of Medicare data for research. Minneapolis, MN: University of Minnesota School of Public Health. 2004.
22. Heligman P, Pollard JH. The age pattern of mortality. J Inst Actuar 107(1):49-80. 1980.
23. Hartman M. Past and recent attempts to model mortality at all ages. Journal Off Stat 3(1):19-36. 1987.

表 1　2006 年米国全人口生命表

年齢	年齢 x から $x+1$ までに死亡する確率 q_x	年齢 x までの生存数 l_x	年齢 x から $x+1$ までに死亡する人数 d_x	年齢 x から $x+1$ までの定常人口 L_x	年齢 x 以降の定常人口総数 T_x	年齢 x での平均余命 e_x
0〜1	0.006713	100,000	671	99,409	7,770,850	77.7
1〜2	0.000444	99,329	44	99,307	7,671,441	77.2
2〜3	0.000300	99,285	30	99,270	7,572,134	76.3
3〜4	0.000216	99,255	21	99,244	7,472,864	75.3
4〜5	0.000179	99,233	18	99,225	7,373,620	74.3
5〜6	0.000168	99,216	17	99,207	7,274,396	73.3
6〜7	0.000156	99,199	15	99,191	7,175,188	72.3
7〜8	0.000143	99,184	14	99,177	7,075,997	71.3
8〜9	0.000125	99,169	12	99,163	6,976,820	70.4
9〜10	0.000103	99,157	10	99,152	6,877,657	69.4
10〜11	0.000086	99,147	9	99,143	6,778,505	68.4
11〜12	0.000088	99,138	9	99,134	6,679,363	67.4
12〜13	0.000125	99,130	12	99,123	6,580,229	66.4
13〜14	0.000206	99,117	20	99,107	6,481,105	65.4
14〜15	0.000317	99,097	31	99,081	6,381,999	64.4
15〜16	0.000438	99,065	43	99,044	6,282,918	63.4
16〜17	0.000552	99,022	55	98,995	6,183,874	62.4
17〜18	0.000657	98,967	65	98,935	6,084,879	61.5
18〜19	0.000747	98,902	74	98,865	5,985,945	60.5
19〜20	0.000825	98,828	82	98,788	5,887,079	59.6
20〜21	0.000905	98,747	89	98,702	5,788,291	58.6
21〜22	0.000983	98,658	97	98,609	5,689,589	57.7
22〜23	0.001033	98,561	102	98,510	5,590,980	56.7
23〜24	0.001049	98,459	103	98,407	5,492,471	55.8
24〜25	0.001038	98,355	102	98,304	5,394,063	54.8
25〜26	0.001019	98,253	100	98,203	5,295,759	53.9
26〜27	0.001006	98,153	99	98,104	5,197,556	53.0
27〜28	0.000998	98,055	98	98,006	5,099,452	52.0
28〜29	0.001002	97,957	98	97,908	5,001,446	51.1
29〜30	0.001018	97,859	100	97,809	4,903,539	50.1
30〜31	0.001042	97,759	102	97,708	4,805,730	49.2
31〜32	0.001072	97,657	105	97,605	4,708,022	48.2
32〜33	0.001113	97,552	109	97,498	4,610,417	47.3
33〜34	0.001156	97,444	113	97,387	4,512,919	46.3
34〜35	0.001212	97,331	118	97,272	4,415,532	45.4
35〜36	0.001276	97,213	124	97,151	4,318,260	44.4
36〜37	0.001355	97,089	132	97,023	4,221,109	43.5
37〜38	0.001456	96,958	141	96,887	4,124,085	42.5
38〜39	0.001585	96,816	153	96,740	4,027,198	41.6
39〜40	0.001739	96,663	168	96,579	3,930,459	40.7
40〜41	0.001903	96,495	184	96,403	3,833,880	39.7
41〜42	0.002077	96,311	200	96,211	3,737,477	38.8
42〜43	0.002268	96,111	218	96,002	3,641,266	37.9
43〜44	0.002479	95,893	238	95,774	3,545,264	37.0
44〜45	0.002706	95,655	259	95,526	3,449,490	36.1
45〜46	0.002943	95,397	281	95,256	3,353,964	35.2
46〜47	0.003190	95,116	303	94,964	3,258,707	34.3
47〜48	0.003453	94,812	327	94,649	3,163,743	33.4
48〜49	0.003741	94,485	353	94,308	3,069,095	32.5
49〜50	0.004057	94,132	382	93,941	2,974,786	31.6
50〜51	0.004405	93,750	413	93,543	2,880,846	30.7

表 1　2006 年米国全人口生命表（つづき）

年齢	年齢 x から x+1 までに死亡する確率 q_x	年齢 x までの生存数 l_x	年齢 x から x+1 までに死亡する人数 d_x	年齢 x から x+1 までの定常人口 L_x	年齢 x 以降の定常人口総数 T_x	年齢 x での平均余命 e_x
51～52	0.004778	93,337	446	93,114	2,787,302	29.9
52～53	0.005166	92,891	480	92,651	2,694,189	29.0
53～54	0.005554	92,411	513	92,154	2,601,538	28.2
54～55	0.005939	91,898	546	91,625	2,509,383	27.3
55～56	0.006335	91,352	579	91,063	2,417,759	26.5
56～57	0.006760	90,773	614	90,466	2,326,696	25.6
57～58	0.007234	90,160	652	89,834	2,236,230	24.8
58～59	0.007796	89,507	698	89,158	2,146,396	24.0
59～60	0.008470	88,810	752	88,433	2,057,238	23.2
60～61	0.009282	88,057	817	87,649	1,968,804	22.4
61～62	0.010204	87,240	890	86,795	1,881,155	21.6
62～63	0.011178	86,350	965	85,867	1,794,360	20.8
63～64	0.012118	85,385	1,035	84,867	1,708,493	20.0
64～65	0.013024	84,350	1,099	83,801	1,623,626	19.2
65～66	0.013999	83,251	1,165	82,669	1,539,825	18.5
66～67	0.014995	82,086	1,231	81,471	1,457,156	17.8
67～68	0.016161	80,855	1,307	80,202	1,375,686	17.0
68～69	0.017527	79,548	1,394	78,851	1,295,484	16.3
69～70	0.019109	78,154	1,493	77,408	1,216,633	15.6
70～71	0.020890	76,661	1,601	75,860	1,139,225	14.9
71～72	0.022925	75,059	1,721	74,199	1,063,365	14.2
72～73	0.025280	73,339	1,854	72,412	989,166	13.5
73～74	0.027972	71,485	2,000	70,485	916,755	12.8
74～75	0.030997	69,485	2,154	68,408	846,270	12.2
75～76	0.034386	67,331	2,315	66,174	777,862	11.6
76～77	0.038027	65,016	2,472	63,780	711,688	10.9
77～78	0.042036	62,544	2,629	61,229	647,908	10.4
78～79	0.046447	59,915	2,783	58,523	586,679	9.8
79～80	0.051297	57,132	2,931	55,666	528,156	9.2
80～81	0.056623	54,201	3,069	52,667	472,489	8.7
81～82	0.062465	51,132	3,194	49,535	419,823	8.2
82～83	0.068867	47,938	3,301	46,287	370,288	7.7
83～84	0.075871	44,637	3,387	42,943	324,000	7.3
84～85	0.083524	41,250	3,445	39,527	281,057	6.8
85～86	0.091872	37,805	3,473	36,068	241,530	6.4
86～87	0.100962	34,332	3,466	32,598	205,461	6.0
87～88	0.110842	30,865	3,421	29,155	172,863	5.6
88～89	0.121558	27,444	3,336	25,776	143,708	5.2
89～90	0.133155	24,108	3,210	22,503	117,932	4.9
90～91	0.145675	20,898	3,044	19,376	95,429	4.6
91～92	0.159156	17,854	2,842	16,433	76,053	4.3
92～93	0.173631	15,012	2,607	13,709	59,620	4.0
93～94	0.189127	12,406	2,346	11,232	45,911	3.7
94～95	0.205661	10,059	2,069	9,025	34,679	3.4
95～96	0.223242	7,991	1,784	7,099	25,654	3.2
96～97	0.241869	6,207	1,501	5,456	18,555	3.0
97～98	0.261527	4,706	1,231	4,090	13,099	2.8
98～99	0.282188	3,475	981	2,985	9,009	2.6
99～100	0.303810	2,494	758	2,115	6,024	2.4
100 歳以上	1.00000	1,737	1,737	3,909	3,909	2.3

用語解説

● **数字，ギリシャ文字，アルファベット**

1回心拍出量　stroke volume
1回の心収縮によって，拍出される血液量。

I型筋線維　type I muscle fiber
遅い収縮速度を示すミオシンアイソフォームを高濃度でもつ筋細胞。遅筋線維と呼ばれることもある。多くの酸化酵素をもち，高度な疲労耐性を示す。

1型糖尿病　type 1 diabetes mellitus
膵臓のB（β）細胞からインスリンを分泌することができなくなることによって引き起こされる疾患。高血糖，過度の口渇，頻尿を特徴とし，幼児期に発症する。毎日のインスリン注射が必要。若年型糖尿病，早発性糖尿病とも呼ばれる。

II型筋線維　type II muscle fiber
速い収縮速度を示すミオシンアイソフォームを高濃度でもつ筋細胞。速筋線維と呼ばれることもある。エネルギーは酸化経路より解糖系に依存しており，疲労しやすい。

IIX型筋線維　type IIX muscle fiber
I型とII型両方の特徴をもつ筋細胞。一般的に，老人や非活動的な人に認められる。

2型糖尿病　type 2 diabetes mellitus
成人に発症する軽症型の糖尿病で，細胞にグルコースが取り込まれるよう刺激するインスリンの能力が低下することが特徴である。たいていは食事や運動により抑制され，インスリン注射は不要。成人発症型糖尿病，遅発性糖尿病とも呼ばれる。

α-シヌクレイン　α-synuclein
ドーパミン産生ニューロンのシナプス小胞とおもに関係する，機能不明の小タンパク質。レヴィ小体中に高濃度に集積。この遺伝子の変異は，早発性パーキンソン病に関与している。

βシート　β-sheet
タンパク質の二次構造の1つで，5～10のアミノ酸残基からなるβストランドが，3つ以上の水素結合によって横につながったもの。アルツハイマー病の脳のアミロイド斑のように，しばしば，タンパク質凝集の基本構造となる。

β遮断薬　β-blocker
高血圧の治療に用いられる薬物。カテコールアミンが心臓のアドレナリン受容体に結合するのを阻害する。

τタンパク質　τ protein
軸索微小管の安定を助ける微小管関連タンパク質（MAP）。その活性はリン酸化の程度に依存する。過剰リン酸化はτタンパク質を凝集させ，不溶性の対らせん状細線維となり，神経原線維変化を形成する。

Aβタンパク質　Aβ protein
膜貫通タンパク質であるアミロイド前駆体タンパク質のサブユニット。アミロイド斑を形成する。

***age-1*遺伝子**　*age-1* gene
線虫で長寿制御に重要であると同定された遺伝子。遺伝子産物は，ホスファチジルイノシトール 3-キナーゼ（PI 3-キナーゼ）ファミリーと高い相同性をもつタンパク質。

B細胞　B cell
抗体による免疫を担うリンパ球（白血球）。骨髄で成熟した後，細胞は体循環やリンパ系を循環し，抗原に曝露されると抗体を産生する形質細胞に分化する。

***clk-1*，*clk-2*，*clk-3*遺伝子：時計遺伝子**　*clk-1, clk-2, clk-3* genes—clock genes
寿命に関連した遺伝子群。ミトコンドリアの機能に重要なタンパク質をコードする。

***daf-2*遺伝子**　*daf-2* gene
耐性幼虫形成遺伝子をみよ。

DNAポリメラーゼ　DNA polymerase
一本鎖DNAを鋳型にして，二本鎖DNAの合成を触媒する酵素。

DNAマイクロアレイ　DNA microarray
同時に多数の遺伝子の発現レベルを解析する技術。細胞から抽出したRNAを，スライドガラス上に規則正しく配列された多数の短鎖DNAプローブと反応させ，ハイブリッド分子を形成させる。

DNAリガーゼ　DNA ligase
2本のDNAの末端をつなげる酵素。

G_0期　G_0 phase
細胞周期をみよ。

G_1期（ギャップ1期）　G_1 phase (gap 1)
細胞周期をみよ。

G_2期（ギャップ2期）　G_2 phase (gap 2)
細胞周期をみよ。

Gタンパク質共役受容体 G protein-coupled receptor
細胞外の刺激を細胞内シグナル経路へと伝達する，膜貫通型受容体タンパク質ファミリーの1つ。このグループに属する受容体タンパク質は，7回膜を貫通しており，細胞内シグナル伝達分子としてサイクリックAMP（cAMP）を利用することが多い。

***in situ* ハイブリダイゼーション** *in situ* hybridization
染色体や真核細胞，細菌などの標本において特定の配列をもつ核酸の存在部位を，それら標本の形態を損なうことなく，標識された核酸プローブを用いて可視化する方法。

***methuselah* 遺伝子** *methuselah* gene (*mth*)
ショウジョウバエで長寿を示す遺伝子。機能は未同定。

M期（有糸分裂） M phase
真核生物の細胞周期において，核と細胞質が分裂する期間。有糸分裂もみよ。

Na^+, K^+-ATP ポンプ Na^+, K^+-ATP pump
ナトリウムイオンとカリウムイオンを交換し，電解質バランスを維持する細胞膜上の複合体。ATPからADPへの加水分解によって生じるエネルギーを利用する。

p53 経路 p53 pathway
遺伝子の転写を活性化するp53タンパク質が関与する経路。高レベルのp53は，細胞周期停止やアポトーシスを誘導する。

RNAスプライシング RNA splicing
転写産物RNAからイントロン配列を切りだし，エクソン配列同士のみをつなぎ合わせる反応プロセス。メッセンジャーRNA（mRNA）形成の一過程。

RNAポリメラーゼ RNA polymerase
RNAの重合反応を触媒する酵素。一本鎖DNAを鋳型として利用する。

S期（合成期） S phase (synthesis phase)
真核生物細胞周期中の，DNA合成が行われる段階。細胞周期もみよ。

S期サイクリン S-cyclin
サイクリンをみよ。

TATAボックス TATA box
真核生物の遺伝子プロモーター中，転写開始点の約25塩基上流に存在するTATAAAAというDNA配列。基本転写因子のTATAボックスへの結合が，転写開始複合体形成の引き金となる。

TOR target of rapamycin
真核細胞の成長と代謝を制御する，進化的に高度に保存された栄養応答性タンパク質キナーゼ。寿命制御との関連が指摘されている（ラパマイシンは免疫抑制薬の一種で，移植された組織に対する拒絶反応を抑制するために使用される。ある種のT細胞において，細胞分裂に関わるタンパク質の機能を抑制し，そのT細胞の成長や機能を阻害する）。

T細胞 T cell
骨髄で産生され胸腺で加工されるリンパ球（白血球）で，細胞性免疫防御に関与する。細胞傷害性T細胞，ヘルパーT細胞，ナイーブT細胞，ナチュラルキラー細胞もみよ。

X線結晶構造解析 X-ray crystallography
分子結晶中の原子配置を決定する方法。結晶に照射されたX線の回折像にもとづいて原子配置を計算する。分子の立体構造を決定する際に用いられる。

● あ

アクチン actin
筋収縮に必要な2つの筋タンパク質のうちの1つ。筋原線維と呼ばれる細い線維を構成する。細胞骨格をつくるアクチンフィラメント中にも存在する。ミオシンもみよ。

アセチルCoA（アセチル補酵素A） acetyl-CoA
解糖，脂肪酸酸化，アミノ酸分解などのさまざまな経路を通じて生成される重要な代謝中間体。細胞呼吸におけるトリカルボン酸回路の入り口となる化合物。

アセチルコリン acetylcholine (Ach)
末梢神経系（PNS）および中枢神経系（CNS）の神経伝達物質の一種。CNSでは興奮作用を引き起こし，PNSでは筋を活性化する。

圧縮（音の） compression
音波の一部で，分子が押され，正常な大気圧より圧力が高い領域を形成したもの。希薄化もみよ。

アデニン adenine
DNA，RNAを構成するヌクレオチド塩基（プリン）の一種。ヌクレオチド塩基もみよ。

アデノシン三リン酸 adenosine 5′-triphosphate (ATP)
アデニンと3つのリン酸基からなるヌクレオシド。細胞によって使われる化学エネルギーの主要な供給源。

アデノシントリホスファターゼ（ATPアーゼ） adenosine 5′-triphosphatase (ATPase)
ATPからADPとP_i（無機リン酸）を生じる加水分解を触媒する酵素であり，さまざまな化学反応に必要なエネルギーを供給する。

アデノシン二リン酸 adenosine 5′-diphosphate (ADP)
アデニンと2つのリン酸基からなるヌクレオシド。ADPはATPの高エネルギーリン酸結合が1箇所切断されることで生成される（ATP→ADP＋P_i＋エネルギー）。

アテローム性動脈硬化 atherosclerosis
大型動脈もしくは中型動脈の病理過程。内層に脂肪物質やコレステロール，カルシウム，フィブリンの沈着が起こり，プラークを形成する。

アドレナリン adrenaline
副腎から分泌されるホルモンで，心拍数をあげ，血管を収縮させ，気道を広げる。多くの場合，闘争-逃走反応に関与する。エピネフリンとも呼ばれる。

アドレナリン作動性ニューロン adrenergic neuron
神経伝達物質であるノルアドレナリンとアドレナリンを放出するニューロン。

アドレナリン受容体 adrenergic receptor
ノルアドレナリンやアドレナリンを結合する神経伝達物質受容体。

アブシシン酸（アブシジン酸とも呼ばれる） abscisic acid
植物ホルモンの1つで，しばしば成長促進ホルモンと拮抗して成長を遅らせるもの。多くの役割があるが，種子休眠の促進と乾燥耐性の促進がその代表的な2つである。

アブミ骨 stapes
中耳の骨の1つで，鼓膜から内耳構造に音波振動を伝え，増幅する。

アポトーシス apoptosis
遺伝的に決められた，細胞内部からの破壊。刺激による活性化，あるいは抑制因子の除去によって起こる。余分な細胞を整然と除去するために存在すると考えられている。プログラムされた細胞死とも呼ぶ。

アポプラスティックな積み込み apoplastic uploading
植物において，アポプラストでスクロースがグルコースとフルクトースに分解され，これら2つの糖が細胞の中に輸送される過程。

アポプラスト apoplast
植物細胞において，細胞壁を含む，水や溶質が自由に拡散できる原形質膜外のスペース。組織や器官間の水や栄養分の輸送通路の1つである。

アポリポタンパク質E apolipoprotein E（ApoE）
脂質結合性タンパク質。

アマドリ生成物 Amadori product
メイラード反応の第2段階で生成される産物。シッフ塩基が非酵素的に転位してできる。シッフ塩基より安定で細胞に蓄積が可能。

アミノアシルtRNA aminoacyl-tRNA
対応するアミノ酸が付加されたtRNA。

アミノアシルtRNA合成酵素 aminoacyl-tRNA synthetase
それぞれのtRNAに対応するアミノ酸を付加する酵素。

アミラーゼ α-amylase
唾液や膵液に含まれる酵素。デンプンやグリコーゲンを単糖に分解する。

アミロイド前駆体タンパク質 amyloid precursor protein（APP）
樹状突起の伸長やシナプス新生，血小板活動の抑制を支持する，大きな膜貫通タンパク質。Aβタンパク質は，このタンパク質のサブユニット。

アミロイド斑 amyloid plaque
Aβタンパク質の難溶性線維の凝集。アルツハイマー病の病理学的マーカー。

アルカリホスファターゼ alkaline phosphatase
アルカリ性条件下でリン酸エステルを加水分解する酵素。おもに肝臓と骨に認められる。

アルツハイマー病 Alzheimer disease
記憶と思考と行動に問題を生じる老化関連認知症の一種。最初の症例報告者であるアロイス・アルツハイマーの名にちなんで命名された。早期発症型，晩期発症型，家族性の3つに大別される。

アレル allele
ある染色体の，ある特定の遺伝子座における遺伝子の2種（またはそれ以上）の型の1つ。

アロメトリック・スケーリング allometric scaling
例えば，恒温動物における体表面積と代謝速度の関係のような，生物の特徴や成長，あるいは生物学的過程における数学的な関係を指す。アロメトリーは，物理的な大きさと解剖学的な形の間の関係とそれが機能や行動に与える影響の研究である。

アンギオテンシン変換酵素阻害薬 angiotensin-converting enzyme inhibitor（ACE）
高血圧の治療に用いられる薬物。アンギオテンシンIから，血管収縮作用のあるアンギオテンシンIIへの変換を阻害する。

安静時エネルギー消費量 resting energy expenditure（REE）
心拍，体温，脳機能など生命に不可欠な機能の維持に必要なエネルギーの総量。総エネルギー消費量（TEE）の60〜70%を占める。

異化 catabolism
分解的な代謝，すなわち複雑な物質を単純な化合物へと分解すること。エネルギーの放出を伴う。デンプンからグルコースへの消化など。

異化産物 catabolite
異化代謝の産物。

萎縮性胃炎 atrophic gastritis
主細胞や壁細胞の喪失の原因となる胃粘膜の炎症で，胃酸や種々の酵素の分泌減少を招く。細胞は線維組織で置換される。

胃小窩 gastric pit
胃壁の構造で，胃内壁の襞や溝で形成される。

一次細胞壁 primary cell wall
植物細胞において，細胞膜の外にあるセルロース，ペクチン，

ヘミセルロースからなる，薄く，柔軟で，伸展性に富む層。細胞壁もみよ。

一倍体（半数体） haploid
染色体セットを1組のみ保持していること。それゆえ，それぞれの遺伝子（アレル）は1つずつしか存在しない。

一回繁殖性 monocarpic
植物において果実・種子を1回だけ実らせて死ぬ性質。

遺伝暗号 genetic code
64種類のコドンがそれぞれ，タンパク質合成に用いられる20種類のアミノ酸のいずれか，あるいは翻訳の開始・終止と対応している。この対応関係を遺伝暗号という。

遺伝学的スクリーニング genetic screening
生物個体の集団の中から，ある特定の遺伝子型をもつ個体を系統的に探索すること。

遺伝子型 genotype
個人および集団における，すべてあるいは一部の遺伝子構成。

遺伝子工学 genetic engineering
組換えDNA技術をみよ。

遺伝子サイレンシング gene silencing
遺伝子転写を抑制すること。

遺伝子ノックアウト gene knockout
遺伝子工学的手法により1つ以上の遺伝子がゲノムから取り除かれたような変異体生物。当該遺伝子からのタンパク質合成を完全に除去するために用いられる。

遺伝子ホモログ gene homolog
類似の配列をもつ遺伝子。

遺伝子ホモロジー gene homology
1つのDNA配列が別のDNA配列と一致する程度。同一種または異種の遺伝子同士に対して適用できる。

遺伝的決定論 genetic determinism
すべての遺伝子は，ある特定の目的のためにのみ選択されているという概念。

遺伝的浮動 genetic drift
減数分裂中のアレルがランダムに分配される結果として，小集団内にあるアレルが固定されうる過程。

インスリン insulin
膵臓のランゲルハンス島のB（β）細胞より分泌される内分泌ホルモン。細胞のグルコース取り込みと肝臓でのグリコーゲン合成を誘導する。

インスリン／インスリン様増殖因子（IGF-1）受容体 insulin/insulin-like growth factor (IGF-1) receptor
インスリンやインスリンに似た構造をもつ分子が結合する受容体群。栄養代謝や成長に関連する。

インスリン抵抗性（耐糖能障害） insulin resistance (glucose intolerance)
細胞によるグルコース取り込みを刺激するインスリンの効力が減少した生理的状況で，2型糖尿病の前兆であることが多い。

咽頭 pharynx
鼻の後ろ側から始まり，気管と食道の先端までで終わる中空の管。喉頭を含む。

インドール酢酸 indoleacetic acid
植物の成長と根の形成を促進する水に難溶性の化合物。オーキシンはインドール酢酸とそれに類似の化合物である。オーキシンもみよ。

イントロン intron
真核生物の遺伝子において，タンパク質の構造情報を含まない領域。メッセンジャーRNA（mRNA）が形成される過程で，転写産物RNAから除去される。エクソンもみよ。

インポテンス（勃起障害） impotence (erectile dysfunction)
満足な性的活動に必要な陰茎の勃起を惹起したり維持したりする能力の欠如で特徴づけられる男性性機能障害。

羽化 eclosion
蛹の殻からでてくること。

うっ血性心不全 congestive heart failure
心臓が，組織へ十分な酸素を供給するだけの血液を送る能力を失うこと。四肢や肺への水分蓄積が特徴。

うま味 umami
味蕾が検出できる味の5つのカテゴリーのうちの1つ。グルタミン酸および他のアミノ酸の塩と関連する。味蕾もみよ。

ウラシル uracil
RNAを構成するヌクレオチド塩基（ピリミジン）の一種。ヌクレオチド塩基もみよ。

運動緩慢 bradykinesia
大脳基底核の機能不全により動作が遅くなること。しばしば，パーキンソン病やパーキンソン症候群でみられる。

運動終板 motor end plate
運動ニューロンの軸索が横紋筋線維とシナプス結合を確立する部位の複雑な構造。神経節接合部とも呼ばれる。

運動ニューロン motor neuron
3種の主要なニューロンのうちの1つ。中枢神経系からの運動出力を効果器細胞（筋細胞や腺細胞）まで伝導する。

液胞膜 tonoplast
植物細胞の中央液胞を囲む半透性の膜。

エクソン exon
遺伝子上のタンパク質コード領域を含む部分。mRNAにはエクソンのみが含まれる。イントロンもみよ。

エストロゲン estrogen
女性の特徴の発達や維持を促進する，卵巣から分泌されるホルモン。

エチレン ethylene
果実の成熟と葉の器官脱離を促進する植物ホルモン。

エネルギーバランス energy balance
エネルギー摂取とエネルギー消費の間の差。

エピゲノム epigenome
DNAタンパク質やヒストンタンパク質に起こる化学的な変化の結果引き起こされる第2の特徴。これらの変化は将来の世代に引き継がれる。

エピジェネティックな特性 epigenetic trait
DNA配列の変異を伴わない染色体の変化により生じる表現型。

エフェクター effector
タンパク質などに効果を及ぼす作用物質（例えば，別のタンパク質など）。

エンタルピー，H enthalpy
システムの中の熱エネルギーの尺度。

エントロピー，S entropy
宇宙の中で物質とエネルギーが，不活発で均一な究極の状態に至るまでの劣化の尺度。劣化または減衰のプロセス，あるいは乱雑さへの傾向。

エンハンサー enhancer
タンパク質のコード情報を含まないDNA領域で，活性化因子と結合して特定の遺伝子の転写速度を上昇（エンハンス）させる部位。多くの場合，その遺伝子のコード領域からは数千塩基ほど離れている。

黄体 corpus luteum
破裂した卵胞からなる内分泌組織。プロゲステロンを産生する。

黄体形成ホルモン luteinizing hormone (LH)
（脳の）下垂体で分泌され，女性の卵子や男性の精子の成長や成熟を刺激するホルモン。

横断研究 cross-sectional study
一時点における，2つ以上の個別のグループを比較する研究。

岡崎フラグメント Okazaki fragment
DNA複製時にラギング鎖鋳型上につくられる短いDNA。

オーキシン auxin
植物ホルモンの1つで，細胞分裂，細胞拡大，頂芽優勢，根の発生開始，花芽形成などを促進する。

オーソログ遺伝子 gene ortholog
異なる生物由来の遺伝子で，進化の過程で変わることなく同じ生理機能を維持しているもの。

オートファジー（オートファジー系） autophagy (autophagic system)
細胞が自身の構成要素を分解すること。リソソームの機構が関わる制御された過程で，細胞の正常な成長，発生，恒常性の維持を助ける。植物においては，老化を支える重要な過程である。

おばあさん仮説 grandmother hypothesis
高齢の女性が，自分の孫への投資によって包括的な適応度の優位性を得るという仮説。実際には，祖母が子育てを支援することで，母親がより多くの子どもをもつことができ，その結果として適応度が増加する。

オリゴデンドロサイト（希突起グリア細胞） oligodendrocyte
ミエリン鞘を形成する中枢神経系の支持細胞。

● か

外因性老化速度 extrinsic rate of aging
ある集団における環境的障害による加齢速度。多くの場合，表現型と関連する。

介在ニューロン interneuron
3種の主要なニューロンのうちの1つ。感覚入力と運動出力を統合する。

概日リズム circadian rhythm
約24時間周期で繰り返す生理学的変化で，昼夜周期といった外部環境の変化としばしば同期する。

解糖 glycolysis
六炭糖のグルコース1分子が，3つの炭素を含むピルビン酸2分子に分解される代謝経路。グルコースの嫌気的分解経路で，細胞質基質で行われる。

外分泌ホルモン exocrine hormone
外分泌腺や外分泌細胞で合成され，管を通して標的組織に直接分泌されるホルモン（内分泌腺から血液に直接分泌されるホルモンと対比される）。おもに，単一の臓器や1種類の細胞に影響する。

化学受容体 chemoreceptor
化学刺激に対する受容体。

化学走性 chemotaxis
細菌や個々の体細胞，多細胞生物にみられる，周囲の化学物質に反応した移動。

蝸牛 cochlea
内耳の一部を構成している渦巻き状の管で，音波振動を神経刺激に変換する構造を含む。

角化細胞 keratinocyte
表皮の主要細胞。ヒト皮膚の最外層にあり，表皮細胞の 95％を構成する。ケラチンを産生する。

拡張期 diastole
心筋が弛緩状態にあり，血液が満たされる期間。血圧は最も低くなる。

拡張期圧 diastolic pressure
心臓が弛緩したときの動脈圧（mmHg）。低いほうの血圧値（例えば，120/60 の「60」）。

拡張末期容量 end diastolic volume
拡張期（弛緩している時期）終了時の左右心室の血液量。

獲得免疫 acquired (adaptive) immunity
特定の抗原への曝露後や抗体の形成後に発達する免疫。おもに，B 細胞や T 細胞，これらの細胞から分泌される物質により構成される。

核内低分子 RNA small nuclear RNA (snRNA)
RNA スプライシングに関わる，200 ヌクレオチド程度の長さをもつ RNA 分子。

角膜 cornea
眼の透明な前方部分。眼の総屈折力の約 66％を占める。

核膜孔複合体 nuclear pore complex
核内と細胞質間の分子輸送を仲介する，核膜上に埋め込まれた分子複合体。

確率論的（生物学での） stochastic
生物学・化学的過程において，変動や確率の要素があること。

確率論的な老化（植物における） stochastic senescence
プログラムされた老化の後に起こる，植物細胞のランダムな分解。しばしば細胞膜，核膜，液胞膜の分解と結び付いている。

カタラーゼ catalase
過酸化水素を水と酸素に還元する酵素。スーパーオキシドジスムターゼとともに働き，細胞呼吸でスーパーオキシドラジカルを水に変換する。強力な抗酸化物質。

（転写）活性化因子 transcriptional activator
転写を促進する DNA 結合タンパク質。

活性酸素種 reactive oxygen species (ROS)
酸素ラジカルをみよ。

活動電位 action potential
細胞膜に沿って伝わる放電の波。通常，神経伝達や筋収縮に連動している。

カテコールアミン catecholamine
アドレナリン，ノルアドレナリン，ドーパミンを含む，カテコール基とアミノ基をもつ神経伝達物質の一群。

過分極 hyperpolarization
細胞膜において，活動電位の後に Na^+ チャネルが不活性化している短い間だけみられる電位差。静止時より，わずかに大きな電位差を示す。

カルシトニン calcitonin
血中の高カルシウム濃度に反応して，甲状腺で合成され分泌されるホルモン。骨へのカルシウムの沈着と尿中カルシウム濃度を増加させる。

カルビドーパ carbidopa
末梢神経で L-ドーパ（レボドーパ）からドーパミンへの転換を妨げるドーパデカルボキシラーゼ阻害薬。レボドーパとともに薬理学的に使用される。

カルビン回路（光合成の暗反応） Calvin cycle (dark phase of photosynthesis)
葉緑体内で起こる化学反応で，明反応からのエネルギーを利用して，二酸化炭素から糖を合成する。

カルボキシ化 carboxylation
カルボキシ基（－COOH）が基質分子に導入される化学反応。

カロテノイド carotenoid
植物の果実や花弁の有色体にみられる有機色素。青色光を吸収し，緑色や赤色の光を反射するため，黄色～橙色に見える。600 種以上のカロテノイドが同定されている。

カロリー (cal) calorie
熱エネルギーの単位。1 g の水の温度を 1℃上昇させるのに必要なエネルギー。

カロリー制限（食事制限） calorie restriction (dietary restriction)
老化生物学の実験で，実験室環境下で行うことにより，寿命の延長が期待される。ビタミンやミネラルなどは不足しないように，カロリーが制限される。

感覚ニューロン sensory neuron
外部や内部の環境に関する感覚情報を中枢神経系に伝えるニューロン。

間期 interphase
細胞周期 G_1，G_2 期をまとめた期間。細胞周期もみよ。

換気 ventilation
呼吸のこと。

還元 reduction
原子の電子密度の増加。生化学反応において，炭素を含む分子が水素原子やプロトン，電子を追加されること，または酸素を除去されること。

幹細胞 stem cell
無限の自己再生能を有する未分化細胞。受精後，最初の数細胞は分裂して分化細胞とさらに別の幹細胞をつくる。多分化能性

幹細胞，多能性幹細胞，全能性幹細胞もみよ。

間接的熱量測定法 indirect calorimetry
呼気の酸素と二酸化炭素の量を測定してエネルギー消費を推定する方法。

完全生命表 complete life table
年齢区分が1年である生命表。

気管 trachea
肺を口および鼻と接続する管。

器官脱離 abscission
植物体の一部分（通常は葉，花，果実）の秩序立ってプログラムされた，あるいは自然な脱落。葉の老化の重要な構成要素である。

キチン chitin
窒素原子を含む多糖類ポリマー分子。酵母の出芽痕の主要構成成分。昆虫の外骨格を構成する有機成分でもある。

拮抗的多面発現 antagonistic pleiotropy
加齢が生じるのは一生の早い段階で有益な効果をもっている遺伝子が，一生のあとの段階で有害な効果をもつためであるという，G. C. ウィリアムズによって提唱された理論

キヌタ骨 incus
中耳の骨の1つで，鼓膜から内耳構造に音波振動を伝え，増幅する。

希薄化（音の） rarefaction
音波の一部で，分子が広がり，正常な大気圧より圧力が低い領域を形成したもの。圧縮もみよ。

基本転写因子 general transcription factor
転写因子をみよ。

キームス chyme
胃から小腸に流入する，部分的に消化された食物や水，胃液からなる半固形状物質。

逆転写酵素 reverse transcriptase
一本鎖RNAを一本鎖DNAに転写する酵素。

嗅神経 olfactory nerve
上部鼻腔の神経で，におい物質を検出する。嗅球へつながる。

嗅球 olfactory bulb
嗅神経の末端にあり，鼻腔のすぐ上に位置する。嗅神経からの神経刺激を統合し，味とにおいの感覚として理解するために辺縁系に送る。

休眠 diapause
昆虫やその他の無脊椎動物，哺乳類の胚にみられる，不適な環境時に発生を停止する期間。

胸腺 thymus gland
胸骨の裏にある上胸部の腺組織。骨髄を離れたあと，T細胞が成熟し増殖する場所。胸腺は小児期から思春期まで成長したあと，徐々に縮小していく。

共通配列 consensus sequence
（ある機能に付随して）高頻度で現れるDNAまたはRNA上の塩基配列，もしくはタンパク質上のアミノ酸配列。

虚血 ischemia
組織への不十分な血液供給。

虚血性心疾患 ischemic heart disease
心臓の大型動脈である3本の冠動脈のうちの1つが，アテローム性動脈硬化により閉塞され，心臓組織への血流が減少した結果生じる疾患。

キロカロリー (kcal) kilocalorie
1,000カロリー。カロリーもみよ。

キロジュール (kJ) kilojoule
1,000ジュール。ジュールもみよ。

筋線維 muscle fiber
筋肉組織の細長い収縮細胞。一般に，I型筋線維とII型筋線維の2種類がある。I型筋線維，II型筋線維もみよ。

グアニン guanine
DNA，RNAを構成するヌクレオチド塩基（プリン）の一種。ヌクレオチド塩基もみよ。

屈折力 refractive power
水晶体によって引き起こされる光線の輻湊開散の程度。

組換え general recombination
相同組換えをみよ。

組換えDNA技術 recombinant DNA technology
由来の異なるさまざまなDNA断片を組み合わせて，新しいDNA断片を作成する技術。遺伝子工学ともいう。

グリア細胞（グリア） glial cell (glia)
ニューロンを支え，維持する脳の非神経細胞。神経支持質とミクログリアに分類される。ニューロンの10倍存在する。

グリコーゲン glycogen
動物やある種の真菌（植物ではみられない）における炭水化物の貯蔵形態。筋肉と肝臓に貯蔵される。グリコーゲン分子は3,000個のグルコース単位からなる非常に枝分かれした構造。

グリコーゲン合成 glycogenesis
グリコーゲン鎖にグルコース分子を加えていく過程。

クリスタリン crystallin
角膜とレンズの水溶性タンパク質。これらの構造の透明性を保つ。

グルカゴン glucagon
膵臓のランゲルハンス島の A（α）細胞より分泌される内分泌ホルモン。血糖値を上昇させる。

グルタチオンペルオキシダーゼ glutathione peroxidase
細胞質にある酵素で，酸素ラジカルの強力なスカベンジャー（捕捉剤）である。細胞の抗酸化物質。

クロマチン chromatin
真核生物染色体の構成要素。タンパク質と DNA，RNA からなる。

クローン化（遺伝子の） cloning
ある遺伝子の配列をもつ DNA 分子を純化して増幅すること。

群選択 group selection
個体間ではなく，群あるいは集団間の競争の結果として生じる選択。この概念は，ほとんどの場合，V. C. ウィン＝エドワーズの著書 "Animal Dispersion in Relation to Social Behaviour" に関連づけられている。

経口グルコース負荷試験 oral glucose tolerance test（OGTT）
耐糖能（インスリン抵抗性）の検査。空腹時に経口グルコース（75 g）を投与し，その後の 2 時間に 6〜10 回の血糖値測定を行うことで評価する。

形質細胞 plasma cell
抗体を産生する B 細胞。エフェクター B 細胞とも呼ばれる。

形態学 morphology
生物学の一分野で，生物の形や構造の間の関係性を扱う学問。

系統学 phylogenetics
生物間の近縁関係を遺伝学的な類似性にもとづいて記述する学問。

系統樹 phylogenetic tree
さまざまな種の間の推定される進化的関係を表す，枝分かれした（木の形のような）模式図のこと。

系統発生 phylogeny
種や生物群の出現といった一連の進化的イベントのこと。

血管拡張 vasodilation
血管壁の平滑筋の弛緩。動脈径を拡張し，血流を増やす。

血管収縮 vasoconstriction
血管壁の平滑筋の収縮。動脈径を縮め，血流を減らす。

月経周期 menstrual cycle
女性や雌の霊長類における排卵と月経の周期。ヒトの場合，28 日周期である。

血漿 plasma（blood plasma）
（タンパク質，脂質，炭水化物を含まない）血液の液体成分。細胞外液の一部でもある。

血栓 thrombosis
血流を遮断する，血管や器官内の塊（血液と細胞の成分より形成される）。

ゲノム genome
DNA 上のすべての生物遺伝情報。

ケモカイン chemokine
生体の受傷への反応の初期段階で，多くの細胞種により産生・放出されるタンパク質。白血球の化学走性を惹起し，受傷部位や感染部位へ誘導する。

ゲル電気泳動 gel electrophoresis
電場におかれたゲル中での移動度に応じて分子を分離し，同定する手法。

原核生物 prokaryote
核を囲む膜を欠く単細胞生物。細菌と古細菌。

嫌気的代謝 anaerobic metabolism
酸素の非存在下で起こる代謝。

原形質連絡 plasmodesma（複数形は plasmodesmata）
植物細胞において，細胞質が細胞壁の小孔を通して隣接する細胞へとのびた構造。細胞間コミュニケーションの経路である。

減数分裂 meiosis
生殖細胞の二倍体の前駆細胞における 2 回の連続した細胞分裂の過程。その結果，4 個の娘細胞が生じる（有糸分裂においては 2 個の娘細胞が生じる）。これらの娘細胞は一倍体であり，1 本ずつの染色体のセットを有する。

原生動物 protozoa
単細胞真核生物。

原尿 glomerular filtrate
腎臓で糸球体からボウマン嚢に濾過される濾液。

効果細胞 effector cell
中枢神経系から運動出力を受け取るニューロンの一種。筋細胞または腺細胞。

後期促進複合体 anaphase-promoting complex（APC）
ユビキチンリガーゼの 1 つ。M 期および S 期サイクリンを分解へと導き，有糸分裂において姉妹染色分体の分配を開始させる。

好気的代謝 aerobic metabolism
酸素の存在下で起こる代謝，または酸素を必要とする代謝。

光屈性 phototropism
おもに青色光の吸収によって誘導される植物の光の方向への運動（屈曲）。屈曲には植物ホルモン（オーキシン）が関わる。

高血圧 hypertension
血圧が高い状態。

抗原 antigen
外来の粒子や分子，生物のこと。

光合成 photosynthesis
葉緑体で起こる二酸化炭素，水，光が関わる一連の反応によるグルコースの合成。

高脂血症 hyperlipidemia
血清コレステロールが高いレベルであること。アテローム性動脈硬化進展の主要なリスク因子。

恒常性 homeostasis
個体や細胞が，環境が変化しても内部の状態を制御して安定させようとする性質。

後生動物 metazoa
多細胞生物であり，異なった機能をもつ細胞を有する。

好中球 neutrophil
細菌や他の外来物，一部のがん細胞を貪食により攻撃し，破壊する白血球（リンパ球）。自然免疫系の一部である。

高低（音の） pitch
音波の周波数の知覚を主観的にとらえたもの。高い周波数は高調，低い周波数は低調と呼ばれる。

高密度リポタンパク質 high-density lipoprotein (HDL)
タンパク質と脂質からなるリポタンパク質で，血流中で不溶性脂質を輸送する。異化されるコレステロールを肝臓に輸送する。

抗利尿ホルモン（バソプレシン） antidiuretic hormone (vasopressin)
下垂体から放出されるホルモンで，腎集合管の水透過性を亢進させ動脈圧を上昇させる。

黒色腫 melanoma
メラニン形成細胞（メラノサイト）の腫瘍。皮膚がんに関係する典型的な悪性腫瘍。

骨芽細胞 osteoblast
骨形成に関わる骨細胞。タンパク質としておもにⅠ型コラーゲンを分泌し，これにカルシウム塩が結晶として沈着することで，骨マトリックスが形成される。

骨減少症 osteopenia
骨粗鬆症の診断基準を満たさないものの，骨塩量が低い状態。

骨細胞 osteocyte
マトリックス物質の分泌が終了して，新しく石灰化した骨に取り囲まれた骨芽細胞のこと。骨細胞同士は骨細管と呼ばれる管を形成して結び付いており，骨による栄養と老廃物の交換を可能にする。

骨粗鬆症 osteoporosis
骨塩量が低下し，骨が多孔性で脆弱になり骨折の危険が増す状態。一次性骨粗鬆症は年齢による骨塩量低下が原因であり，おもに女性に発症する。二次性骨粗鬆症は薬物やがん，腎臓病などの疾患が原因であり，男性・女性とも発症する。

骨密度 bone mineral density (BMD)
$1\ cm^2$当たりの骨量（g/cm^2）。

骨リモデリング bone remodeling
無機物の吸収（破骨細胞活性）と沈着（骨芽細胞活性）による，骨組織の絶え間ない代謝回転のこと。

コドン codon
RNA上の連続する3つのヌクレオチド（すなわち塩基）の組み合わせ。それぞれの組み合わせに特定のアミノ酸が対応づけられている。

コヒーシン cohesin
姉妹染色分体をつなぐタンパク質。

コホート cohort
同じような生活経験をもつ人々の集団で，通常，年齢の幅は5〜10年以内である。

コホート効果 cohort effect
異なるコホートを比較した際の交絡効果。

鼓膜 tympanic membrane
音波に呼応して振動する膜。外耳と中耳の間に位置する。

コラーゲン collagen
動物の結合組織と骨の構成タンパク質。皮膚では真皮にみられる。

コルチ器 organ of Corti
内耳の蝸牛にある構造。聴覚の感覚受容器を含む。

コンデンシン condensin
細胞周期G_2期に合成されるタンパク質で，有糸分裂が効率良く行われるように姉妹染色分体を凝縮させる働きをもつ。

コンプライアンス（生理学的な） compliance
心室や肺のような中空構造の，圧力による拡張しやすさの指標。

コンフルエンス（細胞培養における） confluence
培養細胞において，培養皿の限界の最大容量に達した状態のこと。

ゴンペルツ死亡方程式 Gompertz mortality function
ある集団の死亡率を記述する方程式。

●さ

サイクリン cyclin
細胞周期のさまざまな段階を制御するために，サイクリン依存性キナーゼと複合体を形成する核タンパク質。

サイクリン依存性キナーゼ　cyclin-dependent kinase (Cdk)
細胞周期制御に関わるタンパク質キナーゼ。

最終分化　terminally differentiated
分裂が不能になった細胞の集団で，それらが死んでも新しい細胞に置き換えられない。ニューロン（神経細胞），筋細胞（心臓細胞），眼の水晶体細胞が例としてあげられる。

再生（カルビン回路における）　regeneration
三炭糖リン酸（グリセルアルデヒド 3-リン酸）をジヒドロキシアセトンリン酸を経て，カルビン回路の出発物質であるリブロース 1,5-ビスリン酸にまで変換する過程。

最大寿命　maximum life span
ある種の個体，またはある集団中の個体で，最も長く生きたものの寿命。

最適性理論　optimality theory
ジョン・メイナード-スミスが提案した進化の一般理論。行動に関連するコストが，局所の環境に応じて最小化されるように，個体が行動を最適化すると予測する。

細動　fibrillation
筋線維の制御されていない収縮。心筋で起こると，血液を送る効率が著しく減弱する。

サイトカイニン　cytokinin
植物ホルモンの 1 つで，成長を促進し調節する。老化の遅延にも関わるようである。

サイトカイン　cytokine
種々の細胞から分泌され，細胞表面の受容体に結合して振る舞いを調節するタンパク質ファミリー。結合は（オートクリンやパラクリンにより）種々の反応を惹起し，その反応はサイトカインや標的細胞の性質に依存する。

細胞株　cell line
培養下で維持されている細胞で，有限の寿命をもたない。初めての細胞株は 1956 年にヘンリエッタ・ラックスから切除された卵巣腫瘍より樹立された。この細胞は HeLa 細胞と呼ばれており，今でも生命工学関連会社から入手可能である。

細胞骨格　cytoskeleton
微小管やその他の構造要素（例えばアクチン）のネットワークであり，細胞の分子的足場を形成している。細胞内のあらゆる小器官の位置を保持し，細胞を損傷から保護し，基本的な形状を維持する。

細胞質分裂　cytokinesis
1 つの真核細胞の細胞質が，2 つの娘細胞へと分裂する過程。

細胞周期　cell cycle
1 つの細胞がその内容物を複製し，2 つの細胞へと分裂する過程で起こる，秩序をもち統制された一連の現象。細胞周期は 4 つの期に分類することができる。G_1 期（ギャップ 1 期）：細胞のサイズが大きくなり，細胞小器官が複製される。S 期（合成期）：DNA が複製される。G_2 期（ギャップ 2 期）：チェックポイントまたは制御機構。M 期（有糸分裂期）：細胞が 2 つの娘細胞へと分裂する。G_0 期では，細胞が細胞周期から離脱している。G_1 期，G_2 期はまとめて間期と呼ばれる。

細胞傷害性 T 細胞　cytotoxic T cell
ウイルス感染した細胞など，損傷を受けた細胞を殺す T 細胞（T リンパ球）の種類。

細胞体　cell body
核とその他の細胞小器官を含み，ニューロン（神経細胞）の，細胞としての通常の機能を行う部分。

細胞分裂時計理論　mitotic clock theory
年老いた細胞がテロメアの短さを感知して細胞周期の停止を引き起こすとする，細胞の複製老化の理論。

細胞壁　cell wall
植物細胞の原形質膜を取り囲む多糖類の層。一次壁と一次壁が成長を終えた後に蓄積される二次壁という 2 つの一般的な種類がある。一次細胞壁および二次細胞壁もみよ。

細胞老化学　cytogerontology
細胞の老化の仕組みを研究する学問。

サイレンサー　silencer
転写を阻害する DNA 配列。

刷子縁　brush border
小腸上皮細胞の内腔側の境界を形成する微絨毛。

サリチル酸　salicylic acid
病原体に対する抵抗性を助ける植物ホルモン。アスピリンの主要成分。

サルコペニア　sarcopenia
筋肉量を増加させることが知られている身体活動の増加などの因子に関わらない，加齢性の筋肉量減少。細胞数とサイズの減少を反映したもので，女性より男性のほうが減少が大きい。

酸化　oxidation
原子の電子密度の減少。生化学反応においては一般的に，酸化は炭素を含む分子が水素原子を失うこと，または酸素原子が追加されることである。

酸化ストレス理論　oxidative stress theory
活性酸素種によるランダムな損傷の蓄積が，細胞複製に重要な生体分子の，広範な変質を引き起こすという細胞老化の仮説。

酸化的リン酸化　oxidative phosphorylation
電子伝達系と共役した，膜間プロトン勾配と ATP 合成酵素による ATP 合成。ミトコンドリアの中で，基本的には酸素存在下で起こる。

三次構造　tertiary structure
1 本のポリペプチド鎖が折りたたまれて形成する全体的な立体

構造で，タンパク質に機能を付与する。タンパク質構造もみよ。

三尖弁　tricuspid valve
右心房からの血流を一方向に制御する弁。右心房と右心室の間に位置する。

酸素ラジカル　oxygen-centered free radical
酸素の還元によって生じるフリーラジカル。スーパーオキシドラジカル（・O_2^-），ヒドロキシルラジカル（・OH）などを含む。活性酸素種（ROS）とも呼ばれる。

三炭糖リン酸　triose phosphate
すべての生物において，種々の代謝経路の中間産物となるグリセルアルデヒド 3-リン酸の慣用名。解糖系や光合成の暗反応で生じる。

耳介　pinna
ヒトおよび他の哺乳類の耳の外部の部分。

耳管　eustachian tube
中耳と鼻咽頭を接続する狭い管。外耳と内耳の間の圧力を均等にする。

色素体　plastid
植物細胞がもつ膜に包まれた細胞小器官。重要な化合物の合成と貯蔵の場である。葉緑体，有色体，白色体もみよ。

糸球体　glomerulus
腎臓で，血液濾過過程を開始するネフロンの始点の毛細血管。

糸球体硬化　glomerulosclerosis
糸球体が線維瘢痕組織に置換されることで糸球体機能（血液濾過）が喪失する腎臓病。高血圧や感染症，アテローム性動脈硬化症と関連する。

糸球体濾過　glomerular filtration
血中の液体成分や低分子が，糸球体の毛細血管からボウマン嚢に濾過される過程。

糸球体濾過量　glomerular filtration rate（GFR）
単位時間あたりの糸球体での濾過量。

軸索　axon
細胞体から軸索終末まで信号を運ぶ，ニューロンの長い管状突起。

脂質　lipid
非極性分子で炭素，水素，少量の酸素からなる。エーテルやベンゼンなどの有機溶媒にのみ可溶。生体では，脂質は脂肪酸や脂肪酸からつくられる化合物（モノグリセリド，ジグリセリド，トリグリセリド，リン脂質，コレステロールなどのステロール）を含む。

脂質二重膜　lipid bilayer
生体膜の中核となる構造で，二層の脂質分子からなる。リン脂質を含み，疎水性部分が二重膜の中心に互いに向かい合うように並んでおり，親水性部分は外側（細胞膜の場合は細胞外と細胞内のスペース）に面している。

自然選択　natural selection
進化機構に関する理論であり，ある集団において，生存と繁殖（適応度）を向上させる遺伝特性が選択されると予測する。

自然免疫　innate immunity
個体に生まれつき備わっている，疾患への免疫。皮膚や粘膜，胃酸や種々の白血球による防御系を含む。

シッフ塩基　Schiff base
炭素-窒素の二重結合を含む官能基。窒素原子はアリール基またはアルキル基と結合する。タンパク質の糖鎖付加で重要な中間体となる。シッフ塩基の非酵素的な転位反応により，終末糖化産物の前駆体であるアマドリ生成物が産生される。

シトシン　cytosine
DNA，RNA を構成するヌクレオチド塩基（ピリミジン）の一種。ヌクレオチド塩基もみよ。

シナプス　synapse
2 つの神経がシグナル伝達のために会合する接合部。シグナルを伝えるシナプス前ニューロンと，2 つのニューロンの間の空間であるシナプス間隙，シグナルを受け取るシナプス後ニューロンからなる。

シナプス間隙　synaptic cleft
シナプス前ニューロンとシナプス後ニューロンの間の，神経伝達物質が放出される空間。

シナプス後ニューロン　postsynaptic neuron
シナプスで神経伝達物質の結合により，神経シグナルを受け取るニューロン。シナプスもみよ。

シナプス終末　synaptic terminal
軸索の枝の終末。

シナプス前ニューロン　presynaptic neuron
シナプス間隙へ神経伝達物質を放出することにより，神経信号を送り出すニューロン。シナプスもみよ。

子嚢胞子　ascospore
酵母のような真菌類の有性生殖過程において形成される，嚢状細胞におさめられた胞子。

篩部（篩管）　phloem
生細胞から構成される維管束系の 1 つで，植物体のあらゆる部分に有機栄養分（おもに糖類）を運ぶ。樹皮の最も内側の部分である。木部（道管）もみよ。

ジベレリン　gibberellin
植物ホルモンの 1 つで，葉と茎の成長を促進し，芽の休眠を解除し，種子の発芽を引き起こす。

死亡　mortality
確実に死んだ状態。

脂肪酸　fatty acid
炭化水素鎖の末端にカルボキシ基をもつカルボン酸。脂肪の主要な成分で，体内のエネルギー産生や組織の成長に使われる。

脂肪組織　adipose tissue
脂肪を蓄積する解剖学的な部位で，トリグリセリドの形でエネルギーを貯蔵する。また，臓器の断熱や緩衝にも働く。ヒトでは，脂肪組織の多くは皮膚の下に認められる（皮下脂肪）。

死亡率　mortality rate
ある期間に，考慮された集団や原因によって生じた死亡数。通常，100人，1,000人あるいは10,000人あたりの死亡数として表される。

死亡率倍加時間　mortality-rate doubling time
集団の死亡率が2倍になるのに要する時間。

姉妹染色分体　sister chromatid
セントロメアとコヒーシンタンパク質によって連結した2つの染色分体コピー。細胞周期S期の最終産物。

染み込み　insudation
血液に由来する物質の血管壁への蓄積。しばしば腎臓の血管でみられる。

弱性変異　weak mutation
遺伝子発現を消失させるのではなく，減少させるような遺伝子中の変化。

ジャスモン酸　jasmonic acid
非生物性および生物性のストレスに対する応答の調節に役割をもつ植物ホルモン。ジャガイモ，ヤムイモ，タマネギなどの塊茎や鱗茎の形成にも重要である。

シャペロンタンパク質　chaperone protein
タンパク質の正常な三次元フォールディングの形成・維持を補助するタンパク質。

自由エネルギー，G　free energy
熱力学において，系から取り出すことのできる仕事の量。エントロピー（S）および系のエネルギーの総量（H）と相互に関連する量。システムの自由エネルギーの変化は，$\Delta G = \Delta H - T\Delta S$という等式で計算される。$T$は絶対温度。

終結部位　termination site
転写もしくは翻訳において，それぞれの反応が完了するDNAもしくはRNA分子上の部位。

終止コドン　stop codon
mRNAを構成するコドンのうち，UAA，UAG，UGAの3種。これらのコドンに結合するtRNAは存在せず，リボソームに対して翻訳プロセスの終了を指示するシグナルとしての役割を果たす。

収縮期　systole
血液を心室から駆出する心筋の収縮。血圧が最も高い点。

収縮期圧　systolic pressure
心臓が鼓動し，血液を心室から駆出するときの動脈圧（mmHg）。高いほうの血圧値（例えば，120/60の「120」）。

収縮性　contractility
抵抗に応じて収縮したり，伸長したりする筋線維の能力。

自由摂食　*ad libitum*
生物学での，動物への給餌プロトコルの1つで，いつでも食べ物にアクセスできる状態。"*ad libitum*"はラテン語で「好きなように」を意味する。

集団遺伝学　population genetics
1920～1930年代にかけて，R. A. フィッシャー，J. B. S. ホールデン，S. ライトによっておもに確立された，ある集団におけるアレルの分布や頻度の変化を調べる遺伝学の1分野。

縦断研究　longitudinal study
長期間にわたり，同じ個人に対して同一の特徴を反復観察する相関的研究。

集団の環境収容力，K　carrying capacity of a population
平衡状態にある理論上の集団の大きさ。資源の供給が一定である場合，特定の環境において安定する特定集団の大きさ。これは，持続可能な最大の集団規模であり，将来の世代のための環境を劣化させることなく，将来にわたって無期限に支えることができる最大サイズである。

集団の成長に関するオイラー-ロトカの式　Euler-Lotka equation of population growth
18世紀のスイスの数学者レオンハルト・オイラーの業績にもとづき，統計学者アルフレッド・ロトカによって構築された式。連続的に繁殖する集団における，集団の成長を記述する。この式は，純繁殖率の積分である。

集団倍加（細胞培養における）　population doubling
細胞集団が分裂し，細胞数が2倍になること。

周波数（音の）　frequency
周期的な信号変化の速度を測定したもので，ヘルツ（Hz），すなわち1秒あたりのサイクル数で表される。音波の圧縮または希薄化のピーク間の距離（波長）に反比例する。

終末糖化産物　advanced glycation end product (AGE)
アマドリ生成物による，2つのタンパク質の非酵素的結合の産物。終末糖化産物は不溶で，容易には分解されない。細胞に長い間蓄積し，多くの化合物との間で細胞老化を引き起こすと考えられている。

絨毛　villus（複数形はvilli）
小腸表面の指状の突起。表面積を増加させることで吸収を助ける。

樹状細胞　dendritic cell
T細胞への抗原提示が主要な機能である白血球（抗原提示細胞）。概して，自然免疫系の一部と考えられ，獲得免疫系への情報の伝達者として働く。

樹状突起　dendrite
ニューロンの細胞体から，表面積を増やすように広がる枝状の構造体。

出芽痕　bud scar
出芽酵母において，娘細胞が離れた後に母細胞の表面に残される，キチン質の環状の痕跡。

受動拡散　passive diffusion
高濃度から低濃度へ，他の分子の助力なしに濃度勾配に従って分子が移動すること。膜を直接通過する移動（非極性分子で起こる）とイオンチャネルを介する移動がある。

寿命　life span
個々の細胞，臓器，生物の生存期間。

寿命　longevity
ある種にとって定められた生命の長さ。

主要栄養素　macronutrient
タンパク質，脂質，炭水化物のこと。ビタミンやミネラルと比べて大量に必要な栄養素。

ジュール（J）　joule
エネルギーの単位。1 kgの質量が1ニュートンの力で1 m動かされるときに費やされるエネルギー量。

シュワン細胞　Schwann cell
ミエリン鞘を形成する末梢神経系の支持細胞。

条件的　facultative
多様な環境下における機能。さまざまな経路や条件下で発現可能であること。生物統計学においては，死亡率や死亡率の軌跡は，環境因子に左右されて可塑性をもつことを指す。

常染色体　autosome
個体の性別と関連しない染色体。

上大静脈　superior vena cava
上半身の低酸素の血液を右心房に運ぶ，短く太い静脈。

小帯線維　zonular fiber
ヒトの眼で，水晶体を毛様体に付着させる線維。

純繁殖率　net reproduction rate
ある集団内の個体が，その一生の間に生み出す子孫の平均数。

静脈　vein
心臓に血液を還流させる血管。

静脈還流　venous return
心臓からでた血液が，静脈を通って右心房に戻ること。

食作用　phagocytosis
細菌などの外来物を飲み込み，摂取する作用。白血球（おもに好中球やマクロファージ）による作用。

食事制限　dietary restriction
カロリー制限をみよ。

食事誘導性熱産生量　diet-induced thermogenesis (DIT)
消化，吸収，および栄養貯蔵のために必要なエネルギー量。総エネルギー消費量（TEE）の10〜20％を占める。

食道　esophagus
咽頭（のど）と胃を接続する消化器系の一部。

初代培養細胞　primary cell culture
直接生体から採取された細胞を培養したもの。老化生物学の研究では，初代培養細胞は分裂を終えた細胞，あるいは分裂能に制限がある細胞である。集団倍加，複製老化もみよ。

人為選択　artificial selection
自然選択をモデル化するための，短命で急速に繁殖する種の中から特定の形質をもつ卵（または子孫）を収集する実験的方法。この操作は，その形質が集団の中で支配的になるまで数世代にわたって続けられる。

真核生物　eukaryote
その遺伝物質を膜に囲まれた核の中に収容している生物や細胞のこと。

心筋梗塞　myocardial infarction
血流遮断による心筋（心臓の筋肉）の組織壊死。一般に，心臓発作として知られている。

神経可塑性　neuroplasticity
経験や学習による変化の結果として，新たに神経連絡を作り出して再構築する脳の能力。

神経原線維変化　neurofibrillary tangle
τタンパク質からなる対らせん状細線維の凝集物。アルツハイマー病の病理学的マーカーの1つ。

神経膠細胞　neuroglia
ニューロンの支持と維持をする中枢神経系内の細胞の一種。細胞外マトリックスをつくるアストロサイトとミエリン鞘をつくるオリゴデンドロサイトに細分される。

心血管系　cardiovascular system
心臓と血管。中心のポンプ（心臓）と，目標とする構造物（細胞）に液体を届けてポンプに戻る導管（動脈と静脈）からなる液体輸送の閉鎖系。

人口統計学　demography
人口の統計研究。特に集団の大きさや密度，分布，人口動態統

計を扱う。

人口動態統計 vital statistics
出生，死亡，婚姻，健康，疾患など，一生の大きな出来事に関する人口統計。

心室 ventricle
肺や体の他の部位に血液を送り出す心臓の2つの部屋。右心室は肺に低酸素の血液を，左心室は全身に高酸素の血液を駆出する。

真社会性 eusociality
分業と子どもの世話を共同で行うという特徴を持つ社会構造。多くの場合，アリ，ハチ，シロアリといった社会性昆虫に認められる。

真獣類 eutherian
胎盤をもつ哺乳類のこと。

親水性の hydrophilic
水分子に対して親和性をもつこと。物質がもつ，水を吸収するか，水に溶け込むか，あるいは水分子に引きつけられる性質をこう呼ぶ。疎水性もみよ。

腎尿細管 renal tubule
濾過された血清から尿を精製し，必須栄養素や生体に必要な他の物質を保持するネフロンの微小な管腔構造。

心拍出量 cardiac output
ある一定の時間で，心臓から拍出される血液の総量。1分あたりの拍出量は，1回拍出量（mL）×心拍数（回/分）と同じ。

心拍数 heart rate
ある一定時間での心室の収縮数。通常は1分間の拍動数（bpm）をいう。

真皮 dermis
表皮の下の皮膚組織の層。毛細血管，神経終末，汗腺，毛包，および他の構造を含んでいる。

振幅 amplitude
音圧のような周期的に変動する大きさ。圧縮と希薄化の差。

心房 atrium（複数形は atria）
右心室と左心室の上部にある2つの袋状の突起。血流がなめらかに途切れないよう，心室に先行して働く。

水晶体（眼の） lens
眼の屈折力を増加させる，角膜のすぐ下の透明な構造。遠近の調節に関与する。

水晶体嚢外摘出術 extracapsular cataract surgery
水晶体の正面を取り除く白内障手術。

スタチン statin
肝臓において，低密度リポタンパク質の合成を抑制する薬物。アテローム性動脈硬化のリスクを低下させるのに効果的である。スタチンはコレステロール合成に関わる酵素を抑制することにより働く。

スーパーオキシドジスムターゼ superoxide dismutase (SOD)
細胞質やミトコンドリアにあり，スーパーオキシドラジカルを過酸化水素に還元する酵素。抗酸化物質として機能する。細胞質型の酵素は活性部位に銅や鉄を含む。ミトコンドリア型は活性部位にマンガンをもつ。

スーパーオキシドラジカル superoxide radical
酸素ラジカルをみよ。

生活史 life history
個体の誕生から死までの変遷。特に，繁殖と生存のスケジュールに着目される。

制御エレメント control element
タンパク質の構造情報を含まないDNA領域で，遺伝子の発現調節をつかさどる部分。転写調節因子が結合する。

静止膜電位 resting membrane potential
ニューロンまたは筋細胞が刺激を受け取っていないときの，細胞膜の内側と外側の電圧差。

成熟期 maturity
分子や細胞，生体の生存期間において，機能の最適レベルが維持されているか，ゆっくりと低下していく時期。成熟期の終了は，分子や細胞，生体がエントロピーの増大にもはや逆らうことができなくなったときに訪れる。

成熟期後 postmaturation
生存期間の中で，成長が止まったあとの期間。哺乳類では，骨の成長板が石灰化したときに始まるのが典型的。ヒトでは，最後に石灰化が完了するのは大腿骨で，およそ27～29歳のころである。

生殖細胞 germ cell (germ plasm)
多細胞動物の生殖器官・生殖組織においてつくられる細胞で，子孫に遺伝情報を伝える。この伝達は，無性的に起こることもあれば，配偶子を通じて有性的に起こることもある。体細胞もみよ。

性染色体 sex chromosome
多くの動物や一部の植物の生殖細胞で，性別や性に関連する特徴を決定するために組み合わされる染色体対。通常，X染色体またはY染色体と呼ばれる。

生存曲線 survival curve
ある集団の生存者の代表的な割合。ある特定の暦年齢（X軸）での，生きている人口の割合（Y軸，出生時を100％とする）を示す。

生物人口統計学 biodemography
生物学と人口統計学を統合した学問。

生物性の biotic
生物による。地球上のあらゆる生物を指す。

生命表 life table
特定の年齢，あるいは年齢区分における人口の死亡特性を記述した表。死亡率の解析は，生命表の作成から始める。世代生命表，普通生命表もみよ。

セキュリン securin
有糸分裂初期において，姉妹染色分体をまとめて保持するタンパク質。DNAチェックポイントを通過すると，分裂中期から後期への移行時に分解される。

世代生命表 cohort life table
2種類の生命表のうちの1つ。1つの出生コホートの全生存期間を通して，死亡特性を追跡する。普通生命表もみよ。

セルトリ細胞 Sertoli cell
精巣中の精子の成長や成熟を支える，輸精管中の細胞。

セルロース cellulose
植物の細胞壁に存在する数百から10,000を超すD-グルコース糖単位が$\beta(1\rightarrow4)$結合によって直鎖状に連なった線維状の炭水化物。ヒトには消化できない。

線維内膜性過形成 fibrointimal hyperplasia
動脈壁の内膜層の異常増殖。

染色体 chromosome
ほぼすべての細胞の核でみられる，核酸とタンパク質で形成された糸状の構造。遺伝子という形で遺伝情報を保持する。

染色体外環状rDNA extrachromosomal rDNA circle (ERC)
出芽酵母 S. cerevisiae のrDNA領域内部での相同組換えによって生じる染色体外DNA分子。染色体外環状rDNAの蓄積と酵母細胞の分裂寿命には相関関係がみられる。

選択圧 selection pressure
個体の遺伝的構成に影響を与える事象。

選択的スプライシング alternative RNA splicing
同一の遺伝子から異なる数種類のmRNAを作り出すRNAスプライシング。転写産物RNA中のエクソンが異なる組み合わせで結合される。

選択的な死亡率 selective mortality
死亡率分析において，特定年齢まで生き残った個人だけを含むもの。集団が高齢化するほど，最初の集団中で生き残っている人の割合は少なくなっていく。

蠕動収縮 peristaltic contraction
食物や老廃物，他の内容物を食道や小腸といった管腔臓器中で移送させる不随意な平滑筋の収縮。

セントロメア centromere
姉妹染色分体をまとめて保持し，有糸分裂中に動原体となるタンパク質を含む姉妹染色分体中の領域。

全能性幹細胞 totipotent stem cell
胎盤を含む生体のすべての種類の細胞・組織を作り出すことができる幹細胞。胚の最初の数回の分裂でできる細胞は，全能性幹細胞である。全能性幹細胞は多能性幹細胞を生み出す。

総エネルギー消費量 total energy expenditure (TEE)
ある一定期間での，生物によるエネルギー消費の総量。通常，ヒトにおいて24時間で計算される。TEE＝安静時エネルギー消費量（REE：活動や食品の栄養吸収以外の，通常の機能を維持することに必要なエネルギー）＋身体活動＋食事誘導性熱産生量（DIT：消化，吸収や栄養貯蔵）。

相同組換え homologous recombination
よく似た配列をもつ2本の染色体DNA分子間，もしくは同じ染色体DNA上の相同性の高い繰り返し配列間で，DNA鎖の切断と再結合反応をへて，配列の一部が交換される現象。単に組換えとも呼ばれる。

僧帽弁 mitral valve
左心房からの血流を調節する一方向性の弁。左心房と左心室の間に位置する。

早老症 progeria
成熟期前に老化の身体的兆候を示す，まれな遺伝性疾患。

促進拡散 facilitated diffusion
生物膜の高濃度側から低濃度側への分子の移動。分子は細胞膜上の特異的な輸送タンパク質に結合し，タンパク質は分子の細胞内への移動を促進する。

塞栓 embolus
血管を閉塞させる血液中の異常な小片。

粗死亡率 crude mortality
年齢に関係ない全人口の死亡率。

疎水性の hydrophobic
水を撥ねつける性質をもつこと。水に不溶性の基や表面をもつ分子あるいは分子内の部分についてこう呼ぶ。親水性もみよ。

● た

体細胞 somatic cell
有性生殖に関わらない体内の細胞。生殖細胞もみよ。

体細胞定数生物 eutelic
成熟したときの体細胞の数が決まっている生物のこと。

体循環 systemic circulation
肺循環を除くすべての血管の循環系。

耐性幼虫 dauer
生殖的に未熟な線虫で，生殖に不適な環境に応答して形成されるL3期幼虫。代謝活動を保つが，生殖能はもたず，餌なしで

数カ月生存できる。

耐性幼虫形成遺伝子（daf-2） dauer formation gene
インスリン／インスリン様増殖因子（IGF-1）受容体と高い相同性をもつ膜貫通タンパク質をコードする遺伝子。正常な生育や生殖，長寿に関連する。

耐糖能障害 glucose intolerance
インスリン抵抗性をみよ。

大動脈弁 aortic valve
左心室からの血流を調節する一方向性の弁。左心室と大動脈の間に位置する。

唾液 saliva
食品の潤滑剤として唾液腺から分泌される。咀嚼された食物を食塊とし，化学的消化の過程を開始する。

唾液腺 salivary gland
唾液を産生する口腔の外分泌腺。

多回繁殖性 iteroparous
複数回の期間において，繁殖できること。ヒトは多回繁殖性である。

多型 polymorphism
同一種の同一集団で明らかに異なる表現型が複数存在すること。または同一遺伝子内に複数のアレルがあること。

脱分極（神経の） depolarization
生体膜において，細胞の内側と外側の分極が減少するような電位の変化。

多能性幹細胞 pluripotent stem cell
生体のさまざまな種類の特殊化した組織に分化することができる幹細胞。3つの基本的な胚葉である，内胚葉，外胚葉，中胚葉を作り出すことができる。胚の細胞分裂時に，全能性幹細胞から生じる。

多分化能性幹細胞 multipotent stem cell
成体の幹細胞で，それぞれが存在する組織を作り出す。例えば，肝幹細胞は肝細胞を，筋幹細胞は筋細胞をそれぞれ作り出す。

多面発現 pleiotropy
1つの遺伝子が2つ以上の形質をもたらすこと。

単系統群 monophyletic group
系統学において，1つの共通祖先に由来するすべての子孫を含む群のこと。

胆汁酸塩 bile salt
脂肪の乳化や消化に必要な胆汁中のアルカリ塩。胆汁は肝臓で産生され，胆嚢に貯蔵される。

炭水化物 carbohydrate
炭素，水素，酸素を含む化合物で，一般的組成は$(CH_2O)_n$である。食物中の炭水化物には，単糖（単純糖），二糖（複合糖），多糖（デンプン）がある。

男性更年期 andropause
テストステロン値の緩徐な低下を特徴とする，中年期以降の男性が経験する生物学的変化。

担体輸送 mediated transport
輸送タンパク質を用いた，膜を越える分子やイオンの移動。エネルギーを費やす場合もある。促進拡散もみよ。

単糖 monosaccharide
最も単純な糖で，分解によって他の種類の糖を生じることがないもの。通常は無色の水溶性の結晶固体。食物中に天然に最も普通にみられる単糖は，グルコース，フルクトース，ガラクトースの3種類である。

タンパク質キナーゼ protein kinase
タンパク質にリン酸基を付加する酵素。

タンパク質キナーゼA protein kinase A（PKA）
栄養応答シグナルに関わる，進化上高度に保存されたタンパク質キナーゼ。出芽酵母 S. cerevisiae，線虫 C. elegans，ショウジョウバエ Drosophila においては寿命制御に関与している。

タンパク質構造 protein structure
タンパク質構造は4つの階層に分類される。一次構造：タンパク質のアミノ酸配列そのもの。二次構造：ポリペプチド鎖がとるαヘリックスやβシートなどの局所的な構造。三次構造：1本のポリペプチド鎖が折りたたまれて形成する全体的な立体構造で，タンパク質に機能を付与する。四次構造：2本以上のポリペプチド鎖の物理的相互作用を意味する。これによって機能的なタンパク質複合体が形成される。

タンパク質分解 proteolysis
プロテアーゼと呼ばれる細胞内酵素によって起こる特異的なタンパク質分解。

チミン thymine
DNAを構成するヌクレオチド塩基（ピリミジン）の一種。ヌクレオチド塩基もみよ。

中心窩 fovea centralis
鮮明な中心視力をもたらす網膜の構造。細かい視覚が重要となる活動に必要である。

中心体 centrosome
動物細胞の微小管形成中心であり，細胞分裂に先立って分裂する。分裂前期に中心体から微小管が形成され，セントロメアに結合し，姉妹染色分体に対する紡錘極となる。

中枢神経系 central nervous system（CNS）
脳と脊髄の総称。

中性脂肪 triglyceride
脂肪酸とグリセロールが結合した分子。脂肪組織や食物におけ

る脂質の基本的な形。

中央液胞 central vacuole
植物細胞にみられる膜に囲まれた細胞小器官で，液体とさまざまな分子を含む。細胞体積の95％にも達することがある。

超音波水晶体乳化吸引術 phacoemulsification
眼の水晶体を乳化して吸引除去する，白内障手術の方法。

調節（眼の） accommodation
ものに焦点を合わせる際に，角膜での屈折に加え，水晶体が屈折率を調整する度合い。

対らせんフィラメント paired helical filament (PHF)
過剰リン酸化されたτタンパク質の凝集。神経原線維変化を電子顕微鏡下で観察したもの。

使い捨て体細胞理論 disposable soma theory
T. B. カークウッドの老化に関する進化論。複製エラーのない不死の生殖系列を保証するために，維持と修復に必要な資源を優先的に分配するための「コスト」として，体細胞の死が生じることを予測する。

ツチ骨 malleus
中耳の骨の1つで，鼓膜から内耳構造に音波振動を伝え，増幅する。

低密度リポタンパク質 low-density lipoprotein (LDL)
タンパク質と脂質からなるリポタンパク質で，コレステロールを肝臓から身体の細胞に輸送する。

デオキシリボ核酸 deoxyribonucleic acid (DNA)
2分子のポリヌクレオチド鎖からなる核酸で，遺伝情報を格納している。ヌクレオチド鎖は互いに巻きつきあって二重らせん構造を形成している。

適応度 fitness
競合する生物の能力との比較において，ある生物が生存し，その遺伝子型を子孫に伝達する能力。特定の環境において，生き残り，繁殖し，遺伝子を伝播する個体（または集団）の相対的な能力。

デシベル decibel
音の大きさの単位。1デシベル（dB）はヒトの耳でかろうじて聞き取れる音の何倍であるかを対数的に表したもの。

テストステロン testosterone
おもに精巣で産生される男性ホルモン。男性の二次性徴に関わる。

テロメア telomere
染色体の末端にある，遺伝子を含まない高度に反復したDNA配列で，染色体を分解から守っている。DNA複製のたびに短くなる。

テロメア短縮理論 telomere-shortening theory
テロメアの短縮が，細胞の複製の過程を停止させるという細胞老化の仮説。テロメアの短縮は，正常な細胞周期の中で，DNAラギング鎖の末端複製問題の結果として起こる。

テロメラーゼ telomerase
真核生物の染色体の末端にテロメア配列を付加する酵素。触媒中心とRNA鋳型の2つのサブユニットからなる。

転移RNA transfer RNA (tRNA)
mRNAの塩基配列をタンパク質のアミノ酸配列へと翻訳する過程に必要な小分子RNA。mRNA上のコドンは，相補的なアンチコドンをもつtRNAと対応づけられている。そのtRNAには，コドンに対応する特定のアミノ酸が付加される。

電位依存性イオンチャネル voltage-gated ion channel
電気信号に応じて開閉し，細胞の内側と外側の間でイオンの移動を可能にする膜チャネルの1つ。このチャネルの存在により，膜電位は刺激に応じて変化する。

電解質 electrolyte
水溶液中でイオンに解離する物質。体内で電流を伝導する，カルシウム，ナトリウム，カリウム，マグネシウムのイオン。

電子伝達系 electron transfer system (ETS)
細胞呼吸の最後の段階で，トリカルボン酸回路から生成された電子がいくつかの中間体を「通過」する。その還元電位勾配によって生じたエネルギーがATP合成を行う。

転写 transcription
DNA分子を鋳型として用い，その鋳型と相補的な配列をもつRNA分子を合成する過程。転写を経て，遺伝情報がDNAからRNAへと伝達される。

転写因子 transcription factor
転写開始やその効率を調節する，タンパク質などの分子。これらの因子が遺伝子プロモーター領域に結合するとDNAの形状に変化が生じ，その結果，RNAポリメラーゼが転写開始点を識別できるようになる。

転写開始複合体 transcription initiation complex
真核生物の遺伝子プロモーター領域に結合する，RNAポリメラーゼおよび基本転写因子群から構成される分子複合体。転写を開始するのに必須ではあるが，これだけでは不十分。

転写産物RNA RNA transcript
鋳型DNAを転写して合成された，RNAスプライシングを受ける前のRNA分子。イントロン配列を含んでいる。

デンプン starch
植物における炭水化物の貯蔵形態で，動物にはみられない。デンプンには，直鎖構造であるアミロースと，枝分かれ鎖構造のα-アミロペクチンの2つがある。

動原体 kinetochore
染色体と紡錘体をつなぐセントロメアのタンパク質。

糖鎖付加 glycosylation
分子に糖を付加すること。酵素による糖鎖付加は，細胞内シグナルに制御された過程である。非酵素的糖鎖付加は管理・制御されない過程であり，細胞内・細胞外の損傷を増加させる。加齢とともに増加する傾向がある。

糖新生 gluconeogenesis
炭水化物でない物質からのグルコースの合成。ピルビン酸，乳酸，アミノ酸（大部分はアラニンとグルタミン），脂肪酸を基質とする。

糖尿病 diabetes mellitus
細胞がグルコースを取り込めなくなることにより引き起こされる疾患。結果として高血糖となる。1型糖尿病，2型糖尿病もみよ。

洞房結節 sinus node (sinoatrial node)
心臓を収縮させるための活動電位を生じる右心房の神経組織。

動脈 artery
心臓からでる血管。通常，高酸素の血液を運ぶ（肺動脈は例外）。

動脈プラーク arterial plaque
動脈壁内側の脂肪沈着物。免疫細胞（マクロファージ），脂肪酸，カルシウム，コレステロールよりなる。アテローム性動脈硬化の特徴。

独立栄養 autotrophy
無機化合物から食糧を産み出すことで自身を支える能力。植物と藻類は独立栄養である。

ドーパミン dopamine
運動と感情を調節する脳内の局所の神経伝達物質。黒質におけるドーパミン産生ニューロンの減少は，パーキンソン病の初期症状をもたらす。

トランスクリプトーム transcriptome
特定の条件下の細胞，組織，あるいは個体に存在する転写産物の総体を指す。

トランスジェニック生物 transgenic organism
遺伝子工学によって，ある遺伝子が1つ余計にゲノム中へ追加されたような変異体生物。遺伝子発現量を増加させるために用いられる。

トリカルボン酸回路（TCA回路） tricarboxylic acid (TCA) cycle
炭素含有中間体からCO_2へと還元する酸化的細胞呼吸の過程の一部。TCA回路中間体を酸化するプロセスでは，電子が生成され，電子伝達系を行き来する。クレブス回路またはクエン酸回路とも呼ばれる。

トリプシン trypsin
膵臓から分泌され，タンパク質を消化する酵素。ウシトリプシンは，細胞同士を結び付けている結合組織を分解する方法として，細胞培養において用いられている。

トレードオフ仮説（老化と寿命に関する） trade-off hypothesis
繁殖の成功のために，死亡率を交換しなければならないとする仮説。繁殖の成功に対して投入される資源が多くなるほど，繁殖後の生存に利用できる資源が少なくなる。

● な

内因性老化速度 intrinsic rate of aging
事故のような外因的な影響を受けない，遺伝子型による生物学的な老化速度。

内的自然増加率，r intrinsic rate of natural increase
成長環境の制約によって損なわれていない集団の増加率。成長率は，その集団の中の個体の生物学的性質により決定される。

ナイーブT細胞 naive T cell
侵入物に接着し殺傷する免疫細胞へと転換する小さな白血球（リンパ球）。

内分泌系 endocrine system
腺からホルモンを直接血液に分泌するシステム。

ナチュラルキラー細胞（NK細胞） natural killer (NK) cell
主要組織適合遺伝子複合体（MHC）の表面タンパク質を欠く細胞に接着する自然免疫系の白血球（リンパ球）。アポトーシスを誘導するプロテアーゼを注入し，微生物やがん細胞を破壊する。大顆粒リンパ球とも呼ばれる。

ニコチンアミドアデニンジヌクレオチド nicotinamide adenine dinucleotide (NAD)
ナイアシン活性部位をもつ補酵素で，代謝経路の間で電子を往復させる。還元されると，NAD^+は$NADH + H^+$（還元当量とも呼ばれる）になる。

ニコチンアミドアデニンジヌクレオチドリン酸 nicotinamide adenine dinucleotide phosphate (NADP)
ナイアシン活性部位をもつ補酵素で，代謝経路の間で電子を往復させる。還元されると$NADP^+$は，$NADPH + H^+$（還元当量とも呼ばれる）になる。

ニコチン性受容体 nicotinic receptor
アセチルコリン受容体の一種。シナプス後ニューロンのナトリウムチャネルを開いて，シグナル伝達する。脳内のニコチン性受容体は，注意や学習，記憶に関連した機能において重要である。

二次細胞壁 secondary cell wall
植物において，一次細胞壁が成長を止めた後に蓄積される細胞壁で，支持，強度，保護などを提供する。木材は基本的には二次細胞壁からなる。細胞壁もみよ。

二次性骨粗鬆症 secondary osteoporosis
骨粗鬆症をみよ。

日光弾性線維症 solar elastosis
光老化をみよ。

二糖類 disaccharide
二つの単糖同士が結合した糖類。一般的な二糖類としてスクロース（グルコース＋フルクトース），マルトース（グルコース＋グルコース），ラクトース（ガラクトース＋グルコース）がある。

二倍体 diploid
同じ（相同な）染色体をそれぞれ2つずつ保持していること。それゆえ，各遺伝子について，同一のもの（アレル）が2つずつ存在している。

乳児死亡率 infant mortality rate
ヒトの集団において，出生から1歳までの死亡率。

ニュートン newton
力の単位。1 kgの質量に1 m/s^{2}の加速度を生じさせるのに必要な力。

ニューロン neuron
神経細胞のこと。電気信号を長距離にわたって送受信する神経系の細胞。各ニューロンは，つぎの3つの部位からなる。細胞体，樹状突起（他のニューロンから入ってくる刺激を伝える枝分かれした突起），軸索（細胞体からでた刺激を伝導する細長い突起）。

尿管 ureter
腎臓と膀胱を接続する管。

尿細管 tubule (renal)
腎尿細管をみよ。

尿細管再吸収 tubular reabsorption
尿細管から尿細管周囲毛細血管への物質の移動。

尿細管周囲毛細血管 peritubular capillary
尿細管周囲の毛細血管。

尿細管分泌 tubular secretion
尿細管周囲毛細血管から尿細管への物質の移動。

尿失禁 urinary incontinence
排尿をコントロールできない状態。

尿素 urea
タンパク質の正常な分解により生じる老廃物で，血中にみられる。通常，腎臓で血液から除去され，尿に排出される。

尿道 urethra
膀胱から体外につながる管。

ヌクレオソーム nucleosome
クロマチン線維の形成において，最も基礎的な構造。ヒストンタンパク質からなるビーズ様の芯に短いDNAが巻きついている。

ヌクレオチド nucleotide
5つの炭素を含む糖（リボースもしくはデオキシリボース）に，プリンもしくはピリミジン塩基と，リン酸基が結合した分子の総称。核酸（DNA，RNA）分子の基本的な構成要素。

ヌクレオチド塩基 nucleotide base
ヌクレオチド分子中のプリンもしくはピリミジン塩基を指す。遺伝暗号はヌクレオチド塩基の配列により構成されている。DNAを構成するヌクレオチドの塩基には，アデニン（A），チミン（T），グアニン（G），シトシン（C）の4種類が存在する。一方，RNAを構成するヌクレオチドの塩基は，アデニン，ウラシル（U），グアニン，シトシンの4種類である。

熱力学の第1法則 first law of thermodynamics
仕事量，エネルギー，熱の関係を支配する原理の1つ。エネルギーは生成することも消滅することもなく形を変えるだけであることを述べている。

熱力学の法則 laws of thermodynamics
仕事量，エネルギー，熱の関係を支配する3つの原理。第1法則：エネルギーは生成も消滅もせず，形を変えるだけである。第2法則：エネルギーの形が変換されるとき，エネルギーの一部は利用不可能なエントロピーになる。第3法則：第1・第2法則は絶対零度（−273℃）より高い温度の反応すべてに適用される。絶対零度に到達することはないので，第1・第2法則は常に適用される。

ネフロン nephron
血液を濾過し尿を産生する腎臓の顕微鏡的構造。糸球体と尿細管で構成される。

年齢依存的な死亡率 age-dependent mortality
自然の原因による死亡。生物学的老化の終末。

年齢から独立した死亡率 age-independent mortality
生物学的老化によらない死亡。

年齢構造解析 age-structure analysis
アレルが複雑な真核生物集団で固定される速度を決定するために使用される数学的解析。多くの場合，集団の生存期間中の任意の時点における，将来の世代への生殖上の貢献を記述するために使用される。

年齢別死亡率 age-specific mortality rate
ある特定の年齢範囲内で死ぬ可能性（確率）。

脳血管障害（脳卒中） cerebrovascular incident (stroke)
脳への血流供給障害に伴う脳機能の低下。

能動輸送 active transport
細胞膜を通過する形式の1つで，大きい分子を2段階で輸送する膜タンパク質を利用する。まず，分子は膜上の輸送タンパク質と結合し，濃度勾配に従って移動するイオンと協調して細胞内に移動する。つぎに，エネルギーを利用してこのイオンを濃度勾配に逆らって細胞外に移動させる。

ノルアドレナリン　noradrenaline
自律神経系活動の支配に関わる脳領域におもに存在する神経伝達物質。ドーパミンとセロトニンの形成と機能に関与。闘争-逃走反応により副腎より分泌され、血圧を上昇させ、筋収縮を促進する。

● は

バイオマーカー（生物指標）　biomarker
生物学的状態を示唆するため用いられる観測結果や物質、分子のこと。将来の結果を予測するものとして客観的に測定あるいは使用可能なもの。

配偶子　gamete
一倍体の、雌あるいは雄の生殖細胞。有性生殖において他方の性の生殖細胞と合体し、受精卵を形成する。

肺循環　pulmonary circulation
心臓と肺に限局した循環系。肺は血液のガス交換を担い、右心室をでた低酸素の血液を、高酸素の血液にして左心房に戻している。

肺静脈　pulmonary vein
肺から心臓に高酸素の血液を運ぶ血管。

肺動脈弁　pulmonary valve
右心室からの血流を調節する一方向性の弁。右心室と肺動脈の間に位置する。

排卵　ovulation
卵巣から1本の卵管への卵子の放出。

白色体　leucoplast
植物細胞にみられる色素体のいくつかの種類のうちの1つ。無色の色素体で、おもにデンプンや脂肪の貯蔵に用いられる。

白内障　cataract
変性タンパク質が形成されることによる、眼の水晶体の不透明性（くもり）。網膜への光の透過を妨げ、視界をぼやけたものにする。

破骨細胞　osteoclast
骨リモデリング過程でCa^{2+}を骨組織から取り除くために、タンパク質分解酵素と酸類を分泌する骨細胞。

パーソナルゲノミクス　personal genomics
バイオインフォマティクス技術を用いた、個人の遺伝子型やエピジェネティックなメカニズムに焦点をあてたゲノム学の1分野。

バソプレシン　vasopressin
抗利尿ホルモンをみよ。

発達期　development
成長期。多くは生殖可能となる前の成長期間を指す。

ハーバー-ワイス反応　Haber-Weiss reaction
過酸化水素（H_2O_2）とスーパーオキシドラジカル（$\cdot O_2^-$）から、ヒドロキシルラジカル（$\cdot OH$）を生成する反応。鉄、あるいは一部では銅を触媒として使う。

繁殖期固有の繁殖率　breeding season-specific reproduction rate
繁殖期ごとの動物の純繁殖率で、どのグループが集団の成長や適応度に最も影響を与えているかを示す。

繁殖値, v_x　reproductive value
R. A. フィッシャーによって提案された値であり、ある個体の集団全体の繁殖出力に対する、相対的な将来の生殖寄与を予測するために使用することができる。

繁殖能力　reproduction potential
至適条件下における、その種の相対的な繁殖能力。

繁殖力　fecundity
子孫を産み出し、増殖を引き起こす能力。子孫の数や、子孫を産み出す速度や容量。雌による子の産出速度。

比較老化生物学　comparative biogerontology
長い寿命をもつ野生生物の観察による長寿の研究。通常であれば短命となるような環境下でも、老化に対して耐性を示して長寿となる種を同定する。

皮下脂肪組織　subcutaneous fat tissue
皮膚の下の脂肪の層。

光老化　photoaging
太陽光への曝露による皮膚での長期変化。臨床的に日光弾性線維症として知られている。

微小管　microtubule
おもに細胞を支持し、形づくるために機能する、線維状の中空の桿状体。細胞骨格の構成要素。細胞小器官が移動する際の足場ともなっている。すべての真核生物に存在する。

ヒストン　histone
染色体を構成する主要なDNA結合タンパク質。DNAを折りたたんで収納するために必須なタンパク質であり、遺伝子発現の調節にも関与している。

ヒストンアセチル化　histone acetylation
コアヒストンタンパク質にアセチル基を付加する化学修飾。クロマチン構造を変化させ、転写効率を調節する。

ヒストン八量体　histone octamer
4種類のコアヒストンタンパク質（H2A、H2B、H3、H4）をそれぞれ2分子ずつ含むヒストンタンパク質複合体。ヌクレオソーム構造の芯となっており、その周囲にDNAが巻きついている。

非生物性の　abiotic
生物によるものではない。環境の物理的および化学的因子。

非適応形質（非適応的な老化） non-adaptive trait (non-adaptive aging)
老化に関する理論において，個体にとって不要となった形質。ついては，自然選択はその形質を排除も維持もしない。老化の身体的問題の多くは繁殖の後に生じるので，老化の形質は自然選択の力に対して中立である。

ヒドロキシアパタイト hydroxyapatite
カルシウムとリンの結晶構造であるリン酸カルシウムで，骨の強度におもに寄与している。$Ca_{10}(PO_4)_6(OH)_2$。

百寿者 centenarian
100歳以上の人。

表現型 phenotype
遺伝子型と環境の相互作用により形成された生物の形質。

表皮 epidermis
皮膚細胞の外層。真皮の上を覆っている。

微量栄養素 micronutrient
適切な成長や代謝にごく少量必要な必須ビタミンやミネラル。

フェルフルスト－パール ロジスティック方程式 Verhulst-Pearl logistic equation
任意の集団の成長を記述する式で，特に移動性の欠如によって制約された集団や高度に制御された条件下で維持される集団について用いられる。$\Delta N = rN[(K-N)/K]$。Nは集団の大きさ，rは内的自然増加率，Kは集団の環境収容力を表す。

フェントン反応 Fenton reaction
過酸化水素と鉄触媒の反応で，活性酸素種を産生する。

フォークヘッド型転写因子 forkhead box transcription factor family (FOXO)
細胞増殖や分化，および長寿に関連する遺伝子発現を制御する進化的に保存された転写因子ファミリー。名前は，DNAに結合する構造が，フォークのような翼状らせんモチーフをとることに由来する。

フォトトロピン phototropin
高等植物において光に向かって屈曲する反応（光屈性）を仲介する光受容体。植物が環境における光に応答してその成長を変えることを可能にしている。

副甲状腺 parathyroid gland
頸部にある4つの内分泌腺で，甲状腺の背面にある。副甲状腺ホルモンを分泌する。

副甲状腺ホルモン parathyroid hormone (PTH)
低血清カルシウムに反応して副甲状腺より合成・分泌されるホルモン。小腸からのカルシウム吸収増加，骨組織の吸収増加，尿細管からのカルシウム再吸収増加を引き起こす。

複製起点 replication origin
DNA複製が始まる染色体上の場所。

複製起点認識複合体 origin recognition complex (ORC)
複製起点に結合する複数のサブユニットからなる複合体で，すべての真核生物でみられる。DNA複製を開始させる。

複製培養細胞 replicating cell culture
分化していない分裂細胞（線維芽細胞など）として組織から採取され，コンフルエンスに達するまで分裂増殖させている細胞。

複製老化 replicative senescence
細胞がそれ以上分裂できなくなった状態。

浮腫 edema
組織への水分の貯留。

普通生命表 current life table
2種類の生命表のうちの1つ。集団の現時点の年齢別死亡率から導きだされる，仮想的な集団の死亡率を記述したもの。その時点での年齢別死亡率が，仮想的な集団の全世代に適用できると仮定する。普通生命表は，ヒト集団のような世代生命表の作成が不可能な場合に用いられる。期間生命表，横断生命表，あるいは時間特異的生命表とも呼ばれる。世代生命表もみよ。

不動毛 stereocilium（複数形はstereocilia）
内耳のコルチ器にある細胞の毛のような突起部で，機械刺激を感知する。不動毛は蝸牛の液体の振動に対応して動く。機械的な動き（振動）を神経インパルスに変換する過程の一部。

不飽和脂肪酸 unsaturated fatty acid
少なくとも1つ以上の二重結合をもつ炭化水素鎖を有する脂肪酸。

プライマーゼ primase
DNA複製開始時にRNAプライマーをつくる酵素。プライモソームの一部。

プライモソーム primosome
ヘリカーゼとプライマーゼの2つの酵素で構成されるタンパク質を指す。DNAを一本鎖へと解離させ，RNAプライマーをつくる。

フリーラジカル free radical
酸素ラジカルをみよ。

プログラムされた老化（植物の） programmed senescence
植物において，分裂終了細胞を解体し，栄養分のリサイクルと可動化を行うための，意図的で，高度に制御され，秩序立った過程。

プロゲステロン progesterone
妊娠のための子宮環境を準備し維持する，卵巣で産生されるホルモン。

プロテアーゼ protease
タンパク質を加水分解して，短いペプチドやアミノ酸へと変換する酵素。

プロテアソーム proteasome
ユビキチンによって標識されたタンパク質を分解して除去する役割を担っている，細胞質中に存在するタンパク質複合体。

プロトポルフィリン protoporphyrin
ポルフィリンの前駆物質で，4つのピロール環がα炭素原子によって互いに連結した構造からなる。ヘムのようなポルフィリンになるには金属補因子が必要である。

プロモーター領域 promoter region
RNAポリメラーゼが結合するDNA配列。転写が始まるDNA領域。

分化した細胞 differentiated cell
多細胞生物において，特殊化した機能をもつ細胞。

分子のフィデリティ molecular fidelity
タンパク質のアミノ酸，またはDNAのヌクレオチドが，適切な順番や配列であることの度合い。フィデリティ（厳密さ）が高いと高機能で，フィデリティが低いと低機能であることが予想される。

分子ブレーキ molecular brake
細胞周期のG_1期からS期，およびG_2期からM期への移行を阻害するタンパク質の種類。一般に，リン酸化によって不活性化される。

分類学 taxonomy
植物や動物，微生物を共通する特徴にもとづいて徐々に広い階級へと分類していく学問。

分裂後期 anaphase
有糸分裂において複製された染色体が分配される段階。

分裂終期 telophase
有糸分裂において，染色体が紡錘極に到達し微小管が消失し，核膜が娘核の周囲に形成される段階。

分裂前期 prophase
有糸分裂の最初の段階。染色体が凝縮してみえるようになり，紡錘極が形成される。

分裂前中期 prometaphase
真核生物の体細胞の有糸分裂において，分裂前期と中期の間の段階。核膜が断片化して消失する。微小管が紡錘極の中心体から形成される。

分裂中期 metaphase
有糸分裂において，分裂後期に分配が起こる前に凝縮した染色体が並ぶ段階。

平均寿命 mean life span
同じ誕生日をもつ一集団（コホート）の個々の生存期間の平均。

平均余命 life expectancy
ある特定の年齢後の残存平均年数。生命表から計算される値である。

閉経 menopause
月経の停止。

ヘイフリック限界 Hayflick limit
継代培養において，細胞が分裂する最大回数。例えば，正常ヒト線維芽細胞では，ヘイフリック限界は50（±10）回の集団倍加である。

ヘキソキナーゼ hexokinase
六炭糖（炭素を6つもつ糖）の1つであるグルコースをリン酸化してグルコース6-リン酸を生じる酵素で，解糖系の最初の段階を触媒する。植物の老化の過程では，グルコースのリン酸化はシグナルとして重要であるかもしれない。

ヘモグロビン hemoglobin
赤血球中の鉄含有タンパク質。酸素の運搬を担っている。

ヘモグロビンA1c hemoglobin A1c
糖化ヘモグロビン。診断基準に用いられる。

ヘリカーゼ helicase
二本鎖DNAをほどいて一本鎖DNAにする酵素。

ヘリコバクター・ピロリ *Helicobacter pylori*（*H. pylori*）
通常の胃酸の効果に抵抗性の細菌。ヘリコバクター・ピロリ感染は90％の胃炎の原因である。

ヘルパーT細胞 helper T cell
免疫系が異物に適切に応答することを「助ける」Tリンパ球（T細胞）。抗原を直接攻撃せず，抗原を攻撃するほかの種類の細胞の増殖や分化を刺激するリンホカイン（インターロイキンやインターフェロン）を分泌する。

辺縁系 limbic system
感情と記憶をコントロールする相互接続された脳の構築系。視床下部，視床，海馬，扁桃体を含む。

変性 denaturation
タンパク質の折りたたみをほどき機能喪失を起こす，タンパク質の二次，三次，四次構造の破壊。DNA構造においても類似の破壊が起こる。

剖検 necropsy
死後動物の解剖検査。autopsyとも呼ぶ。

膀胱 bladder
排尿前に尿を貯蔵する，平滑筋で構成される嚢。

房室結節（AVノード） atrioventricular node
洞房結節からの信号を受け取る特殊心筋。心臓に血液を送り出すよう，心室を収縮させる。

紡錘極 spindle pole
機能的に中心体に相当する微小管形成中心。紡錘体はこの構造

体からつくられる。

紡錘体 mitotic spindle
細胞分裂時に，染色体が分配されて細胞の両極に移動する前に結合する細胞骨格構造。

ボウマン嚢 Bowman's capsule
腎臓で，血液濾過から尿を生成する第1段階（糸球体濾過）をつかさどるネフロンの，尿細管部位の開始構造。糸球体嚢とも呼ばれる。

飽和脂肪酸 saturated fatty acid
炭化水素鎖のすべての炭素が単結合でつながっている脂肪酸。そのため，最大数の水素原子が炭素骨格に結合している。

勃起障害 erectile dysfunction
インポテンスをみよ。

ボディマス指数 body mass index (BMI)
身長に対する体重による体組成の指標。体重 (kg) を身長 (m) の2乗で割って算出する。肥満のマーカーとしてよく使用される。

ポリA結合タンパク質 poly-A-binding protein
mRNA のポリA尾部に結合するタンパク質。このタンパク質が結合することで，mRNA が核内の他の RNA 断片から区別される。

ポリA尾部 poly-A tail
mRNA の3′末端に付加される，アデニンヌクレオチドが連続したポリマー。

ポリメラーゼ連鎖反応 polymerase chain reaction (PCR)
DNA の混合物の中から，特定の DNA 断片を選択的に増幅する手法。対象となる DNA もしくは mRNA の相補鎖の複製を連鎖反応的に繰り返すことで必要量の DNA を得る。

ポルフィリン porphyrin
4つのピロール環と窒素原子に結合した金属補因子をもつ有機色素。ヘモグロビンのヘムはポルフィリンであり，クロロフィル分子はポルフィリン部分をもつ。

ホルモン感受性リパーゼ hormone-sensitive lipase
ホルモンにより刺激されるリパーゼ。脂肪組織に認められる。

翻訳 translation
メッセンジャー RNA (mRNA) 上の遺伝情報に従ってアミノ酸を重合させ，タンパク質分子を合成するプロセス。翻訳はリボソームで行われる。

翻訳開始 translational initiation
翻訳を開始すること。転写完了後の遺伝子発現量の制御ポイントの1つとなる。

●ま

マイクロアレイチップ microarray chip
DNA マイクロアレイをみよ。

マイトジェン（分裂促進因子） mitogen
細胞分裂を促進する物質。

膜電位 membrane potential
細胞膜の内側と外側の電位差。脱分極，過分極，静止膜電位もみよ。

マクロファージ macrophage
組織に存在し，侵入細菌や他の病原体を破壊する貪食免疫細胞。自然免疫と獲得免疫の両者で機能する。マクロファージは侵入物の小断片を提示することで，他の免疫細胞を誘導する。

末梢神経系 peripheral nervous system (PNS)
中枢神経系（脳と脊髄）を除く全神経系。

マルトース maltose
グルコース2分子から構成される二糖。

ミエリン鞘 myelin sheath
支持細胞によって形成される，軸索を囲む絶縁層。末梢神経系ではシュワン細胞が形成し，中枢神経系ではオリゴデンドロサイトが形成する。

ミオシン myosin
筋収縮に必要な2つの筋タンパク質のうちの1つ。筋原線維と呼ばれる太い線維を構成する。細胞骨格をつくるアクチンフィラメント中にも存在する。アクチンもみよ。

ミクログリア microglia
神経マクロファージ。マクロファージ様の食細胞に分化する脳内の免疫細胞。

味蕾 taste bud
舌の神経終末の集合体で，味の感覚を与える。一般的に，味蕾は塩味，甘味，苦味，酸味，うま味の5種類に分類される。

ムスカリン性受容体 muscarinic receptor
シグナル伝達にGタンパク質共役型メカニズムを用いるアセチルコリン受容体の一種。おもに末梢神経系に存在する。

明反応 light reaction
光合成において葉緑体内で起こる物理化学的な反応で，クロロフィルの助けによって光エネルギーを化学エネルギーに変換する。

メイラード反応 Maillard reaction
加熱による糖とタンパク質の間の非酵素的反応で，食品の褐色化を引き起こす。動物で起こるこの種の反応は，加齢性細胞障害を引き起こす可能性がある。

メッセンジャー RNA messenger RNA (mRNA)
リボソームにおいて合成されるタンパク質の構造情報を伝達する分子。RNA ポリメラーゼによって鋳型 DNA から合成された転写産物 RNA が，イントロンを除去するスプライシング反応などを経て，mRNA となる。

メディエーター mediator
DNA が転写される過程において基本転写因子と結合し，エンハンサーに結合した活性化因子タンパク質と転写開始複合体との物理的相互作用を仲介するようなタンパク質複合体。

メモリー細胞 memory cell
特定の抗原に再会合したときに反応しうる T 細胞や B 細胞の一群。T 細胞や B 細胞の産生を促す最初の曝露から長時間経っても反応できる。

メラノサイト melanocyte
メラニン色素を産生する皮膚細胞。

メルケル細胞 Merkel cell
感覚ニューロンとシナプス結合する表皮の受容器細胞。

毛細血管拡張症 telangiectasia
皮膚表面の小血管の拡張を呈する。光老化と関連する。

網膜 retina
眼の内側表面を覆う光感受性組織。

毛様体 ciliary body
毛様体筋によって水晶体に付属している眼の環状筋。収縮と弛緩により水晶体の形を変える。

木部（道管） xylem
植物の木質の部分で，水や無機塩類を輸送する。ほとんどが死細胞からなる。植物に構造的な支持を与えるものでもある。篩部（篩管）もみよ。

●や

野生型 wild type
ある生物種について，自然状態で最も一般的な株，遺伝子，もしくは形質のこと。異常型，変異型の対義語。

有糸分裂（M 期） mitosis (M phase)
細胞分裂。真核生物にみられる分裂中の核で起こる現象を指し，通常は分裂前期，中期，後期，終期の一連の段階を含み，最終的に親細胞の核と同じ数の染色体をもつ，2 つの娘細胞核が生じる。

有色体 chromoplast
植物細胞がもつ膜に包まれた細胞小器官である色素体のいくつかのタイプのうちの 1 つ。色素（クロロフィルを除く）の貯蔵の場である。

有袋類 marsupial
胎盤をもたない哺乳類。

輸精管 seminiferous tubule
精子が形成され成熟し精巣上体へ移動する精巣中の管腔ネットワーク。

ユビキチン ubiquitin
損傷を受けたタンパク質のリシン残基に付加される，進化上高度に保存された小分子量（79 アミノ酸）タンパク質で，そのタンパク質を分解するための目印となる。

ユビキチンリガーゼ ubiquitin ligase
損傷を受けたタンパク質のリシン残基にユビキチンを結合させることで，分解の目印をつける酵素。

幼若ホルモン juvenile hormone
昆虫のホルモンで，発生や卵巣での卵の産生に重要である。また，休眠からの回復も刺激する。

葉緑体 chloroplast
植物細胞がもつ膜に包まれた細胞小器官である色素体のいくつかの種類のうちの 1 つ。光合成の場であり，緑色の色素クロロフィルを含む。

●ら

ライデッヒ細胞 Leydig cell
テストステロンを産生する精巣の細胞。

ラギング鎖 lagging strand
DNA 複製時に新しく合成される 2 本の鎖のうちの 1 つ。岡崎フラグメントと呼ばれる不連続鎖によって構成され，のちにつなげられる。

ラギング鎖鋳型 lagging strand template
岡崎フラグメントを合成する際の鋳型となる DNA 鎖。

ランゲルハンス細胞 Langerhans cell
表皮の貪食性免疫細胞。

ランゲルハンス島 islet of Langerhans
膵臓における内分泌細胞の集まり。インスリンやグルカゴンを分泌する。

卵子 ovum
女性の未受精の成熟した生殖細胞。ヒトの卵。

卵胞 ovarian follicle
単一の卵を含む卵巣中の腔構造。卵の成熟までの栄養供給が行われる構造。

卵胞刺激ホルモン follicle-stimulating hormone (FSH)
卵胞のサイズを増加させ，黄体ホルモンとともに卵胞のエストロゲン産生を促し，排卵を導く下垂体ホルモン。精子形成の制御やテストステロンの合成にも関与する。

卵母細胞 oocyte
卵胞中の未発達の卵。

罹患（罹患率） morbidity
病気や疾患をわずらっている状態。

罹患期間の短縮 compression of morbidity
寿命の中で，加齢性疾患に罹患する期間の相対的な割合が低下すること。

リガンド ligand
ある物質に対して特異的に，かつ可逆的に結合できる化学物質。生化学分野においては，受容体タンパク質に結合する分子を指すことが多い。

罹患率 prevalence
ある特定の時点で，母集団中の，特定の疾患に罹患している患者の総数。

リスク因子 risk factor
特定の傷害や疾患に関連すること（必ずしも直接の原因ではないが）が統計学的に示された特性。リスク因子は，特に傷害を受けやすい，疾患にかかりやすい集団を対象として予防策を講じるために使用できる。

リゾチーム lysozyme
細菌の細胞壁の破壊を触媒する酵素。唾液中に認められる。

リーディング鎖 leading strand
DNA複製時に新しく合成される2本の鎖のうちの1つ。5′→3′方向へ連続的に合成される。

リーディング鎖鋳型 leading strand template
連続的に合成される新しい鎖の鋳型となるDNA鎖。

利尿薬 diuretic
高血圧の治療に用いられる薬物。尿量を増加させ，水分貯留を低下させる。

リパーゼ lipase
中性脂肪の分解を触媒し，グリセロールや遊離脂肪酸を産生する酵素。

リプレッサー repressor
遺伝子の転写制御領域に結合するタンパク質の一種で，転写を抑制する。

リボ核酸 ribonucleic acid (RNA)
染色体DNAを鋳型として合成される核酸の一種で，タンパク質合成に関わる。糖（リボース）とリン酸が鎖状につながった骨格と，プリン塩基（アデニン，グアニン）およびピリミジン塩基（シトシン，ウラシル）からなる。

リボソーム ribosome
タンパク質合成の場を提供する，細胞質中のRNA-タンパク質複合体。合成に関わる酵素群と，その調節に関わるタンパク質，およびrRNAからなる。mRNAとtRNAの結合部位が存在する。

リボソームDNA ribosomal DNA (rDNA)
リボソームRNA (rRNA)をコードしている，核小体に含まれるDNA。核小体形成の中心。

リボソームRNA ribosomal RNA (rRNA)
リボソームに含まれるRNA分子。メッセンジャーRNA（mRNA）からタンパク質が作り出される翻訳過程において，mRNAや転移RNA (tRNA)と相互作用する。

リポタンパク質 lipoprotein
高密度リポタンパク質，低密度リポタンパク質をみよ。

リン酸化 phosphorylation
リンを（リン酸基として）化合物に付加する過程を指し，しばしばキナーゼと呼ばれる酵素によって行われる。分子をオン（活性化）もしくはオフ（不活性化）する細胞シグナルとして使用される。

リン脂質 phospholipid
脂肪酸とリン酸からなる化合物。生体膜の重要な構成成分。

リンパ球 lymphocyte
免疫反応を起こす白血球。B細胞，T細胞もみよ。

リンホカイン lymphokine
マクロファージを活性化させ，B細胞からの抗体産生を刺激するT細胞から分泌される物質。

レヴィ小体 Lewy body
加齢に伴い，ニューロンの細胞質に蓄積し，凝集するタンパク質。おもにα-シヌクレインとユビキチンからなる。パーキンソン病の組織学的特徴。

レボドーパ (L-ドーパ) levodopa (L-dopa)
パーキンソン病の治療で用いられる主要薬物。体内でドーパデカルボキシラーゼにより，ドーパミンに変換される。

老化 senescence
生物の寿命の最後に起こる年齢と関連した変化であり，生命力や機能に影響を与え，死の可能性を高める。疾患とは直接の関係はない。

老化生物学 biogerontology
老年学の一分野で，老化の生物学的な原理を扱う。

老化による拒食症 anorexia of aging
食欲の低下による体重の過度な減少を引き起こす，年配者の臨床症状。老衰に関連する4つの徴候のうち1つ。原因は多因子で，疾患やうつ，社会的隔離などである。

老化の変異蓄積仮説 mutation accumulation theory of senescence
サー・ピーター・メダワーによって最初に提唱された，老化の進化理論。自然選択の力が年齢とともに減少することによって，一生の後期に作用する有害な遺伝子がゲノム中に蓄積し固定されることを示唆する。

老視　presbyopia
近いものへ焦点を合わせる眼の能力の喪失。年を取るにつれて生じる。おもに水晶体が硬くなることによって引き起こされる。*presbys* はギリシャ語で「老人」を意味する。

老人性難聴　presbycusis
加齢性の聴力低下。通常，高音の聴力低下が起こる。*presbys* はギリシャ語で「老人」を意味する。

老年医学　geriatrics
高齢者の疾患と老化による問題をあつかう医学の一分野。

老衰　geriatric failure to thrive
高齢者にみられる多因子性の衰弱状態で，慢性的に併発した疾患や機能不全を原因とすることがある。名前の由来は，処置に対して応答しない人が観察されたことによる。

老年学　gerontology
ヒトの老化や高齢者の問題を総合的に研究する学問。

老年学的生物人口統計学　gerontological biodemography
生物学的な知識を，ヒトの寿命と生存に関する人口統計学に統合した科学。

索引

欧文，和文の順に収載。fは図，tは表を表す。

欧文索引

● 数字

1,3-ビスホスホグリセリン酸　177
1回心拍出量　284
I型線維　228
1型糖尿病　298
1電子還元，酸素の　105
IIX型線維　228
II型線維　228
2型糖尿病　298
　　　グルコース代謝の変化　299
　　　診断基準　298
　　　微小血管の血流の障害　299
　　　肥満と――　302
　　　有病率　301f
17年ゼミ　9f

● ギリシャ文字

α-amylase　243
α-secretase　273
α-synuclein　280
α-アミラーゼ　243
αクリスタリン　240
α-シヌクレイン　280
α-セクレターゼ　273, 273f
α-トコフェロール，フリーラジカル連鎖反応の終了　113f
α-リノレン酸　112f
β-blocker，血圧のコントロール　291
β-secretase　273
β-sheet　272
β-site APP cleavage enzyme　273
β-ガラクトシダーゼ，遺伝子発現の調節　135
β-カロテン，肺がん発生率への効果　324f
β経路　273
βシート　272
βシート構造，タンパク質の　273f
β遮断薬，血圧のコントロール　291
β-セクレターゼ　273, 273f
ε4アレル，アルツハイマー病のリスク因子　277
τタンパク質　274

● A

Aβ protein　272
Aβタンパク質　272, 273f
abscisic acid　195
abscission　173

accommodation　238
acetylcholine (Ach)　268
acetyl-CoA　106
ACE阻害薬 (angiotensin-converting enzyme inhibitor)　291
Ach (acetylcholine)　268
Acipenser transmontanus　22, 22f
acquired immunity　251
actin　85
action potential　267
activator　135
active transport　247
ad libitum feeding　319
adaptive immunity　251
adenosine triphosphate (ATP)　100
ADH (antidiuretic hormone)　250
adipose tissue　165
ADP (adenosine diphosphate)　105, 105f
adrenaline　269
adrenergic neuron　269
adrenergic receptor　269
adrenergic α-receptor　269
adrenergic β-receptor　269
advanced glycation end product (AGE)　233
aerobic metabolism　103
AGE (advanced glycation end product)　232f, 233
AGE-1　155f
age-1　154
age-dependent mortality　45
age-independent mortality　45
age-specific mortality rate　43
age-structure analysis　62
alkaline phosphatase　305
allele　60
allometric scaling　175
alternative RNA splicing　137
Alzheimer, Alois　275
Alzheimer disease　275
Amadori product　233
American Geriatrics Society　3
Ames dwarf　165, 167f
aminoacyl-tRNA　130
aminoacyl-tRNA synthetase　129
amplitude，音波の　234
α-amylase　243
amyloid precursor protein (APP)　272, 273f
anaerobic metabolism　103
anaphase，有糸分裂の　85
anaphase-promoting complex (APC)　85, 90
andropause　259
angiotensin-converting enzyme inhibitor (ACE阻害薬)，血圧のコントロール　291
anorexia of aging　226
antagonistic pleiotropy　75
Anthopleura sola　15f
antidiuretic hormone (ADH)　250
aortic valve　282
APC (anaphase-promoting complex)　85, 90
apical meristem　181
ApoE (apolipoprotein E)　277
apoplast　187
apoplastic uploading　187
apoptosis　228
APP (amyloid precursor protein)　272, 273f
Arctica islandica　22, 22f
Armillaria ostoyae　15f
arterial plaque　287
artery　282
artificial selection　72
ascospore　148
atherosclerosis　286
ATP (adenosine triphosphate)　100, 105
　　構造　105f
ATP合成，電子伝達系での　107f
ATP産生　106f
ATP産生能力，過負荷による増加　329
atrioventricular node (AV node)　283
atrium　281
atrophic gastritis　244
Australopithecus afarensis　205
autophagic system　175
autosome, *C. elegans* の　152
autotrophy　176
auxin　179
AV node (atrioventricular node)　283
axon　265

● B

B cell　252
BACE1　273
Baltimore Longitudinal Study of Aging (BLSA)　36
Barker, David　30
basal metabolic rate (BMR)，最大潜在寿命との関係　20f
bile salt　245
biodemography　6, 200
biogerontology　1
biomarker　28
bladder　248
BLSA (Baltimore Longitudinal Study of Aging)　36

BMD (bone mineral density) 307
BMI (body mass index) 224
　　死亡の相対リスクとの関係 224f, 225f
BMR (basal metabolic rate)，最大潜在寿命との
　　関係 20f
body mass index (BMI) 224
bone mineral density (BMD) 307
bone remodeling 304
Bowman's capsule 249
bradykinesia 278
breeding season-specific reproduction rate 63
bristlecone pine 182
brush border 245
bud scar 147
Burrows, Montrose 91
B 細胞 252
　　産生場所と機能 252t
　　免疫の機構 254f

● C

C. elegans
　　雄と雌雄同体 152f
　　発生ステージ 153f
　　——において同定された重要なタンパク質
　　154t
$Ca_{10}(PO_4)_6(OH)_2$　ヒドロキシアパタイトを見
　　よ
cal (カロリー) 221
calcitonin 303
Calment, Jeanne 5f
calorie restriction (CR) 319
Calvin cycle 176
Calvin, Melvin 176
carbidopa 280
carbohydrate 103
carboxylation，カルビン回路の 177
cardiac output 284
Carey, James 51
carotenoid 176
Carrel, Alexis 91
carrying capacity of a population 60
catabolism 10
catabolite 187
catalase 108
cataract 239
catecholamine 268
Cdk (cyclin-dependent kinase) 87f, 88
cDNA (complementary DNA) 142
cell body 265
cell line 13, 96
cell wall 174
cellulose 175
centenarian 202
Center for Aging Research 3
central nervous system (CNS) 264
central vacuole 175
centrosome 85
cerebrovascular incident 286
chaperone 130

chemokine 252
chemoreceptor 327
chemotaxis 252
chico 変異体 161, 161f
chitin 147
chlorophyll 176
chloroplast 176
chromatin 134
chromoplast 176
chromosome 134
chyme 244
ciliary body 238
circadian rhythm 259
clk-1 156
clk-2 156
clk-3 156
clock gene 156
cloning 141
CNS (central nervous system) 264
cochlea 236
codon 129
cohesin 89
cohort 34
cohort effect 35
cohort life table 41, generation life table を見よ
collagen 230
comparative biogerontology 18
complementary DNA (cDNA) 142
complete life table 42
compliance 284
compression of morbidity 333
compression，音波の 234
condensin 85
confluence 13
congestive heart failure 291
consensus sequence 137
contractility 284
control element 134
Cookeina sulcipes 15f
cornea 237
corpus luteum 257
CR (calorie restriction) 319
Crick, Francis 124
cross-sectional study，生物学的老化測定のため
　　の 34
crude mortality 41
crystallin 239
current life table 41
cyclin 87
cyclin-dependent kinase (Cdk) 87f, 88
cytogerontology 93
cytokine 252
cytokinesis 85
cytokinin 192
cytoskeleton 274
cytotoxic T cell 253

● D

DAF-2 155f

daf-2 (dauer formation gene) 154
DAF-16 155f
dark reaction 176
Darwin, Charles 55
dauer 153
dauer formation gene (daf-2) 154
dB 234
demethoxyubiquinone mono-oxygenase (DMO)
　　156
demography 46
denaturation 244
dendrite 265
dendritic cell 252
deoxyribonucleic acid (DNA) 124
depolarization 266
dermis 229
development，ライフステージでの 9
diabetes mellitus 297
diapause 161
diastolic pressure 282
dietary restriction (DR) 319
diet-induced thermogenesis (DIT) 222
differentiated cell 13
diploid 147
disaccharide 245
disposable soma theory 76
DIT (diet-induced thermogenesis) 222
diuretic 291
DMO (demethoxyubiquinone mono-oxygenase)
　　156
DNA (deoxyribonucleic acid) 124
DNA ligase 89
DNA microarray 144
DNA polymerase 88
DNA
　　塩基の種類と構造 125f
　　折りたたみ構造 133f
DNA 複製 88, 89f
　　S 期における準備 85f
DNA プライマーゼ 89f
DNA ポリメラーゼ 88
DNA マイクロアレイ 144, 145f
DNA メチル化 32, 34f
DNA リガーゼ 89
Dolania americana 5
dopamine 269
DR (dietary restriction) 319
Drosophila melanogaster，老化モデルとしての
　　16
Drosophila
　　ストレスに対する生存率 160f
　　生活環 159f

● E

eclosion 72
edema 292
effector 165
effector cell 265
electrolyte 249

electron transfer system (ETS)　105, 107f
embolus　287
embryonic stem cell (ES 細胞)　14, 14f
end diastolic volume　284
endocrine system　292
energy balance　220
enhancer　135
enthalpy　99
entropy　99
epidermis　229
epigenetic trait　32
epigenome　32
ERC (extrachromosomal rDNA circle)　149, 149f
erectile dysfunction　258
esophagus　244
estrogen　256
ES 細胞 (embryonic stem cell)　14, 14f
ethylene，老化の誘導　195
ETS (electron transfer system)　105, 107f
eukaryote　4
eukaryotic cell　11
Euler, Leonhard　64
Euler-Lotka equation　64
eusociality，寿命の延長　21
eustachian tube　235
eutherians　20
exocrine hormone　244
exon　127
extracapsular cataract extraction　240
extrachromosomal rDNA circle (ERC)　149
extrinsic rate of aging　29, 66

● F

facilitated diffusion　247
facultative，ヒトの死亡率　200
FAD (familial Alzheimer disease)　276
familial Alzheimer disease (FAD)　276
fat-specific insulin receptor knockout (FIRKO)　165
fatty acid　111
FCC (fluorescent chlorophyll catabolite)　189
fecundity　62
Fenton reaction　109
fibrillation　288
fibrointimal hyperplasia　251
Finch, Caleb　46
FIRKO (fat-specific insulin receptor knockout)　165, 165f
FIRKO 変異マウス，寿命延長　165
first law of thermodynamics　98
Fisher, R. A.　64
fitness　57
fluorescent chlorophyll catabolite (FCC)　189
follicle-stimulating hormone (FSH)　256
forkhead box transcription factor family (FOXO)　155
fovea centralis　237
FOXO (forkhead box transcription factor family)　155
Franklin, Rosalind　124
free energy　99
frequency　235
FSH (follicle-stimulating hormone)　256
fully mitotic cell　90

● G

G　自由エネルギーを見よ
G protein-coupled receptor　151
G_0 phase　83
G_0 期　83, 84f
G_1 phase　83
G_1 期　83, 84f
G_2 phase　83
G_2 期　83, 84f
Galen　323
gamete　56
gastric pit　244
gel electropholesis　142
gene homolog　40
gene knockout　144
gene ortholog　139
gene silencing　136
general recombination　149
general transcription factor　125
generation life table　41
genetic code　129
genetic determinism　67
genetic drift　68
genetic screening　140
genome　132
genotype　29
geriatric failure to thrive　226
geriatrics　3
germ cell，海綿動物とクラゲでの　22
gerontological biodemography　75
Gerontological Society of America　3
gerontology　1
Gey, George　96
GFR (glomerular filtration rate)　251
GHR/GP　165
GHR/GP 欠損マウス　166f
GHR/GP 変異マウス，寿命　167f
GHRKO (growth hormone receptor knockout)　165
gibberellin　180
glial cell　269
glomerular filtrate　249
glomerular filtration　249
glomerular filtration rate (GFR)　251
glomerulosclerosis　251
glomerulus　249
glucagon　294
gluconeogenesis　294
glucose intolerance　298
GLUT4 (glucose transporter 4)　295, 297f, 299
glutathione (GSH)　300
glutathione peroxidase　109
glycogen　294
glycogenesis　296
glycolysis　296
glycosylation　102, 130
Gompertz mortality function　44
Gompertz, Benjamin　44
grandmother hypothesis　58
gro-1　156
group selection　57
growth hormone receptor knockout (GHRKO)　165
GSH (glutathione)　300
G 細胞，胃の　245t
G タンパク質共役受容体　151

● H

H　エンタルピーを見よ
H. pylori　244
H_2O_2　過酸化水素を見よ
Haber-Weiss reaction　109
Hamilton, W. D.　70
haploid　147
Harman, Denham　103
Hayflick limit　92
Hayflick
　——, Leonard　92
　　老化と疾患の違いについての言及　10
HbA1c (hemoglobin A1c)　298
HDL (high-density lipoprotein)　290
heart rate　284
heat shock protein 70　158
HeLa 細胞　96
helicase　88
Helicobacter pylori　244
helper T cell　253
hemoglobin A1c (HbA1c)　298
Heterocephalus glaber　21f
hexokinase　186
high-density lipoprotein (HDL)　290
Hippocrates　323
histone　134
histone acetylation　134
histone octamer　134
homeostasis　19
Homo erectus　205
homologous recombination　149
hormone-sensitive lipase　296
hsp70　158
hydrophilic　190
hydrophobic　190
hydroxyapatite　304
hyperlipidemia　289
hyperpolarization　266
hypertension　286

● I

Ibn Sinā　323
IGF (insulin-like growth factor)　305

IGF-1（insulin/insulin-like growth factor-1）受容体　154
impotence　258
IMR（initial mortality rate）　47
　　さまざまな種における　48t
in situ hybridization　143
in situ ハイブリダイゼーション　143
　　遺伝子発現解析　143
incus　235
indirect calorimetry　221
indoleacetic acid　179
initial mortality rate（IMR）　44, 47, 48t
innate immunity　251
Ins1（insulin receptor substrate 1）　165
insudation　251
insulin　294
insulin receptor substrate 1（*Ins1*）　165
insulin resistance　298
insulin/insulin-like growth factor-1（IGF-1）受容体　154
insulin-like growth factor（IGF）　305
interneuron　265
interphase　83
intrinsic rate of aging　29
intrinsic rate of natural increase　60
intron　127
ischemia　287
ischemic heart disease　288
islet of Langerhans　294

● J

J（ジュール）　220
Jacob, François　135
jasmonic acid，老化の誘導　195
Jenner, Edward　209
juvenile hormone（JH）　161

● K

K 集団の環境収容力を見よ
kcal（キロカロリー）　221
keratinocyte　229
Keys, Ancel　224
Kirkwood, Thomas　76
kJ（キロジュール）　220

● L

L-ドーパ　レボドパを見よ
Lacks, Henrietta　96
lagging strand　89
lagging strand template　89
Langerhans cell　230
Larrea tridentata　183f
law of thermodynamics　98
LDL（low-density lipoprotein）　287
leading strand　89
leading strand template　88
Leeuwenhoek, Anton van　209

lens　237
leucoplast　175
levodopa　280
Lewy body　280
Leydig cell　259
LH（luteinizing hormone）　256
life expectancy　43
life history　15
life span　2
ligand　151
light reaction　176
limbic system　241
Linnaeus, Carolus　11
lipase　245
lipid　111
lipid bilayer　111
longevity　2
longitudinal study　36
Lotka, Alfred　63
low-density lipoprotein（LDL）　287
luteinizing hormone（LH）　256
Lwoff, André　135
lymphocyte　252
lymphokine　253
lysozyme　243

● M

M phase　83
Macaca mulatta，老化モデルとしての　16
macronutrient　320
macrophage　252
Magicicada septendecim　9f
Maillard, Louis Camille　232
Maillard reaction　232
malleus　235
maltose　243
marsupials　20
maturity　9
maximum life span　49
maximum life span potential（MLSP）　20f
Maynard Smith, John　77
mean life span　49
Medawar, Sir Peter　65
mediated transport　247
mediator　136
meiosis　68
melanocyte　230
melanoma　231
membrane potential　266
memory cell　254
menopause　258
menstrual cycle　256
meristem　181
Merkel cell　230
messenger RNA（mRNA）　127
metaphase，有糸分裂の　85
metazoa　77
methuselah 遺伝子　159
methyl jasmonate，老化の誘導　195

methyl-phenyl-tetrahydropyridine（MPTP）　281
micronutrient　248
microtubule　274
mitogen　90
mitosis　84, 85
mitotic clock theory　116
mitotic spindle　85
mitral valve　281
MLSP（maximum life span potential）　20f
molecular brake　87
molecular fidelity　101
monocarpic　181
Monod, Jacques　135
monophyletic group　12
monosaccharide　185
Moorhead, Paul　92
morbidity　219
Morgan, Thomas Hunt　158
mortality，生物学的老化の定義　6
mortality rate　36
mortality-rate doubling time（MRDT）　47
motor end plate　228
motor neuron　265
MPTP（methyl-phenyl-tetrahydropyridine）　281
MRDT（mortality-rate doubling time）　47, 48t
mRNA（messenger RNA）　127
mth 遺伝子　159
mth 変異体，生存曲線と死亡率　160f
multipotent　14
muscarinic receptor　268
muscle fiber　227
mutation accumulation theory of senescence　68
m_x　繁殖力を見よ
myelin sheath　266
myocardial infarction　288
myosin　85, 227
M 期　83, 86f

● N

NAD^+（nicotinamide adenine dinucleotide）　104
NAD^+，SIR2 タンパク質の活性化　150
NAD^+濃度　151f
naive T cell　253
National Health and Nutrition Examination Survey III（NHANES III）　222
National Insitute on Aging（NIA）　3
National Institutes of Health（NIH）　3
natural killer cell（NK 細胞）　253
natural selection　66
necropsy　39
nephron　249
net reproduction rate　63
neurofibrillary tangle（NFT）　274
neuron　264
neuroplasticity　271

neutrophil 252
New England Centenarian Study 202
NFT (neurofibrillary tangle) 274
NHANES III (National Health and Nutrition Examination Survey III) 222
NIA (National Insitute on Aging) 3
nicotinamide adenine dinucleotide (NAD$^+$) 104
nicotinic receptor 268
NIH (National Institutes of Health) 3, 142, 224, 302
NK細胞 (natural killer cell) 253
nonadaptive trait 59
noradrenaline 269
nuclear pore complex 128
nucleosome 134

● O

O$_2$ 酸素を見よ
・O$_2^-$ 酸素ラジカルを見よ
OGTT (oral glucose tolerance test) 298, 298f
・OH ヒドロキシルラジカルを見よ
Okazaki fragment 89
olfactory bulb 241
olfactory neuron 241
oligodendrocyte 266
Oncorhynchus nerka
　生活環 7f
　生物学的老化の定義 6
oocyte 258
optimality theory 77
oral glucose tolerance test (OGTT) 298, 298f
ORC (origin recognition complex) 84
organ of Corti 236
origin recognition complex (ORC) 84
osteoblast 304
osteoclast 304
osteocyte 304
osteopenia 307
osteoporosis 306
ovarian follicle 256
ovulation 257
ovum 256
oxidative phosphorylation 106
oxidative stress theory 103
oxidized 104
oxygen-centered free radical 103

● P

p21 タンパク質 88f
　細胞老化における役割 118
p53 pathway 88
p53 経路 88
p53 タンパク質, 細胞老化における役割 118
p53 チェックポイント 88f
paired helical filament (PHF) 274
parathyroid gland 303
parathyroid hormone (PTH) 303, 304f
　骨石灰化に対する効果 305t
Parkin 遺伝子 280
passive diffusion 246
Pasteur, Louis 209
PCR (polymerase chain reaction) 141, 141f
PDGF (platelet-derived growth factor) 305
peripheral nervous system (PNS) 264
peritubular capillary 249
personal genomics 40
phacoemulsification 240
phagocytosis 251
pharynx 244
phenotype 29
PHF (paired helical filament) 274
phloem 175
phosphatidylinositol 3-kinase (PI 3-キナーゼ) 154
phospholipid 111
phosphorylation 130
photoaging 231
photosynthesis 176
phototropin 192
phototropism 192
phylogenetic tree 12
phylogenetics 11
phylogeny 12
phytohormone 179
PI 3-キナーゼ (phosphatidylinositol 3-kinase) 154
pinna 235
Pinus aristata 6
Pit-1 165
pitch, 音の 235
PKA (protein kinase A) 151
plant hormone 179
plasma 249
plasma cell 253
plasmodesma 174
plastid 175
plastoglobule 189
platelet-derived growth factor (PDGF) 305
pleiotropy 75
pluripotent 14
PNS (peripheral nervous system) 264
poly-A-binding protein 128
poly-A tail 128
polymerase chain reaction (PCR) 141
polymorphism 276
population doubling 13
population genetics 60
Populus tremuloides 183f
porphyrin 環 189
postmaturation 7
post-mitotic cell 91
postsynaptic neuron 268
presbycusis 236
presbyopia 238
presynaptic neuron 268
prevalence 279
primary cell culture 13
primary cell wall 174
primase 88
primosome 88
progesterone 256
programmed senescence 183
proliferative senescence 181
prometaphase, 有糸分裂の 85
promoter region 87, 125
prophase, 有糸分裂の 85
protease 131
proteasome 130
protein kinase 189
protein kinase A (PKA) 151
proteolytic process 90
protoporphyrin 環 189
protozoa 77
PTH (parathyroid hormone) 303, 304f
　骨石灰化に対する効果 305t
pulmonary circulation 282
pulmonary valve 282
pulmonary vein 281

● Q

Quetelet, Adolphe 224

● R

r 内的自然増加率を見よ
R$_0$ 純繁殖率を見よ
rarefaction, 音波の 234
rate-of-living theory 20
Ray, John 11
rDNA (ribosomal DNA) 149
reactive oxygen species (ROS) 104
recombinant DNA technology 139
reduced 104
reduction 105, 177
REE (resting energy expenditure) 221
refractive power 237
renal tubule 249
replicating cell culture, 老化生物学の研究で使用される 13
replication origin 84
replicative senescence 91
repressor 135
reproductive potential 60
reproductive value 64
resting energy expenditure (REE) 221
resting membrane potential 266
retina 237
reverse transcriptase 116, 142
ribosomal DNA (rDNA) 149
ribosome 130
risk factor 224
RNA polymerase 125
RNA splicing 127
RNA transcript 124
RNA, 塩基の種類と構造 125f
RNA スプライシング 127, 127f

RNA ポリメラーゼ　125, 126f
ROS（reactive oxygen species）　104
RuBisCo　177
RuBP　177

● S

S　エントロピーを見よ
Saccharomyces cerevisiae（S. cerevisiae）　15f
　　細胞老化と出芽痕の関係　148t
　　生活史　148
　　無性的増殖サイクル　147f
salicylic acid，老化の誘導　195
saliva　243
salivary gland　242
Salk, Jonas　96
sarcopenia　226
saturated fatty acid　111
Schiff base　232
Schulman, Edmund　182
Schwann cell　266
secondary cell wall　174
secondary osteoporosis　306
α-secretase　273
β-secretase　273
securin　90
selection pressure　59
selective estrogen receptor modulator（SERM）
　　309
selective mortality　36
semi-mitotic cell　91
seminiferous tubule　258
senescence，ライフステージ　9
sensory neuron　265
SERM（selective estrogen receptor modulator）
　　309
Sertoli cell　259
sex chromosome, C. elegans の　152
shi liao　323
silencer　135
silent information regulator 2　150
simian virus 40（SV40）　96
sinoatrial node　283
sinus node　283
SIR2　150, 151f
SIR2 過剰発現　322
sister chromatid　85
sliding clamp　89f
small nuclear ribonucleoprotein（snRNP）　127
small nuclear RNA（snRNA）　127
Snell dwarf　165
　　寿命　167f
snRNA（small nuclear RNA）　127
snRNP（small nuclear ribonucleoprotein）　127,
　　127f
SOD（superoxide dismutase）　108, 109f
solar elastosis　231
somatic cell，海綿動物とクラゲでの　22
spindle pole　85
stapes　235

statin　289
stem cell，老化研究で使用される　13
stereocilia　236
stochastic，タンパク質の損傷　8
stochastic senescence　183
stop codon　129
stroke volume　284
subcutaneous fat tissue　229
superior vena cava　281
superoxide dismutase（SOD）　108, 109f
superoxide radical　104
survival curve　48
SV40（simian virus 40）　96
synapse　265
synaptic cleft　268
synaptic terminal　265
synthesis phase　83
α-synuclein　280
systemic circulation　282
systole　284
systolic pressure　282
S 期　83, 84f
　　DNA 複製への準備　85f
S サイクリン　87, 87f

● T

T cell　252
target of rapamycin 経路　151
taste bud　240
TATA box　125
TATA ボックス　125, 126f
taxonomy　11
TCA 回路（tricarboxylic acid cycle）　105, 106f
TEE（total energy expenditure）　221
telangiectasia　231
telomerase　116
telomerase reverse transcriptase（TERT）　116
telomere　114
telomere-shortening theory　114
telophase，有糸分裂の　85
terminally differentiated　238
termination site　125
TERT（telomerase reverse transcriptase）　116
tertiary structure　130
testosterone　259
TGF-β（transforming growth factor-β）　305
thymus gland　253
tonoplast　175
TOR 経路　151
total energy expenditure（TEE）　221
totipotent　14
trachea　244
trade-off hypothesis　56
transcription　124
transcription initiation complex　136
transcriptome　190
transfer RNA（tRNA）　129
transforming growth factor-β（TGF-β）　305
transgenic organism　144

translation　128
translational initiation control　137
triacylglycerol　297
tricarboxylic acid cycle（TCA 回路）　105
tricuspid valve　281
triose phosphate　177
tRNA（transfer RNA）　129
　　構造　130f
trypsin　92
tubular reabsorption　249
tubular secretion　249
tympanic membrane　235
type 1 diabetes mellitus　298
type 2 diabetes mellitus　298
type I fiber　228
type II fiber　228
type IIX fiber　228
T 細胞　252
　　免疫の機構　254f
t-ループ，テロメアの　116f

● U

ubiquitin　130, 280
ubiquitin ligase　90
umami　240
unsaturated fatty acid　111
urea　249
ureter　248
urethra　248
urinary incontinence　248
USDA　302

● V

vasoconstriction　284
vasodilation　284
vasopressin　250
vein　282
venous return　284
ventilation　327
ventricle　281
Verhulst-Pearl logistic equation　61
villus　245
Virchow, Rudolf　272
vital statistics　208
voltage-gated ion channel　267
v_x　繁殖値を見よ

● W

Watson, James　124
weak mutation　155
Weismann, August　56
wild type　140
Wilkins, Maurice　124
Williams, G. C.　58, 75
Wolff, Julius　307
WRN 遺伝子，ウェルナー症候群　18

● X

X-ray crystallography 124
xylem 174
X線結晶構造解析 124

● Z

Zea saccharata 5
zonular fiber 237

和文索引

●あ

アイスランドガイ，著しく長い寿命　22, 22f
アウストラロピテクス・アファレンシス　205
アカゲザル　17f
　　　維持にかかる費用　17
　　　老化モデルとしての　16
アクチン，収縮環の形成　85
握力，縦断研究での解析　38
味，においとの関係　242f
アスコルビン酸　113, 113f
アストロサイト　269
アセチル CoA　106
アセチル化，ヒストン　134f
アセチルコリン（Ach）　268
圧縮，音波の　234
アデニン　125f
アデノシン三リン酸（ATP）　100, 105
　　　構造　105f
アデノシン二リン酸（ADP）　105
　　　構造　105f
アテローム性動脈硬化　286
　　　機序　287f
　　　閉塞の段階　287f
　　　リスク因子　289
アドレナリン　269
アドレナリンα受容体　269
アドレナリンβ受容体　269
アドレナリン作動性ニューロン　269
アドレナリン受容体　269
アブシシン酸　179
　　　老化の誘導　195
アブミ骨　235
アポトーシス　228
アポプラスティックな積み込み　187
アポプラスト　187
アポリポタンパク質 E（ApoE）　277
アマドリ生成物　233
アミノアシル tRNA　130
アミノアシル tRNA 合成酵素　129
α-アミラーゼ　243
アミロイド産生経路　273
アミロイド前駆体タンパク質（APP）　272, 273f
アミロイド斑　272f
　　　形成　274f
アメリカヤマナラシ　182, 183f
アルカリ粘液，胃の細胞による分泌　245t
アルカリホスファターゼ　305
アルツハイマー，アロイス　275
アルツハイマー病　275
　　　患者の脳　272f
　　　進行　276f
　　　治療戦略　277
　　　晩期発症型の患者数　275t
アレル（対立遺伝子）　60
アロメトリック・スケーリング　175
アンギオテンシン変換酵素阻害薬（ACE 阻害薬），血圧のコントロール　291
安静時エネルギー消費量（REE）　221
　　　男女別・年齢別の　229f
アンチコドン　130f
暗反応　176

●い

胃，構造　244f
イオンチャネル　247f
異化　10
イガゴヨウマツ　5, 5f, 182, 182f
異化産物　187
閾値，ニューロンの膜電位の　266f
胃機能低下，加齢に伴う　244
萎縮性胃炎　244
胃小窩　244
医食同源　323
イソギンチャク　15f
一次細胞壁　174
一倍体　147
一回繁殖性　181
遺伝，ヒトの生存期間に及ぼす影響　206
遺伝暗号　129, 129t
遺伝学的スクリーニング　140
遺伝子オーソログ　139
遺伝子改変生物，寿命に対して及ぼす影響の評価　143
遺伝子型　29
遺伝子サイレンシング　136, 144
　　　SIR2 による　150
遺伝子の固定，遺伝的浮動による　68f
遺伝子ノックアウト　144, 145f
遺伝子発現　124
　　　抑制機構　137f
遺伝子発現解析，DNA マイクロアレイ　144
遺伝子発現制御　131
遺伝子発現調整，エピジェネティックな　34f
遺伝子ホモログ　40
遺伝情報，DNA からタンパク質へ向かう流れ　124f
遺伝的決定論　67
遺伝的浮動　68
　　　──による遺伝子の固定　68f
　　　寿命と繁殖との関連づけ　73
遺伝的要因，糖尿病のリスク因子　300
胃の細胞，分泌物質　245t
イブン・シーナー　323
胃壁　245f
インスリン　294
　　　おもな作用　296t
　　　グルコース取り込みの促進　297f
　　　タンパク質代謝と成長に対する効果　164f
インスリン／IGF-1，骨石灰化に対する効果　305t
インスリン／インスリン様増殖因子（IGF-1）受容体　154
インスリンシグナル，寿命延長　164, 165f
インスリン受容体基質 1（Ins1）　165
インスリン抵抗性　298
インスリン様シグナル経路　166f
　　　マウスにおける寿命延長　165
インスリン様増殖因子（IGF）　305
咽頭　244
咽頭構造　241f
インドール酢酸　179
イントロン　127
インポテンス　258

●う

ヴァイスマン，アウグスト　56
ヴァイスマンの実験　56f
ウィリアムズ，G. C.　58, 75
ウィルキンス，モーリス　124
ウィルヒョウ，ルドルフ　272
ウエイトトレーニング，年齢による筋力低下に対する効果　33f
ウェルナー症候群　18f
　　　老化モデルとしての　17
ウォルフ　307
羽化　72
ウスベニコップタケ　15f
うっ血性心不全　291
うま味　240
ウラシル　125f
運動
　　　酸素需要の増加　327
　　　種々の速度におけるエネルギー基質　329f
運動効果　330f
運動終板　228
運動ニューロン　265

●え

栄養学　324
液胞膜　175
エクソン　127
エストロゲン　256, 306
　　　骨石灰化に対する効果　305t
　　　骨密度減少の治療　309
エチレン　179
　　　果実の成熟の調節　195f
　　　老化の誘導　195
エネルギー代謝，寿命の長さとの関連　151f
エネルギーバランス　220
エネルギー量，主要栄養素の　221t
エピゲノム　32
エピジェネティックな遺伝子発現調整　34f
エピジェネティックな特性　32
エフェクター　165
遠近調節　238
　　　メカニズム　238f
塩酸，胃の細胞による分泌　245t
炎症，──と自然免疫　253f
エンタルピー　99
エントロピー　99
エンハンサー　135, 136f

●お

オイラー，レオンハルト 64
オイラー-ロトカの式 64
黄体 257
黄体形成ホルモン (LH) 256
横断研究，生物学的老化測定のための 34
横断調査，異なる年齢層における生理的機能の 36f
黄斑変性症，罹患率 239f
岡崎フラグメント 89, 89f
オーキシン 179
オートファジー系 175
オニナラタケ 15f
おばあさん仮説 58
オリゴデンドロサイト 266, 269
折りたたみ構造，DNA の 133f
音波 234f

●か

外因性死亡率 74f
外因性老化速度 29
　　平均寿命との関係 49
介在ニューロン 265
概日リズム 259
外耳道 235
解糖 296
外部要因によって規定された老化の速度 66
外分泌ホルモン 244
化学受容体 327
化学走性 252
蝸牛 236
蝸牛管 236f
カークウッド，トーマス 76
角化細胞 229
拡張期圧 282
拡張末期容量 284
獲得免疫 251
核内低分子 RNA (snRNA) 127
核内低分子リボ核タンパク質 127f
核内低分子リボ核タンパク質複合体 (snRNP) 127
角膜 237
核膜孔複合体 128
確率論的，タンパク質の損傷 8
確率論的な老化 183
カゲロウ 5, 5f
過酸化脂質 112f
　　生成 112f
過酸化水素 104, 108, 109f
　　酵素的還元反応 105f
ガストリン，胃の細胞による分泌 245t
仮想コホート 341
家族性アルツハイマー病 (FAD) 276
過体重，死亡の相対リスクとの関係 225f
カタラーゼ 108, 109f
活性化因子 135, 136f
活性酸素種 (ROS) 104
　　生体分子の損傷 110

免疫系における有益な効果 113
　　有益となる例 114f
活動電位 267
　　ニューロンの 266f
カテコールアミン 268
過負荷，有酸素運動による 329
過分極 266
β-ガラクトシダーゼ，遺伝子発現の調節 135
体のサイズ，最大寿命との関係 19
カルシトニン 303
　　骨石灰化に対する効果 305t
カルビドーパ 280
カルビン，メルビン 176
カルビン回路 176
　　概要 178f
カルボキシ化，カルビン回路の 177
カルマン，ジャンヌ 5f
加齢　老化を見よ
カレイ，ジェームズ 51
加齢性疾患 263
　　心血管系の 285
　　脳の 271
ガレノス 323
カレル，アレクシス 91
カロテノイド 176
β-カロテン，肺がん発生率への効果 324f
カロリー 221
カロリー消費 223
カロリー制限 319
　　がん発生率の比較 321f
　　線虫やショウジョウバエでの 322f
　　ヒトにおける効果 325
　　非ヒト霊長類での 325
　　ラットでの 319f, 320f
がん，死亡率の変遷 213f
簡易生命表 42, 342
　　2006 年の米国全人口の 42t
感覚ニューロン 265
換気 327
間期 83, 84f
環境因子
　　骨粗鬆症の発症への影響 307
　　心血管系の衰退に影響を与える── 286
還元 105
　　カルビン回路の 177
還元カスケード，スーパーオキシドラジカルの 108
還元される 104
還元当量 107
還元反応
　　細胞質での 109
　　ミトコンドリアでの 108
幹細胞，老化研究で使用される 13
間接的熱量測定法 221, 221f
感染症，その制御による平均生存期間の延長 208
完全生命表 42, 342
　　2006 年米国の 347f
冠動脈 288f
冠動脈疾患死亡のリスク，血清コレステロールと

── 290f
がん発生率，カロリー制限食による影響 321f

●き

キイロショウジョウバエ，老化モデルとしての 16
飢餓処理，ストレスに対する Drosophila の生存率 160f
気管 244
器官脱離 173
キーズ，アンセル 224
基礎代謝率 (BMR)，最大潜在寿命との関係 20f
キチン 147
拮抗的多面発現 75
希突起グリア細胞　オリゴデンドロサイトを見よ
キヌタ骨 235
希薄化，音波の 234
基本転写因子 125
キームス 244
逆転写酵素 116, 142
ギャップ 1 期 83
ギャップ 2 期 83
キャップ構造，RNA の 128f
キャップ結合タンパク質 128f
嗅覚，加齢に伴う変化 240
嗅覚系，解剖学的位置 241f
嗅球 241
嗅細胞 240
嗅内皮質，早期アルツハイマー病での病理変化 276
休眠 161
強化体重減少，糖尿病予防プログラム 303f
胸腺 253
共通配列 137
虚血 287
虚血性心疾患 288
　　10 万人あたりの死亡数 292f
キロカロリー 220
キロジュール 220
筋，運動による変化と効能 326t
筋細胞，熱力学の法則の適用 100f
筋線維 227
　　I 型線維 228
　　IIX 型線維 228
　　II 型線維 228
筋力低下，ウエイトトレーニングの効果 33f

●く

グアニン 125f
屈折，メカニズム 238f
屈折力 237
組換え 149
組換え DNA 技術 139
グリア細胞 269
グリコーゲン 294
グリコーゲン合成 296
αクリスタリン 240

クリスタリン　239
クリック，フランシス　124
グルカゴン　294
グルコース
　　インスリンによる取り込みの促進　297f
　　代謝におけるインスリンの作用　296t
　　葉の老化における変換　186f
　　ポリオール経路での　300f
グルコース輸送体4（GLUT4）　295
グルタチオン（GSH）　109f, 113f, 300
グルタチオンペルオキシダーゼ　109
クレオソートブッシュ　182, 183f
クロマチン　134
クロロフィル　176
　　構造　175f
クローン化　141
　　PCRを利用した　141f
群選択　57

●け
ゲイ，ジョージ　96
経口グルコース負荷試験（OGTT）　298, 298f
蛍光性のクロロフィル異化産物（FCC）　189
形質細胞　253
　　産生場所と機能　252t
形質転換増殖因子 β（TGF-β）　305
系統学　11
系統樹　12, 12f
系統発生　12
血管，平均圧力　285t
血管拡張　284
血管拡張因子　283t
血管収縮　284
血管収縮因子　283t
月経周期　256, 257f
血漿　249
血小板由来増殖因子（PDGF）　305
血清カルシウム，制御　304f
血清コレステロール　289
　　――と冠動脈疾患死亡のリスク　290f
血中カルシウム，濃度の維持　303
血糖濃度，維持　293
ケトレー，アドルフ　224
ケトレー指数　224
ゲノム　132
ケモカイン　252
ゲル電気泳動　142, 142f
嫌気的代謝　103
原形質連絡　174
減数分裂　68
原生動物　77
原尿　249
厳密さ　分子のフィデリティを見よ

●こ
高温処理，ストレスに対する Drosophila の生存率　160f
恒温動物　20

光化学系　177f
効果細胞　265
後期，有糸分裂の　85, 86
後期促進複合体（APC）　85, 90
好気的代謝　103
光屈性　192
高血圧　286
光合成　176
　　概要　176f
光合成明反応，概要　177f
高脂血症　289
恒常性　19
甲状腺ホルモン，骨石灰化に対する効果　305t
合成期　83
後生動物　77
酵素的架橋，コラーゲン線維の　233f
酵素的還元反応　105f
好中球　252
　　加齢に伴う変化　255t
　　産生場所と機能　252t
高低，音の　235
高密度リポタンパク質（HDL）　290
コウモリ，死亡率倍加時間　48
抗利尿ホルモン（ADH）　250
呼吸，運動による変化と効能　326t
黒質，脳での位置　279f
黒色腫　231
骨塩量，年齢による変化　306f
骨格筋量減少，加齢に伴う　226
骨格系，運動による変化と効能　326t
骨芽細胞　304
骨減少症　307
骨細胞　304
骨石灰化，代表的なホルモンの効果　305t
骨粗鬆症　306
　　診断基準　307f
　　二次性――　306
骨密度（BMD）　307
骨密度Tスコア　307f
骨リモデリング　304
コドン　129, 129t
コヒーシン　89, 89f
コホート　34
コホート効果　35, 36
コホート生命表　世代生命表を見よ
鼓膜　235
コラーゲン　230
コラーゲン線維，酵素的架橋　233f
コリンエステラーゼ阻害薬，アルツハイマー病の治療　277
コルチ器　236, 236f
コレシストキニン，胃の細胞による分泌　245t
コレステロール合成　290f
昆虫，老化研究で使用される　15
コンデンシン　85, 90
コンプライアンス　284
コンフルエンス　13, 92f
ゴンペルツ，ベンジャミン　44
ゴンペルツ死亡率
　　2006年の米国全人口の　44

　　異なる2種間の比較　47f
　　人種ごとのプロット　46f
　　老化速度の変化の測定　46f
ゴンペルツ死亡率プロット，生存曲線との比較　50f
ゴンペルツ死亡率方程式　44, 45f

●さ
サイクリン　87
　　DNA複製の開始　87f
サイクリン-Cdk複合体　90
サイクリン依存性キナーゼ（Cdk）　87f, 88
最終分化　238
再生，カルビン回路　178
最大寿命　49
　　体のサイズとの関係　19
　　ラットにおけるカロリー制限食　320f
最大潜在寿命（MLSP），基礎代謝率との関係　20f
最適性理論　77
細動　288
サイトカイニン　179
　　細胞内シグナル伝達の概略　194f
　　老化の遅延　192
サイトカイン　252
細胞株　13, 96
細胞系　13
細胞骨格　274
細胞質分裂　85
　　有糸分裂　86
細胞周期　83, 84f
細胞周期チェックポイント　90
細胞傷害性T細胞　253
　　産生場所と機能　252t
細胞体　265
細胞分裂　84
細胞分裂時計理論　116, 117
細胞壁　174
　　一次――　174
　　二次――　174
細胞膜
　　活性酸素種による損傷　111
　　構造　112f
細胞老化，出芽痕との関係　148t
細胞老化学　93
サイレンサー　135
刷子縁　245, 246f
サリチル酸　179
　　老化の誘導　195
サルコペニア　226
酸化される　104
酸化ストレス，細胞の老化との関連　103
酸化ストレス理論　103
酸化的代謝　103
酸化的リン酸化　106
三次構造　130
三尖弁　281
酸素，酵素的還元反応　105f
酸素ラジカル　103, 104

生成過程　108f
　　生体分子の損傷　109
残存骨，平均死亡年齢の推定　208f
三炭糖リン酸　177

●し

次亜塩素酸　114f
死因，米国における変遷　210t
ジェンナー，エドワード　209
耳介　235
視覚
　　加齢性疾患の罹患率　239f
　　加齢に伴う変化　238
耳管　235
色素体　175
糸球体　249
糸球体硬化　251
糸球体濾過　249
糸球体濾過量（GFR）　251
軸索　265
刺激伝導，心臓における　283f
試験管，メダワーの思考実験　66
脂質　111
脂質二重層　111
脂質ペルオキシラジカル　112f
脂質ラジカル　112, 112f
自然選択　66
　　死亡率・繁殖力に働く　70f
　　老化と──　57
自然免疫　251
　　炎症と──　253f
自然免疫系，加齢に伴う変化　255t
実験モデル，老化研究の　11
シッフ塩基　232, 232f
シトシン　125f
シナプス　265
シナプス間隙　268
シナプス後ニューロン　268, 268f
シナプス終末　265
シナプス前ニューロン　268, 268f
α-シヌクレイン　280
子嚢胞子　148
自発的な不死化，培養細胞の　95
節部　175
ジベレリン　179, 180
脂肪，成熟に伴う蓄積　222
死亡確率，生命表の　42, 342
死亡原因，米国における1900年および2005年
　　の　3f
脂肪細胞特異的インスリン受容体欠損（FIRKO）
　　165
脂肪酸　111
　　代謝におけるインスリンの作用　296t
死亡数，生命表の　42, 342
脂肪組織　165
死亡率　36
　　1900〜2000年の米国での　335f
　　外因性──　74f
　　集団における生物学的老化の測定　41

ショウジョウバエ　51f
初期死亡率（IMR）　47
生物学的老化の定義　6
　　選択的な──　36
　　粗──　41
　　乳児──　44
　　繁殖値と──　65t
死亡率倍加時間（MRDT）　47
　　さまざまな種における　48t
死亡率・繁殖力に働く自然選択　70f
姉妹染色分体　85, 89f
シミアンウイルス40（SV40）　96
染み込み　251
社会性昆虫，寿命の延長　21
社会保障基金　214
社会保障信託基金に影響する変数　214f
弱性変異　155
ジャコブ，フランソワ　135
ジャスモン酸　179
　　老化の誘導　195
ジャスモン酸メチル，老化の誘導　195
シャペロン　130
シャペロンタンパク質　239
自由エネルギー　99
終期，有糸分裂　85, 86
終止コドン　129
収縮環　85
収縮期　284
収縮期圧　282
収縮性　284
自由摂食　319
集団遺伝学　60
縦断研究
　　握力の老化速度の解析　38
　　生物学的老化測定のための　36
　　老化研究での例　37t
集団の環境収容力　60
集団倍加　13, 94f
集団倍加時間，ヒトとマウスの胎生期線維芽細胞
　　の　95f
集団倍加の回数
　　いくつかの生物種における　95t
　　寿命との相関　94
周波数　235
終末糖化産物（AGE）　232f, 233
集密状態　コンフルエンスを見よ
絨毛　245, 246f
主細胞，胃の　245t
樹状細胞　252
樹状突起　265
出芽酵母　15f
　　ゲノム　146
　　寿命の遺伝制御　146
出芽痕　147
　　細胞老化との関係　148t
出生率，1900〜2000年の米国での　335f
出生時体重，耐糖能障害のリスクとの関連　30f
出生時平均余命　平均余命も見よ
　　1910〜2010年の　317f
　　国別の順位　212t

出生時余命と乳児死亡率　211f
西暦1500年〜2000年の西欧および米国に
　　おける　2f
米国1970〜2006年での人種別・性別の
　　344f
受動拡散　246, 247f
寿命　2
　　外因性死亡率との関連性　74f
　　カロリー制限による調節　319
　　進化と──　65
　　体重との関係　19f
　　培養細胞の　92f
　　ヒトの　199
　　孫の総数との関係　58f
寿命遺伝子，同定プロセス　139f
寿命延長
　　C. elegansにおいて同定された　154t
　　Drosophilaの遺伝子変異　158t
　　環境への適応能力による　21
　　神経内分泌調節との関連　156
　　組織化した社会構造による　21
　　代謝との結び付き　156
　　マウスの遺伝子変異　163f
主要栄養素　221, 320
　　エネルギー量　221t
ジュール　220
シュルマン，エドムンド　182
シュワン細胞　266
純繁殖率　63
　　年齢−構造分析　63f
準分裂細胞　91, 91t
消化管　243f
消化器系，加齢に伴う変化　242
条件的，ヒトの死亡率　200
ショウジョウバエ
　　ゲノム　158
　　死亡率　51f
　　寿命の遺伝制御　157
　　老化期での死亡率の減少　51
常染色体，C. elegansの　152
上大静脈　281
小帯線維　237
小腸
　　消化　246f
　　マクロとミクロの構造　246f
静脈　282
　　解剖図　283f
静脈還流　284
初期死亡率（IMR）　47
　　さまざまな種における　48t
食作用　251
食事制限（DR）　319
食事誘導性熱産生量（DIT）　222
食道　244
植物細胞，構造　174f
植物の老化，代謝の転換　188f
植物ホルモン　179
　　構造と機能　179f
食療　323
初代培養細胞　13f

老化生物学の研究で使用される　13
シロイヌナズナ　184f
シロイヌナズナ葉,ミトコンドリアと葉緑体の崩壊　185f
シロチョウザメ
　　著しく長い寿命　22, 22f
　　ライフステージと機能レベル　9f
皺,皮膚の　230
人為選択,キイロショウジョウバエの　71, 73f
進化
　　寿命と老化についての理論　55
　　――と寿命　65
　　――と老化　75
真核細胞　11
真核生物　4
真菌
　　多様性　15f
　　老化研究で使用される　14
心筋梗塞　288
シンク器官,植物の老化での　188f
神経可塑性　271
神経系　263, 264f
神経原線維変化（NFT）　272f, 274, 275f
神経膠細胞　グリア細胞を見よ
神経細胞,初代培養細胞　13f
神経信号　263
心血管,運動による変化と効能　326t
心血管系
　　加齢性疾患　285
　　構造　281
腎血流の低下　250
人口統計学　46
人口動態統計　208
心室　281
心疾患
　　死亡率の変遷　213f
　　有病率　293f
真社会性,寿命の延長　21
真獣類　20
親水性　190
腎臓
　　機能　248
　　血圧調節　250
心臓,構造　282f
腎臓,構造　249f
心臓病,10万人あたりの死亡数　292f
身体活動
　　65歳以上の人々に与える効果　326t
　　老化速度の調節　326
身体組成,運動による変化と効能　326t
心拍出量　284
心拍数　284
真皮　229
　　構造　230f
振幅,音波の　234
心不全　291
心房　281

●す

水晶体　237
水晶体嚢外摘出術　240
水生動物　22
膵臓　246f
　　解剖学的位置　296f
スイートコーン　5, 5f
スクリーニング,老化の遺伝解析のための　140
スクロースインベルターゼ　187
スタチン　289
　　作用　290f
ステアリン酸　112f
スーパーオキシドジスムターゼ（SOD）　108, 109f
スーパーオキシドラジカル　104, 114f
　　還元　108, 109f
　　細胞質での水への還元　109f
　　生成過程　108f
スプライソソーム　127f, 128
スライディングクランプ　89f

●せ

生活環,Drosophila の　159f
生活史　15
　　S. cerevisiae の　148
　　培養細胞　94f
制御エレメント　134
精細管　258
静止期,S. cerevisiae の　147f
静止膜電位　266
成熟期,ライフステージ　9
成熟期後　7
星状膠細胞　269
生殖休眠,寿命の関係　162f
生殖系,加齢に伴う変化　256
生殖細胞　56
　　海綿動物とクラゲでの　22
性染色体,C. elegans の　152
生存期間　2
　　脳の重さとの相関　205f
　　脳のサイズおよび体重との相関　204f
生存期間の延長,ヒトの　207
生存曲線　48
　　異なる2種間の比較　49f
　　ゴンペルツ死亡率プロットとの比較　50f
　　回し車の有無によるラットの　327f
生存数,生命表の　42, 342
生存速度の理論　20
生存率
　　2006年米国の年齢別・人種別・性別の　345f
　　米国の　344
成長ホルモン,骨石灰化に対する効果　305t
成長ホルモン受容体欠損（GHRKO）　165
青斑核,脳での位置　279f
生物学的老化
　　機能にもとづく定義　7
　　個々での測定　27
　　高齢者の疾患との違い　10
　　死亡率にもとづく定義　6
　　集団における測定　40
　　定義　6
　　本書における定義　8
生物人口統計学　6, 200
生命表
　　2006年米国全人口の簡易――　42t
　　2006年米国の完全――　347f
　　簡易――　42, 342
　　完全――　42, 342
　　コホート――　世代生命表を見よ
　　世代――　41, 341
　　普通――　41, 341
赤色光と遠赤色光の比,葉の老化に与える効果　193f
セキュリン　90
α-セクレターゼ　273, 273f
β-セクレターゼ　273, 273f
世代生命表　41, 341
セミ
　　17年ゼミ　9f
　　ライフステージと機能レベル　9f
セルトリ細胞　259
セルロース　175
線維内膜性過形成　251
前期,有糸分裂の　85, 86
センサーヒスチジンキナーゼ　193, 194f
染色体　134
染色体外環状 rDNA（ERC）　149, 149f
選択圧　59
選択的 RNA スプライシング　137
選択的エストロゲン受容体調節薬（SERM）,骨密度減少の治療　309
選択的スプライシング　138
選択的な死亡率　36
線虫,寿命の遺伝制御　152
前中期,有糸分裂の　85, 86
セントロメア　89f
全能性　14

●そ

総エネルギー消費量（TEE）　221
　　男女別・年齢別の　229f
早期繁殖,キイロショウジョウバエの　73f
早期繁殖系統,キイロショウジョウバエ　72f
増殖速度,酵母細胞の寿命の長さとの関連　150
増殖老化　181
相同組換え　149
僧帽弁　281
相補的 DNA（cDNA）　142
早老症,老化モデルとしての　17
ソーク,ジョナス　96
促進拡散　247, 247f
塞栓　287
粗死亡率　41
疎水性　190
ソース器官,植物の老化での　188f
速筋線維　II 型線維を見よ

ソルビトール，ポリオール経路での 300f
損傷した生体分子の蓄積 101

● た

体温調節能力 331
体細胞，海綿動物とクラゲでの 22
体重
　　最大寿命との関係 19f
　　生存期間の相関 204f
　　マウスでの生理的機能予測マーカー 28f
体循環 282, 282f
耐性幼虫 153
耐性幼虫形成
　　C. elegans において同定された 154t
　　遺伝子発現制御 155f
　　遺伝的経路による制御 154
耐性幼虫形成遺伝子 (daf-2) 154
耐糖能障害 298
　　出生時体重と相対リスク比 30f
大動脈弁 282
対立遺伝子　アレルを見よ
ダーウィン，チャールズ 55
唾液 243
唾液腺 242
多価不飽和脂肪酸 112f
多型 276
脱分極 266
多能性 14
多分化能性 14
多面発現 75
タモキシフェン 309
単系統群 12
胆汁酸塩 245
誕生月，追加される生存期間 201f
男女差，平均余命の 213, 215f
炭水化物 103
男性更年期 259
担体輸送 247
単糖 185
胆嚢 246f
タンパク質，代謝におけるインスリンの作用 296t
タンパク質キナーゼ 189
タンパク質キナーゼ A (PKA) 151
タンパク質合成 131t
タンパク質分解 90
　　プロテアソームによる 132f
単離細胞系，老化研究で使用される 13

● ち

チェックポイント，p53 による細胞周期の 88
遅筋線維　I 型線維を見よ
チミン 125f
中央液胞 175
中期，有糸分裂 85, 86
中心窩 237
中心体 85
中枢神経系 (CNS) 264

中性脂肪 296
超音波水晶体乳化吸引術 240
聴覚，加齢に伴う変化 236
長寿
　　進化モデル 71
　　——がもたらす社会の変化 333
　　ヒトの長寿の由来 200
長寿命遺伝子，ショウジョウバエの 158
頂端分裂組織 181, 181f

● つ

追加生存期間，誕生月による 201f
椎骨密度の低下 306f
対らせんフィラメント (PHF) 274, 275f
使い捨て体細胞理論 76
ツチ骨 235
常に分裂中の細胞 90

● て

定期的な運動，老化速度の調節 326
低骨量状態 307
低出生率 335
定常人口，生命表の 42, 342
定常人口総数，生命表の 42, 342
低密度リポタンパク質 (LDL) 287
デオキシリボ核酸 (DNA) 124
適応度 57
適応免疫 251
デシベル 234
テストステロン 259
　　骨石灰化に対する効果 305t
デメトキシユビキノンモノオキシゲナーゼ (DMO) 156
テロメア 114, 115f
　　伸長 116f
　　短縮による体細胞の老化 116
テロメア短縮理論 114
テロメアチェックポイント 117
テロメラーゼ 116, 116f
テロメラーゼ逆転写酵素 (TERT) 116
転移 RNA (tRNA) 129
電位依存性イオンチャネル 267
　　膜電位の変化 267f
電解質 249
電子供与体 107
電子伝達系 (ETS) 105, 107f
転写 124, 126f, 136f
　　DNA 結合タンパク質による制御 134
転写因子 126f
転写開始点 126f
転写開始複合体 126f, 136
転写後調節，遺伝子の発現量の 137
転写産物 RNA 124
転写終結部位 125
デンプン，葉の老化における変換 186f

● と

動作緩慢 278
糖鎖付加 102, 130
糖新生 294
闘争−逃走反応 269
糖尿病 297
　　1 型—— 298
　　2 型—— 298
　　リスク因子 300
糖尿病網膜症，罹患率 239f
糖尿病予防プログラム 302
　　2 型糖尿病累積発症率 303f
動物研究，老化生物学の 39
洞房結節 283, 283f
動脈 282
　　解剖図 283f
動脈プラーク 287
独立栄養 176
時計遺伝子 156
トコフェロール 113
α-トコフェロール，フリーラジカル連鎖反応の終了 113f
L-ドーパ　レボドーパを見よ
ドーパデカルボキシラーゼ阻害薬 280
ドーパミン 269
ドーパミン作動薬，パーキンソン病の治療 279
トランスクリプトーム 190
トランスジェニック 145f
トランスジェニック生物 144
トリアシルグリセロール 296
トリカルボン酸回路 (TCA 回路) 105, 106f
トリプシン 92
トレードオフ，多面発現遺伝子での 76
トレードオフ仮説 56

● な

内因子，胃の細胞による分泌 245t
内因性老化速度 29
　　最大寿命との関係 50
内温動物 20
内耳，構成要素 236f
内的自然増加率 60
ナイーブ T 細胞 253
　　産生場所と機能 252t
内分泌系 292
　　加齢に伴う疾患 297
　　主要な器官と腺 294f, 295t
ナチュラルキラー細胞 (NK 細胞) 253
　　加齢に伴う変化 255t
　　産生場所と機能 252t
ナトリウム再吸収 250

● に

におい，味との関係 242f
ニコチンアミドアデニンジヌクレオチド (NAD$^+$) 104
　　SIR2 タンパク質の活性化 150

ニコチン性受容体　268
二次細胞壁　174
二次性骨粗鬆症　306
日光弾性線維症　231
二糖類　245
二倍体　147
ニューイングランド長寿研究　202
乳酸，共役酸化還元反応への関与　104f
乳児死亡の減少　210
乳児死亡率　44
　　　国別の順位　212t
　　　出生時余命と——　211f
ニュートン（力の単位）　220
ニューロン　264
　　　構造　265f
　　　——間の信号伝達　268f
尿管　248
尿細管　249
尿細管再吸収　249
尿細管周囲毛細血管　249
尿細管分泌　249
尿失禁　248
尿素　249
尿道　248
尿路系
　　　加齢に伴う変化　248
　　　構造　248f

● ぬ

ヌクレオソーム　133f, 134

● ね

熱力学の第1法則　98
　　　筋細胞への適用　100f
熱力学の法則　98, 316
ネフロン　249, 249f
粘膜細胞，胃の　245t
年齢
　　　植物の　182
　　　生命表の　42, 342
年齢依存的な死亡率　45
年齢から独立したゴンペルツ死亡方程式　45f
年齢から独立した死亡率　45
年齢区分，簡易生命表の　42
年齢構造解析　62
年齢構造分析，純繁殖率を用いた　63f
年齢別死亡率　43
　　　2006年の米国全人口の　43f
年齢別生存者数　342
　　　2006年米国の人種別・性別の　343t
年齢別生存率，米国の　345f
年齢別余命，米国における65歳および85歳での　212f

● の

脳
　　　加齢性疾患　271

　　　加齢性疾患に関わる部位　270t
　　　老化による影響を受けやすい部位　270f
脳萎縮　271
脳血管障害　286
脳卒中　286
　　　死亡率の変遷　213f
能動輸送　247, 247f
脳のサイズ
　　　生存期間の相関　204f, 205f
　　　ヒトの近縁種における　205
晩期繁殖系統，キイロショウジョウバエの　72f
ノルアドレナリン　269

● は

葉，老化　184
肺，運動による変化と効能　326t
肺炎とインフルエンザ，死亡率の変遷　213f
バイオマーカー　28
　　　横断研究による同定　34
　　　縦断研究による同定　36
肺がん発生率，ビタミンEとβ-カロテンの効果　324f
配偶子　56
肺循環　282, 282f
肺静脈　281
胚性幹細胞（ES細胞）　14, 14f
肺動脈弁　282
培養細胞
　　　寿命があるかどうかを決定する実験　93f
　　　生活史　94f
廃用性筋肉量減少　227
排卵　257
バーカー，デイビッド　30
パーキンソン病
　　　症状　278
　　　早発性——　280
　　　遅発性——　281
　　　病理学的特徴　280
白色体　175
白内障　239
　　　罹患率　239f
ハーゲン-ポアズイユの法則　285
破骨細胞　304, 304f
パスツール，ルイ　209
パーソナルゲノミクス　40
バソプレシン　250
ハダカデバネズミ　21f
発生期，ライフステージ　9
発生ステージ，C. elegansの　153f
ハッチンソン-ギルフォード症候群，老化モデルとしての　17
ハナゴケ　15f
葉の老化，赤色光/遠赤色光の比　193f
ハーパー-ワイス反応　109, 109f
ハーマン，デンハム　103
ハミルトン，W. D.　70
パラコート処理，ストレスに対する Drosophila の生存率　160f
バリアユニット　39f

バローズ，モントローズ　91
晩期発症型アルツハイマー病，患者数　275t
晩期繁殖，キイロショウジョウバエの　73f
繁殖期固有の繁殖率　63
繁殖値　64
　　　1911年の英連邦オーストラリアにおける女性の　65t
　　　——と死亡率　65t
繁殖能力　60
繁殖力　62
ハンチントン病　69

● ひ

比較老化生物学　18
皮下脂肪組織　229
光強度，植物における老化の開始　191
光老化　231
ビグアナイド系薬物　302
非酵素的架橋結合，コラーゲンの　231
非酵素的形成，終末糖化産物の　232f
微絨毛　246f
糜粥　キームスを見よ
微小管　274
ヒス束　283, 283f
ヒスチジンキナーゼ　193
ヒストン　134
ヒストンアセチル化　32, 134, 134f
　　　エピジェネティックな遺伝子発現調整　34f
ヒストン八量体　134
ヒストンメチル化　32
ビスホスホネート，骨密度減少の治療　309
ビタミンC　113
ビタミンD，Ca^{2+}の小腸での吸収　308
ビタミンE　113
　　　肺がん発生率への効果　324f
　　　フリーラジカル連鎖反応の終了　113f
非適応形質　59
ヒト，ライフステージと機能レベル　9f
ヒト赤血球，ライフステージと機能レベル　9f
ヒトの寿命，親と子の相関　206t
ヒトの知性
　　　死亡率の変更　203
　　　ヒト独特の寿命の軌跡　204
ヒドロキシアパタイト　304
ヒドロキシルラジカル　104, 109
　　　DNA損傷　111f
　　　細胞質での生成　109f
非ヒト霊長類，老化モデルとしての　16
皮膚
　　　加齢に伴う変化　228
　　　断面図　230f
　　　内因性老化と外因性老化　31
ヒポクラテス　323
肥満
　　　死亡の相対リスクとの関係　225f
　　　糖尿病のリスク因子　300
　　　米国における割合　301f
百寿者　202
　　　兄弟における年齢別性別死亡率　203f

表現型　29
表皮　229
　　構造　230f
微量栄養素　248
ピルビン酸，共役酸化還元反応への関与　104f

● ふ

フィッシャー，R.A.　64
フィトール・テール　175f
フィンチ，キャレブ　46
フェルフルスト-パール ロジスティック方程式　61, 61f
フェントン反応　109, 109f
フォークヘッド型転写因子ファミリー（FOXO）　155
フォトトロピン　192
副甲状腺　303
副甲状腺ホルモン（PTH）　303, 304f
　　骨石灰化に対する効果　305t
複製起点　84
複製起点認識複合体（ORC）　84
複製培養細胞，老化生物学の研究で使用される　13
複製老化　91
浮腫　292
普通生命表　41, 341
不動毛　236
フード・ガイド・ピラミッド　302, 302f
不飽和脂肪酸　111
プライマー，PCRのための　141f
プライマーゼ　88
プライモソーム　88, 115f
プラストグロビュール　189
フランク-スターリングの法則　284, 284f
フランクリン，ロザリンド　124
フルクトシルアミン　232f
フルクトース，ポリオール経路での　300f
フルクトシン　232f
プログラムされた老化　183
　　葉の　186f
プロゲステロン　256
プロセシング，RNAの　127, 128f
プロテアーゼ　131
プロテアソーム　130, 132f
プロトポルフィリン環　189
プロトン勾配，ATP合成のための　107
プロモーター　126f
プロモーター領域　87, 125
分化した細胞　13
分子系統学　12
分子のフィデリティ（厳密さ）　101, 317
　　──とエネルギーバランス　102f
分子ブレーキ　87, 118
分類学　11
分類法，カール・リンネの　11
分裂細胞　91t
分裂終了細胞　90, 91t
分裂寿命，酵母の　149f
分裂組織　181

● へ

平滑筋細胞，初代培養細胞　13f
平均カロリー消費　223f
平均寿命　49
　　ラットにおけるカロリー制限食　320f
平均生存期間
　　英国国教会の記録をもとに決定された　209f
　　歴史的な集団における　207
平均体重，2004年米国における男女の　222f
平均余命　43, 342，出生時平均余命も見よ
　　1850〜2010年の間の　209f
　　2006年米国の年齢別・人種別・性別の　343t
　　生命表の　43, 342
　　男女差　213, 215f
　　米国での　344
　　西暦1500年〜2000年の西欧および米国における出生時──　2f
閉経　258
米国国立衛生研究所（NIH）　3, 142, 224, 302
米国国立老化研究所（NIA）　3
米国全国健康栄養調査Ⅲ（NHANES Ⅲ）　222
米国農務省　302
米国老年医学会　3
米国老年学会　3
ヘイフリック
　　──，レオナルド　92
　　老化と疾患の違いについての言及　10
ヘイフリック限界　92
ヘイフリックとムーアヘッドの実験　93f
ヘキソキナーゼ　186
ベニザケ
　　生活環　7f
　　生物学的老化の定義　6
ペプシン，胃の細胞による分泌　245t
ヘモグロビンA1c（HbA1c）　298
ヘリカーゼ　88, 89f
ヘリコバクター・ピロリ　244
ペルオキシダーゼ　109f
ヘルパーT細胞　253
　　産生場所と機能　252t
辺縁系　241
変性　244

● ほ

剖検　39
膀胱　248
傍細胞，胃の　245t
房室結節（AV node）　283
胞状卵胞　257f
紡錘極　85
紡錘体　85
飽和脂肪酸　111, 112f
ホスファチジルイノシトール3-キナーゼ（PI 3-キナーゼ）　154
勃起障害　258
ボディマス指数（BMI）　224
　　死亡の相対リスクとの関係　224f

骨，加齢に伴う疾患　305
ボーマン嚢　249
ホモ・エレクトゥス　205
ポリA結合タンパク質　128, 128f
ポリA尾部　128, 128f
ポリオール経路　300, 300f
ポリメラーゼ連鎖反応（PCR）　141
ボルチモア老化縦断研究（BLSA）　36
ポルフィリン環　175f, 189
ホルモン，骨石灰化に対する効果　305t
ホルモン感受性リパーゼ　296
翻訳　128
翻訳開始因子　128f
翻訳開始調節　137
翻訳後修飾　130

● ま

マイトジェン　90
マイヤール，ルイ・カミーユ　232
マウス
　　ゲノム　162
　　寿命に関連する遺伝子　163
　　寿命の遺伝制御　162
　　老化モデルとしての　16
膜電位　266
　　電位依存性イオンチャネルの働き　267f
　　ニューロンの　266f
膜の分解，葉の老化過程における　190f
マクロファージ　252, 254f
　　加齢に伴う変化　255t
　　産生場所と機能　252t
孫の数，寿命との関係　58f
末梢神経系（PNS）　264
末端複製問題　115, 115f
マルトース　243
回し車運動，ラットの生存曲線への影響　327f

● み

ミエリン鞘　266
ミオシン　227
　　収縮環の形成　85
味覚，加齢に伴う変化　240
ミクログリア　269
水，酵素の還元反応　105f
ミスフォールディング　239
ミツバチ　22f
ミトコンドリア
　　構造　105f
　　スーパーオキシドラジカルの生成　105
耳，構造　235f
味蕾　240

● む

ムーアヘッド，ポール　92
ムスカリン性受容体　268
無脊椎動物，老化研究で使用される　14

●め

眼, 構造　237
メイナード-スミス, ジョン　77
明反応　176
メイラード反応　232, 232f
メタボリック症候群　301
メダワー, サー・ピーター　65
メダワーの思考実験　66f, 67f
メチルフェニルテトラヒドロピリジン (MPTP)　281
メッセンジャー RNA (mRNA)　127
メディエーター　136, 136f
メディケア　341
メトホルミン　302, 303f
メモリー細胞　254
メラノサイト　230
メラノーマ　黒色腫を見よ
メルケル細胞　230
免疫系
　　加齢に伴う変化　251
　　細胞　252t

●も

毛細血管拡張症　231
網膜　237
毛様体　238
モーガン, トーマス・ハント　158
木部　174
モデル, 老化研究の　11
モノー, ジャック　135

●や

野生型　140

●ゆ

有酸素運動　328
　　ATP 産生能力の増加　329
有糸分裂　84, 86f
有色体　176
有胎盤類　20
有袋類　20
有病率　279
　　2 型糖尿病の　301f
　　心疾患の　293f
有毛細胞　236f
ユビキチン　130, 280
　　プロテアソームによるタンパク質分解　132f
ユビキチンリガーゼ　90

●よ

幼若ホルモン (JH)　161
　　寿命との関係　162f
葉緑素　クロロフィルを見よ
葉緑体　176
　　構造　175f
　　崩壊　187
余暇身体活動, 従事する人の割合　226f
抑制因子　135
抑制機構, 遺伝子発現の　137f
予備能, 細胞の　330
四乗法則　285

●ら

ライデッヒ細胞　259
ライフステージ　8
　　——と機能レベル　9f
ラギング鎖　89
ラギング鎖鋳型　89
ラックス, ヘンリエッタ　96
ラット, 老化モデルとしての　16
ラロキシフェン　309
ランゲルハンス細胞　230
ランゲルハンス島　294, 296f
卵子　256
卵胞　256
卵胞刺激ホルモン (FSH)　256
卵母細胞　258

●り

罹患期間の短縮　333
リガンド　151
罹患率　219
　　視覚の加齢性疾患の　239f
リスク因子　224
リゾチーム　243
リーディング鎖　89
リーディング鎖鋳型　88
利尿薬, 血圧のコントロール　291
α-リノレン酸　112f
リパーゼ　245
リブロース 1,5-ビスリン酸　177
リブロース 1,5-ビスリン酸カルボキシラーゼ/オキシゲナーゼ　177
リボソーム　130, 131t
リボソーム DNA (rDNA)　149
リモデリング, 骨の　304f
流体力学, 血流と圧力の理解　285
緑内障, 罹患率　239f
リン酸化　130
リン脂質　111
　　構造　112f
臨床成長曲線　31f
リンネ, カール　11
リンパ球　252
リンホカイン　253, 254f

●る

ルヴォフ, アンドレ　135

●れ

レイ, ジョン　11
レヴィ小体　280
レーウェンフック　209
レボドパ　280
レンニン, 胃の細胞による分泌　245t

●ろ

老化　生物学的老化も見よ
　　感覚の変化　234
　　サイトカイニンによる遅延　192
　　細胞レベルでみた葉の　185f
　　視覚の変化　238
　　消化器系の変化　242
　　食作用能の低下　254
　　植物における老化の開始　191
　　植物の——　173
　　身体活動による老化速度の調節　326
　　生殖系の変化　256
　　速度の調節　315
　　聴覚の変化　236
　　糖尿病のリスク因子　300
　　尿路系の変化　248
　　葉の——　184, 184f
　　葉の老化過程における膜の分解　190f
　　光強度による老化の開始　191
　　ヒト老化の生理学　219
　　皮膚の変化　228
　　分子のフィデリティの欠如による　101
　　本書における定義　8
　　味覚と嗅覚の変化　240
　　免疫系の変化　251
　　——と自然選択　57
老化期, ライフステージ　9
老化研究, ——の複雑さ　4
老化細胞
　　共通の特徴　96
　　表現型　97t
老化生物学　1
老化生物学研究, 動物での　39
老化による拒食症　226
老化の変異蓄積理論　68
老化バイオマーカー　バイオマーカーを見よ
老視　238
老人性難聴　236
老衰　226
　　診断・処置するためアルゴリズム　227f
労働者：退職者の比　214
老年医学　3
老年学　1
老年学的生物人口統計学　75
ロトカ, アルフレッド　63

●わ

若さの延長　333
ワトソン, ジェームズ　124

老化生物学
老いと寿命のメカニズム　　　　　　　定価：本体 7,200 円＋税

2015 年 9 月 1 日発行　第 1 版第 1 刷 ©

著　者　ロジャー B. マクドナルド

監訳者　近藤 祥司
　　　　こんどう　ひろし

発行者　株式会社　メディカル・サイエンス・インターナショナル
　　　　代表取締役　若松 博
　　　　東京都文京区本郷 1-28-36
　　　　郵便番号 113-0033　電話 (03)5804-6050

印刷：日本制作センター／装丁・本文デザイン：岩崎邦好デザイン事務所

ISBN 978-4-89592-827-4　C3047

本書の複製権・翻訳権・上映権・譲渡権・公衆送信権（送信可能化権を含む）は㈱メディカル・サイエンス・インターナショナルが保有します。
本書を無断で複製する行為（複写，スキャン，デジタルデータ化など）は，「私的使用のための複製」など著作権法上の限られた例外を除き禁じられています。大学，病院，診療所，企業などにおいて，業務上使用する目的（診療，研究活動を含む）で上記の行為を行うことは，その使用範囲が内部的であっても，私的使用には該当せず，違法です。また私的使用に該当する場合であっても，代行業者等の第三者に依頼して上記の行為を行うことは違法となります。

JCOPY 〈㈳出版者著作権管理機構　委託出版物〉
本書の無断複写は著作権法上での例外を除き禁じられています。
複写される場合は，そのつど事前に，㈳出版者著作権管理機構（電話 03-3513-6969，FAX 03-3513-6979，info@jcopy.or.jp）の許諾を得てください。